U0341983

【中医名家大讲堂】

倪　青
王祥生——主编

实用
现代中医
内科学

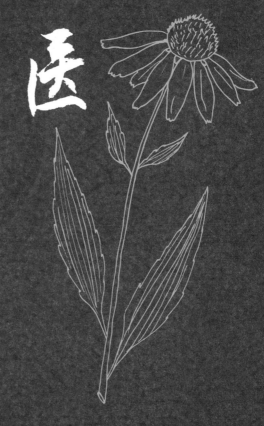

谨斋题

中国科学技术出版社
·北　京·

图书在版编目（CIP）数据

实用现代中医内科学 / 倪青，王祥生主编 . —北京：中国科学技术出版社，2019.8

ISBN 978-7-5046-8297-0

Ⅰ . ①实… Ⅱ . ①倪… ②王… Ⅲ . ①中医内科学 Ⅳ . ① R25

中国版本图书馆 CIP 数据核字（2019）第 104022 号

策划编辑	王久红　　焦健姿
责任编辑	王久红
装帧设计	华图文轩
责任校对	龚利霞
责任印制	李晓霖

出　　版	中国科学技术出版社
发　　行	中国科学技术出版社有限公司发行部
地　　址	北京市海淀区中关村南大街 16 号
邮　　编	100081
发行电话	010-62173865
传　　真	010-62179148
网　　址	http：//www.cspbooks.com.cn

开　　本	787mm×1092mm　　1/16
字　　数	662 千字
印　　张	29.5
版　　次	2019 年 8 月第 1 版
印　　次	2019 年 8 月第 1 次印刷
印　　刷	河北鑫兆源印刷有限公司
书　　号	ISBN 978-7-5046-8297-0/R · 2406
定　　价	88.00 元

实用现代中医内科学　　活学活用中医　妙治各科百病

编著者名单

主　编　倪　青　王祥生

副主编　史丽伟　杜丽娟

编　委（以姓氏笔画为序）

王祥生　左舒颖　史丽伟　刘会芳

杜丽娟　李晓文　杨亚男　张　一

张丹颖　张文东　孟　祥　骆　彤

索文栋　倪　青　倪炎炎　徐　翔

逄　冰　郭　赫　郭文广　韩　旭

主编简介

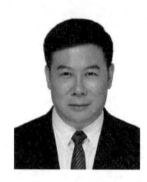

倪青，医学博士，博士后，主任医师，教授，博士生导师。国家具有突出贡献中青年专家、享受国务院政府特殊津贴专家、"唐氏中医药发展奖"获奖专家。中国中医科学院广安门医院内分泌科主任。已主持和参加完成国家级课题56项。已获国家奖2项，省级奖18项。曾获北京科技新星、北京学习之星、中国中医科学院"中青年名中医"等称号。已发表学术论文460余篇，其中SCI收录21篇，主编学术著作32本。

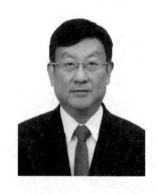

王祥生，山东中医药大学教授，硕士生导师，主任医师。国务院特殊津贴专家，全国优秀中医临床人才，山东省中医优秀学科带头人，山东省优秀院长，首届齐鲁卫生与健康领军人才，山东省名中医，济宁市十大名中医。从医30余年，师从张大宁、张学文、孙光荣、李佃贵等国医大师，擅长治疗肾病、胃病、肺病、肝病等内科疑难病，中医调理亚健康状态、肾虚、妇科病、不孕不育等经验丰富，对肺癌、肝癌、胃癌、乳腺癌等肿瘤治疗及术后、放化疗后调理有独特心得。

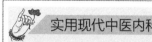 实用现代中医内科学　　活学活用中医　妙治各科百病

内 容 提 要

　　本书以内科疾病中医临床实用为宗旨，基于临床实践和大量文献研究，在充分采集临床证据，吸收最新临床研究成果的基础上编辑而成。本书主要整理了呼吸系统疾病、心血管系统疾病、消化系统疾病、肾脏疾病、风湿性疾病、血液系统疾病、内分泌系统疾病、代谢性疾病、神经系统疾病、感染性疾病等内科系统常见疾病的中西医认识、中西医诊断、中医辨证论治、中医病证结合治疗、常用中成药、常用中药单方验方以及非药物疗法等内容。可供从事中医内科临床工作的医务人员、研究人员、医学生在应用中医药防治内科疾病时参考、借鉴。

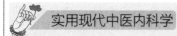

前　言

　　中医内科学是运用中医学理论，阐述内科所属病证的病因病机及其证治规律，并采用中医药治疗为主的一门临床学科。它以中医脏腑、经络、气血津液等病理生理学说为指导，系统反映了辨证论治的特点。中医内科学随着历史进程和医学实践的发展而逐步形成和完善，《中医内科学》教材为指导内科疾病诊疗的重要参考书。然而《中医内科学》教材在辨治疾病时，多以症统病，强调宏观辨证、异病同治时，常忽视不同疾病本身发生发展的特异性，从而使医务工作者在应用其辨治内科疾病时常常感到困惑。例如，《中医内科学》教材肝胆病证中的"瘿病"，是统指以颈前喉结两旁结块肿大为主要临床特征的一类疾病，西医学中凡以甲状腺肿大为主要症状的疾病均可参考其辨证论治，如单纯性甲状腺肿大、甲状腺功能亢进症、甲状腺炎、甲状腺腺瘤等。尽管这种辨治方法在甲状腺疾病治疗中发挥着重要作用，但其亦忽视了不同甲状腺疾病自身发生发展的病机演变特点和不同疾病辨治的系统性认识，不便于临床医务工作者参考应用。随着中医药对内科疾病认识的不断细化和深入，使得西医内科系统常见疾病的中医病证结合诊疗体系逐渐形成和完善。因此，系统整理西医内科系统常见疾病的中医辨证论治内容并编辑成册，对于从事中医内科的临床工作者具有重要参考价值。

　　为此，我们以内科疾病中医临床实用为宗旨，基于临床实践和大量中医药治疗内科疾病文献资料研究，在充分采集和吸收最新临床研究成果的基础上编写了《实用现代中医内科学》。该书以呼吸系统疾病、心血管系统疾病、消化系统疾病、肾脏疾病、风湿性疾病、血液系统疾病、内分泌系统疾病、代谢性疾病、神经系统疾病、感染性疾病等十个西医内科系统为纲，以每个系统中临床常见的内科疾病为目，系统地整理了每个系统中常见内科疾病的中医辨证论治体系，包括疾病的中西医认识、中西医诊断、中医辨证论治、中医病证结合治疗、常用中成药、常用单方验方以及非药物疗法等内容。例如呼吸系统中，整理了上呼吸道感染、支气管哮喘、慢性阻塞性肺疾病、胸膜炎等常见疾病的中医辨治体系；心血管系统中，整理了高血压病、冠心病、心律失常、心力衰竭等常见疾病的中医辨治体系；消化系统中，整理了胃食管反流病、胃炎、消化性溃疡、习惯性便秘、溃疡性结肠炎等常见疾病的中医辨治体系；肾脏疾病中，整理了急、慢性肾小球肾炎，肾病综合征，尿路感染，糖尿病肾病等常见疾病的中医辨治体系；风湿性疾病中，整理了类风湿关节炎、系统性红斑狼疮、干燥综合征等常见疾病的中医辨治体系；血液系统疾病中，整理了缺铁性贫血、白细胞减少症和粒细胞缺乏症、过敏性紫癜等常见疾病的中医辨治体系；内分泌系统疾病中，整理了不同甲状腺疾病、尿崩症、库欣综合征等常见疾病的中医辨治体系；代谢性疾病中，整理了糖尿病、肥胖症、高尿酸血症与痛风、代谢综合征等常见疾病的中医辨治体系；神经系统疾病中，整理了脑梗死、偏头痛、面神经炎等常见疾病的中医辨治体系；感染性疾病中，整理了流行性感冒、细菌性痢疾、疟疾等常见疾病的中医辨治体系。因此，本书可供从事中医内科临床工作者，在应用中医药治疗内科疾病中参考、借鉴。

中国中医科学院广安门医院

己亥年早春

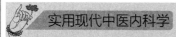

实用现代中医内科学　　活学活用中医　妙治各科百病

目　录

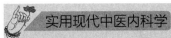

第1章　呼吸系统疾病

第一节　慢性阻塞性肺疾病

慢性阻塞性肺疾病（chronic obstructive pulmonary disease，COPD，以下简称慢阻肺）是一种以持续气流受限为特征的疾病。气流受限不完全可逆，呈进行性发展，与肺对有害气体或有害颗粒的异常炎症反应有关。急性加重和合并症影响疾病严重程度。全球患病率为 4%～20%，是第四位死因。我国 10 岁以上人群中患病率为 8.2%，预计到 2020 年将上升至第三位，年死亡人数高达 128 万。如能及早防治，可有效控制病情，减缓疾病进展，改善生活质量。

本病属中医学"肺胀"范畴。多因久病肺虚，痰浊潴留，而致肺不敛降，气还肺间，肺气胀满，每因复感外邪诱使病情发作或加剧，病理因素主要包括痰浊、水饮、瘀血。病变首先在肺，继则影响脾、肾，后期病及于心。

【诊断】

1. 西医诊断　参照《慢性阻塞性肺疾病诊治指南》（中华医学会呼吸病学分会慢性阻塞性肺疾病学组，2013 年修订版）慢阻肺的诊断应根据临床表现、危险因素接触史、体征及实验室检查等资料，综合分析确定。任何有呼吸困难、慢性咳嗽或咳痰，且有暴露于危险因素病史的患者，临床上需要考虑慢阻肺的诊断。诊断慢阻肺需要进行肺功能检查，吸入支气管舒张药后 $FEV_1/FVC < 70\%$ 即明确存在持续的气流受限，除外其他疾病后可确诊为慢阻肺。因此，持续存在的气流受限是诊断慢阻肺的必备条件。肺功能检查是诊断慢阻肺的金标准。凡具有吸烟史和（或）环境职业污染及生物燃料接触史，临床上有呼吸困难或咳嗽、咳痰病史者，均应进行肺功能检查。慢阻肺患者早期轻度气流受限时可有或无临床症状。胸部 X线检查有助于确定肺过度充气的程度及与其他肺部疾病鉴别。

2. 中医诊断　参考《中医内科学》（周仲瑛主编，2007 年中国中医药出版社）。

（1）有慢性肺系疾病病史多年，反复发作，时轻时重，经久难愈，多见于老年人。

（2）临床表现为咳逆上气，痰多，胸中憋闷如塞，胸部膨满，喘息，动则加剧，甚则鼻扇气促，张口抬肩，目胀如脱，烦躁不安，日久可见心慌动悸，面唇发绀，脘腹胀满，肢体浮肿。严重者可出现喘促。

（3）常因外感而诱发。其他如劳倦过度、情志刺激等也可诱发。

3. 中医证候诊断

（1）痰浊壅肺证：咳嗽痰多，色白黏腻或呈泡沫，气短喘息，稍劳即著，怕风汗多，脘痞纳少，倦怠乏力，色质偏淡，苔薄腻或厚腻，脉滑。

（2）痰热郁肺证：咳喘气短，痰黄稠黏，发热，胸憋闷不能平卧，烦躁，大便秘结，小便黄赤，口干渴，面部下肢浮肿，口唇发绀，舌红或紫绛，苔黄或黄腻，脉数或滑数。

（3）痰蒙神窍证：咳喘，喉中痰鸣，神志恍惚，谵妄，烦躁不安，撮空理线，表情淡漠，嗜睡昏迷，肢体抽搐。舌质绛或暗红，苔白腻或黄腻，脉细滑数。

（4）阳虚水泛证：咳喘加重，动则加重，喘不能卧，面浮，下肢肿，甚之一身悉肿。按之凹陷，胸部胀满有水，心悸心慌，咳痰清稀，脘痞纳差，少尿肢冷，舌胖质黯，苔白或白滑腻，脉沉细或沉涩无力。

（5）肺肾气虚证：呼吸浅短难续，声低气怯，甚则张口抬肩，倚息不能平卧，咳嗽，痰白如沫，咯吐不利，胸闷心慌，形寒汗出，或腰酸肢冷，小便清长，舌淡紫暗，脉沉细无力。

【治疗】

1. 辨证论治

（1）痰浊壅肺证

[治法] 化痰降气，健脾益气。

[方药] 苏子降气汤（《太平惠民和剂局方》）合三子养亲汤（《韩氏医通》，录自《杂病广要》）加减。紫苏子10g，白芥子10g，莱菔子10g，葶苈子10g，橘红6g，法半夏10g，前胡10g，茯苓10g。

[加减] 痰多，胸满不能平卧，加葶苈子、莱菔子泻肺祛痰平喘；肺脾气虚，易出汗，短气乏力，痰量不多，酌加党参、黄芪、防风健脾益气，补肺固表。

（2）痰热郁肺证

[治法] 清肺化痰，降气平喘。

[方药] 桑白皮汤（《古今医统》卷四十四）（《医林》）加减。桑白皮12g，苦杏仁10g，制半夏10g，紫苏子10g，浙贝母12g，黄参12g，黄连3g，栀子6g。

[加减] 痰热内盛、胸满气逆、痰质黏稠不易咯吐者，加鱼腥草、金荞麦、瓜蒌皮、海蛤粉、浙贝母、玄明粉清热滑痰利肺；痰鸣喘息、不得平卧，加射干、葶苈子泻肺平喘；痰热伤津，口干舌燥，加天花粉、知母、芦根以生津润燥；痰热壅肺，腑气不通，胸满喘逆、大便秘结者，加大黄、芒硝通腑泄热以降肺平喘；阴伤而痰量已少者，酌减苦寒之味，加沙参、

麦冬等养阴。

[中成药] 可用鱼腥草颗粒，每次 2 包，每日 3 次；口服痰热清注射液：每次 20ml，加 5% 葡萄糖或生理盐水注射液 250ml，每日 1 次，静脉滴注。

（3）痰蒙神窍证

[治法] 涤痰开窍，醒神通便。

[方药] 涤痰汤（《奇效良方》）送服安宫牛黄丸（《温病条辨》）。法半夏 10g，胆南星 10g，橘红 6g，枳实 10g，茯苓 12g，人参 10g，石菖蒲 5g，竹茹 10g，甘草 3g，生姜 3 片，大枣 5 枚。

[加减] 若痰热内盛、身热、烦躁、谵语、神昏、苔黄舌红者，加葶苈子、天竺黄、竹沥；肝风内动、抽搐，加钩藤、全蝎，另服羚羊角粉；血瘀明显、唇甲发绀，加丹参、红花、桃仁活血通脉；如皮肤黏膜出血、咯血、便血色鲜者，配清热凉血止血药，如水牛角、生地黄、牡丹皮、紫珠草等。

[中成药] 清开灵注射液 40ml，加入 5% 的葡萄糖溶液 500ml，静脉滴注，每日 1 次，心功能衰竭者，控制滴速在 30 滴 /min 以内。

（4）阳虚水泛证

[治法] 温肾健脾，化湿利水。

[方药] 真武汤加减（《伤寒论》）。熟附子 10g，茯苓 12g，白术 10g，白芍 10g，生姜 3 片。

[加减] 若水势剧，上凌心肺，心悸喘满，倚息不得卧，加沉香、黑白丑、川椒目、葶苈子、万年青行气逐水；血瘀甚，发绀明显，加泽兰、红花、丹参、益母草、北五加皮化瘀行水。待水饮消除后，可参照肺肾气虚证论治。

（5）肺肾气虚证

[治法] 补肺纳肾。

[方药] 平喘固本汤（《中医内科学》）引南京中医学院附院验方加减。党参 20g，五味子 6g，胡桃肉 12g，灵磁石 18g，沉香 15g，紫苏子 16g，款冬花 12g，姜半夏 12g，橘红 6g。

[加减] 肺虚有寒，怕冷，舌质淡，加肉桂、干姜、钟乳石温肺散寒；兼有阴伤，低热，舌红苔少，加麦冬、玉竹、生地黄养阴清热；气虚瘀阻，颈脉动甚，面唇发绀明显，加当归、丹参、苏木活血通脉。如见喘脱危象者，急用参附汤送服蛤蚧粉或黑锡丹补气纳肾，回阳固脱。病情稳定阶段，可常服皱肺丸。

[中成药] 百令胶囊，口服，每次 5 ～ 6 粒，每日 3 次。

2. 病证结合治疗　中医上，治疗应抓住治标和治本两个方面，祛邪与扶正共施，依其标本缓急，有所侧重。西医上，慢阻肺管理分短期目标和长期目标，短期目标为减轻症状，提高运动耐量和改善健康状态；长期目标包括预防疾病进展防治急性加重，减少病死率，防治并发症和减少治疗不良反应。临床处理共分四部分，分别为病情评估和监测、减少危险因素、稳定期治疗和急性加重期治疗。

3. 单方验方

（1）葶苈子末 3 ～ 6g，每日 3 次，饭后服。用于肺胀、心悸、气喘者。

（2）万年青根 12 ～ 15g，大枣 5 枚，煎服。用于喘悸水肿。

（3）黄芪 50g，益母草 100g，水煎服，每日 1 剂，分 2 次服。用于肺胀缓解期。

（4）紫河车 1 具，焙干研末，每次 3g，每日 3 次。适用于肺肾阳虚之肺胀。

（5）杏仁、核桃肉各 60g，共研细末，加生蜂蜜少许调服，每日 3 次，每次 3g。适用于肺肾气虚而肺胀者。

（6）百合 250g，枸杞子 250g，研细末，每次服 10g，每日 3 次。适用于肺肾阴虚之肺胀。

（7）熟地黄、山茱萸、五味子各 9g，肉桂 2.5g，补骨脂、核桃仁各 9g，每日 1 剂，分 2 次服。适用于肾衰之肺胀。

（8）紫苏子 10g，白芥子 9g，莱菔子 10g，山药 60g，玄参 30g。每日 1 剂，早、晚煎服。适用于痰涎壅盛所致的阻塞性肺气肿。

4. 常用中成药

（1）桂龙咳喘宁：止咳化痰，降气平喘。用于外感风寒、痰湿阻肺引起的咳嗽、气喘、痰涎壅盛者。每次 5 粒，每日 3 次。

（2）猴枣散：清热，除痰，镇惊，通窍。用于治疗痰热蕴肺之咳喘者。每次 1 支，每日 3 次。

（3）安宫牛黄丸：清热开窍，豁痰解毒。可用于肺胀痰热蒙心、嗜睡神昏谵语者。每次 1 丸，每日 1 ～ 2 次。

（4）金水宝胶囊：补益肺肾，泌精益气。适用于慢性肺心病缓解期，肺肾两虚，精气不足，久咳虚喘，神疲乏力，不寐健忘，腰膝酸软等。每次 2 粒，每日 3 次。

（5）蛤蚧定喘丸：滋阴清肺，止咳定喘。适用于肺肾两虚、肾不纳气之虚劳久咳，年老哮喘，虚劳久咳，气短发热，胸满胸闷，自汗盗汗，不思饮食者。每次 1 丸，每日 3 次。

（6）清开灵注射液：清热解毒，通络，醒神开窍。用于肺胀热闭，身热、神昏者。40 ～ 60ml 加入 5% 葡萄糖盐水 500ml，静脉滴注，每日 1 次。

（7）参脉注射液：益气固脱，养阴生津。用于治疗气阴两虚型之慢心病等。20 ～ 40ml 加入 5% 葡萄糖溶液 250ml，静脉滴注，每日 1 次。

5. 针灸治疗

（1）体针：①主穴取天突、膻中、列缺、太渊。脾虚痰盛，配脾腧、丰隆、足三里；肺肾两虚，配太溪、肾俞、肺俞、气海；痰热蕴肺，配肺俞、尺泽、丰隆。适用于各类型肺胀。②取足三里、人中、肺俞、会阴等穴。中强刺激，反复施针。一般认为有兴奋呼吸、解痉、平喘等作用。

（2）耳针：选平喘、肺、下屏尖、神门、脑等耳穴，每次取 2 ～ 3 穴，强刺激，针 20 ～ 30min，每日或隔日 1 次。适用于各类型肺胀。

6. 穴位敷贴

（1）熟附子 60g，肉桂 12g，丁香 18g，党参 270g，黄芪 270g，紫苏叶 12g，白术 90g，防风 6g，制成膏药，每张重 15g，封密防潮贮藏。将药膏烘软，贴背部第 3 脊椎处。适用于肺胀、肾阴亏虚者。

（2）常用冬病夏治消喘膏：白芥子、玄胡各 21g，甘遂、细辛各 12g，共研末（此为 1 人 1 年的用量），于夏季三伏天开始使用。每次以 1/3 药末，加生姜汁调成稠膏状，分摊于 6 块直径约 5cm 的油纸或塑料布上，贴于背部肺俞、心俞、膈俞（均为双侧）穴上，后用胶布固定，贴 4h。每隔 10 天贴 1 次，于初伏、中伏、末伏各 1 次，共 3 次，连贴 3 ～ 5 年。贴药后不宜过多活动。

7. 穴位注射　取足三里，注射卡介菌多糖注射液，每次每穴 0.5ml，整个疗程共 8 周，第 1 阶段为隔日 1 次，连用 2 周；第 2 阶段为每 3 日 1 次，连用 2 周；第 3 阶段为每周 1 次，连用 4 周。

8. 非药物治疗

（1）戒烟：吸烟仍然被认为是 COPD 最为危险和最为重要的危险因素，排除这些危险因素是预防和控制 COPD 最重要的措施。

（2）氧疗：对于慢性呼吸衰竭、并发严重的静息状态下低氧血症的患者，长期氧疗（每日 > 15h）可提高生存率。$PaO_2 \leqslant 55mmHg$，或 $SaO_2 \leqslant 88\%$，并发或不并发 3 周内发生 2 次高碳酸血症的患者；或 PaO_2 在 55 ～ 60mmHg 之间，或 SaO_2 为 88%，若有证据表明存在肺动脉高压，或提示充血性心力衰竭的外周水肿，或红细胞增多症（血细胞比容 > 55）的患者，需要长期氧疗。

（3）辅助通气治疗：联合无创通气和长期氧疗可能对一部分患者有用，特别是明显的日间高碳酸血症患者。可通过无创或有创方式给予机械通气，根据病情需要，可首选无创机械通气。

9. 手术治疗　对于有指征的患者，可考虑手术治疗，主要有肺大疱切除术、肺减容术、肺移植术等。

10. 康复治疗　包括呼吸生理治疗、肌肉训练、营养支持、精神治疗与教育等多方面措施。在呼吸生理治疗方面包括帮助患者咳嗽，用力呼气以促进分泌物清除；使患者放松，进行缩唇呼吸以及避免快速浅表的呼吸以帮助克服急性呼吸困难等措施。在肌肉训练方面有全身性运动与呼吸肌锻炼。在营养支持方面，应要求达到理想的体重；同时避免过高糖类饮食和过高热卡摄入，以免产生过多的 CO_2。任何疾病阶段的患者均可从运动训练项目中获益。有效的康复项目至少为 6 周，持续时间越久效果越佳。

11. 预防与调护　注重原发病的治疗。防止经常感冒、内伤咳嗽迁延发展成为慢性咳喘，是预防形成本病的关键。既病之后，更应注意保暖，秋冬季节气候变化之际，尤需避免感受外邪。一经发病立即治疗，以免加重。平时常服扶正固本方药增强正气，提高抗病能力，禁烟酒，忌恣食辛辣、生冷、咸、甜之品。有水肿者应进低盐或无盐饮食。

【中医疗效评价】

中医证候评价标准评价方法，采用尼莫地平法进行评价：［（治疗前得分－治疗后得分）÷治疗前得分］×100%。

1. 临床控制　急性加重次数减少、临床症状积分改善≥70%。
2. 显效　急性加重次数减少、临床症状积分改善50%≤X＜70%。
3. 有效　急性加重次数减少、临床症状积分改善30%≤X＜50%。
4. 无效　急性加重次数减少、临床症状积分改善＜30%。

第二节　支气管哮喘

支气管哮喘（bronchial asthma，简称哮喘）是由多种细胞（如嗜酸性粒细胞、肥大细胞、T淋巴细胞、中性粒细胞、气道上皮细胞等）和细胞组分参与的气道慢性炎症性疾病。这种慢性炎症导致气道高反应性增加，常伴广泛多变的可逆性气流受限，引起反复发作的喘息、气急、胸闷或咳嗽等症状，常在夜间和（或）清晨发作、加剧，多数患者可自行或经治疗后缓解。

本病属中医学"哮病"范畴。哮病的发生为痰伏于肺，每因外邪侵袭、饮食不当、情志刺激、体虚劳倦等诱因引动而触发，以致痰壅气道，肺气宣降功能失常。发作时的基本病理变化为"伏痰"遇感引触，痰随气升，气因痰阻，相互搏结，壅塞气道，肺管狭窄，通畅不利，肺气宣降失常，引动停积之痰而致痰鸣如吼，气息喘促。如长期不愈，反复发作，病由肺脏影响及脾、肾、心，可导致肺气胀满、不能敛降之肺胀重证。

【诊断】

1. 西医诊断　参考《中国支气管哮喘防治指南》（中华医学会呼吸病学分会哮喘学组，2016年）和2016GINA《全球哮喘处理和预防策略》。反复发作喘息、气急、胸闷或咳嗽，多与接触变应原、冷空气、物理及化学性刺激、病毒性上呼吸道感染、运动等有关；发作时双肺可闻及散在或弥漫性、以呼气相为主的哮鸣音。上述症状可经治疗缓解或自行缓解；除外其他疾病所引起的喘息、气急、胸闷和咳嗽。临床表现不典型者结合气道敏感性试验、呼出气NO浓度测定等可帮助确诊。

2. 中医诊断　参考《中医内科学》（张伯礼主编，人民卫生出版社 2012 年出版）。①呈反复发作性。常因气候突变、饮食不当、情志失调、劳累等因素诱发，起病急骤。发作前多有鼻痒、喷嚏、咳嗽、胸闷等先兆。发作时喉中有明显哮鸣声，呼吸困难，不能平卧甚至面色苍白，唇甲青紫，约数分钟、数小时后缓解。严重者持续难平，可出现喘脱危象。平时如常人，或稍感疲劳、纳差、痰多。②多与先天禀赋有关，有过敏史或家族史。③血常规、肺功能、胸部 X 线检查有助于诊断。

3. 中医证候诊断

（1）急性发作期：急性发作期是指喘息、气急、咳嗽、胸闷等症状突然发生，或原有症状急剧加重，常有呼吸困难，以呼气流量降低为其特征，常因接触变应原等刺激物或治疗不当等所致。

①风哮证：喘憋气促，喉中鸣声如吹哨笛；咳嗽、咯痰黏腻难出，无明显寒热倾向；起病多急，常倏忽来去；发前自觉鼻、咽、眼、耳发痒；喷嚏，鼻塞，流涕。舌苔薄白，脉弦。

②寒哮证：喉中哮鸣如水鸡声，呼吸急促，喘憋气逆，痰色白多泡沫，口不渴或渴喜热饮，形寒怕冷，天冷或受寒易发。肢冷，面色青晦，舌苔白滑，脉弦紧或浮紧。

③热哮证：喉中痰鸣如吼，喘而气粗息涌，胸高胁胀，咯痰色黄或白，黏浊稠厚，口苦，口渴喜饮，汗出，面赤，或有身热，烦躁不安，大便秘结，小便短赤，舌红苔黄腻，脉滑数或弦滑。

④阳虚喘脱危证：哮病反复久发，喘息鼻扇，张口抬肩，气短息促，烦躁，昏蒙，面青，四肢厥冷，汗出如油，舌质青暗、苔腻或滑，脉细数不清，或浮大无根。

（2）慢性持续期：慢性持续期是指每周均不同频度和（或）不同程度地出现症状（喘息、气急、胸闷、咳嗽等）。

①痰哮证：喉中痰涎壅盛，声如曳锯，喘急胸满，但坐不得卧，痰多易出，面色青暗，舌苔厚浊或黄腻，脉滑实。

②虚哮证：气短息促，动则喘甚，发作频繁，甚则持续喘哮，口唇、爪甲青紫，咯痰无力，痰涎清稀或质黏起沫，面色苍白或颧红唇紫，口不渴或咽干口渴，形寒肢冷或烦热，舌质淡或偏红，或紫暗，脉沉细或细数。

（3）临床缓解期：指患者无喘息、胸闷、气急、咳嗽等症状，并维持 1 年以上。

①肺脾气虚：气短声低，自汗，怕风，易感冒，倦怠乏力，食少便溏，舌质淡，苔白，脉细弱。

②肺肾两虚：短气息促，动则为甚，腰膝酸软，脑转耳鸣，不耐劳累。或五心烦热，颧红，口干，舌质红、少苔，脉细数；或畏寒肢冷，面色苍白，舌淡、苔白，质胖，脉沉细。

【治疗】

1. 辨证论治

（1）急性发作期

①风哮证

［治法］祛风解痉，宣肺平喘。

［方药］黄龙舒喘汤（晁恩祥验方）加减。炙麻黄、地龙、蝉蜕、紫苏子、石菖蒲、白芍、五味子、白果、甘草、防风等。

［加减］痰壅喘急，不能平卧，加用葶苈子、猪牙皂泻肺涤痰；感受风邪而发作者，加紫苏叶、防风、苍耳子、蝉蜕、地龙等祛风化痰。

②寒哮证

［治法］宣肺散寒，化痰平喘。

［方药］射干麻黄汤（《金匮要略》）或小青龙汤（《伤寒论》）加减。射干、麻黄、细辛、半夏、杏仁、生姜、紫菀、冬花、甘草等。

［加减］表寒明显，寒热身痛，配伍桂枝、生姜辛散风寒，或选小青龙汤；痰涌气逆不得平卧，加葶苈子、紫苏子泻肺降逆，并酌加杏仁、白前、陈皮等化痰利气；咳逆上气，汗多，加白芍敛肺。

③热哮证

［治法］清热宣肺，化痰定喘。

［方药］定喘汤（《摄生众妙方》）或麻杏石甘汤（《伤寒论》）加减。麻黄、黄芩、桑白皮、紫苏子、半夏、银杏、杏仁、款冬花、甘草等。

［加减］表寒外束，肺热内郁，加石膏，或用越婢加半夏汤；肺气壅实，痰鸣息涌，不得平卧，加葶苈子、地龙泻肺平喘；肺热壅盛，痰吐稠黄，加海蛤壳、射干、知母、鱼腥草清热化痰；大便秘结者，加大黄、芒硝、全瓜蒌、枳实通腑以利肺；病久热盛伤阴，加沙参、知母、天花粉清热化痰，或用麦冬汤加减。

④阳虚喘脱危证

［治法］化痰开窍，回阳固脱。

［方药］回阳救急汤（《重订通俗伤寒论》）加减。人参、炮附片、甘草、山茱萸、石菖蒲、白果、葶苈子、煅龙骨、煅牡蛎、蛤蚧等。

［加减］如喘急面青，躁烦不安，汗出肢冷，舌淡紫、脉细，另吞黑锡丹镇纳虚阳，温肾平喘固脱，每次服用 3～4.5g，温水送下。阳虚甚，气息微弱，汗出肢冷，口淡，脉沉细加肉桂、干姜回阳固脱；气息急促，心烦内热，汗出黏手，口干舌红，脉沉细数，加生地黄、玉竹养阴救脱，人参改用西洋参。

（2）慢性持续期

①痰哮证

[治法] 健脾化痰，降气平喘。

[方药] 三子养亲汤（《皆效方》），录自（《杂病广要》）加减。炙麻黄、苦杏仁、橘红、半夏、茯苓、紫苏子、莱菔子、白芥子、诃子、甘草等。

[加减] 痰壅喘急，不能平卧，加用葶苈子、猪牙皂泻肺涤痰；感受风邪而发作者，加紫苏叶、防风、苍耳子、蝉蜕、地龙等祛风化痰。

②虚哮证

[治法] 补肺纳肾，降气平喘。

[方药] 平喘固本汤（《中医内科学》，引南京中医学院附院验方加减）。黄芪、核桃肉、五味子、紫苏子、法半夏、款冬花、陈皮、地龙等。或补肾益气方加减，黄芪、淫羊藿、生地黄等。

> 注：慢性持续期证型较复杂，往往虚实夹杂；实证有寒热之分，虚证当分清肺脾气虚或肺肾气虚，同时还应分清阴阳；另外还需重视兼夹证。

[加减] 肾阳虚，加附子、鹿角片、补骨脂、钟乳石；肺肾阴虚，配沙参、麦冬、生地黄、当归；痰气瘀阻，口唇青紫，加桃仁、苏木；气逆于上，动则气喘，加紫石英、磁石镇纳肾气。若久病正虚，发作时邪少虚多，肺肾两亏，痰浊壅盛，甚至出现喘脱危证者，可参照喘证辨治。

（3）临床缓解期

①肺脾气虚证

[治法] 健脾益肺，培土生金。

[方药] 玉屏风散（《医方类聚》）合六君子汤（《医学正传》）加减。黄芪、白术、防风、党参、茯苓、甘草、陈皮、半夏等。

[加减] 表虚自汗，加炙黄芪、浮小麦、大枣；怕冷，畏风，易感冒，可加桂枝、白芍、附子；痰多者加前胡、杏仁。

②肺肾气虚证

[治法] 补益肺肾，纳气平喘。

[方药] 补肺散（《普济方》）合金水六君煎（《景岳全书》）加减。桑白皮、熟地黄、人参、紫菀、五味子、当归、法半夏、陈皮、茯苓、炙甘草、菟丝子、补骨脂等。或补肾益气方（验方）加减，黄芪、淫羊藿、生地黄等。

[加减] 肺气虚明显，加黄芪、白术；肺阴虚明显，加沙参、百合；肾阳虚明显，加补骨脂、淫羊藿、鹿角片、制附片、肉桂；肾阴虚明显，加生地黄、天冬。另可常服紫河车粉、蛤蚧粉补益肾精。

2. 病证结合治疗　当宗丹溪"未发以扶正气为主，既发以攻邪气为急"之说，以"发时治标，平时治本"为基本原则。发时攻邪治标，祛痰利气，寒痰宜温化宣肺，热痰当清化肃肺，寒热错杂者当温清并施，表证明显者兼以解表，属风痰为患者又当祛风涤痰。反复日久，正虚邪实者，又当兼顾，不可单纯拘泥于祛邪。若发生喘脱危候，当急予扶正救脱。平时应扶正治本，阳气虚者应予温补，阴虚者则予滋养，分别采取补肺、健脾、益肾等法，以冀减轻、减少或控制其发作。如《景岳全书·喘促门》载"扶正气者，须辨阴阳，阴虚者补其阴，阳虚者补其阳。攻邪气者，须分微甚，或散其风，或温其寒，或清其痰火。然发久者，气无不虚，故于消散中宜酌加温补，或于温补中宜量加消散，此等证候，当惓惓以元气为念，必致元气渐充，庶可望其渐愈。若攻之太过，未有不致日甚而危者"，堪为哮病辨治的要领，临证应用的准则。

治疗哮喘应该长期规范地应用抗炎药物，从而预防哮喘急性发作，减少并发症发生，改善肺功能，提高生活质量，以达到并维持哮喘控制。2011 年全球哮喘防治创议（GINA）也明确指出，哮喘成功管理的目标是：达到并维持症状的控制，维持正常活动，包括运动能力、肺功能水平尽量接近正常，预防喘急发作，避免因哮喘药物治疗导致的不良反应。

预防哮喘总体控制包括两部分内容：即达到当前控制并降低未来风险。哮喘总体控制目标是既要达到当前控制，又要减少未来风险，哮喘虽然不能被根治，但经过规范治疗，大多数哮喘患者都可以得到更好地控制。

3. 单方验方

（1）紫金丹：砒石 3g，豆豉 30g，或加枯矾 9g 为丸，如米粒大，每次 5～10g（不超过 150mg）临卧冷茶下，忌酒，连服 5～7d，密切观察有无不良反应，如需续服，宜停药数日后再用。有祛痰定喘之功，适用于冷哮寒哮证、喘哮倍剧者，有肝肾疾病、出血、孕妇均禁用。

（2）玉涎丹：蜒蚰 20 条，浙贝母 9g，共捣为丸。用于热哮。每次 1.5g，每日 2 次。

（3）广地龙焙干，研粉装胶囊，每次 3g，每日 3 次。功能清热息风平喘，用于热哮。

（4）姜茶散：僵蚕 5 条，浸姜汁，晒干，瓦上焙脆，和入细茶适量，共研末，开水送服。功能祛风化痰，适用于风痰哮。

（5）皂角 15g，煎水，浸白芥子 30g，12 小时后焙干，每次 1～1.5g. 每日 3 次。

（6）大枣 500g，去皮捣成泥状，加入炙皂荚 90g，水糊为丸，每次 3g，每日 3 次。适用于支气管哮喘痰多患者。

（7）蛤蚧、吉林参各半，共研成细末，早、晚服 2g，适用于支气管哮喘缓解期、肺肾两虚患者。

（8）麻黄 3g，生白果 5 枚，五味子 2g，水煎服，每日服 3～4 次。另以红茶 9g 沸水冲泡作茶，以助药效，用于支气管哮喘，痰鸣喘咳。

（9）洋金花晒干切成细丝，卷成纸烟状，哮喘发作时燃点代烟吸入，一般吸 3～4 口后症状可缓解。

（10）鲜胎盘用清水漂洗干净，放在新瓦上用文火焙干，再研成细末过筛加蜡封保存。每次 2g，每日 2 次，2 周为 1 个疗程。可大补元气，补肺肾之不足，尤以儿童和老人哮喘最宜。

4. 常用中成药

（1）冷哮丸：宣肺散寒，化痰定喘。用于风寒犯肺、肺失宣降所致哮喘、痰多色白、咯吐不利等症。每次 6g，每日 2 次，口服。

（2）控涎丹：涤痰逐饮。用于顽痰致哮、痰吐稠黏、喉中痰鸣如曳锯者。糊丸每次 1～3g，水丸每次 1～3g，蜜丸每次 1～2 丸，每日 1～2 次，用温开或枣汤、米汤、淡姜汤送服，注意：孕妇忌服，体虚者慎服，勿与甘草同服。

（3）桂龙咳喘宁胶囊：止咳化痰，降逆平喘。用于风寒或痰湿阻肺的咳嗽气端、痰涎壅盛等症。每次 5 粒，每日 2～3 次，口服。

（4）苏子降气丸：降气化痰，温肾纳气，镇咳平喘。用于痰湿壅盛、喘咳短气、不能平卧、胸膈痞塞、咽喉不利者。每次 3～6g，每日 2 次，温开水送服。

（5）河车大造丸：滋阴清热，补肾益肺。用于肺肾两亏、虚劳喘咳、潮热骨蒸、盗汗遗精、腰膝酸软者。水蜜丸每次 6g，小蜜丸每次 9g，大蜜每次 1 丸。每日 2 次，温开水送服。

5. 其他中医特色疗法

（1）针灸治疗

①实证

[主证] 风寒外袭，证见咳嗽，咯吐稀痰，形寒无汗，头痛，口不渴，苔薄白，脉浮紧。如因痰热，多见咳痰黏腻色黄，咳痰不爽，胸中烦闷，或见身热口渴，大便秘结，苔黄腻，脉滑数。

[治法] 取手太阴经穴为主。毫针刺用泻法，风寒可酌用灸法；痰热可兼取足阳明经穴，不宜灸。

[处方] 膻中、列缺、肺俞、尺泽。

[加减] 风寒加风门；痰热加丰隆；喘甚加天突、定喘。

②虚证

[主证] 病久肺气不足，证见气息短促，语言无力，动则汗出，舌质淡或微红，脉细数或软无力。如喘促日久，以致肾虚不能纳气，则神疲气不得续，动则喘息，汗出，肢冷，脉象沉细。

[治法] 调补肺肾之气为主。毫针用补法，可酌情用灸。

[处方] 肺俞、膏肓、肾俞、气海、足三里、太渊、太溪。

[疗程] 每日 1 次或隔日 1 次，7～10 次为 1 个疗程。

（2）穴位贴敷疗法：根据病情需要，可选择定喘、风门、肺俞、天突、膏肓、膻中等穴位，脾虚加脾俞，肾虚加肾俞。参考《张氏医通》白芥子膏组方，炒白芥子、延胡索各 20g，细辛、甘遂、肉桂、天南星各 10g，共研细末，用生姜汁调成糊状，将药糊贴敷于穴位上，胶布固定。贴 2～4h 后去药洗净，注意防止出现皮肤损伤。慢性持续期每次间隔 3～4d，治疗 8～10

次为 1 个疗程；临床缓解期，在三伏天，每伏各取 1 日做穴位贴敷，3 次为 1 个疗程，可连续做 3 个疗程。

（3）拔罐：急性发作期和慢性持续期患者，根据病情需要，可选择大椎、风门、肺俞、定喘、丰隆等穴位，每日或隔日拔 1 次，每次更换部位，拔罐时间 5～8min，10 日为 1 个疗程。

（4）耳穴贴压（耳穴埋豆）：急性发作期和慢性持续期患者，根据病情需要，可选择下屏尖、肾上腺、气管、皮质下、交感、肺等穴位，用磁珠或王不留行子固定于相应穴位，每日按 4～6 次，以有酸胀感为度，每次 3～5min，保留 3～7d。

（5）膏方：慢性持续期和临床缓解期的患者，根据患者体质辨证使用。哮喘发病其标在肺，其本在肾，虚实夹杂，故临床在扶正补虚的同时，宜兼顾祛邪治病；同时应重视顾护脾胃，不可滋腻太过。方以二陈汤、七味都气丸、人参养荣汤等为主加减。

6. **外治疗法** 白芥子涂法：白芥子、延胡索各 20g，甘遂、细辛各 10g，共为末，加麝香 0.6g，和匀，在夏季三伏中，分 3 次用姜汁调敷肺俞、膏肓、百劳等穴，1～2h 去之，每 10 日敷 1 次。

7. **西药治疗** 参考《中国支气管哮喘防治指南》（中华医学会呼吸病学分会哮喘学组，2016 年）和 2016GINA（《全球哮喘处理和预防策略》）。详细采集病史，进行临床查体并结合血气分析、肺功能等评估病情严重程度，对于哮喘重度急性发作的患者参照指南给予静脉使用糖皮质激素治疗等。

病情危重者，经上述药物治疗，临床症状和肺功能无改善甚至继续恶化，应及时给予机械通气等治疗。有细菌感染的证据，给予抗感染治疗。

8. **护理调摄要点**

(1)向阳温暖,胸背部保暖;热哮证患者的室温宜偏凉;痰黏稠难以咯出时,注意翻身拍背。

(2)给药护理:中药汤剂一般宜温服,寒哮证宜热服;哮喘发作有规律者,可在发作前 1～2 小时服药以缓解症状,服药后观察其效果和反应。

（3）饮食护理：注意饮食调护，保持大便通畅；饮食宜清淡、富营养，不宜过饱、过甜、过咸，忌生冷、辛辣、鱼腥发物、烟酒等；喘憋多汗者，嘱多饮水。对咳嗽痰多患者，可适当食用化痰止咳的食疗方，如杏仁、梨、陈皮粥等。

（4）避免哮喘的诱发因素，如避免摄入引起过敏的食物，室内不种花草，不养宠物，经常打扫房间，清洗床上用品等；帮助病人理解哮喘发病机制及其本质、发作先兆、症状等。指导病人自我监测症状，预防发作。通过定期肺功能监测，客观评价哮喘病情严重程度；帮助病人学会在急性发作时能简单、及时地应对，掌握正确的药物吸入技术，讲解常用药物的用法、剂量、疗效、不良反应，与病人共同制订哮喘长期管理、防止复发的计划。

（5）劳逸适当，防止过度疲劳，根据身体情况，适当体育锻炼，如太极拳、内养功、八段锦、慢跑等，逐步增强体质，以提高抗病能力并预防疾病发展为不可逆性气道阻塞等，防止发生猝死。

【中医疗效评价】

1. 评价标准

（1）基于分期的疗效评价标准

①急性发作期

［显效］急性发作期病情严重程度降 2 级以上，或者症状、体征基本消失，血气分析中氧分压和二氧化碳分压与肺功能中 FEV_1、PEF 占预计值 % 等指标明显改善。

［有效］急性发作期病情严重程度降 1 级，症状、体征有所改善，血气分析中氧分压和二氧化碳分压与肺功能中 FEV_1、PEF 占预计值 % 等指标也有所改善。

［无效］急性发作时病情严重程度分级无明显变化，或加重、死亡。

②慢性持续期：使用哮喘控制测试（ACT 评分表），参照《支气管哮喘防治指南》（中华医学会呼吸病学分会哮喘学组修订，2016 年）。

［完全控制］25 分。

［部分控制］20 ～ 24 分。

［未得到控制］< 20 分。

（2）中医证候疗效评价标准

［临床痊愈］临床症状、体征消失或基本消失，中医证候积分减少≥ 95%。

［显效］临床症状、体征明显改善，中医证候积分减少≥ 70%。

［有效］临床症状、体征均有好转，中医证候积分减少≥ 30%。

［无效］临床症状、体征无明显改善，甚或加重，中医证候积分减少不足 30%。

（3）其他可供参考的化验及检查指标：如肺功能或呼气峰流速仪、嗜酸粒细胞计数、血清 IgE、呼出气 NO 浓度等。

2. 评价方法

（1）哮喘急性发作时病情严重程度的分级，参照《支气管哮喘防治指南》（中华医学会呼吸病学分会哮喘学组修订，2016 年）。

（2）哮喘控制测试（ACT 评分表）：哮喘治疗的目标是达到并维持哮喘控制。哮喘评估工具 ACT 评分表经国内多中心验证表明，不仅易学易用且适合中国国情。参照《支气管哮喘防治指南》（中华医学会呼吸病学分会哮喘学组修订，2016 年）。

第三节 上呼吸道感染

急性上呼吸道感染（acute upper respiratory infection）简称上感，为外鼻孔至环状软骨下缘包括鼻腔、咽或喉部急性炎症的总称。主要病原体是病毒，少数是细菌。发病不分年龄、性别、职业和地区，免疫功能低下者易感。通常病情较轻、病程短、可自愈，预后良好。但由于发病率高，不仅可影响工作和生活，有时还可伴有严重并发症，并有一定的传染性，应积极防治。

本病属中医学"感冒"范畴。多因六淫、时行之邪，侵袭肺卫，以致卫表不和，肺失宣肃而为病。一般而言，感冒预后良好，病程较短而易愈，少数可因感冒诱发其他宿疾而使病情恶化。外邪侵袭人体是否发病，关键在于卫气之强弱，同时与感邪的轻重有关。因病邪在外、在表，故以卫表不和为主。对老年、婴幼儿、体弱患者以及时感重症，必须加以重视，防止发生传变，或同时夹杂其他疾病。

【诊断】

1. 西医诊断　参照中华医学会编著《临床诊疗指南·呼吸病学分册》（人民卫生出版社2009年版）诊断要点：根据病史、流行情况、鼻咽部发生的症状和体征，结合周围血象和胸部X线检查可作出临床诊断。进行细菌培养和病毒分离，或病毒血清学检查、免疫荧光法、酶联免疫吸附法、血凝抑制试验等，可能确定病因诊断：①血象病毒性感染，白细胞计数多为正常或偏低，淋巴细胞比例升高，细菌感染有白细胞计数和中性粒细胞增多以及核左移现象；②病毒和病毒抗原的测定，视需要可用免疫荧光法、酶联免疫吸附、血清学诊断和病毒分离鉴定，以判断病毒的类型，区别病毒和细菌感染。细菌培养可判断细菌类型和进行药物敏感试验。

2. 中医诊断　参考《中医内科学》（周仲瑛主编，2007年中国中医药出版社）。

（1）临证以卫表及鼻咽症状为主，可见鼻塞、流涕、多嚏、咽痒、咽痛、周身酸楚不适、恶风或恶寒，或有发热等。若风邪夹暑、夹湿、夹燥，还可见相关症状。

（2）时行感冒多呈流行性，在同一时期发病人数剧增，且病证相似，多突然起病，恶寒发热（多为高热）、周身酸痛、疲乏无力，病情一般较普通感冒为重。

（3）病程一般3～7天，普通感冒一般不传变，时行感冒少数可传变入里，变生他病。

（4）四季皆可发病，而以冬、春两季为多。

（5）本病通常可作血白细胞计数及分类检查，胸部X线检查。部分患者可见白细胞总数及中性粒细胞升高或降低。有咳嗽、痰多等呼吸道症状者，胸部X线射片可见肺纹理增粗。

3. 中医证候诊断

（1）风寒束表证：恶寒重，发热轻，头痛，肢节酸痛，鼻塞声重，或鼻痒喷嚏，时流清涕，咽痒咳嗽，咳痰稀薄色白，口不渴或渴喜热饮，舌苔薄白而润，脉浮或浮紧。

（2）风热犯表证：身热较著，微恶风，汗泄不畅，头胀痛，面赤，咳嗽，痰黏或黄，咽燥，或咽喉乳蛾红肿疼痛，鼻塞，流黄浊涕，口干欲饮，舌苔薄白微黄，舌边尖红，脉浮数。

（3）暑湿伤表证：身热，微恶风，肢体酸重或疼痛，头晕重胀痛，咳嗽痰黏，鼻流浊涕，心烦口渴或口中黏腻,渴不多饮,胸闷脘痞,泛恶,腹胀,大便或溏,小便短赤,舌苔薄黄而腻,脉濡数。

(4)气虚感冒:恶寒较甚,发热,无汗,头痛身楚,咳嗽,痰白,咳痰无力,平素神疲体弱,气短懒言,反复易感,舌淡苔白,脉浮而无力。

(5)阴虚感冒:身热,微恶风寒,少汗,头晕,口干,干咳少痰,舌红少苔,脉细数。

【治疗】

1.辨证论治

(1)风寒束表证

[治法]辛温解表。

[方药]荆防达表汤(《中医内科学》)或荆防败毒散(《摄生众妙方》)加减。常用药:荆芥、防风、紫苏叶、豆豉、葱白、生姜等解表散寒;杏仁、前胡、桔梗、甘草、橘红宣通肺气。

[加减]若表寒重、头痛身痛、憎寒发热、无汗者,配麻黄、桂枝以增强发表散寒之功用;表湿较重,肢体酸痛、头重头胀、身热不扬者,加羌活、独活祛风除湿,或用羌活胜湿汤加减;湿邪蕴中,脘痞食少,或有便溏、苔白腻者,加藿香、苍术、厚朴、半夏化湿和中;头痛甚,配白芷、川芎散寒止痛;身热较著者,加柴胡、薄荷疏表解肌。

[中成药]感冒清热颗粒,口服,每次1袋,每日3次。

(2)风热犯表证

[治法]辛凉解表。

[方药]银翘散(《温病条辨》)或葱豉桔梗汤(《重订通俗伤寒论》)加减。两方均有辛凉解表,轻宣肺气功能,但前者长于清热解毒,适用于风热表证热毒重者,后者重在清宣解表,适用于风热袭表,肺气不宣者。常用药:银花、连翘、黑山栀、豆豉、薄荷、荆芥辛凉解表,疏风清热;竹叶、芦根清热生津;牛蒡子、桔梗、甘草宣利肺气,化痰利咽。

[加减]风热上壅,头胀痛较甚,加桑叶、菊花以清利头目;痰阻于肺,咳嗽痰多,加贝母、前胡、杏仁化痰止咳;痰热较盛,咳痰黄稠,加黄芩、知母、瓜蒌皮;气分热盛,身热较著,恶风不显,口渴多饮,尿黄,加石膏、鸭跖草清肺泄热;热毒壅阻咽喉,乳蛾红肿疼痛,加一枝黄花、土牛膝、玄参清热解毒利咽;时行感冒热毒较盛,壮热恶寒,头痛身痛,咽喉肿痛,咳嗽气粗,配大青叶、蒲公英、草河车等清热解毒;若风寒外束,入里化热,热为寒遏,烦热恶寒,少汗,咳嗽气急,痰稠,声哑,苔黄白相兼,可用石膏合麻黄内清肺热,外散表寒;风热化燥伤津,或秋令感受温燥之邪,伴有呛咳痰少,口、咽、唇、鼻干燥,苔薄,舌红少津等燥象者,可酌配南沙参、天花粉、梨皮清肺润燥,不宜再伍辛温之品。

[中成药]小柴胡颗粒,口服每次1袋,每日3次;抗病毒口服液口服,每次1瓶,每日3次;清开灵胶囊,口服,每次2～4粒,每日3次;板蓝根颗粒口服,每次1袋,每日3次。

（3）暑湿伤表证

[治法] 清暑祛湿解表。

[方药] 新加香薷饮（《温病条辨》）加减。本方功能消暑化湿，用于夏月暑湿感冒，身热心烦、有汗不畅、胸闷等症。常用药：金银花、连翘、鲜荷叶、鲜芦根清暑解热；香薷发汗解表；厚朴、白扁豆化湿和中。

[加减] 若暑热偏盛，可加黄连、栀子、黄芩、青蒿清暑泄热；湿困卫表，肢体酸重疼痛较甚，加豆卷、藿香、佩兰等芳化宣表；里湿偏盛，口中黏腻，胸闷脘痞、泛恶、腹胀，加苍术、白蔻仁、半夏、陈皮和中化湿；小便短赤加滑石、甘草、赤茯苓清热利湿。

[中成药] 藿香正气水或藿香正气胶囊。

（4）气虚感冒

[治法] 益气解表。

[方药] 参苏饮（《太平惠民和剂局方》）加减。本方益气解表，化痰止咳。主治气虚外感风寒，内有痰湿、恶寒热，无汗，头痛，咳嗽，气短，脉弱等症。常用药：党参、甘草、茯苓补气扶正以祛邪；紫苏叶、葛根、前胡疏风解表；半夏、陈皮、枳壳、桔梗宣肺化痰止咳。

[加减] 若表虚自汗，易伤风邪者，可常服玉屏风散益气固表，以防感冒；若见恶寒重、发热轻，四肢温，语音低微，舌质淡胖，脉沉细无力，为阳虚外感，当助阳解表，用再造散加减，药用党参、黄芪、桂枝、附子、炙甘草温阳益气，细辛、防风、羌活解表散寒。

[中成药] 玉屏风颗粒口服，每次 1 袋，每日 3 次。

（5）阴虚感冒

[治法] 滋阴解表。

[方药] 加减葳蕤汤（《重订通俗伤寒论》）化裁。本方滋阴解表，适用于体虚感冒，头痛身热、微恶风寒、汗少、咳嗽咽干、舌红、脉数等症。常用药:玉竹滋阴，以资汗源；甘草、大枣甘润和中；豆豉、薄荷、葱白、桔梗疏表散邪；白薇清热和阴。

[加减] 阴伤较重，口渴，咽干明显，加沙参、麦冬以养阴生津;血虚,面色无华，唇甲色淡，体弱脉细，加地黄、当归，滋阴养血。

2. 病证结合治疗　感冒的病位在卫表肺系，治疗应因势利导，从表而解，遵《素问·阴阳应象大论》"其在皮者，汗而发之"之义，采用解表达邪的治疗原则。

由于目前尚无特效抗病毒药物，以对症治疗为主，同时戒烟、注意休息、多饮水，保持室内空气流通和防治继发性细菌感染。

（1）对症治疗：对有急性咳嗽、鼻后滴漏和咽干的患者可予伪麻黄碱治疗以减轻鼻部充血，亦可局部滴鼻应用，必要时加用解热镇痛类药物。小儿感冒忌用阿司匹林，以防 Reye 综合征。

（2）抗生素治疗：普通感冒无须使用抗生素。有白细胞升高、咽部脓苔、咯黄痰和流鼻涕等细菌感染证据，可根据当地流行病学史和经验选用口服青霉素、第一代头孢菌素、大环内酯类药物或喹诺酮类药物。极少需要根据病原菌选用敏感的抗生素。

（3）抗病毒药物治疗：由于目前药物滥用而造成流感病毒耐药现象，所以对于无发热、免疫功能正常、发病不超过 2d 的患者一般无须应用抗病毒药物。对于免疫缺陷患者，可早期常规使用。利巴韦林和奥司他韦有较广的抗病毒谱，对流感病毒、副流感病毒和呼吸道合胞病毒等有较强的抑制作用，可缩短病程。

（4）中药治疗：可辨证给予清热解毒或辛温解表和有抗病毒作用的中药，有助于改善症状，缩短病程。

3. 单方验方

（1）生姜 3 片，葱白 3 ～ 5 根（或加紫苏叶 10g），共捣，红糖 1 匙，开水泡服。用于风寒感冒。

（2）羌蓝汤：羌活 15g，板蓝根 30g，煎服。适用于时行感冒。

（3）蒲公英、大青叶各 30g，草河车 15g，薄荷 5g（或荆芥 10g），煎服，治感冒风热时邪、热毒偏胜者。

（4）一枝黄花、土牛藤根各 30g，薄荷（后下）5g，煎服，治上感合并扁桃体炎。

（5）柴胡、炒黄芩、青蒿各 15g，大青叶 30g，煎服，治病毒性感染，持续高热或起伏不退者。

（6）藿佩汤：藿香、佩兰各 5g，薄荷（后下）1.5g（鲜者用量酌加），煮沸代饮料饮。在感冒流行期间预防饮用。

（7）贯众汤：贯众、紫苏叶、荆芥各 10g，甘草 5g，水煎，顿服，连服 3 天，作预防用。

（8）扁豆香荷饮：白扁豆 12g，香薷、荷叶各 10g，陈皮 6g，白糖适量。将白扁豆炒黄捣碎，与香薷、陈皮、荷叶一同水煎，煮沸 10min 后，去渣取汁，白糖调味，代茶频频饮服。可清暑益气，祛湿解表，适用于暑湿感冒，肢体重困，头晕脑涨，口中黏腻等。

（9）流感治疗简便方：忍冬藤 30g，竹叶 30g，排风藤 30g，煎汤，每日 1 剂，治疗流感有效。如高热持续不退，可加鲜鸭跖草 60g。

4. 常用中成药　风寒感冒可选九味羌活丸、参苏理肺丸、通宣理肺丸，每次 6g，每日 3 次。风热感冒可选桑菊感冒片，每次 2 片，每日 3 次；或银翘解毒丸，每次 6g，每日 3 次；羚翘解毒丸，每次 6g，每日 3 次；羚羊感冒片，每次 2 片，每日 3 次。暑湿感冒可用藿香正气丸，每次 6g，每日 3 次；或藿香正气水，每次 1 支，每日 3 次。气虚感冒时可用玉屏风胶囊每次 2 粒，每日 3 次；或补中益气丸，每次 6g，每日 3 次。

5. 其他治疗方法

（1）静脉滴注、肌内注射中成药注射剂根据病情可辨证选用：柴胡注射液、双黄连粉针剂、炎琥宁注射液、热毒宁注射液等。

（2）针刺疗法

①风热感冒

[治法] 疏风清热，解表宣肺。取手太阴、手阳明经穴及背俞穴为主。毫针泻法为主。

[处方配穴]肺俞、大椎、合谷、曲池、鱼际、外关、少商。

②风寒感冒

[治法]疏风散寒，解表宣肺。取手少阳、手阳明经穴及背俞穴为主。毫针补泻兼施，并可配合火罐治疗。

[处方配穴]风门、大杼、肺俞、大椎、合谷、外关、肩井。

（3）拔罐疗法：患者取俯卧位，充分暴露背部皮肤，在背部沿脊柱两侧均匀涂抹凡士林，用闪火法拔火罐，沿膀胱经络走行自上而下、再自下而上反复推拉火罐 5～6 次，使两侧皮肤呈紫红色或潮红色为止，然后将火罐停留于大椎穴上，留罐约 15 分钟起罐。若患者发热明显，体温超过 38.5℃，则先用三棱针在大椎穴上点刺出血，再拔火罐，吸出暗红色血液 1～2ml，留罐 5 分钟后起罐，把吸出的血液擦拭干净，再沿背部两侧膀胱经络走罐，方法同上，每日 1 次，3 日为 1 个疗程。

（4）推拿治疗：治则疏通经络，解表宣肺，风寒者疏风散寒；风热者疏风清热。以手太阴、手少阳、手阳明经穴及足太阳膀胱经穴位为主。取穴肺俞、风门、大杼、大椎、合谷、曲池、鱼际、外关、肩井。手法有按揉法、一指禅推法、捏法、擦法。用指按揉印堂、太阳、攒竹、迎香等穴操作，分推前额及目眶上下，拿风池，拿五经，酸胀为度；患者俯卧，用按揉法在膀胱经侧线，重点施按揉法在肺俞、风门、大杼上操作，以能忍受为度。最后在膀胱经两侧线及腰骶部施擦法，局部透热为度。一指禅推合谷、外关等穴，拿肩井。风热感冒者，延长按揉合谷、曲池、鱼际等穴；风寒感冒者，延长按揉风池、风府等穴。

（5）根据临床情况可选用雷火灸、热敏灸、雀啄灸、隔姜灸等疗法，暑湿感冒尚可用刮痧等疗法。伴有咽痒、眼部不适等症状时，可配合雾化吸入治疗。

6. 预防与调护　本病在流行季节须积极防治。生活上应慎起居，适寒温，在冬春之际尤当注意防寒保暖，盛夏亦不可贪凉露宿。注意锻炼，增强体质，以御外邪。常易患感冒者，可坚持每日按摩迎香穴，并服用调理防治方药。冬春风寒当令季节，可服贯众汤（贯众、紫苏叶、荆芥各 10g，甘草 5g）；夏令暑湿当令季节，可服藿佩汤（藿香、佩兰各 5g，薄荷 1.5g，鲜者用量之长倍）；如时邪毒盛，流行广泛，可用贯众、板蓝根、生甘草煎服。此外，在流行季节，应尽量少去人口密集的公共场所，防止交叉感染。室内可用食醋熏蒸，每立方米空间用食醋 5～10ml，加水 1～2 倍，加热熏蒸 2 小时，每日或隔日 1 次，作空气消毒，以预防传染。

治疗期间应注意护理，发热者须适当休息。饮食宜清淡。对时感重症及老年、婴幼儿体虚者，须加强观察，注意病情变化，如高热动风、邪陷心包、合并或继发其他疾病等。注意煎药和服药方法。汤剂煮沸后 5～10 分钟即可。过煮则降低药效。趁温热服。服后避风覆被取汗，或进热粥、米汤以助药力。得汗、脉静、身凉为病邪外达之象，无汗是邪尚未祛。出汗后尤应避风，以防复感。

【中医疗效评价】

［治愈］症状消失。

［好转］发热消退，临床症状减轻。

［未愈］临床症状无改善或加重。

第四节　弥漫性间质性肺病

弥漫性肺疾病又称为弥漫性间质性肺病（diffuse interstitial lung disease，DILD），或弥漫性实质性肺病（diffuse parenchymal lung disease，DPLD），它是一组疾病的总称，不仅累及肺间质，也累及肺实质。肺间质包括肺泡上皮细胞和血管内皮细胞之间的区域，是其主要受累区。此外，还经常累及肺泡、外周气道、血管以及组成它们的上皮细胞和内皮细胞。病理表现为肺泡壁（间隔）炎性细胞浸润、纤维化改变。弥漫性间质性肺病包含很多特定疾病，但具有相似的临床、影像学及病理特征。主要临床表现为气急、低氧血症限制性通气功能障碍，胸片显示两肺网状、结节状或磨玻璃状阴影。

本病属中医学"肺痿"范畴。大多由久病损肺、误治津伤而致肺虚津气失于濡养。本病的发病机制总为肺脏虚损，津液严重耗伤，以致肺叶枯萎。津伤则燥，燥盛则干，肺叶弱而不用而痿。病位在肺，但与脾、胃、肾有密切关系。

【诊断】

1. 西医诊断　参照中华医学会编著《临床诊疗指南·呼吸病学分册》（人民卫生出版社2009 年版）诊断 IPF 标准可分为有外科（开胸 / 胸腔镜）肺活检资料和无外科肺活检资料。

（1）有外科肺活检资料：①肺组织病理学表现为 UIP 特点；②除外其他已知病因所致的间质性肺疾病，如药物、环境因素和风湿性疾病等所致的肺纤维化；③肺功能异常，表现为限制性通气障碍和（或）气体交换障碍；④胸片和 HRCT 可见典型的异常影像。

（2）无外科肺活检资料（临床诊断）：缺乏肺活检资料原则上不能确诊 IPF，但如果病人免疫功能正常，且符合以下所有的主要诊断条件和至少 3/4 的次要诊断条件，可临床诊断 IPF。

主要条件：①除外已知原因的弥漫性间质性肺病，如某些药物毒性作用、职业环境接触史和风湿性疾病等；②肺功能表现异常，包括限制性通气功能障碍（VC 减少，而 FEV_1/FVC 增加）和（或）气体交换障碍（静态 / 运动时 $PA\text{-}aO_2$ 增加或 DLCO 降低）；③胸部 HRCT 表现为双肺网状改变，晚期出现蜂窝肺少伴有磨玻璃影；④经支气管肺活检（TBLB）

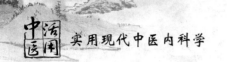

或 BALF 检查不支持其他疾病的诊断。

次要条件：①年龄＞50 岁；②隐匿起病或无明确原因的进行性呼吸困难；③起病≥3 个月；④双肺听到吸气性 Velcro 啰音。

2. 中医诊断　参照《实用中医内科学》（周仲瑛．中国中医药出版社，2012 年出版）诊断：①临床以咳吐浊唾涎沫为主症。唾呈细沫黏稠，或白如雪，或白带丝，咳嗽，或不咳，气息短，或动则气喘。②常伴有面色㿠白或青苍，形体瘦削，神疲，头晕，或时有寒热等全身症状。③有多种慢性肺系疾病史，久病体虚。X 线检查可观察病变程度和范围。肺功能检查、血气分析能反映肺的功能状况，动态观察肺功能，对了解病情进展和判断预后有一定参考价值。其他如肺核素扫描、支气管肺泡灌洗、CT、磁共振成像等检查有助于原发病的鉴别。

3. 中医证候诊断

（1）肺泡炎期：在弥漫性间质性肺病早期，Ⅰ型肺泡上皮细胞受损或丧失，Ⅱ型肺泡细胞增生，血管内皮细胞受损，肺泡内可有各种炎症细胞浸润。这一病理过程称之为肺泡炎期。

①风热犯肺证：喘促气粗，咳嗽痰黄而黏，心胸烦闷，口干而渴，可有发热恶风，舌红或舌边尖红，苔薄黄，脉浮数。

②燥热伤肺证：干咳气急，咳痰不爽，鼻咽干燥，口干，少痰或血丝痰，舌红或舌尖红，苔薄黄少津，脉细数。

③痰热壅肺证：咳嗽憋喘，痰多稠黄，烦热口干，或兼发热，汗出，胸闷胀满，尿黄，便干，舌质红，苔黄腻，脉滑数。

（2）纤维化期：在弥漫性间质性肺病的后期，各种炎症和免疫效应细胞与细胞因子间相互作用，成纤维细胞活化、增殖及产生胶原和细胞外基质，尤其是胶原纤维增多，形成纤维化。这一病理过程称之为纤维化期。

①痰瘀痹阻证：气短喘甚，胸脘痞闷或隐痛，咳痰黏腻稠厚，难咳，唇甲发绀，或杵状指（趾），面色晦暗，舌紫暗，有瘀斑，苔厚腻，脉沉弦或滑。

②肺脾两虚证：咳喘乏力，短气不足以息，咳唾涎沫，质清稀量多，口不渴，倦怠乏力，纳呆食少或腹胀泄泻，舌淡，苔白或白腻，脉虚。

③肺肾两虚证：动则喘甚，频咳难续，痰少，质黏难咳，或夹血丝，面红烦躁，口咽干燥，腰膝酸软，五心烦热，舌红少津，脉细数；或喘息气短，形寒肢冷，面青唇紫，舌淡苔白或黑而润滑，脉微细或沉弱。

④阴阳俱虚证：呼吸困难，喘促气不得续或喘息低微，吸气不利，神智烦躁或昏蒙，面红，烦躁，汗出如油；面青唇紫，肢冷，汗出如珠，舌红或红绛，少苔或无苔，脉虚细数或浮大无根。

【治疗】

1. 辨证论治

（1）肺泡炎期

①风热犯肺证

[治法]疏风清热解表，止咳化痰平喘。

[方药]银翘散（《温病条辨》）加减。金银花30g，连翘15g，芦根30g，炙麻黄9g，炒杏仁9g，桔梗12g，黄芩12g，清半夏9g，浙贝母12g，前胡12g，白前12g，丹参18g，生甘草6g。

[加减]若咳嗽气促，热盛汗出者，加生石膏30g，知母9g；咽痛者，加射干12g，挂金灯12g；素体气虚见乏力气短，咳声低微者，加党参12g，茯苓12g；素体阴虚见五心烦热，久咳痰少者，加沙参12g，麦冬15g，五味子6g。

②燥热伤肺证

[治法]滋阴润燥，清热化痰。

[方药]清燥救肺汤（《医门法律》）加减。沙参12g，麦冬15g，桑叶12g，桔梗12g，炒杏仁9g，前胡12g，白前12g，枇杷叶12g，丹参18g，生甘草6g。

[加减]如鼻咽干燥，口干甚者可加玉竹9g；痰多者，加川贝母12g，瓜蒌30g；痰中夹血者，加白茅根12g。

③痰热壅肺证

[治法]清热化痰，止咳平喘。

[方药]定喘汤（《摄生众妙方》）加减。炙麻黄9g，炒杏仁9g，炒白果12g，黄芩12g，栀子12g，桑白皮12g，知母12g，瓜蒌30g，金银花30g，蒲公英30g，桔梗12g，浙贝母12g，清半夏9g，丹参18g，生甘草6g。

[加减]如痰黄有脓或有热腥味者，加鱼腥草30g，薏苡仁12g；痰多气急者，加葶苈子12g，枇杷叶12g；胸满咳逆、痰涌、便秘者，加大黄（后下）6g；后期痰少而黏，口干，五心烦热者，加沙参12g，麦冬15g。

（2）纤维化期

①痰瘀痹阻证

[治法]化痰平喘，祛瘀通络。

[方药]双合汤（《回春》）加减。桃仁12g，红花12g，川芎12g，赤芍6g，当归12g，丹参30g，半夏9g，茯苓12g，紫苏子9g，炒杏仁9g，桔梗12g，炙甘草6g。

[加减]若气虚外感，气短乏力，恶风者，加党参12g，紫苏叶12g；喘急咳逆，五心烦热者，加麦冬12g，五味子9g；气喘咳逆、小便清长者，加桂枝9g，五味子9g；咳痰色黄或黄白兼夹者，加黄芩12g，金银花30g。

②肺脾两虚证

[治法]补肺健脾。

[方药]玉屏风散（《医方类聚》）合参苓白术散（《太平惠民和剂局方》）加减。黄芪30g，党参12g，防风12g，炒白术15g，炒白扁豆15g，茯苓12g，川贝母12g，炒杏仁

9g，紫菀 12g，款冬花 12g，丹参 30g，炙甘草 6g。

[加减] 若气短喘甚者，加五味子 9g，山茱萸 12g；食少便溏，腹中气坠者，加柴胡 12g，升麻 6g；尿频、唾涎量多者，加益智仁 12g。

③肺肾两虚证

[治法] 补肺滋肾。

[方药] 四君子汤（《太平惠民和剂局方》）合六味地黄丸（《小儿药证直诀》）加减。黄芪 30g，党参 12g，炒白术 15g，防风 12g，熟地黄 12g，山茱萸 12g，炒山药 15g，茯苓 12g，牡丹皮 12g，泽泻 12g，五味子 6g，炒杏仁 9g，炒白果 12g，当归 12g，丹参 30g，炙甘草 6g。

[加减] 若偏阳虚见形寒肢冷，面青唇紫者，加附子（先煎）6g，桂枝 9g；偏阴虚见口咽干燥，五心烦热，加生地黄 12g，麦冬 15g；咳痰质黏难咳，加川贝母 12g；频咳，喘促难续者加紫河车 12g，紫石英 12g。

④阴阳俱虚证

[治法] 回阳固脱，纳气定喘。

[方药] 参附汤（《正体类要》）加减。人参 12g，附子（先煎）6g。

[加减] 若气息微弱、汗出肢冷者，加干姜 9g；气息急促、烦热、汗出如油者，人参改为沙参 12g 或西洋参 12g，加麦冬 12g，山茱萸 12g，五味子 9g；神志不清者，加远志 12g，石菖蒲 12g；浮肿者加茯苓 12g，车前子（包煎）30g；汗出多者，加龙骨 30g，牡蛎 30g，浮小麦 30g。

2. 单方验方

（1）紫河车 1 具，研末，每次 3g，每日 1～2 次。

（2）炙甘草 90g，研细。每日取 3g，童便 100ml 调下。治肺痿久嗽。

3. 常用中成药

（1）虚热肺痿可用百花定喘丸，每次 1 丸，每日 2～3 次，或蛤蚧定喘丸，每次 6g，每日 2 次。

（2）虚寒肺痿可选蛇胆半夏片，每次 2～4 片，每日 3 次。

4. 临证备要

（1）重视调补脾胃：脾胃为后天之本，肺金之母，培土有助于生金。阴虚者宜补胃津以润燥，使胃津输以养肺；气虚者宜补脾气以温养肺体，使脾能转输精气以上承。另外，肾为气之根摄纳，补肾可以助肺纳气。

（2）不可妄投燥热或苦寒之品：燥热之品可助火伤津，不可妄投，亦需防苦寒滋腻碍胃。肺痿病属津枯，故应时刻注意保护其津，无论寒热，皆不宜妄用温燥之药，消灼肺津。即使虚寒肺痿，亦须掌握辛甘合用的原则。

（3）慎用祛痰峻药：肺痿属虚，故一般忌用峻剂攻逐痰涎，犯虚虚实实之戒，宜缓图取效。

5. 预防与调护　预防的重点在于积极治疗咳喘等肺部疾病，防止其向肺痿转变。同时根据个人情况加强体育锻炼。慎起居，生活规律，视气候随时增减衣服。时邪流行时，尽量减少外出，避免接触病人。本病治疗时间长，要劝说患者安心养病，不可急躁。注意耐寒锻炼，适应气候变化，增强肺卫功能。戒烟，减少对呼吸道刺激，以利于肺气的恢复。饮食宜甘淡，忌寒凉、油腻。居处要清洁，避免烟尘刺激。

【中医疗效评价】

　　1. 评价标准

　　（1）证候积分：稳定，证候积分下降 10%；有效，证候积分下降 30%。

　　（2）生活质量评价

　　① 圣乔治问卷评分：稳定，评分下降 10%；有效，评分下降 30%。

　　② 6min 步行实验：稳定，提高 10%；有效，提高 30%。

　　③ 呼吸困难评级：稳定，维持原评级；有效，下降 1 级。

　　（3）胸部 CT、肺功能 + 弥散功能评定标准

　　① 稳定：符合以下 2 项以上条件。

　　A. TLC（肺总量）或 VC（潮气量）变化 ＜ 10% 或变化 ＜ 800ml。

　　B. 单次呼吸法一氧化碳弥散（DLCO）变化 ＜ 15% 或变化 ＜ 3ml/（min·mmHg）。

　　C. 在心肺运动试验中氧饱和度（SaO_2）或肺泡 - 动脉血氧分压差 [P（A-a）O_2] 无变化 [SaO_2 变化 ＜ 4%，P（A-a）O_2 变化 ＜ 4mmHg，或 0.53kPa]。

　　② 有效：X 线胸片或高分辨 CT（HRCT）肺部病变减轻；符合以下 2 条以上的生理功能改善指标。

　　A. TLC（肺总量）或 VC（潮气量）增加 ≥ 10%（或至少增加 ≥ 800ml）。

　　B. 单次呼吸法一氧化碳弥散（DLCO）增加 ≥ 15%，或至少增加 ≥ 3ml/（min·mmHg）。

　　C. 在心肺运动试验中氧饱和度（SaO_2）升高或正常（SaO_2 升高 ≥ 4%）或肺泡 - 动脉血氧分压差 [P（A-a）O_2] 升高（较前次升高 ≥ 4mmHg）。

　　2. 评价方法　根据治疗前后证候积分表、血气分析、胸部 CT（有条件需选择高分辨 CT）、肺功能 + 弥散功能、6 分钟步行实验、呼吸困难评级、圣乔治问卷评分等变化评价疗效。

第五节　肺　栓　塞

　　肺栓塞（pulmonary embolism，PE）是指肺外的栓子经静脉系统回流到右心，在肺动脉中堵塞而引起的以肺循环障碍为基础的一系列临床病理生理综合征，包括肺血栓栓塞

症、脂肪栓塞综合征、羊水栓塞、空气栓塞等。其中肺血栓栓塞症（pulmonary thrombo-embolism，PTE）是最常见的一种类型，为来自静脉系统或右心的血栓阻塞肺动脉或其分支所致疾病，以肺循环和呼吸功能障碍为其主要临床和病理生理特征，通常也简称为肺栓塞。肺动脉发生栓塞后，若其支配区的肺组织因血流受阻或中断而发生坏死，称为肺梗死（pulmonary infarction,PI）引起肺血栓栓塞症的血栓主要来源于深静脉血栓症（deep venous thrombosis，DVT），肺血栓栓塞症常为深静脉血栓症的并发症，PTE 与 DVT 共属于静脉血栓栓塞症（venous thromboemholism，VTE），为静脉血栓栓塞症的两种类型，亦即"同一个血管，同一种血栓"。

本病属中医学"喘证"范畴。大多由外邪侵袭、饮食不当、情志所伤、劳欲久病。喘证的病理性质有虚实之分。实喘在肺，为外邪、痰浊、肝郁气逆，邪壅肺气，宣降不利所致；虚喘责之肺、肾两脏，因阳气不足、阴精互耗，而致肺肾出纳失常，且尤以气虚为主。实喘病久伤正，由肺及肾；或虚喘复感外邪，或夹痰浊，则病情虚实错杂，每多表现为邪气壅阻于上，肾气亏虚于下的上盛下虚证候。喘证的严重阶段，不但肺肾俱虚，在孤阳欲脱之时，每多影响到心。

【诊断】

1. 西医诊断　参照中华医学会编著《临床诊疗指南·呼吸病学分册》（人民卫生出版社2009 年版）诊断要点。

（1）根据临床情况疑诊 PTE（疑诊）如患者出现相应临床症状、体征，特别是在高危病例出现不明原因的呼吸困难、胸痛、晕厥和休克，或伴有单侧或双侧不对称性下肢肿胀、疼痛等，可进行如下检查：①血浆 D 二聚体（D-dimer），PTE 时升高，若其含量低于 500g/L 可基本除外急性 PTE。酶联免疫吸附法（ELISA）是较为可靠的检测方法。②动脉血气分析，常表现为低氧血症，低碳酸血症，肺泡－动脉血氧分压差 [P（A-a）O_2] 增大。部分患者的血气分析结果可以正常。③心电图，大多数病例表现有非特异性的心电图异常。包括 S Ⅰ Q Ⅲ T Ⅲ a 征：V_1-V_4 的 T 波改变和 ST 段异常；完全或不完全右束支传导阻滞；肺型 P 波；电轴右偏，顺钟向转位等。④胸部 X 线平片，可提供疑似 PTE 线索和除外其他疾病。包括区域性肺血管纹理变细，稀疏或消失，肺野透亮度增加；肺野局部浸润性阴影；尖端指向肺门的楔形阴影；肺不张或膨胀不全；右下肺动脉干增宽或伴截断征肺动脉段膨隆以及右心室扩大征；患侧横膈抬高；少至中量胸腔积液征等。⑤超声心动图，在提示诊断和除外其他心血管疾病方面有重要价值。对于严重的 PTE 病例，可以发现右心室壁局部运动幅度降低；右心室和（或）右心房扩大；室间隔左移和运动异常；近端肺动脉扩张；三尖瓣反流速度增快；下腔静脉扩张，吸气时不萎陷。超声心动图检查结果为划分次大面积 PTE 的依据。若在右心房或右心室发现血栓，同时患者临床表现符合 PTE 可以作出诊断。超声检查偶可因发现肺动脉近端血栓而确定诊断。⑥下肢深静脉超声检查，下肢为 DVT 最多发部位，超声检查为诊断 DVT 最简便的方法，若阳性可以诊断 DVT，同时对 PTE 有重要提示意义。

（2）对疑诊病例合理安排进一步检查以明确 PTE 诊断（确诊）经过上述检查，仍高度怀疑 PTE 者，应根据具体医疗条件，尽可能安排下述的一项或多项检查，以明确诊断。

1）螺旋 CT：是目前最常用的 PTE 确诊手段，采用特殊操作技术进行 CT 肺动脉造影（CTPA）。能够准确发现段以上肺动脉内的血栓。①直接征象，肺动脉内低密度充盈缺损，部分或完全包围在不透光的血流之间（轨道征），或者呈完全充盈缺损，远端血管不显影；②间接征象，肺野楔形密度增高影，条带状高密度区或盘状肺不张，中心肺动脉扩张及远端血管分支减少或消失。高质量 CTPA 检查阴性的患者一般不需要针对 PTE 的进一步检查或治疗。

2）核素肺通气 / 灌注扫描：是 PTE 重要的诊断方法。典型征象是呈肺段分布的肺灌注缺损，并与通气显像不匹配。一般可将扫描结果分为三类：①高度可能，其征象为至少 2 个或更多肺段的局部灌注缺损而该部位通气良好或 X 线胸片无异常；②正常或接近正常；③非诊断性异常，其征象介于高度可能与正常之间。

3）磁共振成像（MRI）：对段以上肺动脉内血栓诊断的敏感性和特异性均较高，适用于碘造影剂过敏的患者。

4）肺动脉造影：为 PTE 诊断的经典与参比方法。是一种有创性检查技术，有发生致命性或严重并发症的可能性，故应严格掌握其适应证。

（3）寻找 PTE 的成因和危险因素：①明确有无 DVT，对某一病例只要疑诊 PTE，无论其是否有 DVT 症状，均应进行体检，并行深静脉超声、放射性核素或 X 线静脉造影、CT 静脉造影（CTV）、MRI 静脉造影（MRV）、肢体阻抗容积图（IPG）等检查，以帮助明确是否存在 DVT 及栓子的来源；②寻找发生 DVT 和 PTE 的诱发因素，如制动、创伤、肿瘤、长期口服避孕药等，同时要注意患者有无易栓倾向，尤其是对于 40 岁以下的患者做此方面的检查。对年龄小于 50 岁的复发性 PTE 或有突出 VTE 家族史的患者，应考虑栓症的可能性，对不明原因的 PTE 患者，应对隐源性肿瘤进行筛查。

2. 中医诊断　参照《实用中医内科学》（周仲瑛 . 中国中医药出版社，2012 年版）诊断依据：①以喘促短气，呼吸困难，甚至张口抬肩，鼻翼扇动，不能平卧，口唇发绀为特征。②多有慢性咳嗽、哮病、肺痨、心悸等病史，每遇外感及劳累而诱发。

相关检查：喘证发作时当结合听诊，注意肺部有无干湿啰音或哮鸣音。胸部 X 线片及 CT 检查、心电图检查，可协助鉴别喘证出现的原因，辨清是肺源性的诸如支气管炎、肺炎、肺气肿、矽肺等，或为心源性的如心力衰竭。同时可配合血常规检测血白细胞总数和中性粒细胞数、痰培养、血气分析、肺功能测定、心脏彩超等检查。

3. 中医证候诊断

（1）实喘

①风寒蕴肺证：喘息咳逆，呼吸急促，胸部胀闷，痰多稀薄而带泡沫，色白质黏，常有头痛，

恶寒，或有发热，口不渴，无汗，苔薄白而滑，脉浮紧。

②表寒肺热证：喘逆上气，胸胀或痛，息粗，鼻扇，咳而不爽，吐痰黏稠，伴形寒，身热，烦闷，身痛，有汗或无汗，口渴，苔薄白或厚黄，舌边红，脉浮数或滑。

③痰热郁肺证：喘咳气涌，胸部胀痛，痰多质黏色黄，或夹有血色，伴胸中烦闷，身热，有汗，口渴而喜冷饮，面赤，咽干，小便赤涩，大便或秘，舌质红，舌苔薄黄或腻，脉滑数。

④痰浊阻肺证：喘而胸满闷塞，甚则胸盈仰息，咳嗽，多黏腻色白，咯吐不利，兼有呕逆食少，口黏不渴，舌苔白腻，脉象滑或濡。

⑤肺气郁闭证：每遇情志刺激而诱发，发时突然呼吸短促，息粗气憋，胸闷胸痛，咽中如窒，但喉中痰鸣不著，或无痰声，平素常多忧思抑郁，失眠，心悸，苔薄，脉弦。

（2）虚喘

①肺气虚耗证：喘促短气，气怯声低，喉有鼾声，咳声低弱，痰吐稀薄，自汗畏风，或见咳呛，痰少质黏，烦热而渴，咽喉不利，面潮红，舌质淡红或有剥苔，脉软弱或细数。

②肾虚不纳证：喘促日久，动则喘甚，呼多吸少，呼则难升，吸则难降，气不得续，形神惫，跗肿，汗出肢冷，面青唇紫，舌淡苔白或黑而润滑，脉微细或沉弱；或见咳，面红烦躁，口咽干燥，足冷，汗出如油，舌红少津，脉细数。

③正虚喘脱证：喘逆甚剧，张口抬肩，鼻扇气促，端坐不能平卧，稍动则咳喘欲绝，或有痰鸣，心慌心悸，烦躁不安，面青唇紫，汗出如珠，肢冷，脉浮大无根，或见歇止，或模糊不清。

【治疗】

1. 辨证论治

（1）实喘

①风寒蕴肺证

[治法] 宣肺散寒。

[方药] 麻黄汤（《伤寒论》）合华盖散（《博济方》）加减。前方宣肺平喘，散寒解表，用于咳喘、寒热身痛者；后方功能宣肺化痰，用于喘咳胸闷、痰气不利者。前方解表散寒力强，后方降气化痰功著。麻黄、紫苏温肺散寒；半夏、橘红、杏仁、紫苏子、紫菀、白前化痰利气。

[加减] 表证明显，寒热无汗，头身疼痛，加桂枝配麻黄解表散寒；寒痰较重，痰白清稀，量多起沫，加细辛、生姜温肺化痰；若咳喘重，胸满气逆者，加射干、前胡、紫菀宣肺降气化痰。如寒饮伏肺、复感客寒而引发者，可用小青龙汤发表温里。

②表寒肺热证

[治法] 解表清里，化痰平喘。

[方药] 麻杏石甘汤（《伤寒论》）加减。麻黄宣肺解表；黄芩、桑白皮、石膏清泄里热；紫苏子、杏仁、半夏、款冬花降气化痰。

［加减］表寒重，加桂枝解表散寒；痰热重，痰黄黏稠量多，加瓜蒌、贝母清化痰热；痰鸣息涌加葶苈子、射干泻肺消痰。

③痰热郁肺证

［治法］清热化痰，宣肺平喘。

［方药］桑白皮汤（《古今医统》卷十四引《医林》）加减。桑白皮、黄芩清泄肺热；知母、贝母、射干、瓜蒌皮、前胡、地龙清化痰热定喘。

［加减］身热重，可加石膏辛寒清气；如喘甚痰多，黏稠色黄，可加葶苈子、海蛤壳、鱼腥草、冬瓜仁、薏苡仁清热泻肺，化痰泄浊；腑气不通，痰涌便秘，加瓜蒌仁、大黄、玄明粉，通腑清肺泻壅。

④痰浊阻肺证

［治法］祛痰降逆，宣肺平喘。

［方药］二陈汤（《太平惠民和剂局方》）合三子养亲汤（《皆效方》录自《杂病广要》）加减。前方燥湿化痰，理气和中，用于咳而痰多、痰质稠厚、胸闷脘痞、苔腻者；后方降气化痰，用于痰浊壅肺、咳逆痰涌、胸满气急、苔滑腻者。两方同治痰湿，前方重点在胃，痰多脘痞者适用；后方重点在肺。痰涌气急者较常用法半夏、陈皮、茯苓燥湿健脾化痰；紫苏子、白芥子、莱菔子化痰下气；杏仁、紫菀、旋覆花化痰降逆。

［加减］痰湿较重，舌苔厚腻，可加苍术、厚朴燥湿理气，以助化痰定喘；脾虚，纳少，神疲，便溏，加党参、白术健脾益气；痰从寒化，色白清稀，畏寒，加干姜、细辛。

⑤肺气郁闭证

［治法］开郁降气平喘。

［方药］五磨饮子（《医方考》）加减。沉香、木香、川朴花、枳壳行气解郁；紫苏子、金沸草、代赭石、杏仁降逆平喘。

［加减］肝郁气滞较著，可加用柴胡、郁金、青皮等疏肝理气之品以增强解郁之力；若有心悸、失眠者加百合、合欢皮、酸枣仁、远志等宁心；若气滞腹胀、大便秘结，可加用大黄以降气通腑。

（2）虚喘

①肺气虚耗证

［治法］补肺益气养阴。

［方药］生脉散（《医学启源》）合补肺汤（《千金》）加减。前方益气养阴，以气阴不足者为宜，后方重在补肺益肾，适用于喘咳乏力、短气不足以息等肺肾气虚之证。用党参、黄芪补益肺气；冬虫夏草补益肺肾；五味子敛肺养心；甘草益气调和。

［加减］咳逆、咯痰稀薄者，合紫菀、款冬花、紫苏子、钟乳石等温肺止咳定喘；偏阴虚者，加补肺养阴之品，如沙参、麦冬、玉竹、百合、诃子；咳痰黏稠，加川贝母、百部、桑叶皮化痰肃肺；病重时常兼肾虚，喘促不已，动则尤甚，加山茱萸、核桃肉等补肾；兼中气虚弱、

肺脾同病、清气下陷、食少便溏、腹中气坠者，配合补中益气汤补脾养肺，益气升陷。

②肾虚不纳证

[治法] 补肾纳气。

[方药] 金匮肾气丸（《金匮要略》）合参蛤散加减。前方温补肾阳，用于喘息短气，形寒肢冷，后方取人参、蛤蚧补气纳肾，用于咳喘乏力，动则为甚，吸气难降。前方偏于温阳长于益气；后方用于喘重而势急者。常用附子、肉桂温阳驱寒；山茱萸、冬虫夏草、核桃肉、紫河车等温肾纳气；配熟地黄、当归滋阴助阳。

[加减] 脐下筑筑跳动，气从少腹上冲胸咽，为肾失潜纳，加紫石英、磁石、沉香等镇纳之；喘剧气怯，不能活动，加人参、五味子、蛤蚧以益气纳肾；阴虚者，不宜辛燥，宜用七味都气丸合生脉散加减，以滋阴纳气。药用生地黄、天冬、龟甲胶、当归养阴；五味子敛肺纳气。本证一般以阳气虚者为多见，若阴阳两虚者应分清主次处理；若喘息渐平，善后调理可选紫河车、核桃肉补肾固本纳气。

③正虚喘脱证

[治法] 扶阳固脱，镇摄肾气。

[方药] 参附汤（《医统》）送服黑锡丹（《太平惠民和剂局方》）配合蛤蚧粉。前方扶阳固脱；后方用以镇摄肾气。而蛤蚧可温阳，散阴寒，降逆气，定虚喘，常药用人参、黄芪、炙甘草补益肺气；山茱萸、冬虫夏草、五味子、蛤蚧（粉）摄纳肾气；龙骨、牡蛎敛汗固脱。

[加减] 阳虚甚，气息微弱，汗出肢冷，舌淡，脉沉细，加附子、干姜；阴虚甚，气息急促，心烦内热，汗出粘手，口干舌红，脉沉细数，加麦冬、玉竹，人参改用西洋参；神识不清，加丹参、远志、石菖蒲安神祛痰开窍；浮肿加茯苓、万年青强心利尿。

2. 病证结合治疗　喘证的治疗应分清虚实邪正。实喘治肺，以祛邪利气为主，区别寒、热、痰、气的不同，分别采用温化宣肺、清化肃肺、化痰理气的方法。虚喘以培补摄纳为主，或补肺，或健脾，或补肾，阳虚则温补，阴虚则滋养。至于虚实夹杂，寒热互见者，又当根据具体情况分清主次，权衡标本，辨证选方用药。此外，由于喘证多继发于各种急慢性疾病中，所以还应当注意积极地治疗原发病，不能见喘治喘。

急性肺栓塞的处理原则是早期诊断，早期干预，根据患者的危险分层选择合适的治疗方案和治疗疗程。

3. 单方验方

（1）地龙研粉，每次 3～6g，每日 3 次。用于热喘、实喘。

（2）紫河车粉，每次 1.5g，每日 2 次。用于肾虚喘。

（3）红人参 3g，五味子 20 粒（每次量），研末，每日 2 次。用于虚喘。

（4）葶苈子 15g，万年青根 12～15g，大枣 5 枚，煎服。用于喘悸水肿。

（5）水蛭粉每次 1g，每日 3 次，口服。用于肺胀、喘绀、面色晦暗、胁下积块、舌质紫黯。

4. 常用中成药

（1）丹参注射液：抗炎，活血，化痰。适用于喘证日久、气虚血瘀病证。每支 10ml，每次 20 ～ 30ml，每日 1 次，7 ～ 10 天为 1 个疗程。

（2）黄芪注射液：益气养元，扶正祛邪，养心通脉，健脾利湿。适用于喘证气虚型，肌内注射，每次 2 ～ 4ml，每日 1 ～ 2 次；静脉滴注，每次 10 ～ 20ml，每日 1 次。

（3）消咳喘（主要成分为满山红叶）：止咳化痰，解郁平喘。适用于咳嗽、痰多、气急、喘息等症。每次 10ml，每日 3 次，口服，7 天为 1 个疗程。

5. 针灸治疗

（1）艾灸疗法：取穴肺俞、风门、天突、足三里；大椎、膏肓、膻中、气海。两组穴位交替使用，艾条温和灸法，每日 1 次，每穴灸 20 分钟。

（2）耳针：肺、脾、肾，气管、平喘、三焦、神门，用耳穴埋豆或埋针。

（3）耳穴贴压疗法：以王不留行子贴压耳穴。选穴肺、肾、心、气管、平喘、皮质下，3d 更换 1 次，两侧交替使用，7 次为 1 个疗程。

6. 预防与调护　对于喘证的预防，平时要慎风寒，适寒温，节饮食，少食黏腻和辛热刺激之品，以免助湿生痰动火；已病则应注意早期治疗，力求根治，尤需防寒保暖、防止受邪而诱发，忌烟酒，远房事，调情志，饮食清淡而富有营养。加强体育锻炼（练习呼吸操、太极拳）增强体质，提高机体的抗病能力，但活动量应根据个人体质强弱而定，不宜过度疲劳。

第六节　胸　膜　炎

结核性胸膜炎（tuberculous pleurisy）是由结核菌及其代谢产物进入高度过敏状态的机体胸膜腔而引起的胸膜炎症，占感染性胸腔积液的 35% ～ 50%，列为各类胸腔积液的首位，是最为常见的胸膜炎，也是我国重要的呼吸系统疾病。结核性胸膜炎的发病机制与结核菌及其代谢产物对胸膜的刺激和机体敏感性增强两个重要因素有关。它的发生是结核菌或其特异性抗原与致敏的 $CD4^+T$ 淋巴细胞相互作用的过程，是以淋巴细胞介导为主的综合免疫病理反应。早期规范治疗可取得良好效果，反之会产生一系列不良后果，包括胸膜肥厚、粘连等。

本病属中医学"悬饮"范畴。大多由于外感寒湿、饮食不当、劳欲所伤而致三焦气化失司，水液输布障碍，水饮停积为患。本病的病理性质，总属阳虚阴盛，输化失调，因虚致实，水饮停积。而中阳素虚、脏气不足是发病的内在病理基础。

【诊断】

1. 西医诊断　参照中华医学会编著《临床诊疗指南·呼吸病学分册》（人民卫生出版社

2009 年版）。根据病史、体征、X 线、超声检查和胸液检查，多数病例可作出临床诊断。胸膜活检和细菌学检查可确定病因诊断。

（1）干性胸膜炎：根据病史、发热、干咳、剧烈针刺样疼痛和胸膜摩擦音等特点可以作出诊断。

（2）渗出性胸膜炎：多数病人起病较急，有发热、干咳、胸痛或先有结核中毒症状，大量胸腔积液者有呼吸困难，胸部常有胸腔积液体征。部分病人既往有结核病史或结核接触史，以青少年多见。

（3）胸部 X 线检查：胸部 X 线能显示各种类型的胸腔积液征象，可有如下特点。①干性胸膜炎 X 线常无特殊阳性发现。②少量积液渗，渗出量在 300ml 以上时，可见患侧肋膈角变钝。③中等量积液呈外高内低凹面向上弧形密度增高阴影。④大量积液时呈大片均匀致密阴影，纵隔移向健侧。⑤叶间积液呈梭形阴影，其位置与叶间裂位置相符。⑥包裹性积液呈靠胸壁的扁丘状阴影，基底与胸壁成钝角。肺底积液，患侧可呈现向上突出的圆弧状影。患侧卧位照片，叶间积液呈梭形阴影，其位置与叶间裂位置相符，包裹性积液呈靠胸壁的扁丘状阴影，基底与胸壁成钝角。⑦肺底积液，患侧可呈现向上突出的圆弧状影。患侧卧位照片，积液与侧胸壁显示一清晰带状阴影。

（4）CT 检查：对少量胸腔积液及特殊部位（包括叶间、肺底、纵隔）包裹性积液均有助于诊断。尤其对发现胸内隐蔽部位病灶有较高价值。对胸膜粘连增厚及其程度，以及其他胸膜病变的检出均有重要价值。

（5）实验室检查：①常规检查，胸腔积液一般为草黄色，少数亦可呈血性，pH < 7.30，白细胞数增加，早期以中性粒细胞为主，以后渐转为以淋巴细胞为主，胸腔积液为渗出液，以淋巴细胞占优势，有利于结核病胸腔积液的诊断。②生化及免疫检查，胸腔积液中腺苷脱氨酶（ADA）、溶菌酶（LZM）、乳酸脱氢酶（LDH）、γ 干扰素（IFN-γ）、肿瘤坏死因子（TNF-α）等生化及免疫检测指标对结核性胸膜炎的诊断与鉴别诊断有参考价值，胸液 ADA > 45U/L，胸液与血清 ADA 比值> 1，多为结核性胸腔积液。LZM > 80μg/ml，胸液与血清 LZM 比值> 1，多提示结核性，结核性胸液中 IFN-γ 浓度明显增高（可达 91.2kU/L），癌性胸液一般较低（2kU/L）有助于鉴别诊断，一般采用多个指标联合评定，临床意义更大。③胸腔积液细菌学检查，胸腔积液涂片查结核菌阳性率不高。胸腔积液培养阳性率一般为 30% 左右，采用胸膜活检组织涂片或培养结核菌可明显提高阳性率，胸液结核菌聚合酶链反应（PCR）+ 探针检查阳性。PCR+ 探针检测可获得比涂片镜检明显高的阳性率和略高于培养的阳性率，为结核病原学诊断提供重要参考，有些技术有待进一步解决。

（6）超声检查：超声探测胸腔积液比较灵敏，胸腔积液诊断准确率可高达 92% 以上，可测出处于肋膈角内 100ml 以下微量积液；B 型超声可观察胸膜有否增厚，检查被胸水掩盖的肿物；它还可准确定位，引导胸腔穿刺抽液及胸膜及胸膜下肿物活检。

（7）胸膜活检：胸膜活检发现干酪样坏死性肉芽肿组织，即可确诊，对结核性胸膜炎诊断与鉴别诊断具有重要意义。胸膜活检针活检阳性率可达 80% 以上。

（8）胸腔镜检查：它可直接窥视病变的部位，并可在直视下行多个部位活检，阳性率可高达 93% 以上，用于常规检查未能确诊者。

（9）结核菌素皮肤试验：结核性胸膜炎多呈阳性反应，强阳性提示机体处于超过敏状态，有助于诊断。

（10）排除其他原因引起的胸腔积液：经抗结核治疗后体温迅速下降，胸腔积液吸收，提示抗结核治疗有效，有助于诊断。

（11）结核性脓胸根据病史、症状、体征及 X 线、B 超有胸腔积液征象、胸膜增厚：胸液为脓性，可含干酪物质，白细胞数 > $10×10^9$/L。胸液细菌学检查无其他致病菌生长，涂片、培养出结核菌可确诊，如混合感染可找到化脓菌。脓腔壁病理学检查有干酪性坏死性肉芽肿改变可明确诊断。

2. **中医诊断**　参照《中医内科学》（周仲瑛 . 中国中医药出版社，2007 年版）。悬饮：胸胁饱满，咳唾引痛，喘促不能平卧，或有肺痨病史，属饮留胁下。辅助检查：如胸部 X 线及 B 超探查表明有胸腔积液，胸水常规比重大于 1.018，蛋白含量大于 2.5%，细胞计数以淋巴细胞为主，有助于渗出性胸膜炎的诊断。

3. **中医证候诊断**

（1）邪犯胸肺证：寒热往来，身热起伏，汗少，或发热不恶寒，有汗而热不解，咳嗽，痰少，气急，胸胁刺痛，呼吸、转侧疼痛加重，心下痞硬，干呕、口苦、咽干，舌苔薄白或黄，脉弦数。

（2）饮停胸胁证：胸胁疼痛，咳唾引痛，痛势较前减轻，而呼吸困难加重，咳逆气喘，息促不能平卧，仅能偏卧于停饮一侧，病侧肋间胀满，甚则可见病侧胸廓隆起，舌苔白，脉沉弦或弦。

（3）络气不和证：胸胁疼痛，如灼如刺，胸闷不舒，呼吸不畅，或有闷咳，甚则迁延，经久不愈，阴雨更甚，可见病侧胸廓变形，舌苔薄质暗，脉弦。

（4）阴虚内热证：呛咳时作，咯吐少量黏痰，口干咽燥，或午后潮热，颧红，心烦，手足心热，盗汗，或伴胸胁闷痛，病久不复，形体消瘦，舌质偏红，少苔，脉小数。

【治疗】

1. **辨证论治**

（1）邪犯胸肺证

[治法] 和解宣利。

[方药] 柴枳半夏汤（《医学入门》）加减。常药用柴胡、黄芩清解少阳；瓜蒌、半夏、枳壳宽胸化痰散结；青皮、赤芍理气和络止痛；桔梗、杏仁宣肺止咳。

[加减] 痰饮内结，肺气失肃，咳逆气急，加白芥子、桑白皮；胁痛甚，加郁金、桃仁、

延胡索通络止痛；心下痞硬，口苦，干呕，加黄连，与半夏、瓜蒌配伍以苦辛开痞散结；热盛汗出，咳嗽气粗，去柴胡，加麻黄、杏仁、石膏清热宣肺化痰。

（2）饮停胸胁证

[治法] 泻肺祛饮。

[方药] 椒目瓜蒌汤（《医醇賸义》）合十枣汤（《伤寒论》）或控涎丹（《活人方》）加减。三方均为攻逐水饮之剂。椒目瓜蒌汤主泻肺降气化痰；十枣汤和控涎丹攻逐水饮，用于形体壮实，积饮量多。药用葶苈子、桑白皮泻肺逐饮；紫苏子、瓜蒌皮、杏仁、枳壳降气化痰；川椒目、茯苓、猪苓、泽泻、冬瓜皮、车前子利水导饮；甘遂、大戟、芫花攻逐水饮。如用十枣汤或控涎丹峻下逐水，剂量宜从小量逐增，一般连服 3～5d，必要时停 2～3d 再服。必须注意顾护胃气，中病即止，如药后呕吐，腹痛，腹泻过剧，应减量或停服。

[加减] 痰浊偏盛，胸部满闷，舌苔浊腻，加薤白、杏仁；如水饮久停难去，胸胁支满，体弱，食少，加桂枝、白术、甘草通阳健脾化饮，不宜再予峻攻。

（3）络气不和证

[治法] 理气和络。

[方药] 香附旋覆花汤（《温病条辨》）加减。旋覆花、紫苏子降气化痰；柴胡、香附、枳壳疏肝理气解郁；郁金、延胡索利气通络。当归须、赤芍、沉香行瘀通络。

[加减] 痰气郁阻，胸闷苔腻，加瓜蒌、枳壳豁痰开痹；久痛入络，痛势如刺，加桃仁、红花、乳香、没药行气活血和络；饮留不净，胁痛迁延，经久不已，可加通草、路路通、冬瓜皮祛饮通络。

（4）阴虚内热证

[治法] 滋阴清热法。

[方药] 沙参麦冬汤（《温病条辨》）合泻白散（《沈氏尊生书》）加减。前方清肺润燥养阴生津，用于干咳、痰少、口干、舌质红；后方清肺降火，用于咳呛气逆，肌肤蒸热。常药用沙参、麦冬、玉竹、白芍、天花粉养阴生津；桑白皮、桑叶、地骨皮、甘草清肺降火止咳。

[加减] 阴虚内热、潮热显著，加鳖甲、功劳叶以清虚热；虚热灼津为痰，肺失宣肃，而见咳嗽，加百部、川贝母；痰阻气滞，络脉失畅，胸胁闷痛，酌加瓜蒌皮、枳壳、广郁金、丝瓜络；日久积液未尽，加牡蛎、泽泻利水化饮；兼有神疲，气短，易汗，面色㿠白，加太子参、黄芪、五味子益气敛液。本证需防迁延日久，趋向劳损之途。

2. 病证结合治疗　痰饮的治疗以温化为原则。因饮为阴邪，遇寒则聚，得温则行。通过温阳化气，可杜绝痰饮之生成。故《金匮要略·痰饮咳嗽病脉证并治》篇提出：病痰饮者，当以温药和之。同时还当根据表里虚实的不同，采取相应的处理。水饮壅盛者，应祛饮以治标；阳微气虚者，宜温阳以治本；在表者，当温散发汗；在里者，应温化利水；正虚者补之；邪实者攻之；如属邪实正虚，则当消补兼施；饮热相杂者，又当温清并用。

3. 单方验方

（1）停痰宿饮，风气上攻，胸膈不利：香附、皂荚浸半夏各 30g，白矾末 15g，姜汁面糊丸梧桐子大，每服三四十丸，姜汤随时下。

（2）饮酒痰澼，两胁胀满，时复呕吐，腹中如水声：瓜蒌（去壳焙）30g，炒神曲 15g，为末，每次 6g，葱白汤下。

（3）胸膈痰饮：白芥子 15g，白术 30g，为末，和捣为丸子大，每白汤服 50 丸。

（4）痰饮上气，不思饮食，小便不利，头目昏眩：吴茱萸（焙干），白茯苓等份为末，炼蜜丸如梧桐子大，每次 30 丸，开水下。

4. 临证备要

（1）治疗以"温药和之"为大法：一般而言，痰饮为阴盛阳虚、本虚标实之候，治疗以"温药和之"为大法。健脾、温肾为其正治，发汗、利水、攻逐，乃属治标的权宜之法，待水饮渐去，仍当温补脾肾，扶正固本，以杜水饮生成之源。若痰饮壅盛，其证属实，可采用攻下逐饮、理气分消等法以祛其邪，继则扶脾固肾以治其本。至于脾肾阳虚之微饮，则以扶正为首务，略参化饮之品。

（2）注意兼夹证：痰饮停积，影响气机升降，久郁又可化热，故本病有夹气滞、夹热的不同。饮邪内蓄，复感外邪，易诱发而使病情加剧。故治疗本病，应注意辨明有无兼夹，施治方可。

（3）注意痰饮的转归：痰饮的转归，主要表现为脾病及肺、脾病及肾、肺病及肾。若肾虚开阖不利，痰饮也可凌心、射肺、犯脾。另一方面，痰饮多为慢性病，病程日久，常有寒热虚实之间的相互转化。而且饮积可以生痰，痰瘀互结，病情更加缠绵。故应注意对本病的早期治疗。

5. 预防与调护　凡有痰饮病史者，平时应避免风寒湿冷，注意保暖；饮食宜清淡，忌肥甘生冷之物及烟酒；注意劳逸适度，以防诱发。

第七节　睡眠呼吸暂停综合征

睡眠呼吸暂停低通气综合征（sleep apnea hypopnea syndrome，SAHS）是一种常见的睡眠呼吸紊乱疾病，睡眠呼吸暂停指睡眠过程中口鼻呼吸气流消失或明显减弱。包括阻塞性睡眠呼吸暂停低通气综合征（obstructive sleep apnea hypopnea syndrome，OSAHS）、中枢性睡眠呼吸暂停综合征（central sleep apnea syndrome，CSAS）和混合性睡眠呼吸暂停综合征（mixed sleep apnea syndrome，MSAS）。OSAHS 最常见，国外资料显示成年人中男性患病率达 4%～24%，女性达 2%～9%，肥胖者高达 50% 以上。CSAS 一般不超过呼吸暂停的

10%，起病隐匿，可出现与 OSAHS 相同的临床损害，危害较大。鉴于 SAHS 是多种全身性疾病独立危险因素，易发生夜间猝死，需高度重视和积极应对。

本病属中医学"鼾证"范畴。大多由内伤所致，或由五志过极，心胃火盛，气机不利而致；或由邪热内郁，肺气壅闭所致；或由肥胖体质，痰热内蕴；或由肝热上扰，气道不通所致。

【诊断】

1. 西医诊断　参照中华医学会编著《临床诊疗指南·呼吸病学分册》（人民卫生出版社 2009 年版）诊断要点。

（1）诊断标准：主要根据病史、体征和 PSG 监测结果。临床上有典型的夜间睡眠时打鼾及呼吸暂停、白天过度嗜睡，经 PSG 监测提示每夜 7h 睡眠中呼吸暂停及低通气反复发作在 30 次以上，或 AHI ≥ 5 次 /h。

（2）OSAHS 病情分度：根据 AHI 和夜间血氧饱和度将 OSAHS 分为轻、中、重度，见表 1-1 OSAHS 的病情分度。病情严重程度的 3 项指标中以 AHI 为主要指标，其他两项指标作为参考。

（3）对全身各系统脏器产生的危害及并发症：心血管系统可引起或加重高血压（晨起高血压），冠心病、夜间心绞痛、心肌梗死，夜间发生严重心律失常，如室性期前收缩、心动过速、房室传导阻滞，夜间反复发作左侧心力衰竭，肺动脉高压、肺心病；神经精神系统可致脑血栓、脑出血，癫痫发作，痴呆症，焦虑、抑郁，神经衰弱，语言混乱、行为怪异、性格变化、幻视、幻听；呼吸系统可致呼吸衰竭，夜间哮喘；重叠综合征（OSAHS+COPD）；内分泌系统可致糖尿病，加重肥胖，小儿发育延迟，性功能障碍；血液系统可致继发性红细胞增多，血液黏滞度增高；其他可致遗尿，胃食管反流，因嗜睡引发交通事故。

（4）简易诊断方法和标准：用于基层缺乏专门诊断仪器的单位，主要根据病史、体检、血氧饱和度等监测诊断。①至少具有 2 项上述主要危险因素，特别是肥胖、颈粗短或有小颌、下颌后缩，咽腔狭窄或有扁桃体Ⅱ度肥大、腭垂肥大，或甲状腺功能低下、肢端肥大症，或神经系统明显异常；②中重度打鼾、夜间呼吸不规律，或有屏气、憋醒（观察时间应不少于 15 分钟）；③夜间睡眠节律紊乱，特别是频繁觉醒和白天嗜睡（ESS 评分＞ 9 分）；④血氧饱和度监测趋势图可见典型变化、氧减饱和度指数＞ 10 次 / 小时；⑤符合以上 5 条者即可作出初步诊断，有条件的单位可进一步进行 PSG 监测）（表 1-1）。

表 1-1　睡眠呼吸暂停综合征

主要指标	轻度	中度	重度
AHI（次 /h）	5 ～ 15	16 ～ 30	＞ 30
夜间最低 SaO_2（%）	85 ～ 89	80 ～ 84	＜ 80
SaO_2 ＜ 90% 占睡眠总时间的百分比（%）	5 ～ 10	10 ～ 25	＞ 25

2. 中医诊断　参照国家中医药管理局重点专科协作组制定的《鼾证（阻塞性睡眠呼吸暂停低通气综合征）中医诊疗方案（试行）》（主要症状：眠时有鼾声，鼾声响亮，时断时续；次要症状：形体肥胖，晨起口黏，夜寐不安，神疲嗜睡，健忘），具有主要症状、伴或不伴次要症状，结合多导睡眠仪检查亦可确诊。

3. 中医证候诊断

（1）痰热内壅证：眠时有声，鼾声响亮，时断时续，气粗，夜寐不安，晨起口干，咯痰黄而黏稠，便秘，易出汗，乏力，舌红，苔黄或黄腻，脉弦滑数。

（2）痰湿内阻证：眠时有鼻声，声响亮，时断时续，夜寐不安，形体肥胖，晨起口干不明显，胸闷，咯痰白稀，神疲嗜睡，睡不解乏，健忘，脘痞，舌淡红边有齿痕，舌苔白或白腻或白滑，脉弦滑或濡缓。

（3）痰瘀互结证：眠时有鼾声，鼾声响亮，时断时续，夜寐不实，时时憋醒，口干但不欲饮，晨起头痛，胸闷，面色晦暗，健忘，气短，神疲乏力，腰膝酸软，舌质暗红或有瘀斑瘀点，苔薄润，脉细涩。

【治疗】

1. 辨证论治

（1）痰热内壅证

［治法］清肺化痰，顺气开窍。

［方药］清金化痰汤（《医学统旨》）加减。黄芩、胆南星、茯苓、浙贝母、瓜蒌仁、天竺黄、制半夏、陈皮、甘草等。

（2）痰湿内阻证

［治法］健脾化痰，顺气开窍。

［方药］二陈汤（《太平惠民和剂局方》）加减。姜半夏、茯苓、陈皮、甘草、党参、白术、苍术、石菖蒲、郁金、旋覆花、杏仁、厚朴、紫苏子、浙贝母、桔梗。

（3）痰瘀互结证

［治法］益肾健脾，祛病除痰。

［方药］金水六君煎（《景岳全书》）加减。当归、熟地黄、陈皮、半夏、茯苓、黄芪、太子参、石菖蒲、胆南星、郁金、丹参、地龙、白芥子、枳实、淫羊藿、甘草等。

2. 病证结合治疗　睡眠呼吸暂停低通气综合征的治疗目的是消除睡眠低氧和睡眠结构紊乱，改善临床症状，防止并发症的发生，提高患者生命质量，改善预后。

3. 针灸治疗

（1）针刺治疗

［主穴］中脘、气海、大横、天枢、梁丘、太溪、廉泉。

［配穴］根据不同证型取穴：脾虚湿阻型配足三里、阴陵泉、三阴交、公孙；痰热内蕴

型配丰隆、内庭、合谷；肺脾两虚型配关元、足三里、三阴交、照海；心肾两虚型配足三里、三阴交。

［治法］留针 30 分钟，留针期间每 10 分钟行针 1 次，每日 1 次，10 次为 1 个疗程，连续治疗 2 ～ 3 个疗程。

（2）头针治疗：取运动区、感觉区为穿刺点，沿刺激区在头皮下将针推进 3 ～ 4cm，每次留针约 20 分钟，每日 1 次。15 次为 1 个疗程，连续治疗 2 ～ 3 个疗程。

（3）耳穴贴压治疗

［取穴］神门、交感、皮质下、肺、脾、垂前。

［方法］耳穴部位有酸、痛、胀、热感则穴位准确，每日按压 3 ～ 5 次，每次每穴按压 10 ～ 20 下，10 天为 1 个疗程，连续 3 个疗程。

4. 持续正压通气（continuous positive airway pressure，CPAP）治疗　适用于经多导睡眠仪检查为重度 OSHAS，并伴有重度低氧血症的患者。

5. 预防与调护

（1）健康教育：采用多种生动活泼的易被患者理解和接受的形式如健康大讲堂、宣传光盘、宣传图画和实际案例等，对 OSAHS 患者进行疾病相关知识的教育，避免用镇静催眠药，保持鼻腔通畅，及时控制上呼吸道感染。

（2）生活护理。①饮食搭配合理，指导患者合理选择膳食，控制总热量，以减轻体重。男性患者的总热量控制在每日 1000 ～ 1500kcal，女性患者的总热量控制在每日 1000 ～ 1200kcal，在总热量固定的前提下，调整饮食结构，所摄入的饮食总脂肪应不超过热量的 30%，蛋白质摄入占总热量的 15% ～ 20%，其余为糖类，但需要限制甜食。三餐应注意荤素搭配，以保证各种营养元素的吸收，尽量少食或不食油腻煎炸之品，饮食最好以天然食品为主，尽量避免食用合成方便食品。多食鲜蔬水果，如富含抗氧化维生素、维生素 E、β- 胡萝卜素和番茄红素及类黄酮的食物，如花椰菜、荠菜、胡萝卜、芒果、南瓜等。②饮食有节：注意饮食要定量，不暴饮暴食，睡前勿饱食，合理分配三餐，做到"早吃饱、中吃好、晚吃少"，重点控制晚餐，少喝果汁和碳酸饮料，减少应酬和夜宵。③适当的体育锻炼控制体重，避免肥胖。④戒烟、酒，纠正不良生活习惯。⑤指导患者保持侧卧位睡觉姿势。⑥白天嗜睡者告知避免开车。

【中医疗效评价】

1. 评价标准

（1）症状和体征改善：患者临床症状如睡眠时打鼾减轻或消失，白天嗜睡消失，体重减轻等。

（2）客观指标改善：经 PSG 检测 AHI 和低氧血症改善。

2. 评价方法

（1）中医证候评价：按照中医证候积分量表进行积分评价。

（2）西医疗效评价：按照西医疗效评价标准以自身症状积分 Epworth 嗜睡量表变化及 PSG 的结果评价。

（3）生存质量评价（可选）：基于患者治疗后生存质量评分表评分进行评价。

第八节　呼吸衰竭

呼吸衰竭（respiratory failure，RF）是由于肺内外各种原因，引起肺通气和（或）换气功能严重障碍，以致不能进行有效气体交换，在呼吸空气（海平面大气压、静息状态下）时，产生严重缺氧（或）伴高碳酸血症，从而引起一系列生理功能和代谢紊乱的临床综合征。呼吸衰竭的发生往往是缺氧造成的。

本病属中医学"暴喘"范畴。暴喘的病因有外感和内伤两端。外感为六淫、疫毒犯肺，热毒痰瘀，闭阻肺气，病属邪实；内伤为久病突变，痰饮蕴肺，气阴耗伤，肺不主气，心肾衰竭，病属正虚，或虚中夹实。暴喘发病有两个方面：一为邪实，因热、痰、水饮、瘀，壅塞于肺，肺气闭塞不用。一为正虚，因气阴耗竭，肺气败绝。

【诊断】

1. 西医诊断　参照中华医学会编著《临床诊疗指南·呼吸病学分册》（人民卫生出版社2009 年版）诊断要点。

（1）患者有急、慢性呼吸衰竭基础疾病病史及诱因。

（2）缺氧和（或）二氧化碳潴留的上述临床表现。

（3）动脉血气分析能确诊呼吸衰竭的性质及其程度，对指导氧疗、呼吸兴奋药和机械通气各种参数的调节，以及纠正酸碱失衡和电解质紊乱均有重要价值。呼吸空气条件（海平面大气压）下，$PaO_2 < 60mmHg$，常伴 $PaCO_2$ 偏低（$< 35mmHg$）诊断为急性 Ⅰ 型呼吸衰竭。若伴 $PaCO_2 > 50mmHg$ 诊断为 Ⅱ 型呼吸衰竭；慢性呼吸衰竭因机体的代偿，$PaO_2 < 55mmHg$，$PaCO_2 > 55mmHg$ 作为慢性呼吸衰竭诊断的参考指标，且无明显酸中毒。

（4）要重视对不明原因胸闷气急的患者做动脉血气分析。如在吸空气下有明显的低氧血症和低碳酸血症和碱中毒，即使胸部平片未见明显异常病变，复查动脉血气结果仍为如此（排除实验因素），应做胸部 CT，并告知患者或家属，须进一步诊治。

2. 中医诊断　参照《实用中医内科学》（周仲瑛. 中国中医药出版社,2012 年版）诊断依据。

（1）突发呼吸困难，呼吸频率、深度、节律失常。鼻翼扇动、不能平卧为本病的重要特征。

常伴有面唇青紫、汗多、心慌、烦躁不安、精神萎靡、昏迷、痉厥等临床表现。

（2）可有急性或慢性呼吸系统疾病急性发作史。因感受外邪疫毒，或风温犯肺所致者，则发病急而进展快；悬饮、气胸、胸廓外伤、胸部手术后，也可引起急性发病。此外亦应注意中毒等有关因素。若原本患有慢性肺系疾病，呈进行性加重，或复感外邪而致急性发作者，则其病势发展相对较为缓慢，如久病咳喘、哮证、肺痨、肺痿、肺胀、矽肺等。血气分析对呼吸衰竭、酸碱平衡失调的诊断有重要价值。有指征时，分别进行相应检查，如胸部 X 线透视或摄片、中心静脉压测定、心电图、末梢血象、血尿素氮、血肌酐、血糖、二氧化碳含量测定、痰检查等。二氧化碳总量（TCO_2）与二氧化碳分压（$PaCO_2$）是反映呼吸性酸碱平衡的重要指标，升高为通气不足，提示呼吸性酸中毒；下降为通气过度，提示呼吸性碱中毒。

3. 中医证候诊断

（1）热毒闭肺证：喘咳气急，呼吸粗大，喉中痰鸣，胸胁胀满，烦躁不宁，身热有汗或少汗，口渴，面红唇紫，舌苔黄腻，质红，脉浮滑数。

（2）肺热腑结证：呼吸窘迫，喘促气粗，痰涎壅盛，胸满腹胀，大便秘结，烦躁不安，发热或高热，甚则神昏谵语，舌苔黄燥，质红，脉滑数。

（3）痰（饮）瘀阻肺证：喘急气涌，不能平卧，胸部憋闷，胁肋胀痛，咳逆痰多质黏，咯吐不利，心慌心悸，面暗唇甲青紫，烦躁不安，或昏沉嗜睡，舌苔浊腻，质紫，脉细滑或见歇止。

（4）上盛下虚证：咳逆痰多，喉中痰涌有声，胸闷如塞，不能平卧，气短息促，吸气不利，动则喘甚，舌苔腻，质淡或红，脉细滑。若感邪诱发则可见寒热表证。

（5）正虚喘脱证：喘逆息促，呼吸微弱浅短，时停时续，喉中痰声如鼾，心慌心悸，烦躁不安，或神志淡漠，甚则昏沉模糊不清，大汗淋漓，肢冷，唇甲青紫，面色青晦，舌淡紫暗或舌红少津，脉微细欲绝或微弱细数，或浮大无根。

【治疗】

1. 辨证论治

（1）热毒闭肺证

[治法] 清热宣肺。

[方药] 三黄石膏汤（《外台秘要》）加减。本方清热解毒，表里两解，轻宣肺气。主治身热汗少，呼吸喘粗，烦躁，面赤，口渴，脉数。常药用黄连、黄芩、栀子清热解毒；石膏、麻黄、杏仁、甘草清宣肺热、平喘止咳；桃仁活血化瘀；绿茶叶强心醒神；芦根清热生津。

[加减] 表闭身热汗少，烦躁，加豆豉除烦解表；热甚，口渴，加知母、天花粉清热生津；喘急痰多，加葶苈子、瓜蒌泻肺祛痰；热郁血瘀，面唇青紫，加赤芍、牡丹皮、丹参活血化瘀。

（2）肺热腑结证

[治法] 泻肺通腑。

[方药] 宣白承气汤（《温病条辨》）、陷胸承气汤（《温病条辨》）、牛黄承气汤（《温病条辨》）加减。宣白承气汤清泄肺热，通利阳明，用于痰热壅肺，腑实便秘，喘咳痰稠量多；陷胸承气汤清热化痰，通腑开结，用于痰热结胸，胸脘痞满，呕恶黄涎，舌苔黄滑者；牛黄承气汤通下泄热与清心开窍并进，用于热陷心包或腑热上冲、神昏谵语者。常药用大黄、芒硝通腑；石膏、桑白皮清肺；全瓜蒌、杏仁化痰宽胸，降逆止咳。

　　[加减] 喘甚痰多，加葶苈子、竹沥、半夏泻肺祛痰；腹部胀满，加枳实、莱菔子增强通腑祛痰之力；热盛，加知母、黄芩；热盛伤阴，口渴，舌干质红，加沙参、麦冬；气阴耗伤，短气，口渴，汗多，加西洋参、麦冬。

　　（3）痰（饮）瘀阻肺证

　　[治法] 祛痰（饮）化瘀。

　　[方药] 六安煎（《景岳全书》）、三子养亲汤（《皆效方》录自《杂病方要》）、加味旋覆花汤（《金匮要略》）加减。六安煎理气化痰，用于喘咳气逆，痰多胸胀；三子养亲汤降气豁痰平喘，用于喘急痰涌胸满；加味旋覆花汤下气散结，活血通络，用于胸胁胀满，喘息气逆。常药用紫苏子、白芥子、葶苈子、半夏祛痰降气；厚朴、陈皮宽胸理气；桃仁、红花、赤芍活血化瘀。

　　[加减] 寒痰加干姜、细辛；热痰加黄芩、桑白皮；痰瘀蒙蔽神窍，神识昏糊，加远志、天竺黄、胆南星涤痰醒神，或石菖蒲、郁金、丹参化瘀开窍；肢痉，配天南星、僵蚕、地龙祛风化痰；瘀阻饮停，泛溢体表，加苏木、泽兰、泽泻、防己化瘀利水；饮停胸胁，加甘遂、大戟攻逐水饮；气虚，加人参或党参、黄芪。

　　（4）上盛下虚证

　　[治法] 化痰降逆，补调纳气。

　　[方药] 平喘固本汤（《中医内科学》引南京中医学院附属医院验方）、紫苏子降气汤（《太平惠民和剂局方》）、金匮肾气丸（《金匮要略》）加减。平喘固本汤补肺纳肾，降气化痰，用于肺肾两虚、痰浊壅盛、喘促、咳逆痰多者；紫苏子降气汤降气平喘，用于喘咳气急、痰壅胸满、偏于上盛为主者；金匮肾气丸温补肾气，用于喘息短气、动则为甚，或见气从小腹上冲、偏于下虚为主者。常药用紫苏子、款冬花、紫菀、白前、旋覆花、法半夏、陈皮祛痰利气；山茱萸、熟地黄、核桃肉、坎炁、紫河车、五味子、冬虫夏草补肾纳气。

　　[加减] 痰浊壅实，加厚朴、白芥子；寒痰，加肉桂、细辛；热痰，加知母、海浮石、雪羹汤。外邪诱发具有表证者，又当祛邪宣肺，辨其寒热配药。肺肾气虚，加党参、黄芪、蛤蚧粉；肾阳虚，加附子、鹿角胶、补骨脂、钟乳石；肺肾阴虚，加沙参、麦冬、玉竹、生地黄、当归、龟甲胶；气逆于上，加紫石英、磁石、玄精石、代赭石以镇纳之。

　　（5）正虚喘脱证

　　[治法] 补肺纳肾，益气固脱。

　　[方药] 参附龙牡汤（《世医得效方》）、参蛤散、黑锡丹（《太平惠民和剂局方》）加减。

参附龙牡汤回阳救逆，益气固脱，用于心肾虚极，元阳欲绝，呼吸微弱，手足厥冷，汗多，脉微；同时服参蛤散补肺纳肾，益气平喘。黑锡丹镇纳虚阳，温肾平喘，固脱，用于喘急面青，烦躁不安，汗出肢冷，舌淡。常药用人参、黄芪、炙甘草补肺气；山茱萸、冬虫夏草、五味子、蛤蚧（粉）纳肾气；煅龙骨、煅牡蛎固脱。

[加减] 阳虚甚，气息微弱，汗出冷，舌淡，脉沉细加附子、干姜；阴虚甚，气息急促，心烦内热，汗出黏手，口干舌红，脉沉细数，加麦冬、玉竹，人参改用西洋参；神识不清，加丹参、远志、石菖蒲安神祛痰开窍；浮肿加茯苓、炙蟾皮、万年青根强心利水。

2. 病证结合治疗　呼吸衰竭的总体治疗原则：加强呼吸支持，包括保持呼吸道通畅，纠正缺氧和改善通气，呼吸衰竭的病因和诱因的治疗；加强一般支持治疗及对其他重要脏器功能的监测与支持。

3. 单方验方　某些单方验方对呼吸衰竭的治疗有一定的辅助作用。要注意呼吸衰竭急性发作期属临床急危重症，应中西医结合，用多种治疗方法进行综合治疗。慢性呼吸衰竭患者常有一定的代偿能力，应用单方验方常有很好的效果。

（1）醒透散：麝香、牛黄、冰片，按照 1∶2∶2 比例配制，每次 1.5～3g，每日 1～2 次，用于乙脑烧热内闭，并发急性呼吸衰竭。

（2）核桃仁 1～2 个，生姜 1～2 片，一起细细嚼吃，每日早、晚各 1 次。治肺肾两虚之久咳痰喘。

（3）胎盘 1 个，核桃肉 120g，洗净后入罐中煨煮，然后加冰糖 120g，黄酒 60g，文火煨化，分数次食。治肾虚久咳。

（4）核桃肉 60g，补骨脂 12g，砂仁 3g，水煎服。治肺肾两虚久咳。

（5）人参 15g 煎水鼻饲（党参加倍），有改善呼吸衰竭患者通气作用，治肺脾气虚之呼吸衰竭。

4. 常用中成药

（1）苏合香丸：辛香宣郁，理气开闭。用于痰阻气闭，胸闷，呼吸不利，甚至伴有神昏者。有兴奋呼吸中枢作用。每次 1 粒，每日 2～3 次，口服。

（2）六神丸：清热解毒。用于疫毒内陷心包，闭阻肺气，喘促神昏。对乙脑中枢性呼吸衰竭有效。每次 10 粒，每 4～6 小时 1 次，或每日 4～6 次，口服。

（3）猴枣散：化痰，清热，止咳，镇惊。用于痰热闭肺，伴有痉厥动风。每次 0.3～0.6g，每日 2～3 次，口服。

（4）竹沥液：清化热痰。用于痰液稠厚，无力咯出，或伴神志昏迷者。每次 20～30ml，每日 3～4 次，口服。

5. 外治疗法

（1）取嚏法：通窍宣肺开闭，通过刺激反射，促使肺气的通降复常。用于喘闭证。细辛、皂角、半夏等份，为粉，吹入鼻腔取嚏，必要时 15～30 分钟 1 次。或细辛、猪牙皂、薄荷等份为粉，兑入麝香粉 1/30，和匀，用法同上。

（2）气雾法：通利肺气，改善肺泡通气功能。用于喘闭证。艾叶油气雾剂吸入，每支 3ml，每次 3 ～ 6ml，每日 3 次。

6. 预防与调护　发病患者取半卧位或坐位，以减轻肺瘀血，减少回心血量，缓解呼吸困难的程度，烦躁不安者，加用床档。注意喘息特点，观察呼吸深浅、频率、节律，喉中有无痰鸣。观察痰液情况，咯痰的色、质、量及难易。如呼吸道痰涌量多，不易咯吐时，予以拍背、翻身，并做好随时吸痰的准备。做好防寒保暖，根据气候变化，及时调节室温，要保持室内空气清洁。警惕并发昏迷、痉厥，及时掌握病情进退，动态变化。饮食宜清淡，给予半流质或素半流质饮食，忌肥甘辛辣，进食不能过量。做好口腔卫生，防止食物残渣或药物吸入呼吸道。

第九节　肺　结　核

肺结核（pulmonary tuberculosis）是由结核分枝杆菌引起的肺部慢性传染病，占各器官结核病总数的 80% ～ 90%。临床上多呈慢性发病过程，常有低热、盗汗、消瘦咳嗽、咯血等症状，病程长、易复发为其特点。尽管结核病总的疫情有所下降，但疫情依然严重，仍是当前一个重要的公共卫生问题。

本病属中医学"肺痨"范畴。肺痨的致病因素，不外内外两端。外因系指痨虫传染，内因系指正气虚弱，两者往往互为因果。痨虫蚀肺，耗损肺阴，进而演变发展，可致阴虚火旺，或导致气阴两虚，甚则阴损及阳。肺痨久延而并病重者，因精血亏损可以发展到肺、脾、肾三脏俱亏。

【诊断】

1. 西医诊断　参照中华医学会编著《临床诊疗指南·呼吸病学分册》（人民卫生出版社 2009 年版）诊断要点。

（1）病史：既往有肺结核病史，尤其肺结核涂阳患者的密切接触史，对诊断有重要提示作用，既往曾有肺结核或肺外结核病史也有重要参考价值。可除外其他病因所引起的结节性红斑、关节胀痛及疱疹性结膜角膜炎者对诊断也有重要临床意义。

（2）咳嗽、咳痰 2 ～ 3 周以上或伴有胸痛、胸闷、发热、体重下降、咯血等症状、经对症及抗感染治疗无效者，应怀疑有肺结核的可能性，宜进一步检查。

（3）X 线胸片检查有与肺结核相符的上述各种表现。值得注意的是 HIV 感染 /AIDS、糖尿病等患者是结核病的高危人群，可呈现不典型的胸部 X 线改变：如下叶肺结核、下叶空洞或多发性空洞或空洞周围有明显浸润病变等。

（4）痰细菌学检查包括痰涂片及培养，是肺结核病原学诊断的直接证据，是临床确诊、判断疗效的重要依据，但涂片染色法检出率不高，仅30%～50%，痰标本中结核分枝杆菌数量达到10^4～10^5个细菌/ml时才能检出，且抗酸杆菌在形态上不能与非结核分枝杆菌鉴别。培养法的检出灵敏度为10～10^2/ml痰，但培养时间需4～6周，有条件时可采用Bactec系列及其他液体培养基，报告时间可缩短。

（5）结核菌素纯蛋白衍生物（PPD）皮肤试验是判断结核感染的主要方法和流行病学调查感染率的指标，但PPD并非纯化抗原，含有其他非结核分枝杆菌共有的抗原成分，因此在鉴别结核或非结核分枝杆菌感染、区分卡介苗接种后反应与结核自然感染等方面均有一定局限性，而且不少临床研究发现0.5%～20%活动性结核病可呈现假阴性。结核病患者伴免疫功能低下或并发HIV感染/AIDS者假阴性率更高。故其诊断价值主要是儿童结核病。PPD强阳性提示机体处于超敏感状态，对原发性肺结核、结核性浆液膜炎的诊断有参考价值，PPD皮肤试验近期阳转者也有一定意义，需进一步检查。

（6）有条件时还可采用免疫学、分子生物学等方法检测血清及体液中抗结核抗体，痰标本的结核杆菌特异性DNA片段以辅助诊断。

（7）高度怀疑肺结核但未获确切证据、且基本上可排除其他非结核性肺部疾病、又无使用抗结核治疗禁忌证者，可在严密观察下进行诊断性治疗。

2. 中医诊断　参照《中医内科学》（周仲瑛．中国中医药出版社，2007年版）。

（1）有与肺痨病人的长期密切接触史。

（2）以咳嗽、咯血、潮热、盗汗及形体明显消瘦为主要临床表现。

（3）初期病人仅感疲劳乏力、干咳、食欲缺乏，形体逐渐消瘦。

（4）X线检查不但可早期发现肺结核，而且可对病灶部位、范围、性质、发展情况和治疗效果作出判断。X线表现有浸润、干酪样变和空洞形成，均属于活动性病变。活动性肺结核中常可找到结核菌。条索状、结节状病变经一定时期观察稳定不变或已纤维硬结、痰培养结核杆菌阴性者，属于非活动性病灶。结核菌素试验呈强阳性者，常提示体内有活动性病灶，红细胞沉降率也可增快。

3. 中医证候诊断

（1）肺阴亏损证：干咳，咳声短促，或咯少量黏痰，或痰中带有血丝，胸部隐隐闷痛，午后自觉手足心热，或见少量盗汗，皮肤干灼，口干咽燥，疲倦乏力，纳食不香，苔薄白，边尖红。

（2）虚火灼肺证：痰鲜红，混有泡沫涎，午后热，骨蒸，五心烦热，颧红，盗汗，口渴，心烦，失眠，易急躁，男子遗精，女子月经不调，形体日益消瘦，舌干而红，苔薄黄而剥，脉细数。

（3）气阴耗伤证：咳嗽无力，气短声低，咳痰清稀色白，量较多，偶或夹血，或咯血，血色淡红，午后热，伴有畏风，怕冷，自汗与盗汗可并见，纳少神疲，便溏，面色㿠白，颧红，舌质光淡，边有齿印，苔薄，脉细弱而数。

（4）阴阳虚损证：咳逆喘息，少气，咳痰色白有沫，或夹血丝，血色暗淡、潮热，自汗，盗汗，声嘶或失音，面浮肢肿，心慌，唇紫，肢冷，形寒，或见五更泄泻，口舌生糜，大肉尽脱，男子遗精阳痿，女子经闭，苔黄而剥，舌质光淡隐紫，少津，脉微细而数，或虚大无力。

【治疗】

1. 辨证论治

（1）肺阴亏损证

[治法] 滋阴润肺。

[方药] 月华丸（《医学心悟》）加减。本方养阴润肺止咳，化痰抗痨止血，用于阴虚咳嗽、咳血者，是治疗肺痨的基本方。常药用北沙参、麦冬、天冬、玉竹、百合滋阴补肺；白及补肺生肌止血；百部润肺止咳，抗痨杀虫。

[加减] 咳嗽频而痰少质黏者，可合川贝母、甜杏仁以润肺化痰止咳，并可配合琼玉膏以滋阴润肺；痰中带血丝较多者，加蛤粉炒阿胶、仙鹤草、白茅根（花）等以润肺和络止血；若低热不退者，可配银柴胡、青蒿、胡黄连、地骨皮、功劳叶等以清热除蒸；若咳久不已，声音嘶哑者，于前方中加诃子、木蝴蝶、凤凰衣等以养肺利咽，开音止咳。

（2）虚火灼肺证

[治法] 滋阴降火。

[方药] 百合固金汤（《慎斋遗书》）合秦艽鳖甲散（《温病条辨》）加减。百合固金汤功能滋养肺肾，用于阴虚阳浮，肾虚肺燥，咳带血，烦热咽干者。秦艽鳖甲散滋阴清热除蒸，用于阴虚骨蒸、潮热盗汗等症。常用药南沙参、北沙参、麦冬、玉竹、百合养阴润肺止咳；百部、白及补肺止血，抗杀虫；生地黄、五味子、玄参、阿胶、龟甲、冬虫夏草滋养肺肾之阴，培其本元。

[加减] 火旺较甚，热象明显者，当增入胡黄连、黄芩苦寒泻火、坚阴清热；骨蒸劳热再加秦艽、白及、鳖甲等清热除蒸；痰热蕴肺，咳嗽痰黏色黄，酌加桑白皮、花粉、知母、海蛤粉以清热化痰；咯血较著者，加牡丹皮、黑山栀子、紫珠草、醋制大黄等，或配合十灰丸以凉血止血；血色紫黯成块，伴有胸肋刺痛者，加参三七、血余炭、花蕊石、广郁金等以化瘀和络止血；盗汗较著，加乌梅、瘪桃干、浮小麦、煅龙骨、煅牡蛎等养阴止汗；咳呛而声音嘶哑者，合诃子、白蜜等润肺肾而通声音。

（3）气阴耗伤证

[治法] 益气养阴。

[方药] 保真汤（《劳证十药神书》）合参苓白术散（《太平惠民和剂局方》）加减。前方功能补气养阴，兼清虚热，主治肺脾气阴耗伤，形瘦体倦，咳而短气，劳热骨蒸等；后方健

脾补气培土生金，主治食少腹胀，便溏，短气，面浮，咳痰清稀等。常用药：党参、黄芪、白术、甘草、山药补肺益脾，培土生金；北沙参、麦冬滋阴；地黄、阿胶、五味子、冬虫夏草滋肾水以润肺燥；白及、百合补肺止咳，抗痨杀虫；紫菀、款冬花、紫苏子温润肺金，止咳化痰。

[加减] 夹有湿痰者，可加姜半夏、橘红、茯苓等燥湿化痰；咯血量多者，可加山茱萸、仙鹤草、煅龙牡、参三七等，配合补气药，共奏补气摄血之功；若见劳热、自汗、恶风者，可宗甘温除热之意，取桂枝、白芍、大枣，配合党参、黄芪、炙甘草等和营气而固卫表；兼有骨蒸盗汗等阴伤症状者，酌加鳖甲、牡蛎、乌梅、地骨皮、银柴胡等以益阴配阳，清热除蒸；如纳少腹胀、大便溏薄者，加白扁豆、薏苡仁、莲子、橘红等健脾之品，忌用地黄、麦冬、阿胶等过于滋腻的药物。

（4）阴阳虚损证

[治法] 滋阴补阳。

[方药] 补天大造丸（《回春》）加减。本方功在温养精气，培补阴阳，用于肺痨五脏俱伤，真气亏损之证。常用药：人参、黄芪、白术、山药补益肺脾之气；麦冬、生地黄、五味子滋养肺肾之阴；阿胶、当归、枸杞子、山茱萸、龟甲培补阴精；鹿角胶、紫河车助真阳而填精髓。

[加减] 肾虚气逆喘息者，配冬虫夏草、诃子、钟乳石摄纳肾气；心慌者加紫石英、丹参、远志镇心安神；五更泄泻，配煨肉豆蔻、补骨脂补火暖土，并去生地黄、阿胶等滋腻碍脾药物。

总体而言，肺痨初期表现为肺阴亏损证，阴虚程度较多，无明显火旺现象病主在肺；而虚火灼肺证多见于肺虚病程较长，阴虚程度较重，并有火象，病损由肺及肾；气阴耗伤证多见于肺痨中后期，病程较久，阴伤气耗，肺脾同病；阴阳虚损证则为肺脾同病、气阴耗损的进一步发展，因下损及肾，阴伤及阳，肺、脾、肾三脏俱亏，病属晚期，病情重笃，预后多凶。

2. 病证结合治疗　肺结核化学治疗的原则是早期、规律、全程、适量、联合。整个治疗方案分强化和巩固两个阶段。

（1）对症治疗：肺结核的一般症状在合理化疗下很快减轻或消失，无须特殊处理。咯血是肺结核的常见症状，一般少量咯血，多以安慰患者、消除紧张、卧床休息为主，可用氨基己酸、氨甲苯酸（止血芳酸）、酚磺乙胺（止血敏）、卡巴克洛（安络血）等药物止血。大咯血时先用垂体后叶素 5～10U 入 25% 葡萄糖溶液 40ml 中缓慢静脉注射，一般为 15～20分钟，然后将垂体后叶素加入 5% 葡萄糖液按 0.1U/（kg·h）速度静脉滴注。垂体后叶素收缩小动脉，使肺循环血量减少而达到较好止血效果。高血压、冠状动脉粥样硬化性心脏病、心力衰竭患者和孕妇禁用。对支气管动脉破坏造成的大咯血可采用支气管动脉栓塞法。

治疗总以补肺生津为原则。虚热证，治当生津清热，以润其枯。虚寒证，治当以温肺益气而摄涎沫。临床以虚热证为多见，但久延伤气，亦可转为虚寒证。治疗应时刻注意保护津液，重视调理脾肾。脾胃为后天之本，肺金之母，培土有助于生金；肾为气之根，司摄纳，温肾可以助肺纳气，补上制下。

（2）辨主症治疗

①咳嗽：用润肺宁嗽法，方取海藏紫菀散。药用紫菀、贝母、桔梗润肺化痰止咳；知母、五味子、阿胶滋阴补血而退热。或用加味百花膏，药用紫菀、冬花、百部止咳化痰，抗痨杀虫；百合、乌梅润肺而敛阴。属于气虚者，可用补肺汤，药用人参、黄芪益气；熟地黄、五味子补肾而纳气；紫菀、桑白皮化痰止咳。若痰浊偏盛者，可用六君子汤合平胃散治疗。

②咳血、咯血：一般常用补络止血法。取白及枇杷丸，药用白及、阿胶补肺止血；生地黄、藕节凉血止血；蛤蚧粉与枇杷叶肃肺化痰而止咳。亦可采用补络补管汤，药用龙骨、牡蛎、山茱萸酸涩收敛，补络止血，佐以三七化瘀而止血。若咯血较著者，加代赭石以降气镇逆止血；夹瘀者加三七、郁金、花蕊石之类；有实火者，配大黄粉或赭石粉等；属于虚寒出血者，宜加炮姜。

③潮热、骨蒸：一般患者多为阴虚，当用清热除蒸法，如柴胡清骨散，药用秦艽、银柴胡、青蒿、地骨皮清热除蒸；鳖甲、知母滋阴清热，佐以猪脊髓、猪胆汁等坚阴填髓。至于气阴两虚而潮热骨蒸者，可用黄芪鳖甲散固护卫阳，清热养阴。

④盗汗、自汗：用和营敛汗法。一般以阴虚盗汗为多见，方取当归六黄汤，药用黄芪固表，当归和营，黄芩、黄柏、地黄清热养阴。若气虚自汗，可用牡蛎散、玉屏风散以补气实卫，固表止汗。此外，无论自汗或盗汗均可加用糯稻根、瘪桃干、麻黄根、浮小麦、煅龙牡等收涩敛汗，或用五倍子末敷填神阙。

⑤泄泻：一般当用培土生金法，选方如参苓白术散。但辨证属于肾阳不足之五更泄者，当用四神丸。脾肾双亏者二方合用之。

⑥遗精、月经不调：当用滋肾保肺法以滋化源，选取大补元煎为主方，补益元气阴血。见阳痿遗精者，酌加煅龙骨、煅牡蛎、金樱子、芡实、莲须、鱼鳔胶等固肾涩精；女子月经不调或经闭者，合入芍药、丹参、牡丹皮、益母草调其冲任。

3. 单方验方

（1）白及散：白及、百部、牡蛎、炮山甲等份研粉，如病灶有活动，百部量加倍，每次 3～5g，每日 2～3 次，开水冲服。具有止咳活血止血之功，用于肺痨咳嗽、咯血。

（2）仙鹤草、鱼腥草、平地木各 30g，功劳叶、山海螺各 15g，水煎服，每日 2 次。具有补肺清热、止咳化痰之功，用于肺痨兼有痰热的咳嗽。

（3）葎草合剂：葎草 3000g，百部、白及各 1000g，夏枯草 500g，糖 2000g，反复加水蒸馏浓缩至 5000g，每日 50ml 分 3 次服。具有清热泻火、补肺止咳之功，用于肺痨阴虚火旺、虚火灼肺的咳嗽。

（4）羊胆烘干，研粉装胶囊，每次服 1 粒，每日 3 次。用于肺痨咳嗽、咯血。

（5）断龟片：摄龟，俗名克蛇龟，外用黄泥涂敷，烧炭存性；去泥，取龟研粉研轧片，每片 0.5g，每次 4 片，每日 3 次。具有滋阴清热、补肺止血之功，适用于肺痨阴虚火旺、咳嗽咯血者。

4. 常用中成药

（1）川贝雪梨膏：润肺止咳，生津利咽。用于肺痨阴虚肺热、咳嗽、喘促、口燥咽干者。口服，每次 15g；每日 2 次。忌辛辣食物。

（2）麦味地黄丸：滋肾养肺。用于肺痨肺肾阴亏，潮热盗汗，咽干咳血，腰膝酸软。口服，水蜜丸每次 6g，小蜜丸每次 9g，大蜜丸每次 1 丸，每日 2 次。

（3）养阴清肺膏：养阴润燥，清肺利咽。用于肺痨阴虚肺燥，咽喉干痛，干咳少痰，或痰中带血。口服，每次 10～20ml，每日 2～3 次。

（4）百部丸：杀虫，润肺，补虚。用于骨蒸劳嗽。口服，每次 9g，每日 2 次。忌生冷、辛辣食物。

（5）夏枯草膏：清火，明目，散结，消肿。用于瘰疬、马刀侠瘿。口服，每次 9g，每日 2 次。

（6）肺宁片：润肺清热止血。适用于肺结核，可与其他抗结核药物合并使用。每次 10 片，每日 3 次。

（7）抗痨丸：活血止血，祛瘀生新，祛痰止咳，适用于浸润型肺结核、痰中带血者。每丸 3g，每次 1 丸，每日 3 次。

（8）复方抗结核片：清凉热血，抗痨杀虫，宁咳止血。适用于肺结核咳嗽咯血、痰稠不利、潮热盗汗、心烦口燥、形体消瘦者。每次 3 片，每日 3 次。

（9）玉屏风散：益气固表止汗。适用于肺结核自汗甚者，每次 15g，每日 3 次。

（10）云南白药：止血。适用于肺结核咯血者。每次 1/4 支，每日 3 次。

（11）蛇胆川贝液：止咳化痰。适用于肺结核兼有痰热咳嗽。每次 1 支，每日 3 次。

（12）猴枣散：止咳化痰。适用于肺结核兼有痰浊咳嗽。每次 1 支，每日 3 次。

（13）百合固金丸：养阴润肺，化痰止咳。适用于肺肾阴虚、咳嗽少痰、痰中带血、咽干喉痛者。水蜜丸每次 6 丸，大蜜丸每次 1 丸，每日 2 次。

（14）生脉注射液：养阴，适用于肺结核气短、乏力、心悸等症者。静脉注射每次 1～2 支，每日 1 次。

5. 针灸治疗

（1）毫针法

①肺阴亏虚：干咳少痰，痰中偶带血丝，潮热盗汗，颧红，咽干口燥，舌质红，脉细数。选穴肺俞、尺泽、膻中、中府、膏肓。咯血则加配孔最、鱼际，膏肓用补法，其余穴位平补平泻。肺俞、膏肓斜刺，膻中平刺，其他穴位为直刺。

②阴虚火旺：干咳声嘶，痰少而黏，反复咯血，血丝鲜红，咳声短促，骨蒸潮热，五心烦热，盗汗更甚，口燥咽干，舌红，苔薄黄少津或无苔，脉细数无力。选穴大椎、太溪、孔最、三阴交。经闭者加配血海；滑精者加配关元；五心烦热者加配神门、复溜、大椎，用泻法；其余各穴位采用平补平泄。大椎斜刺 0.5～1 寸，其他诸穴直刺 1 寸。

③气阴两虚：咳嗽、少痰，气短或痰中带血，神疲乏力，面色㿠白或浮肿，颧红骨蒸潮热，自汗盗汗，食少便溏，咽干口燥，舌质红，苔薄或剥落，脉细数无力。选穴肺俞、膏肓、大椎、百劳、尺泽、阴郄、合谷、复溜、太溪。痰中带血，加配膈俞、孔最；食少者加配中脘、三阴交；遗精者加配关元、神门；月经不调者加配中极、三阴交、血海；失眠多梦者加配内关、神门、安神、百会、太溪，采用平补平泻；其余诸穴采用补法。百劳直刺 0.3 ～ 0.6 寸，大椎、肺俞、膏肓斜刺 0 ～ 1 寸，其他诸穴直刺 1 寸。

（2）耳针：取耳穴之肺区敏感点、脾、胃、内分泌、神门等穴；每次选用双耳 2 ～ 3 个穴位，用耳针法进行治疗，每次留针 15 ～ 20 分钟，隔日治疗 1 次，10 次为 1 个疗程。此法可改善肺结核患者咳嗽、咳痰、盗汗等自觉症状。

（3）耳穴压豆

①选肺、脾、肾、内分泌、神门、交感。用揿针或王不留行子按压外贴胶布，每日或隔日 1 次，两耳各穴交替使用。加针肺俞、中府、孔最、膏肓以清补肺阴，用治干咳少痰，或痰中带血、潮热盗汗、咽干口燥等症。孔最穴用泻法，其他各穴用平补平泻法。

②选肺、大肠。咳嗽明显加肾上腺、对屏尖；失眠加神门、皮质下；盗汗加心、交感；纳差加脾、胃。

6. 灸法

[处方] 膏肓、关元、气海、足三里，大椎，肺俞、脾俞。

[配穴] 潮热盗汗加太溪；咯血加孔最；遗精加肾俞；月经不调加归来。

[操作] 温和灸，每次选穴 4 ～ 5 个，每次灸 5 ～ 10 分钟，每日或隔日 1 次，7 ～ 9 次为 1 个疗程；无瘢痕灸，捏如花生粒大小的艾炷，每穴灸 5 ～ 7 壮，每日或隔日 1 次，7 ～ 10 次为 1 个疗程；药物灸，将白芥子 5g 研磨成粉末，加适量醋调成糊状，取适量灸于结核穴（在后正中线旁开 3.5 寸，与大椎穴相平）、大椎、风门、肺俞、心俞、肾俞，每次灸 3 个穴位，余穴轮流灸用。灸后 3 小时局部皮肤充血、起疱、烧灼感，可按临床常规处理，一般 4 ～ 5 日一灸，3 个月为 1 个疗程；隔蒜灸，每穴灸 5 ～ 9 壮，每日或隔日 1 次，15 天为 1 个疗程。

7. 穴位贴敷　将大蒜头 1 个、硫黄末 6g，肉桂末 3g，冰片 3g，共捣为泥，取 10g 分别贴敷于以下穴位：①结核病灶在前胸后背体表的相应部位、大椎、肺俞、膻中；②双足涌泉。对于皮肤敏感者，贴敷前可先在皮肤上涂植物油以防起疱，贴后用胶布固定，持 3 ～ 5h，每日 1 次。

8. 推拿按摩

（1）处方一：中府、云门、膻中、太渊、足三里、三阴交、太溪。患者取仰卧位，医者用一指禅推摩法于胸部，重点推中府、云门、膻中穴 10 分钟；揉按太渊、足三里、三阴交、太溪穴，每穴揉按 1 ～ 2 分钟。

（2）处方二：背部俞穴 T_3 ～ T_{12}，以结核穴、肺俞、膏肓穴为主。患者仰卧，医者用一指禅推摩法于背俞穴 10 分钟，然后重点按揉结核穴、肺俞、膏肓穴，每穴揉按 1 ～ 2 分钟。

（3）处方三：肺俞、百劳、肾俞、劳宫、鱼际、内关、神门、足三里、三阴交、太溪。

患者坐位，医者以一手扶患者头部，另一手置患者背部轻推而慢揉之，点按肺俞、百劳。嘱患者仰卧位，医者以一手握患者手腕，另一手施以揉拿手三阴法，点按劳宫、鱼际、内关、神门；再对患者双下肢施用提拿足三阳、足三阴法，点按足三里、三阴交、太溪。每次时间大约为 15 分钟。若肺气不足，症见喘促短气、乏力汗多者，加禅推法于定喘穴，并按揉膻中、中脘等穴，补肺益气，培土生金；若见呼吸浅短难续，声低气怯，甚则张口抬肩、不能平卧者，乃肺肾两虚，不能主气纳气，加按揉法于关元、气海、百会、印堂、太阳穴以补肺肾；若阴虚火旺，潮热显现，用拇指按揉法，施术于尺泽、天突、曲池、大椎、肾俞、太溪、三阴交等穴，以滋阴降火，润肺兼清热。

9. **掌握虚中夹实的特殊性**　本病虽属慢性虚弱疾病，但因感染"痨虫"致病，要根据补虚不忘治实的原则，同时"杀虫"抗痨。如阴虚导致火旺者，当在滋阴的基础上参以降火；若阴虚火旺，痰热内郁，咳嗽痰稠，色黄量多，舌苔黄腻，口苦，脉弦滑，当重视清化痰热，配合黄芩、知母、花粉、海蛤壳、鱼腥草等。若气虚夹有痰湿，咳嗽，痰多色白，纳差，胸闷，舌苔白腻，当在补益肺脾之气的同时，参以宣化痰湿，配合法半夏、橘红、茯苓、杏仁、薏苡仁等。如咳血而内有"蓄瘀"，瘀阻肺络，咳血反复难止，血出鲜紫相杂，夹有黯块，胸胁刺痛或掣痛，舌质紫，脉涩者，当祛瘀止血，药用参三七、血余炭、花蕊石、广郁金、醋大黄等。此外，如病情急重，表现"急痨""百日痨"特殊情况，或出现类似"湿温""类疟"等证候者，亦不能囿于补虚一法，必须辨证结合辨病治疗。

忌苦寒太过伤阴败胃。因本病虽具火旺之证，但本质在于阴虚，故当以甘寒养阴为主，适当佐以清火，苦寒之品不宜单独使用。即使内火标象明显者，亦只宜暂予清降，中病即减，不可徒持苦寒逆折，过量或久用，以免苦燥伤阴，寒凉败胃伤脾。若木火刑金、性急善怒、胸胁掣痛者，当在清金养肺的同时，清肝泻火，药用牡丹皮、山栀子、夏枯草、胡黄连、白薇等；如肾虚水不济火、虚烦不寐者可配黄连以泻心火；若相火灼金、骨蒸、梦遗者，可伍黄柏、知母以泻相火。

在辨证基础上配合抗痨杀虫药物。根据药理实验结果分析和临床验证，很多中草药有不同程度的抗痨杀菌作用，如百部、白及、黄连、大蒜、冬虫夏草、功劳叶、葎草等，均可在辨证的基础上结合辨病，适当选用。

10. **预防与调护**　在预防与调护方面，历代医家一贯强调对本病应注意防重于治，如元代上清紫庭追痨仙方，就主张病者死后将尸体火化，防其传染旁人，以致灭门。《古今医统》指出：气虚饥饿忌接近患者，以免在吊丧问疾时乘虚染触。并对家属、医生提出保健预防措施和药物消毒方法，要求在接触患者时，需要饮食适宜，不可饥饿，若体虚时，可服补药，身佩安息香或用雄黄擦鼻。平素保养元气，爱惜精血，痨不可得而传，增强正气是防止传染的重要措施。既病之后，不但要耐心治疗，还当重视摄生，戒酒色，慎起居，禁恼怒，息妄想，适寒温，适当进行体育锻炼，如太极拳、气功等。加强食养，可吃甲鱼、团鱼、雌鸡、老鸭、牛羊乳、蜂蜜或常食猪羊以脏补脏，以及白木耳、百合、山药、梨、枇杷之类，以补肺润燥生津，忌食一切辛辣刺激动火燥液之物，如辣椒、葱、姜、韭菜、烟酒。

【中医疗效评价】

1. 中医证候疗效评价　参照《中医四诊资料分级量化表》进行疗效评价。

［基本痊愈］咳嗽、咳痰、咯血、潮热、盗汗、自汗、纳呆、乏力等临床症状、体征消失或基本消失，证候积分减少≥ 95%。

［显效］咳嗽、咳痰、咯血、潮热、盗汗、自汗、纳呆、乏力等临床症状、体征明显改善，证候积分减少≥ 70%。

［有效］咳嗽、咳痰、咯血、潮热、盗汗、自汗、纳呆、乏力等临床症状、体征均有好转，证候积分减少≥ 30%。

［无效］咳嗽、咳痰、咯血、潮热、盗汗、自汗、纳呆、乏力等临床症状、体征无明显改善，甚或加重，证候积分减少< 30%。

2. 根据中华医学会《临床诊疗指南——结核病分册》，参照 WHO 最新标准进行判定

（1）痰细菌学判定标准

［治愈］最后 12 个月至少 5 次连续痰培养阴性；如果出现 3 次痰检 2 次阴性 1 次阳性，此次阳性后至少 3 次阴性，每 2 次痰培养时间间隔至少 30 天以上。

［失败］最后 12 个月 5 次痰培养检查中 2 次以上阳性。

（2）X 线改变情况

［显著吸收］肺部病灶吸收≥原病灶 50%。

［吸收］肺部病灶吸收<原病灶 50%。

［无吸收］肺部病灶无明显变化或有增多。

3. 评价方法

（1）中医症状体征治疗前后的变化情况采用《中医四诊资料分级量化表》，采用尼莫地平法。

积分减少（%）=（治疗前积分 - 治疗后积分）/ 治疗前积分 ×100%

总有效率 =（临床痊愈 + 显效 + 有效）例数 / 总例数 ×100%

（2）根据痰涂片找抗酸杆菌检查及痰分枝杆菌培养结果进行评价。

（3）根据患者 X 线胸片检查进行评价。

第十节　肺　癌

原发性支气管肺癌（ primary bronchogenic lung cancer）起源于支气管黏膜或腺体，简

称肺癌（lung cancer）。肺癌是严重危害人类健康的疾病，根据世界卫生组织（WHO）2008年公布的资料显示，肺癌无论是发病率（160万／年）还是死亡率（140万／年），均居全球癌症首位。在我国，肺癌也是癌症死亡的首要病因，过去30年登记的肺癌死亡率已增加了464.8%，且发病率及死亡率还在增长。要改善肺癌生存率，需依靠规范有序的诊断、分期，以及根据其临床行为制订多学科治疗（综合治疗）方案，为患者提供可能治愈或有效缓解的优选方法。

本病属中医学"癌病"范畴。多由于正气内虚、感受邪毒、情志抑郁、饮食损伤、宿有旧疾等因素，使脏腑功能失调，气血津液运行失常，产生气滞、血瘀、痰凝、湿浊、热毒等病理变化，蕴结于脏腑组织，相互搏结，日久积渐而成的一类恶性疾病。

【诊断】

1. 西医诊断　参照中华人民共和国卫生部医政司编《中国常见恶性肿瘤诊治规范·第六分册原发性支气管肺癌》。符合下列各项之一者，可以确立临床诊断。

（1）X线胸片见肺部有孤立性结节或肿块阴影，其边缘呈脑回状、分叶和细毛刺状，并在短期内（2～3个月）逐渐增大者，尤以经过短期积极药物治疗后可排除结核或其他炎性病变者。

（2）节段性肺炎在短期内（一般为2～3个月）发展为肺不张，或肺叶不张在短期内发展为全肺不张者，或在其相应部位的肺根部出现肿块，特别是生长性肿块者。

（3）上述肺部病灶伴远处转移，邻近器官受侵或压迫症状表现者，如邻近骨破坏、肺门和（或）纵隔淋巴结明显增大，短期内发展的上腔静脉压迫综合征、同侧喉返神经麻痹（排除结核和主动脉病变后）和颈部交感神经节（排除手术创伤后）臂丛神经、膈神经侵犯症等。肺癌的诊断多依据临床表现、影像学检查、病理学和细胞学检查以及血清学检查进行综合判断，其中病理学、细胞学检查结果是诊断肺癌的金标准。

2. 中医诊断　参考《中医内科学》（张伯礼．人民卫生出版社，2012年版）。

（1）多发生于年龄在40岁以上，有长期吸烟史的男性。

（2）不明原因的顽固性、阵发性、刺激性的呛咳，持续数周不愈，或反复咯血痰、胸痛或反复发生气急，发热，或伴有进行性消瘦、疲乏等症状。

（3）持续性出现痰中带血或有局限性哮鸣音等重要体征。

胸部X线、CT、气管镜等检查及病理学、组织学检查等有助于诊断。

3. 中医证候诊断

（1）肺脾气虚：咳嗽，痰白稀，胸闷气短，神疲乏力，腹胀纳呆，浮肿便溏。舌质淡边有齿痕，苔白或白腻，脉沉细。

（2）瘀毒阻肺：阵发性呛咳，无痰，或少痰，或痰中夹血，胸闷气憋，或不同程度的胸痛，痛有定处，如锥如刺，口唇紫黯，口干少饮，大便燥结。舌质黯或有瘀点、瘀斑，苔薄，脉细弦或细涩。

（3）痰热阻肺：咳嗽气促，痰多，痰黄黏稠，咯吐不爽，或吐血痰，胸闷气憋，发热。舌质红，苔厚腻，或黄，脉弦滑或兼数。

（4）阴虚毒热：呛咳无痰或少痰，痰中带血，甚则咯血不止，胸部灼痛，低热甚或壮热不退，盗汗，口渴，大便干结。舌质红，苔薄黄或苔少，脉细数或数大。

（5）气阴两虚：咳嗽，咳声低弱，痰稀而黏，或痰中带血，喘促气短。神疲乏力，面色少华，自汗恶风，或有盗汗，口干，大便燥结。舌质红或淡红，苔薄或少苔，脉细弱。

【治疗】

1. 辨证论治

（1）肺脾气虚

［治法］健脾补肺，益气化痰。

［方药］六君子汤（《医学正传》）。常用生黄芪、党参、白术、茯苓、生薏苡仁健脾补肺，燥湿化痰；半夏、陈皮理气健脾，燥湿化痰；桔梗、川贝母、杏仁降气化痰；白蔹、皂角刺解毒散结。

［加减］痰湿较重，痰多稠厚，胸闷脘痞，苔白腻，加苍术、厚朴、白芥子、紫苏子燥湿化痰；寒痰较重，痰黏白如沫，怕冷，加干姜、细辛温肺化痰；咳嗽痰白，气喘，汗出肢冷，舌质淡苔白脉沉细，为阴盛阳虚，当温阳补虚，降气化痰，用紫苏子降气汤加黄芪、党参、山茱萸、附子、紫石英、沉香。

（2）瘀毒阻肺

［治法］行气活血，解毒散结。

［方药］血府逐瘀汤（《医林改错》）。常用桃仁、红花、川芎、赤芍活血化瘀；当归、熟地黄活血养血；柴胡、桔梗、枳壳、牛膝调理气机；甘草和中；卷柏、龙葵、白花蛇舌草清热解毒。

［加减］痰中夹血或咯血，去桃仁、红花，加蒲黄、三七粉、藕节、仙鹤草、茜草根祛瘀止血；瘀毒化热，耗伤津液，口干舌燥，大便燥结，加生地黄、玄参、麦冬、北沙参、知母养阴生津；食少乏力，气短，加黄芪、党参、白术益气健脾。

（3）痰热阻肺

［治法］清热肃肺，化痰散结。

［方药］清金化痰汤（《医学统旨》）。常用桑白皮、黄芩、浙贝母、知母、金荞麦、鱼腥草、半枝莲、白花蛇舌草清热化痰，解毒散结；陈皮、茯苓、生薏苡仁、杏仁、瓜蒌理气祛湿，止咳化痰。

［加减］痰热甚，加天竺黄、竹茹、竹沥清热化痰；咳逆便秘，配葶苈子、大黄泻肺通腑逐痰；痰热伤津，加沙参、川贝母、天花粉清热化痰、养阴生津。

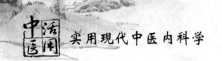

（4）阴虚毒热

［治法］养阴清热，解毒散结。

［方药］沙参麦冬汤（《温病条辨》）合五味消毒饮（《医宗金鉴》）。常用沙参、玉竹、麦冬、桑叶、天花粉养阴清热；金银花、野菊花、蒲公英、紫花地丁、紫背天葵清热解毒散结；白扁豆、甘草健脾生津；石上柏、石见穿、延胡索解毒止痛。

［加减］咯血不止加生地黄、白茅根、仙鹤草、茜根凉血止血；大便干结加瓜蒌仁、桃仁润燥通便；低热、盗汗明显加地骨皮、白薇、五味子育阴清热敛汗。

（5）气阴两虚

［治法］益气养阴，佐以解毒。常用生黄芪、人参益肺脾之气；北沙参、麦冬、百合养肺胃之阴；五味子敛补肺津；天冬、玄参养阴清热；藤梨根、白花蛇舌草、干蟾皮解毒。

［方药］生脉饮（《医学启源》）合百合固金汤（《慎斋遗书》）。

［加减］咯痰不利，少而黏，加贝母、百部、杏仁利肺化痰；肺肾同病，阴损及阳，阳气虚衰，加淫羊藿、仙茅、巴戟天、肉苁蓉、补骨脂，温补肾阳。

2.病证结合治疗

（1）对症加减

咳嗽：加杏仁、桔梗、贝母、紫菀、款冬花、甘草、前胡等。

咳血：加仙鹤草、茜草、白茅根、大小蓟、藕节炭、三七等。

胸痛：加延胡索、威灵仙、白芍、全蝎、蜈蚣、白芷、川芎、穿山甲等。

胸水：加葶苈子、茯苓、猪苓、泽泻、车前草、桂枝等。

发热：加银柴胡、牡丹皮、地骨皮、青蒿、知母等。

（2）辨病用药

①辨证选择抗癌中药：在辨证论治的基础上，可以加用2～3味具有明确抗癌作用的中草药，如白花蛇舌草、白石英、半枝莲、半边莲、鱼腥草、金荞麦等。

②辨证选择口服中成药：根据病情选择应用华蟾素胶囊、康莱特软胶囊、平消胶囊、消癌平片、金水宝胶囊、百令胶囊、鸦胆子油软胶囊、复方斑蝥胶囊、参芪十一味颗粒等。

3.辨证选择静脉滴注中药注射液　根据病情选择应用康莱特注射液、艾迪注射液、复方苦参注射液、榄香烯乳注射液、消癌平注射液、鸦胆子油乳注射液、生脉注射液、参麦注射液、参芪扶正注射液、苦参碱注射液等。

4.常用中成药

（1）西黄丸

［功用与主治］解毒散结，活血祛瘀，消肿止痛。用于癌病疼痛明显者。口服，每次3g，每日1～2次，气血两虚者慎用，孕妇忌服。

（2）梅花点舌丹

［功用与主治］清热解毒，消肿止痛。用于各类肿瘤早、中期患者。口服，每次 6 ～ 10 粒，每日 3 次。孕妇忌服。

（3）参莲胶囊

［功用与主治］清热解毒，活血化瘀，软坚散结。用于中、晚期肺癌患者。口服，成人每次 6 粒，每日 3 次。

（4）平消片

［功用与主治］理气清血，祛痰通络，软坚散结。适用于各类肿瘤占位早期患者，口服，每次 4 ～ 8 片，每日 3 次，3 个月为 1 个疗程。本品偏于温燥，阴虚内热者慎用。

（5）片仔癀

［功用与主治］清热解毒，凉血化瘀，消肿止痛，用于热毒血瘀癌毒所致的各类肿瘤。尤其适合于临床症状出现疼痛，面目及全身黄染，发热口干，胃纳减少，恶心，呕吐，便干，尿黄等。每次 0.6g，每日 2 ～ 3 次，口服。

（6）六味地黄丸

［功用与主治］滋补肝肾。用于各种癌症的中后期及术后、放化疗后体虚及肾虚者。成人每次 3g，每日 3 次，口服。

5. 外治法　如足浴法治疗肢体麻木，如意金黄散外敷减轻静脉炎，消水散外敷治疗癌性胸腹水，消癌散、温阳止痛散外敷治疗癌性疼痛，大承气散外敷减轻便秘症状等外治法。

（1）生天南星 10g，生白附子 10g，生乌头 10g，共为细末；用葱白连根须 7 茎，生姜 15g，切碎捣如泥。八药末拌匀，用白布包好笼上蒸透，然后用手拍成薄饼状，敷贴在痛处。

（2）黛竭消瘤散：雄黄 60g，明矾 60g，冰片 10g，青黛 60g，芒硝 60g，乳香 60g，没药 60g，血竭 30g，研细末和匀，分成每包 60g 或 30g。每次 1 包，用米醋和猪胆汁各半调成糊状，外敷患处，干后再蘸醋胆汁，保持药面湿润，每日 1 次，每次敷 8 小时，用于止痛。适用于各类癌痛。

（3）止痛抗癌膏：三七 10g，蚤休 10g，延胡索 10g，芦根 20g，黄药子 10g，川乌 6g，冰片 8g，紫皮大蒜 100g，麝香少许。将上药共研细粉混匀，过 100 目筛，用大蒜汁将药物调成膏剂，外敷疼痛处，每 24 小时换 1 次药。适用于各类癌痛。

（4）镇痛灵：蟾酥 2g，细辛 3g，生草乌 6g，生半夏 15g，生天南星 10g，将上药研末过 100 目筛，和匀。每次 2.5g，撒布于癌痛部位，外用阿魏消痞膏敷贴，隔日换药。外用 7 次为 1 个疗程。适用于各类癌痛。

6. 针灸治疗　根据病情及临床实际可选择应用电针、耳针、灸法、穴位注射和拔罐等方法，如 654-2、甲氧氯普胺、足三里穴位注射可减轻呃逆症状，耳穴埋子法治疗恶心呕吐、便秘。艾灸药方组成：沉香、乳香、羌活、干姜、炮山甲、冰片、没药各 5g，麝香 0.5g，共研细末，加艾绒 150g，制成艾条，先针后灸。取穴天突、章门、中脘、涌泉。有化瘀止痛之功。

7. 预防与调护　肿瘤病因复杂，故尚无确切有效的预防措施。根据已知肿瘤病因、病理的研究，预防调护措施常需要注意如下事项。

（1）注意饮食卫生，少进食熏制、腌制、炸烤及生冷食品。饮食有规律，忌酒或少量饮酒。进食速度忌过快、食物忌过烫过辣等。

（2）保持精神愉快、乐观，克服悲观失望或急躁焦虑的心理。

（3）注意癌前病变，定期检查，确定疗效，防止肿瘤的发生、发展。

（4）宜摄入丰富的蛋白质、氨基酸、高维生素类食物，要有足够的热量；也可以选择些有利于排毒和解毒的食物，如绿豆、赤小豆、冬瓜、西瓜、洋白菜、菜花、紫甘蓝的球茎等。

（5）适度进行锻炼，如气功、太极拳、保健体操、散步、慢跑、八段锦、易筋操、五禽戏等，在功能上和精神上起到很好的调理作用，可以增强体质、调理气血、平衡阴阳和脏腑的功能，从而达到扶正目的。

【中医疗效评价】

1. 观察中医药治疗对患者临床症状，如咳嗽、咯痰、胸闷、气短、疲乏无力、食欲缺乏等中医证候的改善情况。

（1）评定指标：中医症状根据临床观察分为4级：⓪无症状、①轻度、②中度、③重度，治疗情况根据症状出现的情况记录。

（2）评价方法：治疗前后症状总积分情况比较（疗前/疗后）。

［显效］症状消失，或症状积分减少≥2/3。

［有效］症状减轻，积分减少≥1/3，≤2/3。

［无效］症状无减轻或减轻＜1/3。

2. 生存质量：观察中医药对患者生活质量的影响，治疗前后行生活质量判定。

（1）评定指标：卡氏评分。

（2）评价方法：治疗前后评分情况比较。

［显效］治疗后比治疗前提高20分以上。

［有效］治疗后比治疗前提高10分以上。

［无效］治疗后比治疗前下降。

3. 评价方法：对照患者入院前后的病情变化情况，采用以下方法进行评价。

（1）中医证候：中医证候参照《中药新药临床研究指导原则》的肺癌中医证候标准进行评价。

（2）生存质量：主要采用 KPS 评分评价。

（3）客观疗效：瘤体变化采用国际通用 RECIST 评价标准进行评价。

（4）化验指标血象、肝功能、肾功能、肿瘤标记物、免疫功能的检测方法参照化验室的相关要求执行。

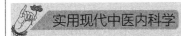

第2章　心血管系统疾病

第一节　高血压病

高血压（hypertension）是指以体循环动脉血压[收缩压和（或）舒张压]增高为主要特征（收缩压≥140mmHg，舒张压≥90mmHg），可伴有心、脑、肾等器官的功能或器质性损害的临床综合征。高血压可分为原发性高血压和继发性高血压，本章所言为原发性高血压，即高血压病。

本病属于中医学"眩晕""头痛"范畴，可由情志不遂肝气上逆，或年老肝肾不足，水不涵木，或跌仆损伤瘀血内阻所致，主要与肝肾相关，病程一般较长，病性多为虚实夹杂。

【诊断】

1.西医诊断　参考《2010年中国高血压防治指南》。未用降压药的情况下，收缩压≥140mmHg和（或）舒张压≥90mmHg诊断为高血压。收缩压≥140mmHg和舒张压＜90mmHg为单纯性收缩期高血压。既往有高血压病史，目前正在用抗高血压药，血压虽然低于140/90mmHg，亦应该诊断为高血压病。

2010年《中国高血压防治指南》按照高血压水平及血管风险将高血压病进行分类和分层，见表2-1。

表2-1　按高血压水平及血管风险将高血压病进行分类和分层

类　别	收缩压（mmHg）	舒张压（mmHg）
正常血压	＜120	＜80
正常高值	120～139	80～89
高血压	≥140	≥90
1级高血压（轻度）	140～159	90～99
2级高血压（中度）	160～179	100～109

（续表）

类　　别	收缩压（mmHg）	舒张压（mmHg）
3 级高血压（重度）	≥ 180	≥ 110
单纯收缩期高血压	≥ 140	< 90

注：当收缩压和舒张压分属于不同分级时，以较高的级别作为标准。以上标准适用于任何年龄段的成年男性和女性。

2. 中医诊断　参考《中医内科学》（周仲瑛．中国中医药出版社，2007 年版）。头痛、头晕（轻者闭目即止，重者如坐车船，甚则仆倒）、面红、目赤、急躁易怒、肢体麻木为主症，可伴恶心呕吐、耳鸣耳聋、汗出、面色苍白等。

3. 中医证候诊断

（1）肝火亢盛证：头胀头痛，眩晕耳鸣，面红目赤，急躁易怒，口苦口干，胁肋灼痛，失眠多梦，便秘溲赤，舌红苔黄，脉弦数。

（2）阴虚阳亢证：眩晕头痛，面赤烘热，腰膝酸软，耳鸣健忘，五心烦热，心悸失眠，咽干口燥，舌质红，苔薄白或少苔，脉弦数或弦劲有力。

（3）气阴两虚证：头晕目眩，神疲乏力，汗出气短，纳呆食少，五心烦热，心悸失眠，腰酸耳鸣，舌质淡红，苔薄或少，或有裂纹，脉细数。

（4）阴阳两虚证：眩晕头痛，耳鸣如蝉，心悸气短，腰膝酸软，夜尿频多，失眠多梦，筋惕肉瞤，畏寒肢冷，舌胖嫩，苔白，脉沉细无力。

（5）痰湿壅盛证：眩晕头痛，头重如裹，胸闷腹胀，神疲倦卧，心悸失眠，口淡食少，呕吐痰涎，舌体胖大，苔白腻，脉滑或缓。

（6）瘀血阻络证：头晕头痛，痛如锥刺，固定不移，面色黧黑，肌肤甲错，口唇青紫，漱水不咽，月经失调，舌青紫有瘀斑，脉涩或细。

（7）湿热内蕴证：头晕头胀，胸闷气短，身热汗多，脘腹不舒，大便不畅，口苦口干，不欲饮水，舌体大，舌质红，苔薄黄腻。

【治疗】

治疗以补虚泻实为原则，依据风、火、痰、瘀的不同，分别采用息风、降火、化痰、化瘀等治法泻其实，根据气血阴阳的偏衰补其虚。

1. 辨证论治

（1）肝火亢盛证

［治法］清泻肝火，平肝潜阳。

［方药］泻青丸（《小儿药证直诀》）或龙胆泻肝丸（《兰室秘藏》）加减。龙胆草 9g，黄芩 10g，栀子 6 ～ 10g，生地黄 10g，柴胡 10g，当归 15g，生甘草 6g，酒大黄 6g。

[加减] 肝郁失疏者, 加麦芽 15g, 茵陈 15g; 血瘀者, 加丹参 15g, 三七粉 (冲) 3g; 失眠心悸者, 加珍珠母 30g, 酸枣仁 30g, 远志 10g; 兼阴分不足者加玄参 15g, 白芍 15g; 头痛明显者加蔓荆子 15g; 肝火旺可加培育牛黄 0.3g。

[中成药] 清肝降压胶囊: 清热平肝, 补益肝肾。每次 4 粒, 每日 3 次。

（2）阴虚阳亢证

[治法] 滋阴平肝潜阳。

[方药] 天麻钩藤饮 (《杂病证治新义》) 加减。天麻 10g, 钩藤 10g, 菊花 10g, 白蒺藜 10g, 夏枯草 10g, 生杜仲 15g, 坤草 30g, 茯苓 15g, 牡丹皮 12g, 生龙骨 30g, 生牡蛎 30g, 生地黄 15g, 牛膝 15g。

[加减] 头后部或颈部发紧者, 加葛根 30g, 川芎 10g; 眠差者, 加酸枣仁 30g, 首乌藤 30g; 耳鸣耳聋者, 加石菖蒲 15g, 远志 10g; 头痛明显者加羚羊角粉 0.3g。

[中成药] 天麻钩藤冲剂: 平肝息风, 清热活血, 平补肝肾。每次 1～2 袋, 每日 3 次。

（3）气阴两虚证

[治法] 益气培元, 滋阴降火。

[方药] 生脉散 (《医学启源》) 加减。太子参 30g, 麦冬 10g, 五味子 10g, 熟地黄 10g, 山药 15g, 山茱萸 10g, 茯苓 15g, 天麻 10g, 钩藤 15g, 牛膝 15g。

[加减] 气虚明显, 浮肿便溏者加黄芪 30g, 炒白术 10g; 阴虚明显, 口干烦热者加沙参 10g, 石斛 10g; 失眠者加酸枣仁 30g, 茯神 10g; 心悸怔忡者, 加生龙骨 30g, 生牡蛎 30g; 头晕明显者加怀牛膝 20g, 玉米须 20g。

[中成药] 生脉胶囊, 益气培元, 口服, 每次 4 粒, 每日 3 次。

（4）阴阳两虚证

[治法] 滋养肝肾, 温补肾阳。

[方药] 肾气丸 (《金匮要略》) 或济生肾气丸 (《济生方》) 加减。熟地黄 15～20g, 山茱萸 15g, 山药 30g, 茯苓 15g, 牡丹皮 10g, 泽泻 15g, 钩藤 10g, 川芎 10g, 菊花 10g, 补骨脂 10g, 巴戟天 10g, 炮附子 6g。

[加减] 小便频数者加益智仁 10g, 桑螵蛸 15g; 偏于阳虚, 下肢浮肿, 四肢凉, 加淫羊藿 10g; 偏于阴虚, 烘热汗出, 去附子, 加黄柏 10g, 知母 10g; 少寐多梦者加炒酸枣仁 30g, 首乌藤 30g。

[中成药] 济生肾气丸, 滋养肝肾, 口服, 每次 6g, 每日 3 次。

（5）痰湿壅盛证

[治法] 化痰祛湿通络。

[方药] 半夏白术天麻汤 (《医学心悟》) 合温胆汤 (《备急千金要方》) 加减。半夏 9g, 橘红 10g, 茯苓 15g, 甘草 6g, 竹茹 10g, 枳壳 10g, 石菖蒲 15g, 远志 10g, 炒酸枣仁 30g, 白术 15g, 天麻 10g。

　　[加减]血脂高者加草决明15g，山楂15g；肢体麻木者加桑枝10g，僵蚕10g。

　　[中成药]牛黄降压丸，清心化痰，镇静降压。每次30粒，每日2～3次。

　　（6）瘀血阻络证

　　[治法]活血化瘀。

　　[方药]血府逐瘀汤（《医林改错》）加减。桃仁10g，红花10g，当归10g，白芍15g，川芎10g，生地黄10g，柴胡10g，枳壳10g，牛膝15g，桔梗9g。

　　[加减]兼有气虚者，加黄芪30g，党参15g；兼有气滞者，加香附10g，檀香10g；久病入络者，加水蛭5g，蜈蚣2条。

　　[中成药]松龄血脉康：平肝潜阳，镇心安神，活血化瘀。每次2～6粒，每日3次。

　　（7）湿热内蕴证

　　[治法]清热利湿，升清降浊。

　　[方药]菖蒲郁金汤（《温病全书》）加减。石菖蒲12g，郁金12g，连翘12g，竹叶6g，牡丹皮10g，莲心3g，灯心草3g，柴胡10g，黄芩10g，泽泻15g，陈皮10g，茯苓15g。

　　[加减]兼有胸闷者，加藿香梗12g，荷叶梗12g，兼有肢体麻木者，加豨莶草20g，木贼草10g。

　　[中成药]复方罗布麻片：平肝潜阳，化痰降浊。每次2粒，每日3次。

　　2. 病证结合治疗　　根据病证结合的原则，在高血压治疗过程中，坚持中西医结合治疗，发挥中药优势，改善临床症状，防止和延缓并发症的发生，减少不良反应，降低西药用量。

　　（1）治疗原则：最大限度降低心脑血管并发症的发生和总体死亡风险。高危和极高危患者在改善生活方式的同时立即开始药物治疗。中危患者在改善生活方式的同时，可以监测血压和其他危险因素3～6个月，如收缩压≥140 mmHg或舒张压≥90mmHg则开始药物治疗；如收缩压＜140 mmHg，舒张压＜90mmHg，可继续监测血压。低危患者可监测血压及其他危险因素3～12个月，如收缩压≥140 mmHg或舒张压＞90mmHg，则开始药物治疗；如收缩压＜140 mmHg或舒张压＜90mmHg，可继续监测血压。

　　（2）常用药物

　　①血管紧张素转换酶抑制药（ACEI）：卡托普利12.5～25mg，每日2～3次；苯那普利5～20mg，每日1次；福辛普利10～40 mg，每日1次；依那普利5～40 mg，每日1～2次。

　　②利尿药：吲达帕胺2.5～5.0mg，每日1次；双氢克尿塞6.25～12.5mg，每日1次；氨苯蝶啶25～50mg，每日1次。

　　③β受体阻断药：美托洛尔25～50mg，每日2次；比索洛尔2.5～10mg，每日1次；卡维地洛（该药尚兼有α受体阻断作用）12.5～25 mg，每日1次。

　　④钙拮抗药（钙通道阻滞药）：硝苯地平控释剂30～90mg，每日1次；硝苯地平缓释剂10～30mg，每日2次；氨氯地平2.5～10mg，每日1次；尼莫地平20～40mg，每日3次；非洛地平2.5～20mg，每日1次；缓释地尔硫草60～180mg，每日1次。

⑤血管紧张素Ⅱ受体拮抗药（ARB）：氯沙坦 25 ～ 100mg，每日 1 次；缬沙坦 80mg，每日 1 次；厄贝沙坦 150mg，每日 1 次；替米沙坦 80mg，每日 1 次。

⑥α 受体阻断药：乌拉地尔 30 ～ 60mg，每日 2 次；特拉唑嗪 0.5 ～ 6 mg，每日 1 次。

⑦复方制剂：降压 0 号 1 ～ 2 片，每日 1 次；复方罗布麻片 1 ～ 3 片，每日 3 次。

3. 高血压危象治疗　高血压危象是指原发性或继发性高血压在疾病发展过程中，由于某些诱因的作用，血压急剧升高，病情急剧恶化以及高血压引起的心脏、脑、肾等主要器官功能严重受损的并发症。

（1）高血压危象的类型：2010 年《中国高血压防治指南》根据是否合并存在急性靶器官损害和是否需要立即降压治疗而将高血压危象分为高血压急症和次急症。

①高血压急症：指血压严重升高（＞180/120mmHg）并伴发进行性靶器官功能不全的表现，需要立即降压治疗以阻止或减少靶器官进一步损害。主要包括高血压脑病、颅内出血、急性心肌梗死、急性左心力衰竭伴肺水肿、不稳定性心绞痛、主动脉夹层动脉瘤。

②高血压次急症：指血压严重升高但不伴靶器官损害。

（2）高血压急症的治疗：这类病人应进入加强监护室，持续监测血压和尽快应用适合的降压药。降压目标是静脉输注降压药，1 小时内使平均动脉血压迅速下降但不超过 25%，在以后的 2 ～ 6 小时血压降至 160/100 ～ 110mmHg，在以后 24 ～ 48h 逐步降低血压达到正常水平。有些高血压急症患者用口服短效降压药可能有益，如卡托普利、拉贝洛尔、可乐宁。急症常用降压药有硝普钠（静脉）、尼卡地平、乌拉地尔、二氮嗪、肼苯达嗪、拉贝洛尔、艾司洛尔、酚妥拉明等。常用治疗方法如下。

①硝普钠：12.5 ～ 50μg/min 起始，血压降至 150/100mmHg 时减慢滴速，每隔 5 ～ 10 分钟测血压 1 次，直到血压为 130/80mmHg 左右时，维持点滴至症状缓解。本药降压作用迅速，停药后作用在 3 ～ 5min 消失。长时间或大剂量使用时应注意硫氰酸中毒。

②硝酸甘油：起始剂量为 20μg/min，每隔 5 ～ 10 分钟可增加 5μg/min，最大剂量为 100 ～ 200μg/min。

③乌拉地尔：首剂 12.5 ～ 25mg 静脉注射，然后静脉滴注维持，0.4 ～ 2mg/min。当静脉使用降压药物将血压满意控制时，应逐渐过渡到用口服降压药物替代静脉用药，并长期将血压控制在理想范围内。

4. 外治法

（1）足浴法：茺蔚子、钩藤、桑白皮各 50g，共煎水浸泡双足 30 分钟。或邓铁涛足浴方（怀牛膝 30g，川芎 30g，天麻 10g，钩藤 10g，夏枯草 10g，吴茱萸 10g，肉桂 10g）共煎水浸泡双足 30 分钟。

（2）穴位贴敷法：白芥子、甘遂、延胡索、细辛、丹参、钩藤、杜仲、罗布麻等量共研细末，鲜姜汁调和贴敷于肝俞、肾俞、涌泉、太冲、神阙、气海、关元等穴位。

（3）穴位埋线法：取曲池、足三里、心俞、太冲等穴位，每次埋 15 ～ 20 天，适用于

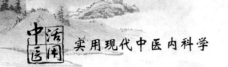

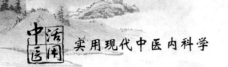

本病阴阳失调者。

（4）耳针疗法：皮质下、神门、心、肝、肾、交感、高血压点、降压沟等，每穴捻针半分钟，留针30分钟，每日1次。掀针埋藏，或王不留行子按压，每次选2～3穴，埋针1～2天，10天为1个疗程。

（5）穴位注射：取太冲、曲池、肝肾、肾俞，以川芎嗪10mg注射，每日1次。

5. 针灸疗法

[主穴] 风池、曲池、足三里、太冲。

[加减] 肝火亢盛加行间、太阳。阴虚阳亢加太溪、三阴交、神门。痰湿内盛加丰隆、内关。阴阳两虚加气海、关元（灸）。

【中医疗效评价】

1. 改善症状，提高生存质量。
2. 减少西药用量，减毒增效，提高降压平滑指数。
3. 保护心脑肾等器官改善预后。

第二节 冠 心 病

冠心病即冠状动脉性心脏病（coronary heart disease，CHD），包括冠状动脉粥样硬化使管腔狭窄或阻塞导致心肌缺血、缺氧而引起的心脏病（冠状动脉粥样硬化性心脏病，coronary atherosclerotic heart disease）和冠状动脉痉挛，亦称缺血性心脏病（ischemic heart disease）。心绞痛是冠状动脉供血不足，心肌急剧的、暂时的缺血与缺氧所引起的临床综合征，是冠心病最主要和最常见的类型。阵发性的前胸压榨性疼痛感觉是其特点，可放射至左上肢，持续数分钟，经休息或用硝酸酯制剂后可以缓解。劳累、情绪变化、饱食、受寒、血压升高等为心绞痛的常见诱因。

本病属于中医学"胸痹""心痛""厥心痛"等范畴。病因多为年老肾虚、饮食不节、情志失调、寒邪侵袭、劳逸失度等，病位在心，与心、肝、脾、肾诸脏相关，多属本虚标实之证，常在心气、心阳、心阴不足或脏腑功能失调的基础上兼夹痰浊、气滞、血瘀、寒凝等病变，产生不通则痛或不荣则痛的表现。

【诊断】

1. 西医诊断　参照国际心脏病学会和协会及世界卫生组织临床命名标准化联合专题组报告《缺血性心脏病的命名及诊断标准》、2007年《中国慢性稳定性心绞痛诊断与治疗指南》等标准诊断：①心绞痛的症状和体征。②心肌缺血的客观依据：发作时 ST-T 的缺血型改变；心电图运动试验阳性；心肌灌注显影试验提示心肌缺血性改变；冠状动脉造影提示有狭窄。

具备上述第①项和第②项中任何一条者可诊断为心绞痛。

2. 中医诊断　参照中华人民共和国中医药行业标准中医病证疗效诊断标准中胸痹心痛诊断依据诊断：左侧胸膺或膻中处突发憋闷而痛，疼痛性质为灼痛、绞痛、刺痛或隐痛、含糊不清的不适感等，疼痛常可窜及肩背、前臂、咽喉、胃脘部等，甚者可经手少阴、手厥阴经循行部位窜至中指或小指，常兼心悸。突然发病，时作时止，反复发作。持续时间短暂，一般几秒至数十分钟，经休息或服药后可迅速缓解。多见于中年以上，常因情志波动，气候变化，多饮暴食，劳累过度等而诱发。亦有无明显诱因或安静时发病者。

心电图应列为必备的常规检查，必要时做动态心电图、心电图运动试验。休息时心电图明显心肌缺血，心电图运动试验阳性，有助于诊断。

3. 中医证候诊断

（1）心气虚损证：隐痛阵作，气短乏力，神疲自汗。面色少华，纳差脘胀。苔薄白质淡，脉沉细或代或促。

（2）心阴不足证：隐痛胸闷，忧思多虑，口干梦多，眩晕耳鸣，惊惕不宁，多梦不寐，苔净或少苔或苔薄黄，舌质红，脉细数或代、促。

（3）气阴两虚证：隐痛阵作，气短乏力，五心烦热，汗多口干，舌红少苔或舌淡薄黄，脉细数或结、代。

（4）心阳不振证：闷痛时作，畏寒肢冷，面白无华，肢体肿胀，汗出少尿，质淡胖苔薄白，脉沉细弱或沉迟或结、代。

（5）痰浊闭塞证：闷痛痞满，时缓时急，口黏乏味，纳呆脘胀，头重呕恶，肢体倦怠，苔腻或黄或白滑，脉滑或数。

（6）心血瘀阻证：刺痛定处，疼痛部位固定不移，多在午后夜间发作或加重，面晦唇青，怔忡不宁，爪甲发青，舌质紫黯或见紫斑或舌下脉络紫胀，脉涩或结、代。

（7）寒凝心脉证：心胸痛，遇寒痛甚，甚则心痛彻背，背痛彻心，手足逆冷，畏寒喜热，舌质淡或质青，苔白滑，脉沉迟或沉紧。

（8）气滞血瘀证：胸痛时作，痛无定处，时欲太息，遇情志不遂时诱发或加重，胸胁胀满，善太息，急躁，唇舌紫暗，脉弦涩。

【治疗】

发作期治疗："急则治其标，缓则治其本"。发作时选用速效救心丸，每次含服 5～10 丸；麝香保心丸，每次含服 1～2 粒或吞服。也可配合川芎嗪针、丹参针、生脉针，静脉滴注。

缓解期治疗：依据辨证结果，选用治法方药。

1. 辨证论治

（1）心气虚损证

［治法］补益心气。

［方药］归脾汤（《正体类要》）加减或保元汤（《博爱心鉴》）加减。西洋参 10g，生黄芪 30g，炙甘草 6g，炒酸枣仁 30g，木香 6g，龙眼肉 10g，桂枝 9g，炒白术 12g，茯苓 15g，当归 12g，远志 9g，陈皮 10g。

［加减］兼唇舌紫暗者，加丹参 12g，当归 12g；兼心烦失眠者，加柏子仁 12g，麦冬 15g；兼口苦心烦，口舌生疮者，加黄连 6g，竹叶 6g。

［中成药］人参归脾丸：补益心脾，每次 9g，每日 3 次。

（2）心阴不足证

［治法］滋养心阴。

［方药］天王补心丹（《校注妇人良方》）加减。丹参 15g，太子参 15g，茯苓 30g，五味子 6g，麦冬 12g，天冬 10g，生地黄 12g，玄参 15g，远志 9g，炒酸枣仁 30g，柏子仁 12g，桔梗 12g。

［加减］兼唇舌紫暗，胸痛固定者，加桃仁 12g，红花 12g；兼心烦、失眠者，加炒栀子 10g，淡豆豉 12g；兼气短、气喘、乏力，动则加重者，加生黄芪 30g，西洋参 10g。

［中成药］天王补心丹：滋阴养血，补心安神，每次 9g，每日 3 次。

（3）气阴两虚证

［治法］益气养阴。

［方药］生脉散（《备急千金要方》）加减。麦冬 15g，五味子 12g，炙甘草 6g，西洋参（另煎兑服）10g，白芍 12g，茯苓 30g，生地黄 15g，阿胶（烊化）12g，玄参 12g。

［加减］兼唇舌紫暗、胸痛甚者，加丹参 15g，桃仁 12g，三七粉（冲）3g；兼心烦、失眠者，加酸枣仁 30g，柏子仁 12g；兼气短、乏力、动则加重者，加生黄芪 30g，山药 15g。

［中成药］生脉饮，益气养阴，每次 10ml，每日 3 次。

（4）心阳不振证

［治法］温阳宣痹。

［方药］瓜蒌薤白白酒汤（《金匮要略》）合右归饮（《景岳全书》）加减。制附子（先煎）12g，熟地黄 12g，山药 12g，红参（另煎兑服）6g，枸杞子 12g，山茱萸 12g，杜仲 12g，瓜蒌 12g，薤白 6g，当归 12g。

［加减］兼大汗出、脉微欲绝者，加生龙骨（先煎）30g，山茱萸 15g，生牡蛎（先煎）30g；兼胸痛遇寒加剧者，加高良姜 12g，肉桂 3g，细辛 3g；兼胸胁胀痛，善叹息者，加郁金 12g，延胡索 12g；兼尿少、浮肿者，加茯苓 30g，泽泻 15g。

［中成药］麝香保心丸：芳香温通，益气强心。每次 1～2 粒，含服或吞服，每日 3 次。

（5）痰浊闭塞证

［治法］化痰宣痹。

［方药］瓜蒌薤白半夏汤（《金匮要略》）合温胆汤（《备急千金要方》）加减。瓜蒌12g，薤白12g，法半夏9g，陈皮9g，茯苓30g，枳实10g，石菖蒲10g，竹茹12g，白术12g。

［加减］兼气虚者，加生黄芪30g，山药15g；兼痰黏稠、色黄、苔黄腻者，加黄连6g，胆南星6g，竹沥10g；兼舌暗紫或有瘀斑者，加全蝎4.5g，桃仁12g，红花12g。

［中成药］速效救心丸：益气活血，化痰通络，每次含服4～6粒，每日2次或必要时即刻含服。

（6）心血瘀阻证

［治法］活血化瘀。

［方药］桃红四物汤（《医宗金鉴》）合（或）丹参饮（《时方歌括》）加减。桃仁12g，红花12g，当归12g，白芍15g，川芎10g，生地黄12g，丹参15g，砂仁6g，白术12g。

［加减］兼胸痛剧烈者，加炙水蛭4.5g，全蝎4.5g；兼胸闷胀痛、善太息者，加延胡索12g，枳壳12g，郁金12g；兼胸痛遇寒加重，脉沉细或沉迟，加细辛3g，干姜6g。

［中成药］复方丹参滴丸：活血化瘀，理气止痛。每次10粒，每日3次。

（7）寒凝心脉证

［治法］温通心阳，散寒止痛。

［方药］当归四逆汤（《伤寒论》）合瓜蒌薤白白酒汤（《金匮要略》）加减。桂枝10g，当归12g，芍药9g，细辛3g，沉香10g，干姜6g，薤白10g，瓜蒌12g。

［加减］兼唇舌紫暗，脉涩者，加檀香12g，红花12g；兼苔白厚腻，脉滑者，加石菖蒲12g，胆南星6g，莱菔子15g；兼气短气喘、动则加重者，加红参6g，炙黄芪30g。

［中成药］麝香保心丸：芳香温通，益气强心。每次1～2粒，含服或吞服，每日3次。

（8）气滞血瘀证

［治法］理气活血，通络止痛。

［方药］血府逐瘀汤（《医林改错》）加减。柴胡10g，枳壳12g，香附12g，赤芍药12g，川芎12g，桃仁12g，红花12g，当归12g，生地黄12g，川牛膝15g，桔梗12g。

［加减］兼苔腻者，加苍术12g，瓜蒌12g；兼心烦易怒、口干、舌红苔黄、脉数者，加栀子6g，黄连6g；兼便秘者，加当归12g，枳实12g，生大黄（后下）6g。

［中成药］血府逐瘀口服液：活血化瘀，行气止痛。每次服10ml，每日3次。

2.病证结合治疗

（1）药物治疗

1）发作时的治疗：立即安静休息，硝酸甘油含片舌下含化或硝酸甘油注射液、硝酸异山梨酯注射液注射。

2）缓解时的治疗：硝酸酯类药物有硝酸甘油片、硝酸甘油皮肤贴片、二硝酸异山梨酯片、5-单硝酸异山梨酯片、硝酸甘油注射液等。

①钙拮抗药：硝苯地平片、地尔硫䓬片、维拉帕米片、尼卡地平片、尼群地平片、苯磺酸氨氯地平片等。

②β受体阻断药：普萘洛尔、阿替洛尔、美托洛尔、比索洛尔等。禁用于冠状动脉痉挛发作者或伴有周围血管疾病者。

③抗血小板药物：阿司匹林、氯吡格雷等。

④调脂药物：他汀类药如辛伐他汀、普伐他汀、洛伐他汀、阿托伐他汀、氟伐他汀等。贝特类药如非诺贝特等。

⑤血管紧张素转换酶抑制药类药物：卡托普利、贝那普利、雷米普利、赖诺普利、福辛普利等。

⑥调节心肌代谢类药物：曲美他嗪等。

⑦抗凝药物：肝素、低分子肝素、华法林等。

⑧溶栓药物：尿激酶、链激酶、组织纤溶酶原激活药等。

（2）PCI治疗：经皮穿刺冠状动脉腔内成形术加冠状动脉腔内支架置入术，用于药物治疗不能控制的心绞痛患者。

（3）冠状动脉旁路移植术：用于内科治疗无效或不宜PCI治疗者。

辨证与辨病相结合治疗冠心病心绞痛时，应根据病人的不同情况在辨证的基础上灵活组方遣药。如对于不稳定性心绞痛的患者，可加用三七；PTCA再狭窄患者，伍用地龙行气活血，通络止痛；急性心肌梗死多合用左归饮；兼有湿热瘀阻则选方"当归拈痛汤"常能取得显著疗效。在用活血化瘀法的同时，不能忽视痰浊湿阻，用沉香、瓜蒌、半夏等，方药多佐用二陈汤、温胆汤等。可加用人参、黄芪、甘草等；素体阴虚者，可将方中人参改为南北沙参。女子多用当归、赤芍、川芎等养血活血。而男性多合并有肾虚，临证在活血止痛的基础上加用熟地黄、山药、山茱萸等。老年心力衰竭则加入淫羊藿补肾壮阳。

3. 针灸疗法

[辨证分型] 气滞血瘀、心阴亏虚、心阳不振、痰湿中阻、寒凝心脉。

[取穴] 内关、心俞、膻中、通里、足三里、间使。

[手法] 每次选用4～5穴，轮流使用，连续治疗10次后可停针数日，再行治疗。对心阳不振、寒凝心脉者可加灸法。

[加减] 气滞血瘀配膈俞、阴郄；心阴亏虚配阴郄、太溪、三阴交；心阳不振配命门（灸）、巨阙；痰浊中阻配中脘、丰隆；寒凝心脉配关元（灸）、气海（灸）。

4. 外治法

（1）穴位敷贴

①心绞痛宁膏：每次2帖，贴敷于心前区，24h更换1次。

②麝香心绞痛膏：外敷于心前区痛处与心俞穴。

③补气活血软膏：将软膏贴于胸骨左缘及左第2肋间下6cm×6cm范围，每次5g，每

日 2 次，15 天为 1 个疗程。

（2）耳针：可选心、皮质下、交感区等穴埋针或埋豆，自行按压刺激，亦可达到缓解疼痛的目的。

（3）按摩：以拇指或手掌按揉心俞、膈俞、厥阴俞、内关、间使、三阴交、心前区阿是穴，每次 10 分钟。

【中医疗效评价】

［有效］速效，5 分钟内止痛；中长效，心绞痛分级降低 1 级以上。

［显效］中医证候疗效判定：硝酸酯类药物用量降低一半及以上；休息时心电图为正常心电图，或 ST 段下降治疗后回升 0.05mV 以上。

第三节　心律失常

心律失常（cardiac arrhythmia）是指心脏起搏和传导功能紊乱而发生的心脏节律、频率或激动顺序异常，主要表现为心动过速、心动过缓、心律不齐和停搏。心律失常主要分为快速性心律失常和缓慢性心律失常两大类。心律失常的临床表现取决于节律和频率异常于血流动力学的影响，轻者出现心慌、心悸和运动耐量降低，重者可诱发或加重心功能不全，心脏骤停可引起晕厥或心脏性猝死。

本病属于中医学"心悸""怔忡"等范畴，亦见于有关脉律失常（数、疾、迟缓、促、涩、代、结）等病篇中。主要病因为外邪侵袭、七情刺激、饮食不节、体质虚弱等，其病位在心，但与其他脏腑密切相关。心失所养、心脉瘀阻、脏腑功能失调是基本病机，心悸、怔忡、脉律失常是其共同表现。

【诊断】

1. 西医诊断　参考 2016《室性心律失常中国专家共识》《室上性快速心律失常治疗指南》。

（1）病史：涉及与心律失常相关症状及发作特点的病史。

（2）体格检查：心率及心律的改变，心音强度、有无杂音及附加音，心率和脉搏的关系，血压高低等。

（3）心电生理检查：发作期的心电图诊断、动态心电图、食管电生理检查、心腔电生理检查符合心律失常改变。

2. 中医诊断　参考中华中医药学会发布《中医内科常见病诊疗指南》（ZYYXH/T19-2008）。自觉心中跳动，惊慌不安，不能自主，可见结脉、代脉、促脉等脉象。常有情志刺激、

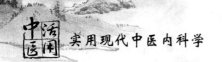

惊恐、紧张、劳倦、烟酒、咖啡、浓茶等诱发因素。

3. 中医证候诊断

（1）心气不足证：心悸短气，疲倦乏力，头晕自汗，动则加剧，舌质淡红，舌苔薄白，脉虚无力或兼促、涩或结代。

（2）心神不宁证：心悸怔忡，善恐易惊，少受惊吓即坐立不安，失眠多梦，梦中惊醒，舌淡，苔白，脉虚数或时有结涩。

（3）阴虚火旺证：心悸不宁，心烦易怒，失眠多梦，或有低热，或五心烦热，口舌干燥，小便黄短，大便干结，舌红少津，脉细数或促、涩。

（4）心血不足证：心悸眩晕，乏力，面色无华，唇色淡白，舌淡，脉细或结代。

（5）气阴两虚证：心悸怔忡，虚烦多梦，或自汗盗汗，或五心烦热，舌淡苔薄白，脉虚数或促涩，结代。

（6）心脉瘀阻证：心悸不安，胸闷不舒，心前区刺痛，入夜尤甚，或见唇甲青紫，舌质紫暗或瘀斑、瘀点，脉涩或结代。

（7）痰扰心脉证：心悸胸闷，眩晕恶心，头重身倦，痰多咳嗽，舌苔浊腻，脉弦滑或涩、结代。

（8）心阳不足证：心悸不安，胸闷气短，面色苍白，畏寒肢冷，乏力气短。舌淡苔白，脉虚微或兼迟缓，或涩，结代。

（9）心阳虚脱证：心悸气短，四肢厥冷，冷汗淋漓，面色苍白，表情淡漠，脉疾数微弱欲绝或怪乱或促涩无力。

【治疗】

1. 辨证论治

（1）心气不足证

[治法] 益气复脉。

[方药] 益气复脉汤（验方）加减。人参10g，黄芪25g，麦冬15g，五味子10g，炙甘草12g，当归15g，熟地黄15g。兼有血瘀加丹参、三七；兼有脾虚加木香、砂仁；睡卧不安加茯苓、合欢皮。

（2）心神不宁证

[治法] 养心安神，镇惊定悸。

[方药] 安神复脉汤（验方）。磁石（先煎）30g，龙齿（先煎）30g，琥珀（冲服）1.5g，茯神15g，石菖蒲12g，人参6g，远志10g，柏子仁12g，炙甘草12g，麦冬15g。兼有自汗加黄芪、煅牡蛎；胃肠不适便溏者去磁石、远志、柏子仁，加益智仁、藿香。

（3）阴虚火旺证

[治法] 清心复脉。

[方药] 清心复脉汤（验方）。珍珠末（冲服）0.3g，生地黄 18g，酸枣仁 18g，当归6g，麦冬 15g，柏子仁 12g，莲心 2g，苦参 12g，龙齿（先煎）30g，甘草 6g。心气虚弱，疲倦乏力者加西洋参或太子参，心火炽盛者去当归加黄连。

（4）心血不足证

[治法] 养血复脉。

[方药] 养血复脉汤（验方）。当归 12g，熟地黄 15g，黄芪 20g，人参 6g，阿胶（烊化）10g，远志 10g，柏子仁 10g，酸枣仁 15g，木香（后下）10g，炙甘草 12g。阴虚重者去当归加西洋参，熟地黄改生地黄，加麦冬、五味子；兼心虚胆怯者加生龙齿、珍珠末。

（5）气阴两虚证

[治法] 益气养阴复脉。

[方药] 生脉散（《备急千金要方》）。人参 10g，麦冬 15g，五味子 10g。气虚甚者加黄芪；阴虚有热者加天冬、生地黄、黄连、莲心、苦参；肾阴不足加龟甲、鳖甲；兼心脉瘀阻加丹参、三七。

（6）心脉瘀阻证

[治法] 活血复脉。

[方药] 活血复脉汤（验方）。桃仁 12g，红花 12g，赤芍 12g，生地黄 18g，香附12g，丹参 20g，当归 12g，延胡索 12g，三七粉 3g，佛手 12g，甘草 9g。兼气虚去香附、青皮，加党参、黄芪；兼阳虚者去青皮、生地黄、红花，加淫羊藿、熟附子、肉桂。若因瘀致虚，宜与补益方药联合应用，或在原方中减桃仁、红花、赤芍等，加黄芪、川芎、山茱萸等药。

（7）痰扰心脉证

[治法] 涤痰复脉。

[方药] 涤痰复脉汤（验方）。法半夏 15g，陈皮 10g，佛手 12g，胆南星 12g，党参18g，茯苓 15g，石菖蒲 12g，甘草 6g。化热者可加苦参、黄连、莲心等清热药。气虚加党参、黄芪；化热者加黄连、竹茹、枳实。

（8）心阳不足证

[治法] 温阳复脉。

[方药] 温阳复脉汤（验方）。熟附子（先煎）15g，干姜 10g，炙麻黄 9g，细辛 6g，炙甘草 12g。气虚加人参、黄芪；血瘀加降香、当归、川芎；痰阻心脉加瓜蒌皮、薤白、法半夏、石菖蒲；兼阳虚水泛加茯苓皮、猪苓、泽泻、桂枝。

（9）心阳虚脱证

[治法] 回阳固脱复脉。

[方药] 固脱复脉汤（验方）。人参 20g，熟附子（先煎）15g，干姜 10g，肉桂 3g，黄芪 30g，麦冬 15g，五味子 10g，煅龙骨（先煎）30g，煅牡蛎（先煎）30g，炙甘草 30g。

2. 病证结合治疗

（1）药物治疗：根据心律失常的不同类型可以选择不同药理作用的抗心律失常中药和西药，以做到病证结合治疗心律失常的目的。

①抗快速心律失常药物：主要作用于心脏期前收缩、心动过速和心脏扑动或颤动的治疗。主按 Vanghan Williams 分类为 I 类（钠离子通道阻断药，Ia 类包括奎尼丁、普鲁卡因胺、丙吡胺等，I 类包括利多卡因、苯妥英钠、美西律，Ic 类包括普罗帕酮、恩卡尼、氟卡尼等）、II 类（β受体阻断药，代表药物美托洛尔、普萘洛尔）、III 类（钾离子通道阻断药，代表药物胺碘酮）、IV 类（钙拮抗药，代表药物维拉帕米、地尔硫䓬等）及其他药物（腺苷、洋地黄类）。

中药如苦参、莲心、缬草、当归、石菖蒲、山豆根、甘松、三七、延胡索、地龙、卫茅等有阻滞心肌细胞膜钠离子通道的药理作用；生脉散、葶苈子、北五加皮、蟾酥等能抑制心肌细胞膜 Na^+-K^+-ATP 酶；佛手、淫羊藿、葛根能阻断β受体；拮抗钙通道药如粉防己、川芎、藁本、羌活、独活、红花、赤芍、丹参、茵陈、五味子；延长动作电位如黄杨木、延胡索、黄连、木防己等。

②抗缓慢性心律失常药物：包括 M- 胆碱受体阻断药（代表药物阿托品）、β肾上腺素能受体兴奋药（代表药物肾上腺素、异丙肾上腺素）、其他（糖皮质激素、氨茶碱、烟酰胺、硝苯地平、甲状腺素等）。

在西药的基础上可选用兴奋β受体的中药如麻黄、附子、细辛、吴茱萸、椒目、丁香等。

③病因治疗：病毒性心肌炎、心肌病所导致的心律失常，选用黄芪、淫羊藿或苦参、虎杖、射干等来清除病毒；冠心病所致心律失常，选用丹参、田七疏通心脉改善血供。

（2）非药物治疗

①电复律：适用于心室扑动或颤动；药物治疗无效、有明显血流动力学障碍的室性或室上性心动过速；病因得到控制，药物不能复律的心房扑动或颤动。

下列情况禁忌电复律：心腔内附壁血栓或 3 个月内发生过栓塞事件；快 - 慢综合征、完全性房室传导阻滞；洋地黄中毒、电解质紊乱、风湿活动等导致的快速性心律失常。心室扑动或颤动紧急复律无禁忌证。

②导管射频消融：适用于预激综合征合并阵发性房颤、房室折返性心动过速；房室折返性心动过速、房速、典型房扑和特发性室性心动过速反复发作者；非典型房扑发作频繁、心室率不易控制者；非瓣膜病性房颤药物治疗无效者。导管射频消融可引起多种并发症，目前治疗快速性心律失常疗效较好。

③外科手术治疗：较少采用。

3. 外治法

（1）耳针：选耳穴的心、神门、交感点。用 5 分毫针刺入，留针 30 分钟，每次行针 10 分钟，中等刺激，适用室上性心动过速及室性心动过速。反复发作者可用耳穴埋针或耳穴压药，每 3 日更换 1 次。

选耳穴：内分泌、心、神门、交感点、皮质下。用王不留行子贴压于耳穴上，每日按压 2～3 次，每次 15 分钟，10 次为 1 个疗程，治疗缓慢性心律失常。

（2）按摩：取心俞、膈俞、至阳穴，采用点、按、揉等手法进行刺激，由轻至重，每日 1 次，每次 15 分钟，10 次为 1 个疗程，治疗缓慢性心律失常。

病人仰卧，医生以拇指端顺时针按压左神藏穴或灵墟穴，治疗阵发性室上性心动过速。

4. 针灸疗法

（1）取穴内关、神门、郄门、厥阴俞、膻中，平补平泻法，留针 10～15 分钟，适用于各种期前收缩。

（2）独取膻中，用平补平泻法，留针 10～15 分钟，适用于阵发性心动过速。

（3）针刺双侧内关，新发病及年轻体力尚强者重刺激，留针 3～5 分钟；对久病体虚者用补法轻刺激，留针 10～15 分钟，适用于各种期前收缩。

【中医疗效评价】

1. 改善症状：按照中医证候积分量表进行积分评价。

2. 提高生活质量：基于患者报告结局的 PRO 量表及生活质量量表（SF-36 健康简表）评分进行评价。

3. 消除抗心律失常药物的不良反应，缩短治疗周期。

第四节　心房颤动

心房颤动（atrial fibrillation，简称房颤）是一种心房激动频率达 350～60/min 的快速性心律失常。根据房颤的发作特点分为阵发性（反复发作，可自行终止，持续时间小于 7 天）、持续性（发作持续时间大于 7 天，经过治疗可转复窦律）、长期持续性（持续 1 年以上）和永久性房颤（患者和医生共同决定不再试图恢复/维持窦性心律）。

本病属于中医学"心悸""怔忡""胸痹"等范畴，主要病因为外邪侵袭、七情刺激、饮食不节、体质虚弱等，其病位在心，但与其他脏腑密切相关。心失所养、心脉瘀阻、脏腑功能失调是基本病机。

【诊断】

1. 西医诊断　参照中华医学会 2015 年颁布的《心房颤动：目前的认识和治疗建议》及 ESC2016 版《心房颤动管理指南》制定如下诊断标准。

（1）症状：心慌、胸闷、气短、眩晕、运动耐量下降是最常见的临床症状。器质性心脏病发生房颤的症状较重，当心室率超过 150/min 时还可诱发冠心病患者的心绞痛、二尖瓣狭窄患者发生急性肺水肿、心功能受损患者发生急性心力衰竭。

（2）体征：心脏听诊心率快慢不一，心音强弱不等，节律绝对不规整，同时可发现脉搏短绌。

（3）辅助检查

①心电图：P 波消失，可见快速而不规则的碎裂波，称为房颤波或者 f 波，频率 350～600/min，V_1 导联较清楚，QRS 波节律绝对不规则，称为 RR 间期不匀齐。

②动态心电图检查：不仅可明确房颤诊断，对制订治疗方案（心室率控制的用药方法和时间）、评价治疗效果（药物和非药物治疗）均有重要意义。

③超声心动：可发现是否并存心脏结构和功能异常，可确定左心房大小、是否有附壁血栓等，对房颤的远期预后评估、脑卒中危险度判断、指导复律治疗和疗效评估具有重要的意义。

2. 中医证候诊断　参照中国中医科学院优势病种项目"非瓣膜性心房纤颤中医临床经验继承与诊疗规范化研究"制定。

（1）气阴两虚证：心中悸动，短气咽干，五心烦热，口干烦躁，舌红少苔，脉细数或结代。

（2）阴虚阳亢证：心悸眩晕，心烦失眠，气短乏力，胸闷憋气，舌质红，脉弦细而促。

（3）心脉瘀阻证：心悸怔忡，胸闷胸痛，气短头晕，唇甲青紫，舌质紫暗或有瘀点，脉沉弦。

（4）痰湿痹阻证：心悸气短，胸闷乏力，面色㿠白，纳呆，倦怠，口舌黏腻，舌质淡暗，苔白腻，脉滑或结代。

（5）痰火扰心证：心悸时发时止，受惊易作，胸闷烦躁，失眠多梦，口干苦，大便秘结，小便短赤，舌红苔黄腻，脉弦滑。

（6）心虚胆怯证：心悸不宁，善惊易恐，坐卧不安，少寐多梦而易惊醒，食少纳呆，恶闻声响，苔薄白，脉细略数或弦。

（7）水饮凌心证：心悸咳喘，胸闷痞满，咳不欲饮，下肢浮肿，形寒肢冷，伴有眩晕，恶心呕吐，流涎，小便短少，舌质淡苔滑或沉细而滑。

【治疗】

1. 辨证论治

（1）气阴两虚证

[治法] 益气养阴复脉。

[方药] 生脉散（《备急千金要方》）合炙甘草汤（《伤寒论》）加减。红参6g，炙甘草10g，生地黄12g，丹参12g，阿胶12g，苦参12g，麦冬12g，五味子12g，酸枣仁30g，琥珀3g。

[加减] 兼见血瘀，加桃仁10g，红花9g；兼痰热，加黄连10g，法半夏9g，瓜蒌12g。

［中成药］稳心颗粒，每次 9g，每日 3 次。

（2）阴虚阳亢证

［治法］滋阴潜阳复脉。

［方药］三甲复脉汤（《温病条辨》）加减。党参 12g，桂枝 9g，生地黄 12g，麦冬 12g，当归 15g，阿胶（烊）12g，鳖甲 15g，龟甲 12g，紫石英 30g，炒枣仁 30g，生龙骨 30g，生牡蛎 30g，炙甘草 6g。

［加减］兼血瘀，加丹参 30g，川芎 10g；兼火旺，加知母 12g，黄柏 12g。

［中成药］天王补心丸，每次 6g，每日 3 次。

（3）心脉瘀阻证

［治法］活血通脉。

［方药］桃仁红花煎（《陈素庵妇科补解》）加减。桃仁 12g，红花 12g，丹参 12g，赤芍 12g，川芎 9g，延胡索 12g，青皮 12g，香附 9g，生地黄 12g，当归 12g，龙骨 30g，牡蛎 30g。

［加减］兼气虚，加黄芪 30g，党参 15g；兼痰浊，加瓜蒌 12g，法半夏 9g，白术 12g。

［中成药］血府逐瘀口服液，每次 10ml，每日 3 次。

（4）痰湿痹阻证

［治法］祛湿化痰通络。

［方药］六君子汤（《校注妇人良方》）合温胆汤（《备急千金要方》）加减。黄芪 30g，党参 12g，白术 12g，茯苓 12g，陈皮 12g，竹茹 12g，枳壳 12g，丹参 12g，红花 12g，半夏 6g，甘草 6g。

［加减］兼化热，加黄连 12g，功劳叶 15g；血瘀重者，加川芎 9g，赤芍 10g。

［中成药］温胆宁心颗粒，每次 9g，每日 3 次。

（5）痰火扰心证

［治法］清热化痰，宁心安神。

［方药］黄连温胆汤加味：黄连 10g，竹茹 12g，枳实 12g，法半夏 10g，陈皮 10g，茯苓 15g，炙甘草 10g，栀子 10g，黄芩 10g，瓜蒌 15g，生龙骨 15g。

［中成药］丹蒌片，每次 4 片，每日 3 次。

（6）心虚胆怯证

［治法］镇惊定志，养心安神。

［方药］安神定志丸加减：龙齿 30g，朱砂 3g，茯苓 15g，茯神 15g，石菖蒲 15g，远志 10g，人参 15g，琥珀粉（冲服）3g。

［加减］兼见心阳不振者，加附子 6g，桂枝 10g；兼心血不足者，加熟地黄 15g，阿胶 10g。

［中成药］柏子养心丸，每次 1 丸，每日 3 次。

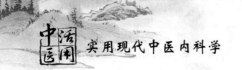

（7）水饮凌心证

［治法］振奋心阳，化气利水。

［方药］苓桂术甘汤合真武汤加减：茯苓 15g，桂枝 10g，炙甘草 10g，白术 15g，半夏 10g，陈皮 10g，泽泻 15g，猪苓 15g，杏仁 10g，桔梗 8g，葶苈子 10g，当归 10g，川芎 10g，丹参 15g，附子 6g。

［加减］兼有脾虚纳少者，加谷芽 15g，麦芽 15g，神曲 15g，鸡内金 15g；恶心欲吐者，加半夏 10g，陈皮 10g，生姜 10g。

［中成药］金匮肾气丸，每次 30 粒，每日 3 次。

2. 病证结合治疗

（1）药物治疗

①控制心室率：治疗药物主要是 β 受体阻断药、非二氢吡啶类钙拮抗药（维拉帕米、地尔硫䓬）、洋地黄。

②恢复并维持窦律药物：转复药物包括 Ⅰa 类、Ⅰc 类和Ⅲ类抗心律失常药。房颤转复后的窦律维持需要综合治疗，而抗心律失常药物方面目前可选用的有胺碘酮、普罗帕酮和施太可。

③抗凝策略：根据 CHADS2［cardiac failure，hypertension，age，diabetes，stroke（doubled）］非瓣膜性房颤卒中风险评分表，将不同患者的卒中风险进行评估，根据评分结果选用华法林钠或阿司匹林。

（2）手术治疗：房颤的外科治疗目前的主要术式仍然是迷宫（Maze）手术。虽然这项治疗的效果非常理想，远期成功率高达 70% ～ 95%，并且术后的血栓栓塞事件显著减少，但由于其创伤较大，需要体外循环支持，因此限制了其临床应用，多适用于那些同时需要进行外科手术矫正（如瓣膜置换术、冠脉搭桥手术等）的患者。

（3）射频消融治疗：对于没有手术禁忌证且药物治疗无效的患者均可考虑行射频消融治疗。不同房颤消融术式的成功率，多数在 70% ～ 90%。环静脉线性消融肺静脉电隔离是房颤导管消融的核心技术，对于持续性房颤患者还需进行线性消融和复杂碎裂心房电位消融。

3. 外治法

（1）耳针：①选穴心、神门、交感点。用 5 分毫针刺入，留针 30 分钟，每次行针 10 分钟，中等刺激。反复发作者可用耳穴埋针或耳穴压药，每 3 日更换 1 次。②选穴内分泌、心、神门、交感点、皮质下。用王不留行子贴压于耳穴上，每日按压 2 ～ 3 次，每次 5 分钟。

（2）穴位按摩：①取心俞、膈俞、至阳穴，采用点、按、揉等手法进行刺激，由轻至重，每日 1 次，每次 15 分钟。②揉摩两乳间膻中穴，力量由轻渐重，以胸部舒畅为度。

4. 针灸疗法

（1）取穴内关、神门、心俞、厥阴俞，平补平泻法，留针 10 ～ 15 分钟。

（2）独取膻中，平补平泻法，留针 10 ～ 15 分钟。

（3）针刺双侧内关穴，新发病及年轻体力尚强者重刺激，留针 3 ～ 5 分钟，久病体虚者轻刺激，留针 15 ～ 30 分钟。

5. 中医器械疗法

【中医疗效评价】

1. 改善症状：中医证候疗效评价标准，参照 1993 年《中药新药临床研究指导原则》。

2. 减少西药用量，缩短病程。

第五节　先天性心脏病

先天性心脏病（congenital heart disease）指出生时就存在的心血管结构或功能的异常，是胎儿时期心血管系统发育异常或发育障碍以及出生后应当退化的组织未能退化所造成的心血管畸形。常见的病种有室间隔缺损、房间隔缺损、动脉导管未闭、肺动脉口狭窄、主动脉口狭窄、法洛四联症、三尖瓣下移畸形等，常见的临床表现有心力衰竭、发绀、心律失常、心脏杂音等。根据血流动力学、解剖特点及分流方向等因素分成三类，即左向右分流、右向左分流、无分流型。

先天性心脏病根据畸形类别的不同可属于中医学"心悸""胸痹""头晕""咳嗽""水肿""虚劳""喘证"等范畴。此病与先天禀赋不足、元气虚弱相关，常由于父母精血不足，母孕期患病或服药损伤胎元，影响胎儿的正常发育，形成先天性缺陷。病机多属气血亏虚，兼血脉瘀滞。病变脏腑主要在心、脾、肾。

【诊断】

1. 西医诊断　参考 2010ESC《成年先天性心脏疾病管理》。①孕母有感染病毒史或接触射线史或服用影响胎儿药物病史；②生长发育迟缓、心肺功能不全等症状；③体格检查可出现杵状指、肝颈静脉回流征阳性、周围血管征等，心脏听诊可闻及病理性杂音；④实验室见红细胞和血红蛋白数升高、影像学提示心脏畸形。

2. 中医诊断　先天性心脏病尚未形成中医诊疗规范，谨参考《实用中医心血管病诊疗学》（杨培君 . 中国中医药出版社，2008 年版）。有心绞痛、心功能不全、晕厥、发绀、活动喜蹲、呼吸困难等症状；心脏超声、心电图及影像学资料可明确诊断。

3. 中医证候诊断

（1）气虚痰阻证：心悸，胸闷气短，动则加剧，咳嗽，咯吐白痰或血痰，神疲乏力。舌暗红，苔薄，脉结代。

（2）气阴两虚证：心悸怔忡，稍活动即加剧，神疲乏力，头晕，盗汗，颧红，心烦失眠。舌偏红，脉结代或细数。

（3）心肾阳虚证：心悸，胸闷，喘急，咳嗽，吐白泡沫样痰，畏寒肢冷，腰酸尿少，面色苍白或青紫，全身水肿。舌暗淡，苔白，脉沉细或结代。

（4）阴阳两虚证：心悸，喘憋，面色青灰或苍白，尿少，四肢浮肿，烦躁不安，张口抬肩，大汗淋漓或汗出如油，四肢厥冷。舌质淡暗，苔白或少苔，脉沉细欲绝。

【治疗】

1. 辨证论治

（1）气虚痰阻证

［治法］补益心肺，活血化痰。

［方药］养心汤（《仁斋直指方》）加减。党参 15g，黄芪 20g，炙甘草 9g，桂枝 9g，当归 9g，川芎 9g，半夏 9g，茯苓 15g。唇甲发绀者加桃仁、红花、益母草；咯吐白痰、喘憋不得卧加葶苈子、桑白皮。

（2）气阴两虚证

［治法］益气养阴。

［方药］生脉散（《医学启源》）合炙甘草汤（《伤寒论》）加减。党参 15g，麦冬 15g，五味子 5g，炙甘草 9g，桂枝 9g，生地黄 12g，酸枣仁 15g，丹参 15g。烦热盗汗加黄连、知母；足肿者加黄芪、白术、防己。

（3）心肾阳虚证

［治法］温补心肾。

［方药］真武汤（《伤寒论》）合四物汤（《太平惠民和剂局方》）加减。熟附子（先煎）15g，干姜 5g，桂枝 9g，白术 15g，茯苓 15g，当归 9g，白芍 9g，泽兰 15g。神疲乏力加黄芪、党参；腹胀纳少恶心者加大腹皮、陈皮、半夏。

（4）阴阳两虚证

［治法］回阳救逆，益气固脱。

［方药］参附龙牡汤（验方）加减。红参 5g，熟附子（先煎）15g，炙甘草 9g，煅龙骨（先煎）30g，煅牡蛎（先煎）30g，麦冬 15g，五味子 9g，山茱萸 30g。喘急哮鸣不能平卧者加黑锡丹。

2. 病证结合治疗　先天性心脏病的治疗以介入和外科手术治疗为主，在围手术期和手术后可对症使用西药改善症状。

（1）房间隔缺损：未发生严重肺动脉高压者均可考虑外科手术或经导管封堵术。继发孔型是介入治疗的主要类型，通常在年龄≥3岁时进行。原发孔型需手术矫治。

（2）心室间隔缺损：可采用外科手术修补或经导管封堵。肺动脉压正常的小缺损可不治疗，合并主动脉瓣脱垂和关闭不全时应及时手术。

（3）动脉导管未闭：一经诊断必须进行治疗。在出现以右向左分流为主之前，采用经导管封堵或手术结扎未闭导管。

（4）主动脉缩窄：无主动脉严重钙化、无反流或轻度主动脉瓣反流可进行介入治疗。对于中度以上主动脉瓣反流、发育不良型主动脉狭窄、纤维肌性或管样主动脉瓣下狭窄及主动脉瓣上狭窄可选择外科手术治疗。

（5）肺动脉口狭窄：瓣膜型狭窄者，如右心室与肺动脉之间的收缩期压力阶差＞40mmHg 者应考虑采用经导管球囊扩张术或外科手术治疗。

（6）主动脉口狭窄：对有症状（心绞痛、晕厥、呼吸困难）者，或虽无症状但主动脉瓣口压差＞50mmHg 的患者应考虑外科手术或经导管介入治疗。如瓣膜型狭窄且瓣叶无钙化，可采用经导管球囊扩张术或外科主动脉瓣分离术治疗。瓣下型狭窄一般采用外科手术治疗。

（7）法洛四联征：缺氧发作时应立即吸氧、补液、镇静、屈膝位；腹泻、呕吐、高热时应及时补液，以防脱水。外科手术治疗应尽早争取一次性完成根治手术。

3. 并发症治疗

（1）心力衰竭：是先天性心脏病的主要死因。出现急性肺水肿、咯血时按急性左侧心力衰竭治疗；右侧心力衰竭时限制食盐摄入，予以利尿药及硝酸酯类药物治疗，在此基础上可使用 ACEI 和 β 受体阻断药以改善心室重构过程。

（2）心律失常：严重心动过缓者应安置心脏起搏器。房颤或房扑常用药物 β 受体阻断药、洋地黄（用于控制房颤心室率，窦律时无益）、口服抗凝药（房颤时）；除药物外，部分房颤及室性心动过速患者尚可考虑射频消融手术根治。无症状的房性或室性心律失常可不必治疗。

【中医疗效评价】

1. 改善症状，提高生活质量。

2. 提高术后存活率，延长寿命。

第六节　病毒性心肌炎

病毒性心肌炎（viral myocarditis）是由病毒感染引起的心肌炎症，可见于任何年龄，以青少年多见。症状轻重不一，临床表现取决于心肌病变的广泛程度与部位，轻者可完全没有症状，重者甚至出现心源性休克及猝死。

本病属于中医学"温病"，以及由"温病"引起的"心悸""怔忡""胸痹"等范畴。国家标准《中医临床诊疗术语》中将其定义为"心瘅"，系指外感温热病邪，或因手术等创伤，温毒之邪乘虚而入，内舍于心，损伤心之肌肉、内膜，以发热、心悸、胸闷等为主要表现的内脏瘅病。

【诊断】

1. 西医诊断　根据 1999 年中华心血管学会拟行的成人急性心肌炎诊断参考标准，诊断要点如下。

（1）在上呼吸道感染、腹泻等病毒感染后 3 周内出现心脏表现：不能用一般原因解释的感染后重度乏力、胸闷、头晕、心尖第一心音明显减弱、舒张期奔马律、心包摩擦音、心脏扩大、充血性心力衰竭或阿斯综合征。

（2）上述感染后 3 周内新出现下列心律失常或心电图改变：①心动过速、房室传导阻滞、窦房阻滞或束支阻滞；②多源、成对室性期前收缩，自主性房性或交界性心动过速，阵发或非阵发性室性心动过速，心房或心室扑动或颤动；③两个以上导联 ST 段呈水平型或下斜型下移≥ 0.01mV 或 ST 段异常抬高或出现异常 Q 波。

（3）出现心肌损伤的参考指标。

（4）在急性期从心内膜、心肌、心包或心包穿刺液中检测出病毒、病毒基因片段或病毒蛋白抗原。

2. 中医诊断　参考 1999 年中华心血管学会拟行的《成人急性心肌炎诊断参考标准》。①有明显乏力、苍白、多汗、心悸、气短、胸闷、头晕、心前区痛、手足凉、肌痛等症状至少两项；②发病同时或 1～3 周前有病毒感染史；③心电图示明显心律失常，ST-T 改变连续 3 天以上或运动实验阳性、出现心肌损伤的参考指标、病原学检查提示病毒感染。

3. 中医证候诊断

（1）热毒侵心证：恶寒发热，头痛身痛，心悸胸痛，气短乏力，咽痛咳嗽，口苦口干，小便黄赤，舌质红，舌苔黄，脉浮数或结代。

（2）湿毒犯心证：恶寒发热，腹痛腹泻，腹胀纳呆，恶心呕吐，困倦乏力，心悸胸闷，舌苔黄腻，脉濡数或促或结代。

（3）阴虚内热证：心悸不宁，心烦不安，失眠多梦，口干咽燥，手足心热，潮热盗汗或低热不退，小便短少，大便秘结，舌红少津，脉细数或促、结代。

（4）气阴两虚证：心悸怔忡，气短乏力，自汗盗汗，舌红苔白，脉虚数或促、涩、结代。

（5）阴阳两虚证：心悸气短，动则喘憋，甚或倚息不得卧，胸闷痛，畏寒肢冷，乏力，自汗不止，水肿，面色晦暗或发绀，舌暗淡苔白，脉虚数或促、结代。

（6）阳虚欲脱证：起病急骤，心悸气短，不能平卧，烦躁不安，自汗不止，四肢厥冷，舌淡苔白，脉微欲绝。

【治疗】

1. 辨证论治

（1）热毒侵心证

[治法]清热解毒，养心复脉。

[方药]银翘散（《温病条辨》）合清营汤（《温病条辨》）加减。金银花 20g，连翘 15g，水牛角（先煎）30g，麦冬 15g，板蓝根 15g，射干 12g，牛蒡子 10g，桔梗 12g，玄参 15g，莲心 15g，甘草 6g。咽痛加蒲公英 20g；热重者加青蒿（后下）12g，柴胡 15g；发热不甚而恶寒明显者去水牛角加荆芥穗 12g，泄泻者加葛根 25g，黄连 9g；胸闷呕吐者加法半夏 12g，藿香 12g。

（2）湿毒犯心证

[治法]清热化湿，宁心复脉。

[方药]香连丸（《太平惠民和剂局方》）合甘露消毒丹（《医效秘传》）加减。木香 12g，黄连 9g，黄芩 15g，苦参 10g，连翘 15g，射干 12g，藿香 12g，甘草 6g，绵茵陈 18g，豆蔻 10g，石菖蒲 12g，表证明显去木香、豆蔻，加防风 12g，紫苏叶 12g；胃纳欠佳加谷芽 25g；呕吐加法半夏 12g。

（3）阴虚内热证

[治法]滋阴清热，益心复脉。

[方药]炙甘草汤（《伤寒论》）加减。生地黄 18g，麦冬 15g，白芍 12g，阿胶（烊化）12g，太子参 18g，莲心 1.5g，白薇 12g，银柴胡 12g，牡丹皮 15g，酸枣仁 15g，炙甘草 12g。心悸甚者加生龙齿 30g；心烦不眠加苦参 12g，黄连 3g，首乌藤 30g。

（4）气阴两虚证

[治法]补气养阴，益心复脉。

[方药]生脉散（《备急千金要方》）合五味子汤（《验方》）加减。炙甘草 12g，人参 6g，黄芪 25g，麦冬 15g，五味子 8g。阴虚明显则用西洋参，无人参者用党参 25g；心气虚衰、心悸喘咳者，人参增至 12g，并配葶苈子 12g，鹿衔草 12g；兼水肿用茯苓皮 30g，泽泻 20g，猪苓 20g，自汗盗汗加煅龙骨、煅牡蛎各 30g；虚烦失眠加酸枣仁 18g，柏子仁 12g。

（5）阴阳两虚证

[治法]温阳益气，养阴通脉。

[方药]炙甘草汤（《伤寒论》）加减。炙甘草 12g，人参 6g，黄芪 30g，生地黄 18g，麦冬 15g，五味子 10g，阿胶 12g，肉桂 1.5g，干姜 6g。阴虚明显加西洋参；畏寒、肢冷、脉迟加制附子 12g；心胸窒闷去阿胶、生地黄加丹参 18g，三七 3g，降香 15g；喘咳胸闷去阿胶、生地黄，加瓜蒌 15g，薤白 15g，法半夏 12g；尿少水肿加茯苓皮 30g，猪苓 25g，泽泻 25g。

（6）阳虚欲脱证

［治法］回阳固脱。

［方药］参附龙牡汤（验方）加减。红参15g，制附子（先煎40分钟）15g，煅龙骨（先煎）30g，煅牡蛎（先煎）30g。喘咳胸闷者加瓜蒌15g，薤白15g，肉桂（冲服）3g。本证系急性循环衰竭，病情危重，宜中西医结合抢救。

2. **病证结合治疗** 本病至今无特效治疗，一般采用对症及支持治疗，主要为减轻心脏负荷，注意休息和营养，改善心肌代谢及调节免疫功能的药物。中医辨证治疗本病有较强的优势。

（1）抗病毒治疗：可应用于疾病的前3周，常选用α干扰素。

（2）免疫抑制药治疗：对重症患者，即以突然泵衰竭或严重心律失常为主要临床表现，可在短期内引起死亡或猝死者，尤其是高度房室传导阻滞或阿斯综合征时，激素治疗可抑制免疫反应，减轻心肌炎症，减轻毒素症状，故在重症心肌炎早期使用激素治疗。病程后期证实心肌病变由免疫反应所引起者可试用激素。常用强的松或地塞米松，免疫球蛋白（IgG）适用于急性、重症病例，可防止病毒复制及心肌炎的发生。

（3）中药如黄连、金银花、连翘、板蓝根、大青叶、鱼腥草、野菊花具有抗病毒作用，可在病毒感染急性期选用。研究证实抗柯萨奇病毒中药有黄芪、虎杖、苦参、射干、淫羊藿、贯众等；抗腺病毒中药有虎杖、贯众、射干、大青叶、甘草等；抗流感病毒中药有野菊花、绵茵陈、鱼腥草、大黄、黄芩、黄连、紫草、连翘、贯众、大青叶、地骨皮、赤芍、虎杖、射干、青蒿、槟榔等，可根据病情以中医的证候特点加以选用。后期心肌内病毒持续存在和免疫失调二者同时存在，可采用具有抗病毒又有调控免疫功能的药物如黄芪、淫羊藿等。诱生干扰素中药如黄芪、人参、白术、黄精、冬虫夏草等，可在辨证用药的基础上加以选用。

3. **并发症治疗**

（1）心力衰竭：按心力衰竭的治疗常规纠正心力衰竭，根据具体病情使用利尿药、洋地黄、ACEI类、β受体阻断药。心肌有炎症坏死应慎用洋地黄类药物。

（2）严重心律失常：根据病情慎重选择抗心律失常药物。

4. **外治疗法**

（1）耳穴疗法：选取内分泌、心、交感、神门下等穴，用胶布固定王不留行子，每日按压2～3次，每次5分钟，保留5～7天。适用于本病心悸、胸痹者。

（2）穴位注射：天池、膻中、内关、郄上穴，当归注射液0.3～2ml，穴位内注射，隔日1次，1周为1个疗程。适用于本病心悸、胸痹者。

5. **针灸疗法**

（1）选心俞、厥阴俞、内关、太冲，并随症加减，每日1次，1周为1个疗程。

（2）选心俞、厥阴俞、内关、阳陵泉、三阴交、劳宫穴单侧取穴，交替使用，每日1次，1周为1个疗程。

【中医疗效评价（疗效点、优势点）】

1. 减少西药用量，减毒增效。

2. 提高病毒性心肌炎的治愈率。

3. 减少后遗症的发生，降低扩张性心肌病的发生。

第七节　心瓣膜病

　　心脏瓣膜病（valvular heart disease，VHD）是由于炎症、黏液样变性、退行性改变、先天性畸形、缺血性坏死和创伤等原因引起的心脏瓣膜结构异常或功能异常，导致瓣口狭窄和（或）关闭不全所致的心脏疾病。临床多表现为胸闷胸痛、心悸、喘促等症状。风湿性心脏病（rheumatic heart disease，RHD）为既往长期心脏瓣膜病病因，但近年来由退行性改变引起的心脏瓣膜病有逐年增多的趋势。

　　心脏瓣膜病属于中医学"心痹""胸痹""心悸""喘证"等范畴。本病的病机包括感受外邪、气血亏虚、痰瘀气滞等，常见的临床表现为发热、心悸、心绞痛、胸闷、呼吸困难、咳嗽、咯血、水肿、乏力易疲劳、晕厥等。病位在心，与肺、脾、肾密切相关。

【诊断】

　　1. 西医诊断　参考 ACC《2017 版瓣膜性心脏病患者管理指南》。风湿性心瓣膜病采用1992 年修订的 Jones 标准。主要表现：①心脏炎；②多发性关节炎；③舞蹈病；④环形红斑；次要表现：①关节痛；②发热；③急性反应物（ESR、CRP）增高；④ P-R 间期延长。在确定链球菌感染证据的前提下，有两个主要表现或一个主要表现及两个次要表现，即可诊断急性风湿热；二尖瓣疾病、主动脉瓣疾病及三尖瓣和肺动脉瓣疾病的典型的心脏杂音、心电图表现以及超声心动图可明确诊断。

　　2. 中医诊断　参考《中医内科学》（张伯礼 . 人民卫生出版社，2012 年版）。①发热、心悸、心绞痛、胸闷、呼吸困难、咳嗽、咯血、水肿、乏力易疲劳、晕厥等症状；②心脏各瓣膜听诊区闻及病理性杂音；③心电图及超声心动图表现提示心脏瓣膜病变。

　　3. 中医证候诊断

　　（1）风湿侵心证：心悸胸闷，气短乏力，关节疼痛或红肿灼热，舌质红，苔黄，脉数或有脉律不整。

　　（2）热毒犯心证：心悸气短，烦躁不安，高热不退，夜间尤甚，神昏谵语，肌衄鼻衄，舌质红绛，舌苔黄少而干，脉象虚数。

（3）心气虚弱证：心悸气短，头晕目眩，面色无华，夜寐不宁，或下肢浮肿，舌淡苔白，脉急数或促、涩、结代。

（4）气阴两虚证：心悸怔忡，动则尤甚，头晕目眩，气短乏力，五心烦热，夜寐不宁，动则汗出，胸闷不适，神疲少言，口渴欲饮，舌淡红边有齿印，脉细数。

（5）心血瘀阻证：两颧紫红，唇甲青紫，心悸怔忡，咳嗽喘促，甚则咯血，舌质青紫或见瘀斑，脉促涩或结代。

（6）心肾阳虚证：面唇青紫，心悸怔忡，喘咳倚息，动则加剧，畏寒肢冷，全身水肿，舌质黯淡或见瘀斑，舌苔白滑，脉无力或促结代。

（7）水气凌心证：心悸气短，咳嗽咯稀白痰涎，不得平卧，胸脘痞满，渴不欲饮，形寒肢冷，下肢浮肿，或兼有眩晕恶心，小便短少，舌淡苔滑，脉弦滑或促结代。

（8）阳气虚脱证：心悸气短，冷汗自出，四肢厥冷，烦躁不安，面色苍白或灰暗，脉微欲绝。

【治疗】

1. 辨证论治

（1）风湿侵心证

[治法] 益气养心，祛风除湿。

[方药] 生脉散（《医学启源》）合宣痹汤（《温病条辨》）加减。太子参20g、麦冬15g、五味子10g、忍冬藤25g、防己15g、薏苡仁18g、黄芩15g、秦艽12g、防风12g、羌活15g、甘草6g。咽喉肿痛加牛蒡子、蒲公英；发热、关节疼痛较甚去防风、羌活，加石膏、桑枝、豨莶草；心烦失眠盗汗者去防风，加煅龙骨。

（2）热毒犯心证

[治法] 清营泄热，解毒护心。

[方药] 清营汤（《温病条辨》）合五味消毒饮（《医宗金鉴》）加减。水牛角（先煎）30g、生地黄18g、竹叶12g、黄连10g、金银花15g、连翘15g、紫花地丁18g、蒲公英20g、麦冬12g、牡丹皮15g、甘草6g。咽痛加牛蒡子；心烦不宁去竹叶加栀子、莲心；关节红肿痛去竹叶、黄连，加石膏、知母、桑枝；舌苔厚腻去生地黄，加生薏苡仁、防己。

（3）心气虚弱证

[治法] 益气固心，养血复脉。

[方药] 五味子汤（《外科精要》）合炙甘草汤（《伤寒论》）加减。炙甘草12g、生地黄15g、麦冬15g、阿胶（烊化）10g、桂枝9g、党参15g、五味子10g、黄芪18g。心悸汗出者，去桂枝加柏子仁、煅龙骨、煅牡蛎；夜寐不宁者加首乌藤、酸枣仁；尿少水肿加葶苈子、茯苓皮、泽泻。

（4）气阴两虚证

［治法］益气养阴，宁心安神。

［方药］生脉散（《医学启源》）合炙甘草汤（《伤寒论》）加减。太子参 20g，麦冬 15g，五味子 10g，炙甘草 12g，生地黄 15g，麦冬 15g，阿胶（烊化）10g。心悸怔忡加桂枝、炙甘草、龙骨、牡蛎、甘松；五心烦热加仙鹤草、大枣、山茱萸；动则汗出加白术、防风。口渴欲饮加天花粉、石斛、天冬、女贞子；胸闷不适加石菖蒲、瓜蒌皮、薤白。

（5）心血瘀阻证

［治法］活血通脉，益气养心。

［方药］桃红饮（《类证治裁》）合生脉散（《医学启源》）加减。桃仁 12g，红花 9g，郁金 12g，桔梗 12g，杏仁 12g，紫苏子 15g，五味子 10g，党参 20g，麦冬 15g；咳喘水肿加葶苈子、茯苓、猪苓；咯血加三七粉。

（6）心肾阳虚证

［治法］温阳益气、消肿利水。

［方药］真武汤（《伤寒论》）加减。熟附子（先煎）15g，肉桂 3g，吉林参 15g，茯苓 20g，猪苓 20g，泽泻 20g，白术 20g，赤芍 15g，丹参 18g。喘息汗出不得卧加麦冬、五味子、煅龙骨。

（7）水气凌心证

［治法］温化痰饮，利水消肿。

［方药］苓桂术甘汤（《伤寒论》）和五苓散（《伤寒论》）加减。茯苓皮 30g，桂枝 12g，白术 20g，炙甘草 6g，泽泻 25g，猪苓 25g。痰多清稀加半夏；心胸闷痛加丹参、降香。

（8）阳气虚脱证

［治法］回阳固脱。

［方药］参附汤（《圣济总录》）合生脉散（《医学启源》）加减。人参 15g，附子（先煎）15g，五味子 12g，麦冬 20g。本证为急危重证，可先予参附注射液静脉注射或静脉注射，必要时结合西医手段抢救治疗。

2. 病证结合治疗

（1）风湿热急性期：抗感染消除链球菌的潜在感染。肌内注射青霉素 40 万～ 60 万 U，每日 2 次，疗程 2 ～ 3 周。或每次肌内注射苄星青霉素 60 万 U 或 120 万 U。青霉素过敏者可选用红霉素 0.25g 口服，每日 4 次。单纯关节受累者，首选非甾体抗炎药，常用阿司匹林，小儿 80 ～ 100mg/（kg•d），分 3 ～ 4 次口服，成人每日 3 ～ 4g。2 周后开始减量，疗程 4 ～ 8 周。心肌炎患者宜早使用肾上腺皮质激素，常用泼尼松，成人开始剂量每日 30 ～ 40mg，小儿 1.5 ～ 2mg/（kg•d），分 3 ～ 4 次口服，2 ～ 4 周后开始减量，疗程 8 ～ 12 周。停用激素前 2 周加用阿司匹林，以防止停用激素后出现反跳现象。

风湿热复发或慢性感染经久不愈者，除需继续应用有效的抗生素治疗外，可配合使用具有补益抗菌作用的中药如黄芪、当归、白芍、女贞子、黄精之类。

（2）二尖瓣疾病：二尖瓣狭窄的药物治疗有风湿活动者应给予抗风湿治疗。利尿药和硝酸酯类药物可暂时缓解呼吸困难；β受体阻断药和非二氢吡啶类CCB能够改善运动耐量；房颤者应进行抗凝治疗。二尖瓣关闭不全急性期的根本措施是外科治疗，慢性期伴有心力衰竭者可使用ARB类、β受体阻断药、利尿药和洋地黄。慢性房颤、有体循环栓塞史、左心房有血栓者，应长期抗凝治疗。

经皮球囊二尖瓣扩张术的手术成功率为95.2%～99.4%，术后症状和血流动力学可立即改善；外科手术治疗主要为人工瓣膜置换术，术后存活者心功能恢复较好。经导管二尖瓣夹合术（MitraClip术）是所有经导管二尖瓣修复术中相对成熟且应用最多的一种介入治疗方法。外科治疗是恢复瓣膜功能的根本措施，包括人工瓣膜置换术和二尖瓣修复术，后者用于非风湿性、非感染性和非缺血性病因者，如二尖瓣脱垂、腱索断裂和瓣环扩张等。

（3）主动脉瓣疾病：药物治疗主要为对症治疗。预防感染性心内膜炎及风湿热、积极控制血压，心绞痛者可使用硝酸酯类和CCB类；心力衰竭患者可用利尿药、地高辛、ACEI或ARB等治疗。

经导管主动脉瓣置入术（transcatheter aortic valve implantation，TAVI）成为外科手术高危的症状性重度主动脉瓣狭窄患者外科手术的替代治疗，但对心脏团队要求较高。经皮球囊主动脉瓣成形术（percutaneous balloon aortic valvuloplasty，PBAV）适用于单纯先天性非钙化主动脉瓣狭窄的婴儿、青少年患者，再狭窄发生率高，不能降低死亡率。人工瓣膜置换术是治疗成人主动脉狭窄的主要方法，患者预后明显改善，手术存活者的生活质量和远期存活率显著优于内科治疗的患者。合并冠心病者需同时行冠状动脉旁路移植术。

（4）三尖瓣和肺动脉瓣疾病：对肺动脉高压的三尖瓣关闭不全不需要手术治疗。症状持续发作，中度反流者可行瓣环成形术，重者可行人工瓣膜置换术。原发瓣叶疾病的患者需要行三尖瓣置换术。三尖瓣狭窄跨三尖瓣压差＞5mmHg或瓣口面积＜2.0cm^{2}时可行瓣膜分离术或人工瓣膜置换术。成人的单纯性先天性肺动脉瓣狭窄治疗主要是经皮球囊肺动脉瓣成形术或直视下瓣膜切开术；合并漏斗部狭窄的患者可行跨瓣右室流出道补片；合并肺动脉瓣环及肺动脉主干发育不良的患者可行同种异体肺动脉移植术。肺动脉瓣关闭不全的治疗多针对引起肺动脉高压的潜在原因，原发性重度肺动脉瓣关闭不全或右侧心力衰竭难以纠正时，可考虑人工瓣膜的置换术。

3. 并发症治疗

（1）房颤：常用药物为β受体阻断药，洋地黄（用于控制房颤心室率，窦律时无益），口服抗凝药（房颤时）；除药物外，部分房颤患者尚可考虑射频消融手术根治。

（2）心力衰竭：出现急性肺水肿、咯血时按急性左侧心力衰竭治疗；右侧心力衰竭时限制食盐摄入，予以利尿药及硝酸酯类药物治疗。

4. 针灸疗法

（1）抗风湿活动：阳陵泉、阴陵泉、曲池、外关、丰隆。每次取 2～4 个穴位，交替使用，每日 1 次，泻法。

（2）强心安眠：神门、三阴交、内关、郄门、郄上。每次取 2～4 个穴位，交替使用，每日 1 次，平补平泻法。

（3）调和肠胃：中脘、梁门、足三里、气海。每次取 2～4 个穴位，交替使用，每日 1 次，平补平泻法。

（4）利水消肿：水分、气海、中极、阴陵泉、三阴交。每次取 2～4 个穴位，交替使用，每日 1 次，泻法。

（5）止咳平喘：定喘、肺俞、尺泽、太渊、肾俞。每次取 2～4 个穴位，交替使用，每日 1 次，平补平泻法。

【中医疗效评价】

1. 改善症状：采用中医症候量表评定。

2. 减少西药用量、减毒增效。

3. 提高手术耐受性及减少围术期的并发症。

第八节　心力衰竭

心力衰竭（heart failure，简称心衰）是由心脏结构或功能异常导致的一种临床综合征，是心血管疾病严重阶段。由于各种原因的初始心肌损害（如心肌梗死、心肌炎、心肌病、血流动力负荷过重等）引起心室充盈和射血能力受损，导致心室泵血功能降低，患者主要表现为呼吸困难、疲乏和液体潴留。根据心力衰竭发生速度分为急性心力衰竭和慢性心力衰竭。

本病属于中医学"心力衰竭""心悸""怔忡""水肿""喘咳""痰饮""心痹"等范畴，发病病因有先天不足、外邪入侵、情志内伤及年老体衰等，此外，劳倦、饮食不节、妊娠、分娩等，皆可诱发或加重气血阴阳脏腑功能失调而加重心的损害。以上各种病因均可导致心之气血阴阳受损，脏腑功能失调，血脉通行受阻，水湿瘀血内停发而为病。本病的病机较复杂，病位在心，五脏俱损，虚实夹杂，标本并见。

【诊断】

1. 西医诊断　参考中华医学会心血管病学分会 2014 年发布的《中国心力衰竭诊断和治疗指南》。

（1）主要条件：①阵发性夜间呼吸困难或端坐呼吸；②颈静脉怒张；③肺部啰音；④心脏扩大；⑤急性肺水肿；⑥第三心音奔马律；⑦静脉压增高＞1.57kPa（16cmH$_2$O）；⑧循环时间＞25s；⑨肝颈静脉反流征阳性。

（2）次要条件：①踝部水肿；②夜间咳嗽活动后呼吸困难；③肝大；④胸腔积液；⑤肺活量降低到最大肺活量的1/3；⑥心动过速；⑦治疗后5d内体重减轻＞4.5kg。

同时存在2个主项或1个主项加2个次项，即可诊断为心力衰竭。

超声心动图指标：①收缩功能，以收缩末及舒张末的容量差计算射血分数（EF值），虽不够精确，但方便实用。正常EF值＞50%，运动时至少增加5%。②舒张功能，目前大多采用多普勒超声心动图二尖瓣血流频谱间接测定心室舒张功能，心动周期中舒张早期心室充盈速度最大值为E峰，舒张晚期心室充盈最大值为A峰，E/A为两者之比值。正常人E/A值不应小于1.2，中青年应更大。舒张功能不全时，E峰下降，A峰增高，E/A比值降低。

心力衰竭严重程度分级标准：

美国纽约心脏病学会（NYHA）的分级方案，主要是根据患者自觉的活动能力划分为心功能四级，心力衰竭三度：

Ⅰ级（心功能代偿期）：患者患有心脏病，但活动量不受限制，平时一般活动不引起疲乏、心悸、呼吸困难或心绞痛。

Ⅱ级（Ⅰ度心力衰竭）：心脏病患者的体力活动受到轻度的限制，休息时无自觉症状，但平时一般活动下可出现疲乏、心悸、呼吸困难或心绞痛。

Ⅲ级（Ⅱ度心力衰竭）：心脏病患者体力活动明显受限，小于平时一般活动即引起上述的症状。

Ⅳ级（Ⅲ度心力衰竭）：心脏病患者不能从事任何体力活动。休息状态下也出现心力衰竭的症状，体力活动后加重。

2. 中医诊断　参考《中医内科学》（张伯礼．人民卫生出版社，2012年版）。

（1）以胸闷气喘、心悸、水肿为主症。

（2）早期表现为劳累后气短心悸，或夜间突发喘咳惊悸、端坐后缓解。随着病情发展心悸频发，动则喘甚，或端坐呼吸，不能平卧，水肿以下肢为甚，甚则全身水肿。常伴乏力、腹胀等。

（3）多有心悸、胸痹、真心痛、心痹、心瘤等病史。

3. 中医证候诊断　参照《慢性心力衰竭中医诊疗专家共识》（2014年）和《慢性心力衰竭中西医结合诊疗专家共识》（2016年）。

（1）慢性稳定期

①心气阴虚证：心悸、气短、倦怠乏力，面色苍白，动辄汗出，自汗或盗汗，头晕，面颧暗红，夜寐不安，口干，舌质红或淡红，苔薄白，脉细数无力或结或代。

②气虚血瘀证：心悸、气短，面色晦暗，口唇青紫，颈静脉怒张，胸胁满闷，胁下癥块，

或痰中带血，舌有紫斑、瘀点，脉细涩或结或代。

③心肾阳虚证：喘息，气短，咳逆倚息不得卧，畏寒肢冷，尿少，浮肿。唇青舌暗，舌苔薄白或白滑，脉沉、弱、细、结代或促。

④心肺气虚证：喘息，憋闷，动则加剧，心悸气短，疲倦乏力，自汗出。舌质淡，舌苔薄白，脉象沉、弱或结代。

⑤阴阳两虚证：咳逆，气喘，气短，乏力，心悸怔忡，口干舌燥，失眠盗汗，五心烦热，下肢水肿，舌质淡或红，舌苔薄，脉细弱、细数或结代。

（2）急性加重期

①阳虚水泛证：喘促气急，痰涎上涌，咳嗽，吐粉红色泡沫样痰，口唇青紫，汗出肢冷，烦躁不安，舌质暗红，苔白腻，脉细促。

②血瘀水停证：喘息气急，动则加剧，心悸怔忡，口唇发绀，两颧暗红，肌肤甲错，胁胀或有痞块，舌质暗红或有瘀斑，舌下脉络纡曲，舌苔薄腻或白腻，脉涩或结代。

③痰饮阻肺证：喘憋不得平卧，咳吐稀痰或如泡沫色白，心悸气短，胁胀，脘腹痞满，尿少、水肿。舌质淡，舌苔白腻或白滑，脉沉或弦滑。

④阳气虚脱证：喘息、气急，呼多吸少，不得平卧，烦躁不安，甚则谵妄，面色苍白或灰暗，汗出如油，四肢厥逆，舌质紫暗，舌苔少，脉虚数或微弱欲绝。

【治疗】

1. 辨证论治

（1）慢性稳定期

①气阴两虚证

[治法] 益气养阴。

[方药] 生脉散（《备急千金要方》）加减。黄芪 30g，太子参 30g，麦冬 15g，五味子 10g，山茱萸 20g，丹参 20g，红花 10g，酸枣仁 30g，炙甘草 10g，茯苓 15g，酸枣仁 30g。

[加减] 自汗者加浮小麦 30g，麻黄根 15g，煅龙骨 30g，煅牡蛎 30g；以盗汗为主者，加地骨皮 15g，生地黄 15g，桑叶 15g；若心悸早搏频作，加苦参 15g；若头晕明显，加沙苑子 15g，白蒺藜 15g，天麻 12g。

[中成药] 生脉饮口服液：每次 10ml，每日 3 次；滋心阴口服液：每次 10ml，每日 3 次；心元胶囊：每次 4 粒，每日 3 次。可应用生脉注射液、参麦注射液等。

②气虚血瘀证

[治法] 益气活血。

[方药] 补阳还五汤（《医林改错》）加减。生黄芪 30g，川芎 10g，桃仁 12g，地龙 12g，三棱 10g，莪术 10g，红花 10g，炙甘草 10g，当归 15g，白芍 10g，枳壳 10g，桔梗 8g，赤芍 10g。

［加减］若胁下痞块坚硬，加生牡蛎 30g，花粉 30g，鳖甲 18g；兼有黄疸，加茵陈 15g，附子 10g。

［中成药］诺迪康胶囊：每次 1 粒，每日 3 次；益心舒胶囊：每次 4 粒，每日 3 次；血府逐瘀口服液：每次 10ml，每日 3 次。可选用黄芪注射液、丹红注射液、丹参酮注射液等。

③心肾阳虚证

［治法］温补心肾。

［方药］参附汤（《妇人良方》）合金匮肾气丸（《金匮要略》）加减。人参 18g，炮附子 6g，肉桂 5g，生地黄 15g，茯苓 15g，山药 15g，山茱萸 10g，泽泻 10g，牡丹皮 10g。

［加减］水肿甚者，加葶苈子 15 ～ 30g，车前子 30g；胸胁疼痛者，加延胡索 10g，醋三棱 10g。

［中成药］右归丸：每次 1 丸，每日 3 次；金匮肾气丸：每次 30 粒，每日 3 次。可选用参附注射液等。

④心肺气虚证

［治法］补益心肺，固表平喘。

［方药］保元汤（《博爱心鉴》）加减。黄芪 20g，党参 20g，肉桂 5g，生甘草 6g，生姜 3g，白术 10g，茯苓 20g，远志 10g。

［加减］畏寒肢冷者加桂枝 6 ～ 10g，炮附子 6g；口唇发绀、胸胁疼痛者加丹参 15g，川楝子 6g，延胡索 10g；气虚自汗者加防风 10g，白术 15g 益气固表；兼血瘀者加红花 10g，赤芍 10g 活血祛瘀。

［中成药］补心气口服液：每次 10ml，每日 3 次；心通口服液：每次 10ml，每日 3 次。可选用黄芪注射液、参麦注射液等。

⑤阴阳两虚

［治法］温阳滋阴。

［方药］济生肾气丸（《济生方》）合生脉散（《备急千金要方》）加减。人参 10g，麦冬 15g，五味子 9g，熟地黄 15g，山药 30g，山茱萸 10g，泽泻 10g，茯苓 20g，牡丹皮 10g，肉桂 5g，炮附子（先煎）5g，川牛膝 15g，车前子（包煎）15g。

［加减］咳逆倚息不得卧者，加葶苈子 15g，大枣 7 枚；咳嗽、咯痰者，可加桑白皮 10g，浙贝母 10g；兼血瘀水停者加丹参 30g，泽兰 15g，益母草 30g，活血利水。

［中成药］右归丸：每次 1 丸，每日 3 次。

（2）急性加重期

①阳虚水泛证

［治法］温阳利水，泻肺平喘。

［方药］真武汤（《伤寒论》）合葶苈大枣泻肺汤（《金匮要略》）加减。熟附子 15g，白术 15g，白芍 15g，猪苓 30g，茯苓 30g，车前子 30g，泽泻 30g，葶苈子 30g，炙甘草 6g，

地龙 12g，桃仁 12g，煅龙骨 30g，煅牡蛎 30g。

［中成药］芪苈强心胶囊：每次 4 粒，每日 3 次。可选用参附注射液等。

②血瘀水停证

［治法］活血化瘀，利水平喘。

［方药］膈下逐瘀汤（《医林改错》）加减。当归 10g，川芎 12g，桃仁 9g，红花 9g，赤芍 12g，延胡索 10g，桂枝 10g，茯苓 15g，泽泻 10g。

［加减］血瘀日久、积块坚实者，加三棱 10g，莪术 10g；气虚甚者，加太子参 20g，生黄芪 30g；兼肢寒怕冷者加附子 6 ～ 10g，桂枝 10g，通阳利水。

［中成药］血府逐瘀口服液：每次 10ml，每日 3 次；麝香保心丸：每次 1 ～ 2 丸，每日 3 次；心宝丸：每次 1 ～ 5 粒，每日 3 次；芪苈强心胶囊：每次 4 粒，每日 3 次。

③痰饮阻肺证

［治法］温补肺肾，化痰利水。

［方药］真武汤（《伤寒论》）合苓桂术甘汤（《金匮要略》）加减。炮附子 6g，肉桂 5g，干姜 5g，白术 10g，茯苓 15g，泽泻 10g，车前子 30g，炙甘草 10g。

［加减］痰蕴化热可加生石膏 20g，法半夏 9g，黄芩 10g；咯血或粉红色泡沫样痰，加三七粉 3g 冲服；兼大便不通者加杏仁 10g，桃仁 10g，瓜蒌仁 30g，肉苁蓉 15g，润肠通便或加大黄 6 ～ 10g 祛瘀通便。

［中成药］醒脑静注射液、痰热清注射液。

④阳气虚脱证

［治法］回阳救逆，益气固脱。

［方药］参附龙牡汤（验方）合生脉散（《备急千金要方》）加减。人参 15g，炮附子 6g，麦冬 30g，五味子 10g，龙骨 30g，牡蛎 30g。

［加减］血瘀者，加丹参 15g，桃仁 9g，牛膝 10g；口唇发绀者，加丹参 15g，生山楂 10g；水肿者，加泽泻 10g，车前子 15g；兼大汗淋漓者加山茱萸 20g，煅龙骨 30g，煅牡蛎 30g，敛汗固本。

2. 病证结合治疗

（1）病因治疗：对所有可能导致心脏功能受损的常见疾病如高血压、冠心病、糖尿病、代谢综合征、风湿性心脏病等，在尚未造成心脏器质性改变前即应早期进行有效治疗。对于少数病因未明的疾病如原发性扩张型心肌病等亦应早期干预，从病理生理层面延缓心室重塑过程。

（2）消除诱因：控制感染，警惕持续发热患者心内膜炎的可能；控制心律失常。

（3）药物治疗

①利尿药：常用噻嗪类和襻利尿药，氢氯噻嗪每日 25 ～ 50mg，或呋塞米每日 20 ～ 100mg。可配合利尿作用较强的中药如茯苓皮、猪苓、泽泻、车前草等，可根据中医

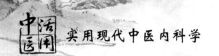

辨证选择中药。

②β受体阻断药：多选用酒石酸美托洛尔片，每日6.25～50mg，分3次口服；富马酸比索洛尔片，每次2.5～10mg，每日1次；卡维地洛片，每次5～25mg，每日2次。具有β受体阻断药作用的中药如佛手、淫羊藿、葛根、灵芝等。

③RAS转换酶抑制药：主要选用ACEI制剂，福辛普利每日5～40mg，每日1次。如ACEI不能耐受，可给予ARB类，缬沙坦每次20～80mg，每日1～2次，或氯沙坦每次25～100mg，每日1次。具有ACEI样作用的中药有黄精、白果、地龙、豨莶草，具有ARB样作用的中药有黄芪、何首乌、白芍、泽泻、海金沙、青风藤、胆南星、法半夏、瓜蒌、青木香、野菊花、细辛等，可辨症选用。

④洋地黄类：地高辛片，每次0.125mg，每日1次。附子、夹竹桃、万年青、羊角拗、福寿草、八角枫、铃兰、北五加皮、葶苈子等皆含有强心苷，但不良反应大，应用应谨慎。

⑤醛固酮受体拮抗药：螺内酯，每次10～20mg，每日1次。

⑥根据患者情况选用血管扩张药（硝酸甘油、硝普钠）以改善症状，在血压难以控制时，可适当考虑钙拮抗药如氨氯地平和非洛地平。在辨证用药的基础上选加具有血管扩张作用的中药如人参、天麻、白术、川芎、肉桂、益母草、鹿衔草等。终末期患者可短期应用具有正性肌力作用的药物，如多巴胺、多巴酚丁胺、米力农等。

3. 并发症治疗　对于心力衰竭患者出现利尿药抵抗、肺部感染、低血压状态、胃肠功能紊乱、心律失常等并发症，重视中医药的早期介入，重视中医特色治疗，效果理想。

（1）合并利尿药抵抗：心力衰竭合并利尿药抵抗以阳虚水泛、瘀血内停较为常见。原有心系病症且症见肢体全身水肿，心悸胸闷，喘促，四肢沉重疼痛，食欲差，小便短少，舌质淡胖，苔白或有瘀斑，脉沉迟无力或结代。治宜温阳益气，活血利水，如猪苓、茯苓、泽泻、桂枝、葶苈子、车前子等。方剂可选用疏凿饮子或导水茯苓汤。

（2）合并肺部感染：加中药可减轻症状，促进炎症吸收，减少抗生素使用。轻度肺部感染可以纯中医治疗，一般以夹痰为主，在原方基础上加用黄芩、瓜蒌皮、桑白皮、鱼腥草、浙贝母、杏仁、紫苏子、白芥子等。

（3）合并低血压状态：可加回阳救逆、益气固脱中药如红参、熟附子、黄芪、山茱萸等。

（4）合并胃肠道症状：心力衰竭患者胃肠瘀血，予以中药治疗改善症状，可在原方基础上加用降气止逆类中药，如厚朴、法半夏、生姜、木香、旋覆花、代赭石等。

（5）合并心律失常：出现非致命性心律失常时，在原方辨证的基础上加减。快速心律失常加珍珠母、黄连、苦参、酸枣仁、柏子仁；缓慢性心律失常加入炙麻黄、熟附子、细辛。

4. 外治法

（1）耳穴：取肾上腺、皮质下、心、肺、内分泌，两耳交叉取穴，适当刺激后间歇留针2～4小时。

（2）灸法：灸神阙、气海、关元，以回阳固脱。

（3）穴位注射：以当归注射液，取穴内关、间使、定喘、肺俞、心俞，每穴注入 0.5ml，每日 1 次，10 天为 1 个疗程。

（4）足浴疗法：制附子、桂枝、红花、鸡血藤、芒硝。可用市售足浴理疗盆，加入足疗药，洗按足部，足反射区电动按摩，每日 1 次，每次 30 分钟。

（5）穴位贴敷：以白芥子、延胡索、甘遂、细辛等作为基本处方，粉碎研末后加姜汁调匀放在专用贴敷膜上；选取心俞、内关、神阙、膻中、肺俞、关元、足三里等穴位。患者取坐位，穴位局部常规消毒后，取药贴于相应穴位，4 ～ 12 小时后取下即可。

5. 针灸疗法　主穴选内关、间使、通里、少府、心俞、神门、足三里。辨证取穴：水肿取水分、水道、阴陵泉、中枢透曲骨，或三阴交、水泉、飞扬、复溜、肾俞，2 组穴位交替使用；咳嗽痰多取尺泽、丰隆；嗳气腹胀取中脘；心悸不眠取曲池；喘不能平卧取肺俞、合谷、膻中、天突。每次取穴 4 ～ 5 个，每日 1 次，7 ～ 10 天为 1 个疗程，休息 2 ～ 7 天再行下 1 个疗程。

6. 运动疗法　采用步行训练，最初 1 周内进行步行训练，运动宜采取间歇形式，开始 5 ～ 10 分钟，每运动 2 ～ 3 分钟休息 1 分钟，运动时间可以按 1 ～ 2 分钟的长度逐渐增加至 6 分钟以上。运动应为低水平的，靶心率比立位休息心率多 10 ～ 20/min，开始几天，不超过休息心率 5 ～ 10/min。在病情稳定、功能贮量增加以后，运动强度可逐渐增加。治疗过程中每周评价病人的一般情况，调整治疗计划，不能耐受者退出。CHF 患者安全而有效的目标心率的计算方法为：（负荷试验中的最大心率－静息心率）×0.6（或 0.8）＋静息脉率。服用血管扩张药和运动时间应尽量错开，以避免血压下降等危险。运动的热身和恢复时间应该延长，因为心功能减退，运动反应较慢。作为运动强度指标，因为心力衰竭病人运动心率反应欠佳，比较容易产生劳累性低血压，故进行血压、自感劳累强度、心电图监测更为重要。这时运动的自感劳累强度应为 12 ～ 14 级。

【中医疗效评价】

1. 改善症状：参照中医症候量表及 2002 年《中药新药临床研究指导原则（试行）》

2. 减少西药用量，减轻西药不良反应。

3. 降低并发症发生风险。

4. 减少再次住院率。

 第九节　急性冠脉综合征

急性冠脉综合征（acute coronary syndrome，ACS）指冠心病中急性发病的临床类型，包括不稳定型心绞痛（UA）、非 ST 段抬高型心肌梗死（NSTEMI）和 ST 段抬高型心肌梗死（STEMI）。近年又将前两者合称为非 ST 段抬高型 ACS，后者称为 ST 段抬高型 ACS，不稳定型心绞痛和非 ST 段抬高型心肌梗死胸部不适的部位及性质与典型的稳定型心绞痛相似，但通常程度更重，持续时间更长，胸痛可在休息时发生。

本病属于中医学"胸痹""真心痛"范畴，特点为剧烈而持久的胸前疼痛，常伴心悸、肢冷、喘促、汗出、面色苍白等症状，甚至危及生命。其病因病机与年老体衰、阳气不足、七情内伤、气滞血瘀、过食肥甘或劳倦伤脾、痰浊内生、寒邪侵脉、血脉凝滞等因素有关。本虚是发病基础，发病条件是标实。病位在心，其本在肾，总的病机为本虚标实，而在急性期则以标实为主。

【诊断】

1. 西医诊断　参考中华医学会 2016 年《急性冠脉综合征急诊快速诊疗指南》。①静息时或夜间发生心绞痛持续 20 分钟以上；为新近发生的心绞痛且程度严重；近期心绞痛逐渐加重和疼痛放射到新的部位。②可有脸色苍白、皮肤湿冷等体征；心脏可闻及收缩期杂音。③心电图、实验室指标、冠脉造影和其他侵入性指标检查明确诊断。

2. 中医诊断　参考《中医内科学》（张伯礼．人民卫生出版社，2012 年版）。剧烈而持久的胸前疼痛，伴心悸、肢冷、喘促、汗出、面色苍白等症状，实验室指标及心电图、影像学资料提供心肌梗死证据。

3. 中医证候诊断

（1）心气虚损证：隐痛阵作，气短乏力，神疲自汗。面色少华，纳差脘胀。苔薄白质淡，脉沉细或代、促。

（2）心阴不足证：隐痛胸闷，忧思多虑，口干梦多，眩晕耳鸣，惊惕不宁，多梦不寐，苔净或少苔或苔薄黄，舌质红，脉细数或代、促。

（3）心血瘀阻证：心胸剧痛，如刺如绞，痛处固定，入夜尤甚，心悸不宁，舌质紫暗，有瘀点或瘀斑，脉沉涩或结代。

（4）痰浊闭阻证：心胸闷痛，胸中憋闷或有窒息感，或有头晕重，或有咳嗽咯痰，腹胀纳呆，舌质黯淡，舌体胖嫩有齿痕，舌苔白腻，脉象弦滑。

（5）寒凝心脉证：胸痛彻背，胸闷气短，心悸不宁，神疲乏力，形寒肢冷，舌质黯淡，舌苔白腻，脉沉无力、迟缓或结代。

（6）痰瘀互结证：神疲倦怠，胸闷如窒，腹胀纳差，咳嗽咯痰，口淡无味，舌淡胖或瘀斑，舌底脉络曲张，苔白浊腻，脉滑或涩、结代。

（7）气虚血瘀证：胸痛胸闷，动则加重，休息减轻，伴短气乏力，汗出心悸，舌体胖大，边有齿痕，舌质黯淡或有瘀点瘀斑，舌苔薄白，脉弦细无力。

（8）气阴两虚证：胸闷气短，倦怠乏力，自汗盗汗，咽干口燥，舌红少苔，脉细数无力。

（9）阳脱阴竭证：心胸剧痛，四肢厥逆，大汗淋漓，或汗出如油，虚烦不安，皮肤青灰，手足青至节，甚至淡漠或不清，口舌青紫，脉微欲绝。

【治疗】

1.辨证论治

（1）急性心痛治疗

①速效救心丸：10～15粒，舌下含服，适用于本病心痛有瘀者。

②复方丹参滴丸：5～10粒，舌下含服，适用于本病心痛有瘀者。

③麝香保心丸：2～4粒，舌下含服，适用于本病寒凝血瘀者。

④冠心苏合香丸：2～4粒，舌下含服，适用于本病心痛有寒者。

⑤苏冰滴丸：2～4粒，舌下含服，适用于本病心痛气滞者。

（2）缓解期治疗

①心气虚损证

［治法］补益心气。

［方药］归脾汤（《济生方》）加减或保元汤（《博爱心鉴》）加减。西洋参10g，生黄芪30g，炙甘草6g，炒酸枣仁30g，木香6g，龙眼肉10g，桂枝9g，炒白术12g，茯苓15g，当归12g，远志9g，陈皮10g。兼唇舌紫暗者，加丹参12g，当归12g；兼心烦失眠者，加柏子仁12g，麦冬15g；兼口苦心烦，口舌生疮者，加黄连6g，竹叶6g。

②心阴不足证

［治法］滋养心阴。

［方药］天王补心丹（《校注妇人良方》）加减。丹参15g，太子参15g，茯苓30g，五味子6g，麦冬12g，天冬10g，生地黄12g，玄参15g，远志（制）9g，炒酸枣仁30g，柏子仁12g，桔梗12g。兼唇舌紫暗，胸痛固定者，加桃仁12g，红花12g；兼心烦、失眠者，加炒栀子10g，淡豆豉12g；兼气短、气喘、乏力，动则加重者，加生黄芪30g，西洋参10g。

③心血瘀阻证

［治法］活血化瘀，通络止痛。

［方药］血府逐瘀汤（《医林改错》）加减。当归10g，生地黄15g，桃仁12g，红花8g，枳壳12g，桔梗10g，白芍15g，柴胡12g，川芎10g，牛膝12g，甘草6g。胸痛甚者加降香、延胡索、郁金，增强活血理气止痛之功效，也可用丹参饮和四物汤加减；兼心气阴不足者加吉林参、麦冬，益气养心；兼心烦失眠者加酸枣仁、首乌藤，安神助眠。

④痰浊闭阻证

［治法］化痰泄浊，宣痹通阳。

［方药］瓜蒌薤白半夏汤（《金匮要略》）加减。瓜蒌15g，薤白15g，法半夏15g，陈皮9g，胆南星12g，枳壳12g，生姜3片，茯苓15g，甘草6g。心下痞满、恶心呕吐者加藿香、

丁香和胃化浊，痰稠色黄，心烦发热者去胆南星加天竺黄、黄芩、鱼腥草清热化痰；兼心脉瘀阻加丹参、三七。

⑤寒凝心脉证

[治法] 温补心阳，散寒通脉。

[方药] 当归四逆汤（《伤寒论》）加减。当归 10g，白芍 15g，桂枝 10g，细辛 5g，甘草 3g，大枣 15g，通草 10g，熟附子 15g，人参 10g。兼胃寒、恶心呕吐者加丁香、法半夏温中止呕。

⑥痰瘀互结证

[治法] 健脾化痰，活血化瘀。

[方药] 冠心方（验方）加减。橘红 6g，枳壳 6g，半夏 10g，竹茹 10g，豨莶草 10g，茯苓 12g，丹参 12g，甘草 5g，党参 15g。脾气虚弱者合四君子汤，气虚明显者加黄芪、五爪龙；兼阴虚者去半夏加天花粉，可合生脉散。痰证为主以温胆汤分量加倍。

⑦气虚血瘀证

[治法] 益气活血，化瘀通络。

[方药] 生脉散（《备急千金要方》）合丹参饮（《时方歌括》）加减。太子参 20g，麦冬 10g，五味子 5g，丹参 20g，檀香（后下）5g，砂仁 5g。肾气不足夜尿频数者加金樱子、益智仁；虚烦不眠加酸枣仁、远志。

⑧气阴两虚证

[治法] 益气养阴。

[方药] 生脉散（《备急千金要方》）加味。人参 10g，麦冬 15g，五味子 6g，黄芪 18g，沙参 15g，浮小麦 25g，丹参 20g，三七粉 3g。心烦少寐者加枣仁、莲心；心悸脉结代者加炙甘草、甘松、苦参；眩晕耳鸣者去黄芪、浮小麦，加天麻、白芍、石决明；肾虚腰痛加淫羊藿、续断。

⑨阳脱阴竭证

[治法] 回阳救逆。

[方药] 四逆汤（《伤寒论》）和人参汤（《金匮要略》）加味。熟附子（先煎）15g，干姜 10g，炙甘草 10g，人参 15g，白术 15g，黄芪 25g，煅龙骨 30g，煅牡蛎 30g。肢冷汗出、面色苍白者加参麦注射液或参附注射液；兼心脉瘀阻，胸痛甚，唇色紫暗，脉细涩者加三七粉。

2. 病证结合治疗　本病为急危重症，对于不稳定型心绞痛和非 ST 段抬高型心肌梗死患者，应立即卧床休息，持续心电监护，对病情轻、无并发症的病例可以在监护下按中医辨证进行治疗。如病情危重，并有严重的心律失常、泵功能衰竭或心源性休克等并发症的病例，应采取中西医结合措施进行抢救治疗。ST 段抬高型心肌梗死患者尽早实施再灌注治疗，防治梗死扩大或缩小心肌缺血范围，保护和维护心脏功能，及时处理严重心律失常、泵衰竭和各种并发症，防止猝死，使患者不但能度过急性期，且康复后还能保持尽可能多的有功能的心肌，以降低病死率，改善预后。

（1）不稳定型心绞痛和非 ST 段抬高型心肌梗死患者的药物治疗

1）抗血小板治疗：溶栓前即应使用。阿司匹林和氯吡格雷是目前临床上常用的抗血小板药物。

2）抗凝治疗：肝素在临床应用最为普遍，对于 ST 段抬高型心肌梗死患者作为溶栓治疗的辅助药物，对于非 ST 段抬高型心肌梗死患者静脉滴注肝素为常规治疗。低分子量肝素有应用方便、无须检测凝血时间、出血并发症低等优点，建议可用低分子量肝素代替普通肝素。

3）抗心肌缺血：①硝酸酯类，静脉滴注硝酸酯类药物用于缓解缺血性胸痛、控制高血压或减轻肺水肿（Ⅰ，B）。低血压、严重心动过缓、拟诊右心室梗死的 ST 段抬高型心肌梗死患者不应使用硝酸酯类药物（Ⅲ，C）。静脉滴注硝酸甘油应从低剂量（5 ～ 10μg/min）开始，酌情逐渐增加剂量（每 5 ～ 10min 增加 5 ～ 10μg），直至症状控制、收缩压降低 10mmHg（血压正常者）或 30mmHg（高血压患者）的有效治疗剂量。在静脉滴注硝酸甘油过程中应密切监测血压（尤其大剂量应用时），如出现心率明显加快或收缩压≤ 90mmHg，应降低剂量或暂停使用。②β 受体阻断药，有利于缩小心肌梗死面积，减少复发性心肌缺血、再梗死、心室颤动及其他恶性心律失常，对降低急性期病死率有肯定的疗效。无禁忌证的 ST 段抬高型心肌梗死患者应在发病后 24 小时内常规口服 β 受体阻断药（Ⅰ，B）。③钙拮抗药，不推荐 ST 段抬高型心肌梗死患者使用短效二氢吡啶类钙拮抗药；对无左心室收缩功能不全或 AVB 的患者，为缓解心肌缺血、控制房颤或心房扑动的快速心室率，如果 β 受体阻断药无效或禁忌使用（如支气管哮喘），则可应用非二氢吡啶类钙拮抗药（Ⅱ a，C）。ST 段抬高型心肌梗死后合并难以控制的心绞痛时，在使用 β 受体阻断药的基础上可应用地尔硫䓬（Ⅱ a，C）。ST 段抬高型心肌梗死合并难以控制的高血压患者，可在血管紧张素转换酶抑制药（ACEI）或血管紧张素受体拮抗药（ARB）和 β 受体阻断药的基础上应用长效二氢吡啶类钙拮抗药（Ⅱ b，C）。

4）其他治疗：① ACEI 和 ARB 类药物，ACEI 主要通过影响心肌重构、减轻心室过度扩张而减少慢性心力衰竭的发生，降低死亡率。所有无禁忌证的 ST 段抬高型心肌梗死患者均应给予 ACEI 长期治疗（Ⅰ，A）。早期使用 ACEI 能降低死亡率，高危患者临床获益明显，前壁心肌梗死伴有左心室功能不全的患者获益最大。低血压、肾功能或肾灌注不全、过敏、妊娠和哺乳期妇女不推荐使用 ACEI。②醛固酮受体拮抗药，通常在 ACEI 治疗的基础上使用。对 ST 段抬高型心肌梗死后 LVEF ≤ 0.40、有心功能不全或糖尿病，无明显肾功能不全 [血肌酐男性≤ 221 μmol/L（2.5 mg/dl），女性≤ 177μmol/L（2.0 mg/dl）、血钾≤ 5.0 mmol/L] 的患者，应给予醛固酮受体拮抗药（Ⅰ，A）。③他汀类，具有抗炎、改善内皮功能、抑制血小板聚集的多效性。

对迟发型的心肌损伤，可以在辨证用药的基础上，选择具有钙拮抗药作用的中药如川芎、当归、藁本、防己、丹参、桃仁、红花、赤芍、海金沙等以及具有促进氧自由基清除作用的中药如人参、黄芪、何首乌、杜仲、女贞子、菟丝子、补骨脂、五味子、三七等。中成药如通心络胶囊能改善微循环，减少心肌梗死范围，防止再灌注后无复流的发生，改善远期心脏收缩功能。

（2）ST段抬高型心肌梗死再灌注治疗

溶栓治疗：①适用于发病12小时以内，预期FMC至PCI时间延迟大于120分钟，无溶栓禁忌证（Ⅰ，A）；②发病12～24小时仍有进行性缺血性胸痛和至少2个胸前导联或肢体导联ST段抬高＞0.1 mV，或血流动力学不稳定的患者，若无直接PCI条件，溶栓治疗是合理的（Ⅱa，C）；③计划进行直接PCI前不推荐溶栓治疗（Ⅲ，A）；④ST段压低的患者（除正后壁心肌梗死或合并aVR导联ST段抬高）不应采取溶栓治疗（Ⅲ，B）；⑤ST段抬高型心肌梗死发病超过12 h，症状已缓解或消失的患者不应给予溶栓治疗（Ⅲ，C）。

介入治疗：①直接PCI，药物治疗不能控制的心绞痛患者可进行治疗。在ST段抬高和新出现或怀疑新出现左束支传导阻滞的AMI患者，直接PCI可作为溶栓的替代治疗；急性ST段抬高/Q波心肌梗死与新出现左束支传导阻滞的AMI并发心源性休克患者，年龄＜75岁，AMI发病在36小时内，并且血供重建术可在休克发生18小时内完成者；适宜再灌注治疗而有溶栓禁忌证者；AMI患者非ST段抬高，但梗死相关动脉严重狭窄、血流减慢（TIMI血流≤2级），如可在发病12小时内完成，可考虑进行PCI。②补救性PCI，建议对溶栓治疗后仍有明显胸痛，ST段抬高无显著回落，临床提示未再通者，应尽快进行急诊冠脉造影，TIMI血流＜2级立即进行补救性PCI。③溶栓治疗再通PCI，溶栓治疗成功患者无缺血复发者，在7～10天后进行择期冠脉造影，病变适宜可行PCI。

3. 并发症治疗

（1）右心室梗死：右心室梗死大多与下壁心肌梗死同时发生，也可单独出现。右胸前导联（尤为V_4R）ST段抬高≥0.1 mV高度提示右心室梗死，所有下壁ST段抬高型心肌梗死的患者均应记录右胸前导联心电图。超声心动图检查可能有助于诊断。右心室梗死易出现低血压，但很少伴发心源性休克。预防和治疗原则是维持有效的右心室前负荷，避免使用利尿药和血管扩张药。若补液500～1000ml后血压仍不回升，应静脉滴注血管活性药（例如多巴酚丁胺或多巴胺）。合并房颤及AVB时应尽早治疗，维持窦性心律和房室同步十分重要。右心室梗死患者应尽早施行再灌注治疗。

（2）机械并发症：AMI机械并发症为心脏破裂，包括左室游离壁破裂、室间隔穿孔、乳头肌和邻近的腱索断裂等。常发生在AMI发病的第1周，多发生在第1次及Q波心肌梗死者。心脏破裂并发症发生率低，但发生时间前移。临床表现为突然或进行性血流动力学恶化伴低心排血量、休克和肺水肿，一般在稳定血流动力后手术治疗。

4. 外治疗法

（1）耳针疗法

[取穴] 心、神门、皮质下、交感、内分泌、肾、胃；心、交感、内分泌、肾上腺、小肠、胃、皮质下；心、皮质下、神门、肾、枕、额、肾上腺。

［操作］左右耳轮换，0.5 寸毫针刺入，留针 30 分钟，留针期间行针 1 ～ 3 次，中等强度捻针 10 秒。或用王不留行子固定于穴位上，每日按压 5 ～ 10 次，每周贴压 2 次，两耳交替取穴。

（2）穴位敷贴

［取穴］内关、膻中、心俞、厥阴俞、阿是穴。

［操作］可用大黄、独活、牡丹皮、川芎、当归、乳香、没药、干姜、天南星、桂枝、冰片、细辛、陈皮、半夏、胡椒等，混入基质，搅匀后涂布上，制成贴膏，贴于穴位，24 小时后去掉，隔日 1 次，15 次为 1 个疗程。或用心绞痛宁膏每次 2 帖，贴敷于心前区，24 小时更换 1 次；麝香心绞痛贴：外敷于心前区痛处与心俞穴；补气活血软膏贴于胸骨左缘及左缘第 2 肋间下 6cm×6cm 范围，每次 5g，每日 2 次，15 天为 1 个疗程。

（3）穴位注射

［取穴］心俞、厥阴俞、郄门、内关、间使、膻中。

［操作］可选用丹参注射液、毛冬青注射液、当归注射液等，每穴注射药物 1.5 ～ 2ml，上述药物交替使用，每日或隔日 1 次，10 次为 1 个疗程。

5. 针灸疗法

［取穴］厥阴俞、膻中、郄门、心俞、巨阙、阴郄。

［加减］寒凝心脉加至阳、大椎；气滞心胸加太冲、期门；痰浊闭阻加丰隆、足三里、脾俞、三阴交、公孙、太白；血瘀痹阻加血海、膈俞；心肾阴虚加太溪、神门；心阳不振加关元、命门。

［手法］至阳、大椎、关元、命门用温针补法或灸法，太溪、神门用补法，余穴位皆用泻法，时间 1 分钟，强度以针感循经传导为宜。

【中医疗效评价】

1. 改善症状：采用中医证候量表及 Killip 心功能分级法比较。
2. 减少西药用量、减毒增效。
3. 减少心梗复发率，减少并发症发生。
4. 减轻心肌缺血再灌注损伤，改善心脏微循环。

第十节　急性心肌梗死

急性心肌梗死（acute myocardial infarction ，AMI）是在冠状动脉粥样病变的基础上，发生冠状动脉血供急剧减少或中断，使相应的心肌严重而持久的缺血所致部分心肌急性坏死。临床表现为胸痛、急性循环功能障碍，反映心肌急性缺血、损伤和坏死的一系列特征性

ECG 演变以及血清心肌标志物的升高。根据心电图 ST 是否抬高，AMI 可分为 ST 段抬高的心肌梗死（STEMI）和非 ST 段抬高的心肌梗死（NSTEMI）。

本病属于中医学"真心痛"范畴，特点为剧烈而持久的胸前疼痛，常伴心悸、肢冷、喘促、汗出、面色苍白等症状，甚至危及生命。其病因病机与年老体衰、阳气不足、七情内伤、气滞血瘀、过食肥甘或劳倦伤脾、痰浊内生、寒邪侵脉、血脉凝滞等因素有关。本虚是发病基础，发病条件是标实。病位在心，其本在肾，总的病机为本虚标实，而在急性期则以标实为主。

【诊断】

1. 西医诊断　参考 2017 年 ESC《ST 段抬高型急性心肌梗死管理指南》、2015 年中华医学会《急性 ST 段抬高型心肌梗死诊断和治疗指南》及第 3 版《心肌梗死全球统一定义》。

（1）具有心肌梗死的症状和体征：胸前区疼痛，含服硝酸甘油不缓解，伴烦躁不安和濒死感。兼有发热、心动过速、白细胞增高和血沉增高等。下壁心肌梗死可见胃肠道症状。心律失常和心力衰竭、低血压、休克等可见。

（2）心电图上演变出病理性 Q 波或新发生的 ST 段改变；心脏生物标志物升高超过正常参考值的 99% 百分位以上；影像学证据显示新的心脏活力丧失或区域性室壁运动异常。

2. 中医诊断　参考《中医内科学》（张伯礼 . 人民卫生出版社，2012 年版）。剧烈而持久的胸前疼痛，伴心悸、肢冷、喘促、汗出、面色苍白等症状，实验室指标及心电图、影像学资料提供心肌梗死证据。

3. 中医证候诊断

（1）心血瘀阻证：心胸剧痛，如刺如绞，痛处固定，入夜尤甚，心悸不宁，舌质紫暗，有瘀点或瘀斑，脉沉涩或结代。

（2）痰浊闭阻证：心胸闷痛，胸中憋闷或有窒息感，或有头晕重，或有咳嗽咯痰，腹胀纳呆，舌质黯淡，舌体胖嫩有齿痕，舌苔白腻，脉象弦滑。

（3）寒凝心脉证：胸痛彻背，胸闷气短，心悸不宁，神疲乏力，形寒肢冷，舌质黯淡，舌苔白腻，脉沉无力、迟缓或结代。

（4）痰瘀互结证：神疲倦怠，胸闷如窒，腹胀纳差，咳嗽咯痰，口淡无味，舌淡胖或瘀斑，舌底脉络曲张，苔白浊腻，脉滑或涩、结代。

（5）气虚血瘀证：胸痛胸闷，动则加重，休息减轻，伴短气乏力，汗出心悸，舌体胖大，边有齿痕，舌质黯淡或有瘀点瘀斑，舌苔薄白，脉弦细无力。

（6）气阴两虚证：胸闷气短，倦怠乏力，自汗盗汗，咽干口燥，舌红少苔，脉细数无力。

（7）阳脱阴竭证：心胸剧痛，四肢厥逆，大汗淋漓，或汗出如油，虚烦不安，皮肤青灰，手足青至节，甚至淡漠或不清，口舌青紫，脉微欲绝。

【治疗】

1. 辨证论治

（1）急性心痛治疗

①速效救心丸：10～15 粒，舌下含服，适用于本病心痛有瘀者。

②复方丹参滴丸：5～10 粒，舌下含服，适用于本病心痛有瘀者。

③麝香保心丸：2～4 粒，舌下含服，适用于本病寒凝血瘀者。

④冠心苏合香丸：2～4 粒，舌下含服，适用于本病心痛有寒者。

⑤苏冰滴丸：2～4 粒，舌下含服，适用于本病心痛气滞者。

（2）缓解期治疗

①心血瘀阻证

［治法］活血化瘀，通络止痛。

［方药］血府逐瘀汤（《医林改错》）加减。当归 10g，生地黄 15g，桃仁 12g，红花 8g，枳壳 12g，桔梗 10g，白芍 15g，柴胡 12g，川芎 10g，牛膝 12g，甘草 6g。胸痛甚者加降香、延胡索、郁金增强活血理气止痛之功效，也可用丹参饮和四物汤加减；兼心气阴不足者加吉林人参、麦冬益气养心；兼心烦失眠者加酸枣仁、首乌藤安神助眠。

②痰浊闭阻证

［治法］化痰泄浊，宣痹通阳。

［方药］瓜蒌薤白半夏汤（《金匮要略》）加减。瓜蒌 15g，薤白 15g，法半夏 15g，陈皮 9g，胆南星 12g，枳壳 12g，生姜 3 片，茯苓 15g，甘草 6g。心下痞满、恶心呕吐者加藿香、丁香和胃化浊；痰稠色黄、心烦发热者去胆南星，加天竺黄、黄芩、鱼腥草，清热化痰；兼心脉瘀阻加丹参、三七。

③寒凝心脉证

［治法］温补心阳，散寒通脉。

［方药］当归四逆汤（《伤寒论》）。当归 10g，白芍 15g，桂枝 10g，细辛 5g，甘草 3g，大枣 15g，通草 10g，熟附子 15g，人参 10g。兼胃寒、恶心呕吐者加丁香、法半夏，温中止呕。

④痰瘀互结证

［治法］健脾化痰，活血化瘀。

［方药］冠心方（验方）加减。橘红 6g，枳壳 6g，半夏 10g，竹茹 10g，豨莶草 10g，茯苓 12g，丹参 12g，甘草 5g，党参 15g。脾气虚弱者合四君子汤；气虚明显者加黄芪、五爪龙；兼阴虚者去半夏，加天花粉，可合生脉散；痰证为主以温胆汤分量加倍。

⑤气虚血瘀证

［治法］益气活血，化瘀通络。

［方药］生脉散（《备急千金要方》）合丹参饮（《时方歌括》）加减。太子参 20g，麦冬

10g，五味子 5g，丹参 20g，檀香（后下）5g，砂仁 5g。肾气不足、夜尿频数者加金樱子、益智仁；虚烦不眠加酸枣仁、远志。

⑥气阴两虚证

［治法］益气养阴。

［方药］生脉散（《备急千金要方》）加味。人参 10g，麦冬 15g，五味子 6g，黄芪 18g，沙参 15g，浮小麦 25g，丹参 20g，三七粉 3g。心烦少寐者加枣仁、莲心；心悸脉结代者加炙甘草、甘松、苦参；眩晕耳鸣者去黄芪、浮小麦，加天麻、白芍、石决明；肾虚腰痛加淫羊藿、续断。

⑦阳脱阴竭证

［治法］回阳救逆。

［方药］四逆汤（《伤寒论》）和人参汤（《金匮要略》）加味。熟附子（先煎）15g，干姜 10g，炙甘草 10g，人参 15g，白术 15g，黄芪 25g，煅龙骨 30g，煅牡蛎 30g。肢冷汗出、面色苍白者加参麦注射液或参附注射液；兼心脉瘀阻、胸痛甚、唇色紫暗、脉细涩者加三七粉。

2. 病证结合治疗　本病为急危重症，治疗上要争分夺秒，对于 ST 段抬高型心肌梗死，尽早实施再灌注治疗，防治梗死扩大或缩小心肌缺血范围，保护和维护心脏功能，及时处理严重心律失常、泵衰竭和各种并发症，防止猝死，使患者不但能度过急性期，且康复后还能保持尽可能多的有功能的心肌，以降低病死率，改善预后。

对病情轻、无并发症的病例可以在监护下按中医辨证进行治疗。如病情危重，并有严重的心律失常、泵功能衰竭或心源性休克等并发症的病例，应采取中西医结合措施进行抢救治疗。

（1）再灌注治疗

1）溶栓治疗：①适用于发病 12 小时以内，预期 FMC 至 PCI 时间延迟大于 120 分钟，无溶栓禁忌证（Ⅰ，A）；②发病 12 ～ 24 小时仍有进行性缺血性胸痛和至少 2 个胸前导联或肢体导联 ST 段抬高 > 0.1 mV，或血流动力学不稳定的患者，若无直接 PCI 条件，溶栓治疗是合理的（Ⅱa，C）；③计划进行直接 PCI 前不推荐溶栓治疗（Ⅲ，A）；④ST 段压低的患者（除正后壁心肌梗死或合并 aVR 导联 ST 段抬高）不应采取溶栓治疗（Ⅲ，B）；⑤ST 段抬高型心肌梗死发病超过 12 小时，症状已缓解或消失的患者不应给予溶栓治疗（Ⅲ，C）。

2）介入治疗

①直接 PCI：在 ST 段抬高和新出现或怀疑新出现左束支传导阻滞的 AMI 患者，直接 PCI 可作为溶栓的替代治疗；急性 ST 段抬高 /Q 波心肌梗死与新出现左束支传导阻滞的 AMI 并发心源性休克患者，年龄 < 75 岁，AMI 发病在 36 小时内，并且血供重建术可在休克发生 18 小时内完成者；适宜再灌注治疗而有溶栓禁忌证者；AMI 患者非 ST 段抬高，但梗死相关动脉严重狭窄、血流减慢（TIMI 血流 ≤ 2 级），如可在发病 12 小时内完成，可考虑进行 PCI。

②补救性 PCI：建议对溶栓治疗后仍有明显胸痛，ST 段抬高无显著回落，临床提示未再通者，应尽快进行急诊冠脉造影，TIMI 血流＜ 2 级立即进行补救性 PCI。

③溶栓治疗再通 PCI：溶栓治疗成功患者无缺血复发者，在 7 ～ 10 天后进行择期冠脉造影，病变适宜可行 PCI。

3）药物治疗

抗血小板治疗：溶栓前即应使用。阿司匹林和氯吡格雷是目前临床上常用的抗血小板药物。

抗凝治疗：肝素在临床应用最为普遍，对于 ST 段抬高型心肌梗死患者作为溶栓治疗的辅助药物，对于非 ST 段抬高型心肌梗死患者静脉滴注肝素为常规治疗。低分子量肝素有应用方便、无须检测凝血时间、出血并发症低等优点，建议可用低分子量肝素代替普通肝素。

抗心肌缺血：① β 受体阻断药，有利于缩小心肌梗死面积，减少复发性心肌缺血、再梗死、心室颤动及其他恶性心律失常，对降低急性期病死率有肯定的疗效。无禁忌证的 ST 段抬高型心肌梗死患者应在发病后 24 小时内常规口服 β 受体阻断药（Ⅰ，B）。建议口服美托洛尔，从低剂量开始，逐渐加量。若患者耐受良好，2 ～ 3 天后换用相应剂量的长效控释制剂。②硝酸酯类，静脉滴注硝酸酯类药物用于缓解缺血性胸痛、控制高血压或减轻肺水肿（Ⅰ，B）。如患者收缩压＜ 90 mmHg 或较基础血压降低＞ 30%、严重心动过缓（＜ 50/min）或心动过速（＞ 100/min）、拟诊右心室梗死的 ST 段抬高型心肌梗死患者不应使用硝酸酯类药物（Ⅲ，C）。静脉滴注硝酸甘油应从低剂量（5 ～ 10μg/min）开始，酌情逐渐增加剂量（每 5 ～ 10min 增加 5 ～ 10μg），直至症状控制、收缩压降低 10mmHg（血压正常者）或 30mmHg（高血压患者）的有效治疗剂量。在静脉滴注硝酸甘油过程中应密切监测血压（尤其大剂量应用时），如出现心率明显加快或收缩压≤ 90mmHg，应降低剂量或暂停使用。静脉滴注二硝基异山梨酯的剂量范围为 2 ～ 7mg/h，初始剂量为 30μg/min，如滴注 30min 以上无不良反应则可逐渐加量。静脉用药后可过渡到口服药物维持。③钙拮抗药：不推荐 ST 段抬高型心肌梗死患者使用短效二氢吡啶类钙拮抗药；对无左心室收缩功能不全或 AVB 的患者，为缓解心肌缺血、控制房颤或心房扑动的快速心室率，如果 β 受体阻断药无效或禁忌使用（如支气管哮喘），则可应用非二氢吡啶类钙拮抗药（Ⅱ a，C）。ST 段抬高型心肌梗死后合并难以控制的心绞痛时，在使用 β 受体阻断药的基础上可应用地尔硫䓬（Ⅱ a，C）。ST 段抬高型心肌梗死合并难以控制的高血压患者，可在血管紧张素转换酶抑制药（ACEI）或血管紧张素受体拮抗药（ARB）和 β 受体阻断药的基础上应用长效二氢吡啶类钙拮抗药（Ⅱ b，C）。

4）其他治疗

① ACEI 和 ARB 类药物，ACEI 主要通过影响心肌重构、减轻心室过度扩张而减少慢性心力衰竭的发生，降低死亡率。所有无禁忌证的 ST 段抬高型心肌梗死患者均应给予 ACEI 长期治疗（Ⅰ，A）。早期使用 ACEI 能降低死亡率，高危患者临床获益明显，前壁心肌梗死伴有左心室功能不全的患者获益最大。在无禁忌证的情况下，即可早期开始使用 ACEI，

但剂量和时限应视病情而定。应从低剂量开始，逐渐加量。不能耐受 ACEI 者用 ARB 替代（Ⅰ，B）。不推荐常规联合应用 ACEI 和 ARB；可耐受 ACEI 的患者，不推荐常规用 ARB 替代 ACEI。ACEI 的禁忌证包括：ST 段抬高型心肌梗死急性期收缩压 < 90 mmHg，严重肾衰竭（血肌酐 > 265μmol/L）、双侧肾动脉狭窄、移植肾或孤立肾伴肾功能不全、对 ACEI 过敏或导致严重咳嗽者、妊娠及哺乳期妇女等。

②醛固酮受体拮抗药：通常在 ACEI 治疗的基础上使用。对 ST 段抬高型心肌梗死后 LVEF ≤ 0.40、有心功能不全或糖尿病，无明显肾功能不全［血肌酐男性 ≤ 221 μmol/L（2.5 mg/dl），女性 ≤ 177μmol/L（2.0 mg/dl）、血钾 ≤ 5.0 mmol/L］的患者，应给予醛固酮受体拮抗药（Ⅰ，A）。

③他汀类：除调脂作用外，他汀类药物还具有抗炎、改善内皮功能、抑制血小板聚集的多效性，因此，所有无禁忌证的 ST 段抬高型心肌梗死患者入院后应尽早开始他汀类药物治疗，且无须考虑胆固醇水平（Ⅰ，A）。

对迟发型的心肌损伤，可以在辨证用药的基础上，选择具有钙拮抗药作用的中药如川芎、当归、藁本、防己、丹参、桃仁、红花、赤芍、海金沙等以及具有促进氧自由基清除作用的中药如人参、黄芪、何首乌、杜仲、女贞子、菟丝子、补骨脂、五味子、三七等。中成药如通心络胶囊能改善微循环，减少心肌梗死范围，防止再灌注后无复流的发生，改善远期心脏收缩功能。

3. 并发症治疗

（1）右心室梗死：右心室梗死大多与下壁心肌梗死同时发生，也可单独出现。右胸前导联（尤为 V_4R）ST 段抬高 ≥ 0.1 mV 高度提示右心室梗死，所有下壁 ST 段抬高型心肌梗死的患者均应记录右胸前导联心电图。超声心动图检查可能有助于诊断。右心室梗死易出现低血压，但很少伴发心源性休克。预防和治疗原则是维持有效的右心室前负荷，避免使用利尿药和血管扩张药。若补液 500 ～ 1000ml 后血压仍不回升，应静脉滴注血管活性药（例如多巴酚丁胺或多巴胺）。合并房颤及 AVB 时应尽早治疗，维持窦性心律和房室同步十分重要。右心室梗死患者应尽早施行再灌注治疗。

（2）机械并发症：AMI 机械并发症为心脏破裂，包括左室游离壁破裂、室间隔穿孔、乳头肌和邻近的腱索断裂等。常发生在 AMI 发病的第 1 周，多发生在第 1 次及 Q 波心肌梗死者。心脏破裂并发症发生率低，但发生时间前移。临床表现为突然或进行性血流动力学恶化伴低心排血量、休克和肺水肿，一般在稳定血流动力后手术治疗。

4. 外治疗法

（1）耳针疗法

［取穴］心、神门、皮质下、交感、内分泌、肾、胃；心、交感、内分泌、肾上腺、小肠、胃、皮质下；心、皮质下、神门、肾、枕、额、肾上腺。

［操作］左右耳轮换，0.5 寸毫针刺入，留针 30 分钟，留针期间行针 1 ～ 3 次，中等强

度捻针 10 秒。或用王不留行子固定于穴位上，每日按压 5 ～ 10 次，每周贴压 2 次，两耳交替取穴。

（2）穴位敷贴

［取穴］内关、膻中、心俞、厥阴俞、阿是穴。

［操作］可用大黄、独活、牡丹皮、川芎、当归、乳香、没药、干姜、天南星、桂枝、冰片、细辛、陈皮、半夏、胡椒等，混入基质，搅匀后涂布上，制成贴膏，贴于穴位，24 小时后去掉，隔日 1 次，15 次为 1 个疗程。

（3）穴位注射

［取穴］心俞、厥阴俞、郄门、内关、间使、膻中。

［操作］可选用丹参注射液、毛冬青注射液、当归注射液等，每穴注射药物 1.5 ～ 2ml，上述药物交替使用，每日或隔日 1 次，10 次为 1 个疗程。

5. 针灸疗法

［取穴］厥阴俞、膻中、郄门、心俞、巨阙、阴郄。

［加减］寒凝心脉加至阳、大椎；气滞心胸加太冲、期门；痰浊闭阻加丰隆、足三里、脾俞、三阴交、公孙、太白；血瘀痹阻加血海、膈俞；心肾阴虚加太溪、神门；心阳不振加关元、命门。

［操作］至阳、大椎、关元、命门用温针补法或灸法，太溪、神门用补法，余穴位皆用泻法，时间 1min，强度以针感循经传导为宜。

【中医疗效评价】

1. 改善症状：采用中医证候量表及 Killip 心功能分级法比较。

2. 减少西药用量、减毒增效。

3. 减少心肌梗死复发率，减少并发症发生。

4. 减轻心肌缺血再灌注损伤，改善心脏微循环。

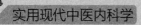

第3章　消化系统疾病

第一节　胃食管反流病

胃食管反流病（gastroesophageal reflux disease，GERD，又称"胃食管反流"）是指胃十二指肠内容物反流入食管引起烧心等症状，根据是否导致食管黏膜糜烂、溃疡，分为反流性食管炎及非糜烂性反流病。GERD 也可引起咽喉、气道等食管邻近的组织损害，出现食管外症状。

本病属中医学"吐酸病"范畴。大多因胃失和降，胃气上逆，外兼感受湿热两邪而发病。与肝郁、胆逆关系密切，并可与病理产物瘀血、痰浊互为因果。

【诊断】

1. 西医诊断　参照中华医学会消化病分会中国胃食管反流病共识意见专家组《中国胃食管反流病共识意见》（2006 年，三亚）。

（1）GERD 症状群：有典型的烧心和反流症状，非典型症状如非心源性的胸痛、腹痛、上腹烧灼感、嗳气等，伴有相关的食管外症状，如反流性喉炎、哮喘、牙蚀症等，且无消化道梗阻的证据。

（2）上消化道内镜及病理检查：胃镜检查证实有反流性食管炎或 Barrett 食管，病理检查证实为 Barrett 食管并排除胃食管癌性病变。

（3）质子泵抑制药诊断性治疗：适用于消化道内镜检查阴性的患者，服用标准剂量 PPI，每日 2 次，服药 1 周和（或）2 周后症状明显改善，则支持 GERD 的诊断。

（4）检查胃食管反流证据：食管钡剂和（或）X 线片检查可见食管黏膜病变、黏膜狭窄等，放射性核素定量检查可见胃内有放射性核素标记的液体反流，或 24 小时食管 pH 监测显示有反流存在。

（5）食管测压：检查显示有反流动力学紊乱的基础，如食管下段括约肌压力降低和（或）食管清除功能减弱等。

（6）证实有食管胆汁反流。

符合上述第（2）条或第（1）条加上第（3）至第（6）条中任意一条，可诊断为 GERD。

2. 中医诊断　参照中华中医药学会脾胃病分会《胃食管反流病中医诊疗共识意见》（2009 年）从以下 3 方面考虑诊断。

（1）有典型的烧心、反酸等反流症状，反复发作病史或首次发作时间超过 4 周。

（2）实验室检查，24 小时食管 pH 监测，pH ＜ 4 的总时间≥ 4.0%，即视为酸反流。

（3）上消化道内镜检查是诊断反流性食管炎最准确的方法，有助于确定有无反流性食管炎及有无合并症和并发症；也有助于本病的诊断。

3. 中医证候诊断

（1）肝胃郁热证：胸骨后疼痛，反酸、烧心，脘腹胀满，嗳气反流，胃脘部嘈杂易饥，疾病发作与情绪相关，常表现为心烦易怒，焦虑或抑郁等，口干口苦，舌红，苔薄黄，脉弦细。

（2）胆热犯胃证：口苦咽干，烧心，胸脘灼痛，反酸，嗳气，腹胀，心烦失眠，嘈杂易饥，舌红，苔黄腻，脉弦滑。食管黏膜炎症程度较重，内镜下胃内胆汁反流、Hp 感染发生频率较高。

（3）中虚气逆证：反酸或泛吐清水，嗳气反流，胃脘隐痛，胃痞胀满，食欲缺乏，神疲乏力，大便溏薄，舌淡、苔薄，脉细弱。

（4）气郁痰阻证：咽喉不适如有痰梗，烧心、反酸，胸膺不适，胸骨后灼痛，嗳气，或反流，吞咽困难，声音嘶哑，半夜呛咳，舌苔白腻，脉弦滑。

（5）瘀血阻络证：胸骨后灼痛或刺痛，烧心、反酸，多在餐后或体位改变时明显或加重，平卧或躯体前屈时出现，有的出现咳嗽、哮喘、咽部不适、胸痛、吞咽困难或堵塞感，后背痛，呕血或黑粪，胃脘隐痛，嗳气，舌质紫暗或有瘀斑，脉涩。

【治疗】

1. 辨证论治

（1）肝胃郁热证

[治法] 疏肝泄热，和胃降逆。

[方药] 柴胡疏肝散（《景岳全书》）合左金丸（《丹溪心法》）加减。柴胡 15g，炒枳壳 10g，白芍 15g，生甘草 10g，川芎 10g，炙香附 10g，陈皮 10g，川楝子 10g，莪术 10g，酒大黄 2g，黄连 6g，吴茱萸 1g。

[加减] 反酸重者，加乌贼骨 10g，煅瓦楞子 10g；伴嗳气者，加旋覆花 15g，代赭石 15g；胸闷者，加全瓜蒌 30g，清半夏 10g；咽部不适者，加夏枯草 10g，连翘 10g；上腹胀满者，加木香 10g，厚朴 10g；纳差者，加焦三仙各 10g，鸡内金 10g。

[中成药] 左金丸。每次 3 ～ 6g，每日 2 次。

（2）胆热犯胃证

[治法] 清化胆热，降气和胃。

[方药] 龙胆泻肝汤（《医方集解》）合温胆汤（《备急千金要方》）加减。龙胆草 6g，柴胡、焦栀子各 9g，黄芩 9g，当归 6g，旋覆花 9g，赭石 6g，半夏 6g，竹茹 6g，枳壳 6g，陈皮 9g，甘草 3g。

[加减] 反酸甚者，加煅瓦楞子、海螵蛸；胸痛明显者，加丹参、降香、炙乳香、炙没药；大便秘结者，加虎杖、瓜蒌；嗳气频繁者，加白豆蔻、佛手；不寐者，加合欢皮、首乌藤。

[中成药] 小柴胡颗粒，每次 10g，每日 3 次；龙胆泻肝丸，每次 3～6g，每日 2 次。

（3）中虚气逆证

[治法] 健脾和胃，疏肝降逆。

[方药] 四逆散（《伤寒论》）合六君子汤（《医学正传》）加减。药物：柴胡 6g，白芍 15g，枳壳 10g，甘草 3g，党参 20g，白术 10g，云苓 15g，陈皮 10g，法半夏 10g，香附 10g，木瓜 30g，佛手 10g。

[加减] 脾胃气滞者加砂仁 10g；肝郁气滞明显者加青皮 10g，乌药 10g；寒甚者加良姜 10g；湿热者加生玉米 30g，厚朴 10g，黄芩 10g；久病兼瘀者加丹参 10g；反酸者加黄连 6g，吴茱萸 3g，乌贼骨 30g。

[中成药] 香砂养胃丸，每次 9g，每日 2 次；归脾丸，每次 8～10 丸，每日 3 次；小建中颗粒，每次 15g，每日 3 次；参苓白术颗粒，每次 3g，每日 3 次。

（4）气郁痰阻证

[治法] 开郁化痰，降气和胃。

[方药] 旋覆代赭汤（《伤寒论》）合半夏厚朴汤（《金匮要略》）加减。旋覆花 15g，代赭石 30g，法半夏 10g，厚朴 10g，紫苏叶 6g，茯苓 15g，人参 15g，生甘草 5g，生姜 10g，大枣 6 枚。

[加减] 湿邪较重者加用泽泻 15g，并加重法半夏用量至 20g；痰热较重者加用胆南星 15g，全瓜蒌 15g；胃热者加郁金 10g，黄芩 15g；阴虚者加沙参 15g，麦冬 15g；肝郁较重者加香附 10g，川芎 15g；肝胃不和者加柴胡 6g，白芍 15g；痞满者加枳实 10g，并加重厚朴用量至 15g；嗳气、呃逆者，加重旋覆花、代赭石用量分别至 20g，35g。

[中成药] 复方田七胃痛胶囊，每次 3～4 粒，每日 3 次。

（5）瘀血阻络证

[治法] 活血化瘀，行气通络。

[方药] 血府逐瘀汤（《医林改错》）加减。桃仁 12g，红花、当归、生地黄、牛膝各 9g，川芎、桔梗各 4.5g，赤芍、枳壳各 6g，柴胡、甘草各 3g。

[加减] 胃痛甚者，可加延胡索、木香、郁金；便黑可加白及、三七；口干舌燥可加生地黄、麦冬。

[中成药] 开胸顺气胶囊，每次 3 粒，每日 2 次。

2. 病证结合治疗　根据病证结合的原则，在胃食管反流病治疗过程中，根据不同时期采取不同的治疗方案。

（1）初始治疗：根据烧心、反流等典型胃食管反流病症状，对疑诊为胃食管反流病患者进行质子泵抑制药 PPI 经验性治疗，为期 1～2 周。H2RA（西咪替丁、雷尼替丁、法莫替丁等）适用于轻至中度 GERD 治疗。

（2）维持治疗：在确定为胃食管反流病患者后，患者应接受规范的 8 周初始治疗疗程。根据不同患者的情况提醒进行维持治疗以巩固疗效，预防复发，如维持原剂量、剂量减半、按需治疗等。通常严重的糜烂性食管炎（LAC-D 级）需足量维持治疗，NERD 可采用按需治疗。H2RA 长期使用会产生耐受性，一般不适合作为长期维持治疗的药物。

3. 并发症治疗

（1）上消化道出血：生长抑素、垂体后叶素等；三腔气囊管压迫止血；内镜直视下止血；血管介入技术。

（2）食管狭窄：除极少数严重瘢痕性狭窄需行手术切除外，绝大部分狭窄可行内镜下食管扩张术治疗。扩张术后予以长程质子泵抑制药维持治疗可防止狭窄复发，对年轻患者亦可考虑抗反流手术。

（3）Barrett 食管：必须使用 PPI 长期维持治疗。Barrett 食管发生食管腺癌的危险性明显增高，故应加强随访，目的是早期发现异性增生、重度不典型增生或早期食管癌，及时手术治疗。

4. 外治法

（1）针刺疗法：以中脘、内关、足三里为基础穴位。肝胃郁热证加太冲、期门；胆热犯胃证加太长、阳陵泉；中虚气逆证加合谷、太冲、膻中；气郁痰阻证加丰隆、公孙；瘀血阻络证加曲池、膈俞。

（2）注入式埋线疗法：选取腹部中脘、气海、关元、上巨虚五穴进行穴位埋线。

（3）药穴指针疗法：药穴指针疗法所用药方剂组成：郁金 24g，香附 20g，丁香 10g，黄连 6g，吴茱萸 10g，陈皮 18g，半夏 24g，旋覆花 15g，厚朴 24g，槟榔 24g，生姜 10g。加工方法：把上药用棕色瓶装，加入 50% 白酒 1L，浸制 48h 后取药液。治疗方法：治疗操作者每次以适量棉花缠指后，蘸少许药液涂敷患者双侧足太阳膀胱经肝俞、胆俞、胃俞及脾俞穴位上，先后按揉法、扪法及捏法进行操作；每次操作 15 分钟，每日 2 次，上下午各 1 次。连续治疗 3 周为 1 个疗程。

（4）灸法：以腹部、背腰部和下肢区域为主，选中脘、足三里、天枢、公孙、太冲、脾俞、胃俞、大肠俞等穴及附近寻找热敏化点，采用清艾条点燃，先施回旋灸 2 分钟温热局部气血，继以雀啄灸 1 分钟加强敏化，循经往返灸 2 分钟激发经气，再施以温和灸发动感传，开通经络。施灸剂量以完成灸感四相为度。每日灸 1 次，20 次为 1 个疗程，每 1 个疗程后可休息 3～5天，再继续第 2 个疗程治疗。

（5）烫熨疗法：将药物研成细末，加入饴糖、黄蜡等赋形剂调成厚薄适度的药膏，于火上烘热，趁热贴于治疗部位；或将药膏涂于治疗部位，再以熨斗、热水袋或炒热的盐、沙、麦麸布包后置于上面进行烫熨。

（6）穴位贴敷疗法：药物贴敷疗法，主要针对虚寒型伴见胃脘痛证者，用以温经散寒、通络止痛。主要药物可选生川乌250g，白芷500g，花椒500g，白附子100g，干姜250g，川芎500g，细辛200g等，共研细末，黄酒调敷，贴敷穴位，每穴1g，每次6小时，每日1次。

【中医疗效评价】

1. 改善症状：反酸、烧心等主要症状基本消失或好转；胃镜下食管炎症消失或较治疗前降低2级。

2. 减少西药用量、抑酸反流增效，以抑酸药物使用剂量变化、减药时间、停药时间计算。

3. 控制和防止并发症的出现。

4. 缩短病程：记录减药、停药时间，与单纯西药标准治疗对比。

第二节　胃　炎

胃炎（gastritis）是胃黏膜对胃内各种刺激因素的炎症反应，生理性炎症是胃黏膜屏障的组成部分之一，但当炎症使胃黏膜屏障及胃腺结构受损，则可出现中上腹疼痛、消化不良、上消化道出血甚至癌变。根据其常见的病理生理和临床表现，胃炎大致可分为急性、慢性和特殊类型胃炎。本文对慢性胃炎进行说明。

本病属中医学"胃脘痛"范畴。大多因外邪犯胃、饮食伤胃、情志不畅和脾胃素虚所致。并可与气滞、寒凝、热郁、湿阻、血瘀互为因果。与肝、脾的关系极为密切。

【诊断】

1. 西医诊断　参照"中国慢性胃炎共识意见"（中华医学会消化病学分会全国第二届慢性胃炎共识会议，2006）。

（1）多数慢性胃炎患者无任何症状，有症状者主要为非特异性消化不良。

（2）内镜诊断：浅表性胃炎可见红斑（点状、片状和条状）、黏膜粗糙不平、出血点（斑）黏膜水肿、出血等基本表现；萎缩性胃炎可见黏膜红白相间，以白为主，皱襞变平甚至消失，黏膜血管显露；黏膜颗粒或结节状等基本表现，后者系伴增生性病变所致。取材活检根据病变情况和需要，建议取2～5块活检组织。

（3）病理组织学诊断：慢性胃炎病理活检示固有腺体萎缩，即可诊断为萎缩性胃炎，而不必考虑活检标本的萎缩块数和程度；慢性胃炎有5种组织学变化应分级，即Hp感染、慢性炎症、活动性、萎缩和肠化，分成无、轻度、中度和重度 4 级；异型增生（上皮内瘤变）为重要的胃癌癌前病变，可分为轻度和重度（或低级别和高级别）两级。异型增生（dysplasia）和上皮内瘤变（intraepithelial neoplasia）是同义词。高级别上皮内瘤变包括早期胃癌和重度异型增生。

2. **中医诊断** 参照"慢性萎缩性胃炎中医诊疗共识意见"（中华中医药学会脾胃病分会，2009，深圳）、"慢性浅表性胃炎中医诊疗共识意见"（中华中医药学会脾胃病分会，2009，深圳）及《中药新药临床研究指导原则（2002 年）》。

（1）慢性浅表性胃炎（CSG）患者无任何症状。有症状者主要为非特异性消化不良，表现为反复或持续性上腹不适、饱胀、钝痛、烧灼痛、无明显节律性，一般进食后较重。其次为食欲减退、嗳气、反酸、恶心等消化不良症状。慢性浅表性胃炎与消化不良症状并非密切相关。

（2）内镜检查和胃黏膜组织学检查结果与症状的相关分析表明：慢性浅表性胃炎患者的症状缺乏特异性，且有无症状以及症状的严重程度与内镜所见和组织学分级无明显相关性。

（3）慢性萎缩性胃炎（CAG）的确诊有赖于胃镜与病理检查，尤以后者的价值更大。

3. **中医证候诊断**

（1）肝胃气滞证：胃脘胀痛或痛窜两胁，嗳气频繁，嘈杂泛酸，舌质淡红，苔薄白，脉弦。此型胃镜检查可伴见胃黏膜急性活动性炎症，胆汁反流。

（2）肝胃郁热证：胃脘灼痛，嘈杂泛酸，口干口苦，烦躁易怒，大便干燥，舌质红，苔黄，脉弦数。

此型胃镜检查可伴见胃黏膜呈樱桃红色或绛色为主，黏膜表面干燥、脆性增加。

（3）脾胃湿热证：胃脘灼热胀痛，口苦口臭，脘腹痞闷，渴不欲饮，小便黄，舌质红，苔黄厚或腻，脉滑或濡数。

此型可伴见胃黏膜急性活动性炎症、充血糜烂明显。

（4）脾胃气虚证：胃脘隐痛，喜按喜暖，食后脘闷，纳呆少食，便溏腹泻，四肢乏力，舌质淡红，有齿印，苔薄白或白，脉沉细。

此型可伴见胃黏膜红斑或粗糙不平，黏液稀薄而多，胃酸偏低。

（5）脾胃虚寒证：腹胀，食少，胃脘隐隐作痛，绵绵不断，喜温喜按，畏寒肢冷，大便稀溏，舌淡苔白，脉虚弱或迟缓。

（6）胃阴不足证：胃脘灼热疼痛，口干舌燥，大便干燥，舌红少津，无苔或剥苔或有裂纹，脉细数或细弦。

此型可伴见胃黏膜成颗粒状或血管显露，胃黏膜干燥，黏液少或胃酸偏低，黏膜充血水肿或小糜烂。

（7）胃络瘀阻证：胃脘痛有定处，不喜按或拒按，大便潜血阳性或黑粪，舌质暗红或紫暗，有瘀点，脉弦涩。

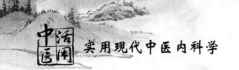

此型可伴见胃痛日久不愈，胃黏膜充血肿胀，伴瘀斑或出血点。

【治疗】

1. 辨证论治

（1）肝胃不和证

［治法］疏肝和胃，理气止痛。

［方药］柴胡疏肝散（《景岳全书》）加减。柴胡 12g，陈皮 9g，川芎 10g，木香 9g，枳壳 10g，芍药 8g，炙甘草 5g，郁金 10g，党参 20g，山药 15g，麦芽 20g。

［加减］腹痛甚加延胡索、川楝子；脾虚生湿加茯苓、薏苡仁；呕吐泛酸，则酌加海螵蛸、半夏、浙贝母；气滞血瘀疼痛加蒲黄、丹参；郁火伤阴加山栀子、石斛、麦冬。

［中成药］气滞胃痛颗粒每次 5g，每日 3 次；胃苏颗粒每次 15g，每日 3 次；金佛止痛丸每次 5g，每日 3 次；延胡索止痛片每次 2 片，每日 3 次；三九胃泰颗粒（无糖型）每次 2～5g，每日 2～3 次；荆花胃康胶丸每次 2 粒，每日 3 次；枳术宽中胶囊每次 3 粒，每日 3 次；达立通颗粒每次 6g，每日 3 次。

（2）肝胃郁热证

［治法］清肝泄火，和胃降逆。

［方药］左金丸（《丹溪心法》）加减。黄连 10g，吴茱萸 5g，栀子 9g，黄芩 9g，乌贼骨 20g，煅瓦楞 30g。

［加减］上腹饱胀、嗳气频作者加厚朴、枳壳、香附；便秘者加玄参、瓜蒌仁、肉苁蓉；纳呆消化不良者加焦三仙、神曲；疼痛显著者加醋延胡索、川楝子；失眠者加茯神、柏子仁、首乌藤；体内有瘀滞者加三七、莪术、红花；体制虚弱者加党参、炒白术、沙参。

［中成药］加味左金丸每次 6g，每日 2 次。

（3）脾胃湿热证

［治法］清热除湿、理气和中。

［方药］连朴饮（《霍乱论》）加减。黄连 9g，厚朴 6g，石菖蒲 3g，法半夏 9g，茯苓 15g，竹茹 9g。

［加减］热重加山栀子、黄芩；湿重加茵陈、木通；反酸加左金丸；便秘加生大黄。

［中成药］三九胃泰胶囊每次 2～4 粒，每日 2 次。

（4）脾胃气虚证

［治法］益气健脾，和胃除痞。

［方药］香砂六君子汤（《医方集解》）加减。党参 9g，炒白术 12g，茯苓 15g，法半夏 6g，陈皮 9g，木香 9g，砂仁 6g，炙甘草 6g。

［加减］兼寒者可加制附子、干姜；兼湿者可加豆蔻仁、苍术；腹泻加山药、罂粟壳；反酸加贝母、乌贼骨；纳呆加鸡内金、焦三仙。

[中成药] 香砂六君丸每次 10g，每日 2 次；胃乃安胶囊每次 4 粒，每日 3 次；复方田七胃痛胶囊每次 4 粒，每日 3 次；补中益气丸每次 10g，每日 2 次。

（5）脾胃虚寒证

[治法] 温中健脾，和胃止痛。

[方药] 黄芪健中汤（《金匮要略》）合理中汤（《伤寒论》）加减。黄芪 15g，桂枝 15g，白术 15g，法半夏 10g，陈皮 9g，党参 15g，茯苓 15g，炙甘草 15g。

[加减] 泛吐清水较多，加干姜；泛酸加黄连、乌贼骨、煅瓦楞子。

[中成药] 香砂养胃丸每次 9g，每日 2 次；温胃舒胶囊每次 3 粒，每日 3 次；香砂理中丸每次 10g，每日 2 ～ 3 次；湿寒胃痛颗粒每次 3g，每日 3 次。

（6）胃阴不足证

[治法] 养阴益胃，和中止痛。

[方药] 益胃汤（《温病条辨》）加减。北沙参 10g，生地黄 12g，麦冬 10g，白芍 15g，石斛 10g，甘草 6g。

[加减] 渴甚加花粉；心烦加栀子、莲心；失眠加酸枣仁、柏子仁；大便干加大黄；胃中有热感加栀子。

[中成药] 胃热清胶囊每次 2 ～ 4 粒，每日 3 次，适用于脾胃湿热证。养胃舒胶囊每次 3 粒，每日 2 次，适用于胃阴不足证。

（7）胃络瘀阻证

[治法] 活血通络。

[方药] 丹参饮（《时方歌括》）合失笑散（《太平惠民和剂局方》）加减。丹参 15g，砂仁 6g，生蒲黄 6g，五灵脂 10g，三七粉（冲服）3g。

[加减] 胃脘嘈杂、口干咽燥加北沙参、麦冬；脘腹胀满、嗳气叹息加川楝子、枳壳；胃脘胀痛、口苦、便秘加川黄连、全瓜蒌，胃黏膜糜烂出血加白及、仙鹤草。

[中成药] 复方田七胃痛胶囊每次 4 粒，每日 3 次；胃复春每次 4 片，每日 3 次。

2. 病证结合治疗　　根据病证结合的原则，在慢性胃炎治疗过程中，坚持以中医治疗为主，突出中医益气健脾、辛开苦降的治疗方法，缩短疗程，抗复发的优势。

（1）日常调护：一般治疗饮食宜选用富营养、少刺激、易消化的食物，避免吸烟、酗酒、咖啡、浓茶以及对胃有刺激的药物。消除患者疑虑，调整精神情绪，保持心情乐观、舒畅、平和，确立积极健康的生活态度。

（2）抑酸或制酸药治疗：适用于黏膜糜烂或以烧心、反酸、上腹痛等症状为主者。可根据病情或症状严重程度选用 H_2 受体阻断药（西咪替丁、雷尼替丁、法莫替丁、罗沙替丁等），质子泵抑制药（奥美拉唑、兰索拉唑、泮托拉唑、雷贝拉唑、埃索美拉唑、艾普拉唑等），制酸药（胃舒平、碳酸氢钠、氢氧化铝等）。

（3）胆汁结合药治疗：适用于各类胃炎伴胆汁反流者，有消胆胺、甘羟铝、铝碳酸镁（达喜、威地美）等，后者兼有抗酸、保护黏膜作用。

（4）根除 Hp 治疗：适用于 Hp 阳性者。①胃黏膜糜烂、萎缩病变的慢性胃炎；②有胃癌家族史者；③伴糜烂性十二指肠炎者；④有消化不良症状的慢性胃炎。目前推荐方案是铋剂、PPI 加 2 种抗生素组成的四联方案，但仍可采用铋剂或 PPI 加 2 种抗生素组成的三联疗法。可在原三联疗法基础上加用中药、益生菌或口腔洁治等形成新的四联疗法。

（5）黏膜保护治疗：适用于胃黏膜糜烂、出血或症状明显者。常用的药物有铋剂（丽珠得乐、果胶铋等）、硫糖铝、康复新液、米索前列醇（喜克馈）、复方谷氨酰胺、吉法酯、施维舒、膜固思达等。

（6）促动力药治疗：适用于上腹饱胀、早饱、嗳气、呕吐等症状为主者，常用药物有多潘立酮、莫沙必利、盐酸伊托必利、马来酸曲美布汀等。

（7）助消化药治疗：适用于萎缩性胃炎、胃酸偏低，或食欲减退等症状为主者，常用药物有胃蛋白酶、泌特、得每通等。

（8）其他抗抑郁药和镇静药治疗：适用于睡眠差、有明显精神因素者。常用药物有三环类抗抑郁药（阿米替林、多虑平等）、选择性 5-HT 再摄取抑制药（帕罗西汀、盐酸氟西汀、西酞普兰）、选择 5-HT 及 NE 再摄取抑制药（文拉法辛）等。

3. 并发症治疗

（1）胃出血：首选质子泵抑制药治疗，有必要可联合凝血酶治疗。

（2）贫血：服用硫酸亚铁等补血药、维生素及少量的维生素 B_{12} 肌内注射，必要时可输血。

（3）胃溃疡：服用制酸药、抗胆碱能药物、H_2 受体拮抗药、丙谷胺、前列腺素 E_2 的合成剂及奥美拉唑等，同时给予胃黏膜保护药物。

（4）胃癌前期：饮食治疗，根除幽门螺杆菌，药物治疗，内镜下治疗，基因治疗。

4. 外治法

（1）中药外敷穴位疗法：将中药研成细末，以棉布制成肚兜，内置药末，敷于中脘治疗脾胃虚寒型、肝郁气滞型胃脘痛。

（2）离子导入疗法：用中药电敷中脘穴治疗急性寒症胃脘痛。

（3）针灸疗法：以中脘、内关、足三里为基础穴位。肝胃气滞证加期门、太冲；肝胃郁热证加曲池、太冲；脾胃湿热证加丰隆、公孙；脾胃气虚证加脾俞、气海、膻中；脾胃虚寒证加神阙、气海、脾俞、胃俞；胃阴不足证加胃俞、太溪、三阴交；胃络瘀阻证加膈俞、阿是穴。

（4）穴位按摩：选取内关、足三里、合谷用手拇指指腹按摩，每日 2 ～ 3 次，每穴10 ～ 15 分钟。

（5）中药烫疗：选用大黄、当归、红花、干姜等活血温经、祛风镇痛的中药用高度酒浸泡 1 ～ 2 个月，取药渣 300 ～ 500g 棉布包裹。每次烫疗可以加入药酒和水适量，用微波炉加热，烫神阙穴或上腹部，至药包冷却。

【中医疗效评价】

1. 改善症状：主要症状减轻。上腹不适、饱胀、钝痛、烧灼痛等主要症状基本消失或好转；胃镜复查示黏膜病变范围缩小 1/2 以上，炎症有所减轻；活检组织病理证实胃镜所见，急、慢性炎症减轻，腺体萎缩、肠化和异型增生减轻。

2. 减少西药用量、止痛增效：以益气健脾药物使用剂量变化、减药时间、停药时间计算。

3. 控制和防止并发症的出现。

4. 缩短病程：记录减药、停药时间，与单纯西药标准治疗对比。

第三节 消化性溃疡

消化性溃疡（peptic ulcer，PU）是指在各种致病因子的作用下，黏膜发生的炎症与坏死性病变，病变深达黏膜肌层，常发生于胃酸分泌有关的消化道黏膜，其中以胃、十二指肠为最常见。

本病属于中医学"胃疡"范畴。大多因多因情志郁怒，饮食不节或因外邪侵扰，药物刺激，使脾胃失健，胃络受损而出现溃疡，以胃脘疼痛为主要表现的内疡类疾病。与肝、脾两脏关系密切。

【诊断】

1. 西医诊断　参照《消化性溃疡病诊断与治疗规范建议》（2008 年，黄山）诊断依据。

（1）中上腹痛、反酸是消化性溃疡病的典型症状，腹痛发生与餐后时间的关系认为是鉴别胃与十二指肠溃疡病的临床依据。

（2）胃镜检查和上消化道钡剂检查：是诊断消化性溃疡病的主要方法。

（3）对消化性溃疡病鼓励常规进行尿素酶试验或核素标记 C 呼气等试验，以明确是否存在幽门螺杆菌感染。

（4）消化性溃疡病须与克罗恩病、结核、淋巴瘤、巨细胞病毒等继发性上消化道的溃疡相鉴别。

2. 中医诊断　参照《中华中医药学会脾胃病分会消化性溃疡中医诊疗共识意见》（2009 年）从以下 2 方面考虑诊断。

（1）初步诊断：慢性、周期性、节律性上腹痛伴反酸者。

（2）基本诊断：伴有上消化道出血、穿孔史或现症者。

（3）确诊：胃镜发现消化性溃疡病灶（尿素酶实验或 ^{13}C 或 ^{14}C 标记的尿素呼吸试验

等兼查 Hp），或上消化道气钡双重造影检查见胃或十二指肠有龛影或球部变形者，可确定诊断。

3. 中医证候诊断

（1）肝胃不和证：胃脘胀痛，遇情志不遂加重，两胁胀满，心烦，嗳气频繁，反酸，善叹息，舌质淡红，舌苔薄白或薄黄，脉弦。胃镜下常常表现为 PU 活动期，溃疡较浅，或伴有胆汁反流。

（2）脾胃气虚证：胃脘隐痛，腹胀纳少、食后尤甚，大便溏薄，肢体倦怠，少气懒言，面色萎黄，消瘦，色淡苔白，脉缓弱。胃镜下常常表现为溃疡表面覆盖白苔，溃疡面积较小。

（3）脾胃虚寒证：胃脘隐痛，喜温喜按，得食痛减，四肢倦怠，畏寒肢冷，泛吐清水，食少纳呆，便溏。舌淡或舌边齿痕，舌苔薄白，脉虚弱或迟缓。胃镜下常常表现为 PU 活动期伴慢性胃炎。

（4）肝胃郁热证：胃脘灼热疼痛，口干口苦，胸胁胀满，泛酸，烦躁易怒，大便秘结，舌红，苔黄，脉弦数。胃镜下常常表现为 PU 活动期，胃病黏膜红白相间，多以红色为主，个别点状出血。

（5）胃阴不足证：胃脘痛隐隐，饥不欲食，口干渴，消瘦，五心烦热，大便干燥，舌红少津或舌裂纹无苔，脉细。胃镜下常常表现为 PU 伴慢性萎缩性胃炎。

【治疗】

1. 辨证论治

（1）肝胃不和证

［治法］疏肝理气，和胃止痛。

［方药］柴胡疏肝散（《景岳全书》）加减。柴胡 12g，香附 10g，川芎 10g，陈皮、枳壳各 10g，白芍 15g，炙甘草 6g。

［加减］心烦易怒者，加佛手、青皮；口干者，加石斛、沙参；畏寒者，加高良姜、肉桂；反酸者，加浙贝母、瓦楞子。

［中成药］气滞胃痛冲剂，冲服，每次 5g，每日 3 次；胃苏冲剂，冲服，每次 5g，每日 3 次。

（2）脾胃气虚证

［治法］益气健脾，和胃助运。

［方药］四君子汤（《太平惠民和剂局方》）加减。党参 15g，白术 12g，茯苓 12g，木香 9g，黄芪 30g，炙甘草 9g。

［加减］嗳气、腹胀加砂仁、法半夏、陈皮。

［中成药］香砂六君丸，每次 10g，每日 2 次；补中益气丸，每次 10g，每日 2 次。

（3）脾胃虚寒证

［治法］温中健脾，和胃止痛。

［方药］黄芪建中汤（《金匮要略》）加减。黄芪 20g，白芍 15g，桂枝 10g，炙甘草 5g，生姜 5g，饴糖 20g，大枣 5 枚。

［加减］胃寒重者、胃痛明显者加吴茱萸、川花椒、制附片；吐酸、口苦者加砂仁、藿香、黄连；肠鸣腹泻者加泽泻、猪苓；睡眠不佳者加生龙骨、生牡蛎。

［中成药］虚寒胃痛冲剂，每次 1～2 袋，每日 2 次；附子理中丸，大蜜丸每次 1 丸，每日 2～3 次；温胃舒颗粒，每次 1～2 袋，每日 2 次。

（4）肝胃郁热证

［治法］清胃泻热，疏肝理气。

［方药］化肝煎（《景岳全书》）合左金丸（《丹溪心法》）加减。陈皮 6g，青皮 9g，牡丹皮 12g，栀子 10g，白芍 12g，浙贝母 15g，泽泻 9g，黄连 6g，吴茱萸 2g。

［加减］口干明显者加北沙参、麦冬；恶心者加姜半夏、竹茹；舌苔厚腻者加苍术；便秘者加枳实。

［中成药］丹栀逍遥丸，每次 6～9g，每日 2 次。

（5）胃阴不足证

［治法］养阴益胃。

［方药］益胃汤（《温病条辨》）加减。沙参 9g，麦冬 15g，冰糖 3g，生地黄 15g，玉竹 5g。

［加减］若情志不畅者加柴胡、佛手、香橼；嗳腐吞酸、纳呆者加麦芽、鸡内金；大便臭秽不尽者，加黄芩、黄连；胃刺痛、入夜加重者加丹参、红花、降香；恶心呕吐者加陈皮、半夏、苍术。

［中成药］阴虚胃痛颗粒，每次 10g，每日 3 次。

2. 病证结合治疗　根据病证结合的原则，在消化性溃疡治疗过程中，坚持以中医治疗为主，突出中医健脾理气、和胃止痛的治疗方法，缩短疗程，抗复发的优势。

（1）制酸治疗：最早用于治疗消化性溃疡的药物是制酸药，主要包括碳酸氢钠、三硅酸镁、氢氧化铝、枸橼酸铋钾和碳酸钙，还有新型的铝镁等。

（2）H_2 受体拮抗药：H_2 受体拮抗药可以抑制胃酸的分泌。常用的药物包括雷尼替丁、法莫替丁、西咪替丁等。

（3）质子泵抑制药：质子泵抑制药可以持续性地抑制胃酸的分泌。临床上常用的质子泵抑制药主要有奥美拉唑、雷贝拉唑、兰索拉唑、埃索美拉唑、泮托拉唑等。

（4）增强胃黏膜屏障药：可保护胃黏膜屏障。常用的药物有硫糖铝、铋制剂、前列腺素 E 等。

（5）抗 Hp 药：临床上多数消化性溃疡的发生都与 Hp 的感染有关系。所以治疗上主要是采用抑制胃酸的药物和杀菌的药物联合使用。临床中最佳使用的治疗方案是质子泵抑制药加两种抗生素的三联疗法，后又出现了针对 Hp 感染的含铋剂的四联疗法、序贯疗法、伴同疗法、加益生菌的治疗等。

3. 并发症治疗

（1）上消化道出血：首选治疗方法是内镜下止血，同时使用 PPI 可有效预防再出血，减少外科手术率与死亡率。消化性溃疡病并发急性出血时，应尽可能进行急诊内镜检查，凡有活动性出血、溃疡底部血管暴露或有红色或黑色血痂附着时，应在内镜下进行止血。并应同时静脉使用 PPI。可显著降低再出血率。PPI 通过抑制胃酸分泌，提高胃内 pH，降低胃蛋白酶活性，减少对血凝块的消化作用，提高血小板的凝集率，从而有助于巩固内镜的止血效果。

（2）穿孔

①非手术治疗：当患者空腹并且溃疡穿孔较小，位置位于后壁，临床症状较轻时可考虑非手术治疗。治疗给予胃肠减压、补充液体、维持水电解质平衡、禁食水，并给予适当的抗生素抗菌治疗，同时可使用善宁或奥美拉唑抑制胃酸分泌。

②手术治疗：当非手术治疗无效或者患者临床表现严重（腹痛剧烈、检查有明显压痛、反跳痛伴肌紧张）时，就必须进行手术治疗，手术治疗一般以修补穿孔为主，同时切取周边组织进行病理检查，冲洗腹腔，放置腹腔引流管，并给予非手术治疗的一些措施。

（3）幽门梗阻：一般幽门梗阻的患者不宜施行紧急手术，经过 3 ～ 5 天胃肠减压，患者能恢复饮食，病情逐渐好转，说明痉挛和水肿的因素得到消除，可继续观察。必要时重复钡剂检查。如减压无效则说明为瘢痕性狭窄，必须采取手术治疗。如有恶性肿瘤的证据，须积极手术。

4. 外治法

（1）针灸治疗：以中脘、足三里为基础穴位。肝胃不和证加肝俞、内关、太冲、期门；脾胃气虚证加脾俞、胃俞、内关；脾胃虚寒证加脾俞、胃俞、章门、阴陵泉；肝胃郁热证加行间、合谷、内庭；胃阴不足证加胃俞、太溪、三阴交。

（2）中药穴位贴敷：分为寒、热两个证型，在治疗过程中均可以取中脘、上脘、脾俞、胃俞、足三里五穴进行中药穴位贴敷：寒证：吴茱萸、小茴香、细辛、冰片；热证：黄连、黄芩、乳香、没药。辨证选用上述各组药物，加适量凡士林调成糊状，置于无菌纺纱中，贴敷于穴位，胶布固定。

（3）热敏灸疗法：可于中脘穴单点、天枢穴双点、胃俞穴双点、阴陵泉双点温和灸，可觉热感透至腹腔内或扩散至整个上腹部或腰背部，灸至热敏灸感消失。如感传仍不能上至腹部，再取一支点燃的艾条放置感传所达部位的近心端点，进行温和灸，依次接力使感传到达腹部，灸至热敏灸感消失。

（4）其他疗法（胃镜下治疗）：可选用胃镜下喷撒三七、白及粉等药物治疗。

（5）护理

饮食调护：①少量多餐定时定量；②避免辛辣刺激性饮食，禁忌肥甘厚味，禁忌过食辛、酸及易产酸食物，禁忌易阻气机食物等，禁忌寒凉生冷食物等，禁忌坚硬的食物；③选择细软易消化食物。

心理调护：针对溃疡病人采取有针对性的心理、社会的护理。通过下棋、看报、听音乐等消除紧张感，还可配合性格训练，如精神放松法、呼吸控制训练法、气功松弛法等，减少或防止溃疡的发生。告知病人情绪反应与溃疡的发展及转归密切相关，提高病人情绪的自我调控能力及心理应激能力；全面客观地认识溃疡病；告诫病人重视不良行为的纠正。

（6）健康教育：①去除诱因，去除溃疡发生的诱因，如饥饱不调、烟酒及辛辣饮食刺激、过度劳累及精神抑郁、焦虑，滥用药物等。嘱溃疡病患者生活、饮食要有规律，劳逸结合得当，保证睡眠充足；②出院指导，出院时，嘱患者停药后 1 个月务必回院复查。避免使用致溃疡病药物，如皮质类固醇激素、非甾体类药物；出院后仍要注意休息，做到起居有常，劳逸结合，避免寒冷和情志刺激，谨遵饮食宜忌。

【中医疗效评价】

1. 改善症状：胃痛消失，反酸、嘈杂、纳呆、嗳气等主要症状基本消失或好转；胃镜复查见溃疡愈合或溃疡面缩小超过 50%。

2. 减少西药用量、止痛增效：以健脾和胃药物使用剂量变化、减药时间、停药时间计算。

3. 控制和防止并发症的出现。

4. 缩短病程：记录减药、停药时间，与单纯西药标准治疗对比。

第四节　习惯性便秘

便秘（constipation）是各种原因引起的大便排出困难，便质干燥坚硬，秘结不通，艰涩不畅，排便次数减少或排便间隔时间延长，或虽有便意排出困难的病证。习惯性便秘（habitual constipation）是指长期的、慢性功能性便秘，多发于老年人。

本病属中医学"便秘"范畴。大多因饮食不节、情志失调、外邪犯胃、禀赋不足等所致。基本病变属大肠传导失常，同时与肺、脾、胃、肝、肾等脏腑的功能失调有关。并可与燥热、气滞、寒凝等互为因果。

【诊断】

1. 西医诊断　参照 2006 年国际功能性胃肠疾病（FGIDs）Rome Ⅲ标准及 2007 年《中国慢性便秘诊治指南》。

（1）必须包括下列 2 项或 2 项以上：①至少 25% 的排便感到费力，②至少 25% 的排便为干球粪或硬粪，③至少 25% 的排便有不尽感，④至少 25% 的排便有肛门直肠梗阻感和堵塞感，⑤至少 25% 的排便需手法辅助（如用手指协助排便、盆底支持），⑥每周排便少于 3 次。

（2）不用泻药时很少出现稀便。

（3）不符合肠易激综合征的诊断标准。

> 注：诊断前症状出现至少6个月，且近3个月症状符合以上诊断标准。

2. 中医诊断 参照《国家中医药管理局"十一五"重点专科便秘病协作组临床诊疗方案》。①排便时间延长，每次排便间隔3天以上，粪便干燥坚硬；②重者大便艰难，干燥如栗，可伴少腹胀急、神倦乏力、胃纳减退等症；③排除肠道器质性疾病。

3. 中医证候诊断

（1）肠胃积热证：大便干结，小便短赤，便时肛门疼痛，舌苔黄燥，腹部胀满，或腹部胀痛，甚则疼痛拒按，口干口臭，心烦面赤，脉滑数。

（2）肝脾不调证：大便干结，欲便不下或便而不爽，肛门坠胀，腹部胀痛，用力排便时尤著，甚则矢气亦费力，嗳气频作，胸脘痞闷，烦躁易怒或郁郁寡欢，纳食减少，苔薄脉弦。

（3）肺脾气虚证：虽有便意，临厕无力努挣，挣则汗出气短，便后疲乏，脉虚。大便质软，但排出困难，腹无胀痛，面色白，神疲气怯，舌淡，苔薄。部分患者还伴有失眠、烦躁、多梦、抑郁、焦虑等精神心理障碍。

（4）血热津少证：大便干结如栗，面色萎黄无华，2～3日1行，甚至7日1行，排便费力，便血日久，时觉头晕心悸，腹胀疼痛，口干口臭，面红心烦，小便短赤。舌偏红少苔，脉细。

（5）脾肾两虚证：粪蓄肠间而无便意，虽有便意而努挣乏力，便出艰难，排时汗出短气，便后疲乏不堪，有头眩耳鸣，气喘心悸，腰酸背痛，腹胀喜暖，小便清长，纳呆食少，面色白，长期依赖泻药，不服泻药则数日不行，舌淡苔厚腻，脉沉迟。

【治疗】

1. 辨证论治

（1）肠胃积热证

[治法] 清热生津，润肠通便。

[方药] 润肠丸（《脾胃论》）加减。枳实12g，大黄15g，归尾9g，桃仁9g，火麻仁12g，杏仁6g。

[加减] 兼见目赤易怒、舌红脉弱、挟肝火者，配更衣丸；同时伴有便血或肛门疼痛者，加槐角、田三七、茜草根。

[中成药] 麻仁丸大蜜丸每次1丸，水蜜丸每次9g，每日1～2次。

（2）肝脾不调证

[治法] 疏肝解郁，扶土抑木。

[方药] 六磨汤（《世医得效方》）合四逆散（《伤寒论》）加减。沉香6g，枳实12g，槟

榔 9g，大黄 12g，乌药 6g，香附 9g，白芍 12g。

［加减］若气郁化火，证见口苦咽干加黄芩、山栀子、牡丹皮，可改用更衣丸；两胁刺痛者加桃仁、红花；纳食减少加山楂、神曲；若服药后，大便通畅，即可去大黄。

［中成药］逍遥丸每次 6 ～ 9g，每日 1 ～ 2 次。

（3）肺脾气虚证

［治法］补益肺脾，润肠通便。

［方药］黄芪汤（《金匮翼》）加减。黄芪 20g，陈皮 10g，党参 18g，当归 12g，火麻仁 30g，炙甘草 6g。

［加减］伴有便血加地榆、槐角；伴脱肛加柴胡。

［中成药］黄芪口服液口服，每次 1 支，每日 2 次，早、晚服用。口服液每瓶 10ml（相当于黄芪 6.7g），每次 10ml，每日 2 次，口服。注射液每支 2ml（相当于黄芪 2g），每次 2ml，每日 2 次，肌内注射。

（4）血热津少证

［治法］养血滋阴，润燥通便。

［方药］增液汤（《温病条辨》）合润肠丸（《沈氏尊生书》）加减。熟地黄 12g，白芍 20g，当归 15g，麻仁 10g，桃仁 10g，生首乌 30g，黑芝麻 15g，肉苁蓉 20g。

［加减］伴便血者加阿胶、槐角；若见心烦口干、脉细数者，加党参、知母、玉竹。

［中成药］润肠丸宜空腹口服，每次 6 ～ 9g，每日 1 ～ 2 次。

（5）脾肾两虚证

［治法］补益脾肾，培本通便。

［方药］温脾汤加减（《备急千金要方》）或六味地黄汤（《医学心悟》）合补中益气汤（《内外伤辨惑论》）加减。大黄 12g，附子 8g，干姜 6g，党参 6g，乌药 6g，当归 9g，甘草 6g；或熟地黄 9g，茯苓 6g，山茱萸 3g，山药 6g，黄芪 12g，白术 6g，升麻 6g，柴胡 6g，陈皮 6g，当归 6g。

［加减］若偏脾气虚者重用白术，加肉苁蓉、威灵仙；偏肾阴虚者加玄参、生地黄、麦冬、女贞子、怀牛膝；肾阳虚者用济川煎加减；腹胀结甚者加莱菔子、厚朴。

［中成药］苁蓉通便口服液每次 1 ～ 2 支（10 ～ 20ml），每日 1 次，睡前或清晨服用。

2. 病证结合治疗　根据病证结合的原则，在便秘治疗过程中，坚持以中医治疗为主，突出中医润肠通便，标本兼治的治疗方法，缩短疗程，抗复发的优势。

（1）调整生活方式：合理的膳食、多饮水、运动、建立良好的排便习惯是慢性便秘的基础治疗措施。膳食增加纤维素和水分的摄入，推荐每日摄入膳食纤维 25 ～ 35g，每日至少饮水 1.5 ～ 2.0L；适当运动；建立良好的排便习惯，建议患者在晨起和餐后 2h 内尝试排便。

（2）药物治疗：①选用通便药时应考虑循证医学证据、安全性、药物依赖性以及效价比。

避免长期使用刺激性泻药。容积性泻药（膨松药）主要用于轻度便秘患者，服药时应补充足够的液体，常用药物有欧车前、聚卡波非钙、麦麸等。渗透性泻药可用于轻、中度便秘患者，药物包括聚乙二醇、不被吸收的糖类（如乳果糖）和盐类泻药（如硫酸镁）刺激性泻药。比沙可啶、酚酞、蒽醌类药物和蓖麻油等因有致癌和其他不良反应，建议短期、间断使用刺激性泻药。②促动力药增加肠道动力，对慢传输型便秘（STC）有较好的效果。③促分泌药，明确尚未在我国上市。④灌肠药和栓剂适用于粪便干结、粪便嵌塞患者临时使用。

（3）精神心理治疗：对合并心理障碍的患者，在使用通便药物的同时，要指导患者纠正心理问题，必要时选用抗抑郁焦虑药物治疗，注意避免选用有明显不良反应的抗抑郁焦虑药。必要时请心理精神专科医生会诊，有条件时采用消化内科和心理医学科联合诊疗模式可能更有利于患者接受治疗，提高疗效。

（4）生物反馈：循证医学证实生物反馈是盆底肌功能障碍所致便秘的有效治疗方法。

（5）其他治疗方法：有文献报道益生菌能够改善慢性便秘的症状。中药能有效缓解慢性便秘的症状，但疗效评估尚需更多循证医学证据。

（6）手术：真正需要外科手术治疗的慢性便秘患者尚属少数。但患者症状严重影响工作和生活，且经过一段时间严格的非手术治疗无效时，可考虑手术治疗，但一定要掌握好手术适应证。

3. 外治法

（1）针灸疗法：以天枢、大肠俞、归来、支沟、上巨虚为基础穴位。肠胃积热证加曲池、尺泽、内庭；肝脾不调证加合谷、肝俞、三阴交；肺脾气虚证加神阙、气海、百会、公孙、胃俞、列缺；血热津少证加三阴交、照海、太溪；脾肾两虚证灸关元、命门、腰阳关、太溪、照海、大钟。

（2）盆底生物反馈训练：盆底生物反馈的治疗可分为肛肠测压法和肛肠肌电图2种。适用于出口梗阻型便秘和慢性传输型便秘，并对功能性便秘的疗效显著。

（3）肉毒杆菌毒素注射：适用于盆底失弛缓患者，可在肌电图或腔内超声引导下注射该药物于耻骨直肠肌或肛门外括约肌内，分别于截石位3、6、9点各注射30U。肉毒杆菌毒素注射治疗后仍需进行盆底生物反馈训练。

（4）其他疗法：可适当选用膨松药、渗透性通便药、微生态制剂，如麦麸、聚乙二醇4000、乳果糖、美肠安等；灌肠疗法适用于直肠感觉功能减退的便秘患者，具有定时清除积粪、训练排便习惯、建立反射的作用。①灌肠液，磷酸钠灌肠液或生理盐水；②灌肠量，可根据肛管压力测定中直肠初始感觉阈值、直肠排便感觉阈值及直肠最大耐受量判断，为50～400ml；③方法，胸膝位，定时灌肠，一般选择餐后30～60分钟，拔管后药液保留5～10分钟。灌肠治疗2～4周后，可根据患者的具体情况减少灌肠量或灌肠次数。部分患者采用磷酸钠灌肠液或生理盐水无效者，可在灌肠液中适当加入1～2支开塞露，增加刺激量。

【中医疗效评价】

1. 改善症状：主要症状减轻：排便时间延长、排便困难、大便秘结不通、艰涩难下等主要症状基本消失或好转。

2. 减少西药用量、润肠增效：以通便润肠药物使用剂量变化、减药时间、停药时间计算。

3. 缩短病程：记录减药、停药时间，与单纯西药标准治疗对比。

第五节　溃疡性结肠炎

溃疡性结肠炎（ulcerative colitis，UC）是一种病因尚不十分明确的直肠和结肠慢性非特异性炎症性疾病，属于炎症性肠病（IBD）的一种，又称慢性非特异性溃疡性结肠炎。

本病属于中医学"久痢"范畴。大多因先天禀赋不足，脾胃功能失健，在此基础上外感时邪，内伤饮食，以腹泻持续或反复发作为主要表现的疾病。病位在大肠，涉及脾、肝、肾三脏。

【诊断】

1. **西医诊断**　参照《对我国炎症性肠病诊断治疗规范的共识意见》（中华医学会消化病学分会炎症性肠病协作组，2007 年）。

（1）临床表现：腹泻持续或反复发作，黏液脓血便伴腹痛、里急后重和不同程度的全身症状，病程多在 4～6 周以上，可有关节、皮肤、眼、口及肝胆等肠外表现。

（2）结肠镜检查：病变多从直肠开始，呈连续性、弥漫性分布，表现为黏膜血管纹理模糊、紊乱、充血、水肿、质脆、出血及脓性分泌物附着，亦常见黏膜粗糙，呈细颗粒状；病变明显处可见弥漫性、多发糜烂或溃疡；慢性病变者可见结肠袋囊变浅、变钝或消失，假息肉及桥形黏膜等。

（3）钡剂灌肠检查，主要改变为黏膜粗乱和（或）颗粒样改变；肠管边缘呈锯齿状或毛刺样，肠壁有多发性小充盈缺损；肠管短缩，袋囊消失呈"铅管样"。

（4）黏膜病理学检查，有活动期和缓解期的不同表现。①活动期见固有膜内有弥漫性、慢性炎症细胞及中性粒细胞、嗜酸性粒细胞浸润；隐窝有急性炎症细胞浸润，尤其是上皮细胞间有中性粒细胞浸润及隐窝炎，甚至形成隐窝脓肿，可有脓肿溃入固有膜；隐窝上皮增生，杯状细胞减少；可见黏膜表层糜烂、溃疡形成和肉芽组织增生。②缓解期见中性粒细胞消失，慢性炎症细胞减少；隐窝大小、形态不规则，排列紊乱；腺上皮与黏膜肌层间隙增大；潘氏细胞化生。

（5）手术切除标本病理检查，可发现肉眼及组织学上溃疡性结肠炎的上述特点。在排除克罗恩病、细菌性痢疾、肠结核、阿米巴痢疾、慢性血吸虫病、缺血性结肠炎、放射性结肠炎等疾病的基础上可按下列标准诊断溃疡性结肠炎；根据临床表现、结肠镜检查3项中之任何一项和（或）黏膜活检支持，可诊断本病；根据临床表现和钡剂灌肠检查3项中之任何一项，可诊断本病；临床表现不典型而有典型结肠镜或钡剂灌肠改变者，也可临床拟诊本病；观察发作情况：临床上有典型症状或既往史而目前结肠镜或钡剂灌肠检查并无典型改变者，应列为"疑诊"随访；初发病例、临床表现和结肠镜改变均不典型者，暂不诊断溃疡性结肠炎，可随访3～6个月，观察发作情况。

2. 中医诊断　参照《中华中医药学会脾胃病分会〈溃疡性结肠炎中医诊疗共识意见〉》（2009年）。

（1）临床表现：有持续或反复发作的腹泻，黏液脓血便伴腹痛、里急后重和不同程度的全身症状。病程多在6周以上。可有关节、皮肤、眼、口腔及肝胆等肠道外表现。

（2）相关检查：结肠镜检查；钡剂灌肠检查；黏膜组织学检查。

（3）排除细菌性痢疾、阿米巴痢疾、慢性血吸虫病、肠结核等感染性结肠炎以及缺血性结肠炎、放射性结肠炎、孤立性直肠溃疡、结肠克罗恩病后，可按下列标准诊断：腹泻或便血6周以上，结肠镜检查发现一个以上的下述表现：黏膜易脆、点状出血、弥漫性炎性糜烂、溃疡；或钡剂检查发现溃疡、肠腔狭窄或结肠短缩。同时伴有明确的黏膜组织学改变：活动期炎性细胞浸润、隐窝脓肿、杯状细胞缺失。缓解期隐窝结构异常（扭曲分支）、隐窝萎缩；手术切除或活检标本在显微镜下有特征性改变。

3. 中医证候诊断

（1）大肠湿热证：腹痛，腹泻，便下黏液脓血，肛门灼热，里急后重，身热，小便短赤，口干口苦，口臭，舌质红，苔黄腻，脉滑数。内镜下可见黏膜颜色发红，弥漫性充血、水肿较重，可见散在片状溃疡，黄苔覆盖多见；血管模糊消失，接触性出血多见；肠腔分泌物量多、黏稠；病变多见于直肠或左半结肠，但也可见波及全结肠者。

（2）脾虚湿蕴证：大便溏薄，黏液白多赤少，或为白冻，腹痛隐隐，脘腹胀满，食少纳差，肢体倦怠，神疲懒言，舌质淡红，边有齿痕，苔白腻，脉细弱或细滑。内镜下可见黏膜糜烂、溃疡、接触性出血等症状。

（3）寒热错杂证：下痢稀薄，夹有黏冻，反复发作，腹痛绵绵，四肢不温，腹部有灼热感，烦渴，舌质红，或舌淡红，苔薄黄，脉弦，或细弦。内镜下可见黏膜糜烂、溃疡、接触性出血，或局部充血水肿等症状。

（4）肝郁脾虚证：腹痛即泻，泻后痛减，常因情志或饮食因素诱发大便次数增多，大便稀溏，或黏液便，情绪抑郁或焦虑不安，嗳气不爽，食少腹胀，舌质淡红，苔薄白，脉弦或弦细。内镜下可见黏膜颜色暗红，血管纹理增粗颜色暗；肠蠕动异常；可见局部充血、水肿，黏膜糜烂、溃疡，少量白苔或黄苔覆盖。

（5）脾肾阳虚证：久泻不止，夹有白冻，甚则完谷不化，滑脱不禁，形寒肢冷，腹痛喜温喜按，腹胀，食少纳差，腰酸膝软，舌质淡胖，或有齿痕，苔薄白润，脉沉细。内镜下可见黏膜颜色浅，多为苍白色；黏膜弥漫性充血、水肿较重，可见散在的溃疡及出血点，覆白苔；肠腔内分泌物量多、质稀。

（6）阴血亏虚证：排便困难，粪夹少量黏液脓血，腹中隐隐灼痛，午后低热，盗汗，口燥咽干，头晕目眩，心烦不安，舌红少津，少苔或无苔，脉细数。内镜下可见黏膜颜色苍白，血管模糊，纹理消失，充血、水肿较轻，散在少量糜烂、溃疡，少量白苔覆盖，肠腔黏液较少，可见息肉、黏膜桥。

【治疗】

1. 辨证论治

（1）大肠湿热证

［治法］清热化湿，调气行血。

［方药］芍药汤（《素问病机气宜保命集》）加减。黄连 15g，黄芩 15g，白头翁 15g，木香 6g，炒当归 15g，炒白芍 30g，肉桂（后下）5g，生甘草 6g。

［加减］若痢下赤多白少、口渴喜冷饮加秦皮、黄柏；若瘀热较重、痢下鲜红者加牡丹皮、苦参；若痢下白多赤少、舌苔白腻，可去当归，加茯苓、苍术、厚朴、陈皮；若兼饮食积滞、嗳腐吞酸、腹部胀满者加莱菔子、神曲、山楂。

［中成药］香连丸口服，每次 3～6g，每日 2～3 次；小儿酌减。

（2）脾虚湿蕴证

［治法］健脾益气，化湿助运。

［方药］参苓白术散（《太平惠民和剂局方》）加减。党参 6g，茯苓 9g，炒白术 6g，山药 6g，炒薏苡仁 12g，砂仁（后下）3g，陈皮 6g，桔梗 3g，木香 9g，炙甘草 3g。

［加减］兼腹痛喜按者加干姜、肉桂；兼咳痰色白量多者加半夏。

［中成药］参苓白术丸口服，每次 6g，每日 3 次。

（3）寒热错杂证

［治法］温中补虚，清热化湿。

［方药］乌梅丸（《伤寒论》）加减。乌梅 9g，黄连 6g，黄柏 5g，肉桂（后下）5g，细辛 5g，干姜 6g，党参 6g，炒当归 5g，制附片 3g。

［加减］腹痛甚者加白芍、甘草；伴呕吐者加半夏、生姜。

［中成药］乌梅丸口服，每次 2 丸，每日 2～3 次。

（4）肝郁脾虚证

［治法］疏肝理气，健脾和中。

［方药］痛泻要方（《景岳全书》引刘草窗方）合四逆散（《伤寒论》）加减。陈皮 6g，炒

白术 12g，炒白芍 9g，防风 5g，炒柴胡 12g，炒枳实 12g，党参 9 个，茯苓 9g，炙甘草 9g。

［加减］伴脘腹寒痛加干姜、吴茱萸；伴脘腹胀满加厚朴、木香；气虚下陷、久泻不止者加炒升麻、葛根。

［中成药］固肠止泻丸（结肠炎丸）口服，每次 4g（浓缩丸），或每次 5g（水丸），每日 3 次。

（5）脾肾阳虚证

［治法］健脾补肾，温阳化湿。

［方药］理中汤（《伤寒论》）合四神丸（《证治准绳》）加减。党参 9g，炮姜 9g，炒白术 9g，炙甘草 9g，补骨脂 24g，肉豆蔻 12g，吴茱萸 6g，五味子 12g，生姜 18g，大枣 12 枚。

［加减］伴脱肛者加黄芪、升麻；泄泻无度、畏寒肢冷者加肉桂、附子；伴呕吐较重者加半夏、砂仁。

［中成药］固本益肠片口服，每次 8 片，每日 3 次。小儿酌减或遵医嘱。30d 为 1 个疗程，连服 2 ～ 3 个疗程。

（6）阴血亏虚证

［治法］滋阴清肠，养血宁络。

［方药］驻车丸（《备急千金要方》）加减。黄连 6g，阿胶（烊化）12g，当归 12g，太子参 12g，干姜 6g，白芍 15g，乌梅 15g，炙甘草 6g。

［加减］口渴、尿少、舌干者加沙参、石斛；痢下血多者加牡丹皮、墨旱莲；若湿热未清、口苦伴肛门灼热者加白头翁、秦皮。

［中成药］驻车丸口服，每次 6 ～ 9g，每日 3 次。

2. 病证结合治疗　根据病证结合的原则，在溃疡性结肠炎治疗过程中，分期治疗，增加疗效。

（1）轻度溃疡性结肠炎：可选用柳氮磺吡啶（SASP），每日 3 ～ 4 g，分次口服；或用相当剂量的 5- 氨基水杨酸（5-ASA）。病变分布于远段结肠者可酌用 SASP 或 5-ASA 栓剂 0.5 ～ 1g，每日 2 次；5-ASA 灌肠液 1 ～ 2g 或氢化可的松琥珀酸钠盐灌肠液 100 ～ 200mg，每晚 1 次保留灌肠；有条件者可用布地奈德 2mg 保留灌肠，每晚 1 次；亦可用中药保留灌肠。

（2）中度溃疡性结肠炎：可用上述剂量水杨酸类制剂治疗，反应不佳者适当加量或改服糖皮质激素，常用泼尼松每日 30 ～ 40 mg，口服。

（3）重度溃疡性结肠炎：重度溃疡性结肠炎一般病变范围较广，病情发展变化较快，须及时处理，足量给药。①如患者未曾使用过口服糖皮质激素，可每日口服泼尼松或泼尼松龙 40 ～ 60 mg，观察 7 ～ 10d，亦可直接静脉给药；已使用糖皮质激素者，应静脉滴注氢化可的松每日 300 mg 或甲基泼尼松龙每日 48mg。②肠外应用广谱抗生素控制肠道继发感染，如硝基咪唑、喹诺酮类药、氨苄青霉素或头孢类抗生素等。③患者应卧床休息，适当输液、补充电解质。④便血量大、Hb < 90 g/L 和持续出血不止者应考虑输血。⑤营养不良、

病情较重者可用要素饮食，病情严重者应予肠外营养。⑥静脉糖皮质激素使用 7 ～ 10 天后无效者可考虑环孢素 2 ～ 4 mg/（kg·d）静脉滴注 7 ～ 10d；由于药物的免疫抑制作用、肾毒性作用及其他不良反应，应严格监测血药浓度。因此，基于对医院监测条件的综合考虑，主张该方法在少数医学中心使用；顽固性溃疡性结肠炎亦可考虑其他免疫抑制药，如硫唑嘌呤（Aza）、6- 巯基嘌呤（6-MP）等，剂量和用法参考药典和教科书。⑦上述治疗无效者在条件允许单位可采用白细胞洗脱疗法。⑧如上述药物疗效不佳，应及时内、外科会诊，确定结肠切除手术的时机和方式。⑨慎用解痉药及止泻药，以避免诱发中毒性巨结肠。⑩密切监测患者生命体征和腹部体征变化，尽早发现和处理并发症。

（4）缓解期的治疗：除初发病例、轻症远段结肠炎患者症状完全缓解后可停药观察外，所有患者完全缓解后均应继续维持治疗。维持治疗的时间尚无定论，诱导缓解后 6 个月内复发者应维持治疗。业已公认糖皮质激素无维持治疗效果，在症状缓解后应逐渐减量，过渡至用 5-ASA 维持治疗。SASP 的维持治疗剂量一般为控制发作之半，多用每日 2 ～ 3g，并同时口服叶酸。亦可用与诱导缓解相同剂量的 5-ASA 类药物。6-MP 或 Aza 等用于上述药物不能维持或对糖皮质激素依赖者。

（5）其他治疗：5-ASA 与免疫抑制药均无效者，应考虑新型生物治疗剂，如抗肿瘤坏死因子 α（TNF-α）单克隆抗体。亦可用益生菌维持治疗。中药方剂中不乏抗炎、止泻、黏膜保护、抑制免疫反应药物，作为替换治疗的重要组成部分，可辨证施治，适当选用，多种中药灌肠制剂也有一定的疗效，但需进一步按现代医学原理进行科学总结。治疗中应注重对患者的教育，以提高治疗依从性、早期识别疾病发作与定期随访。

（6）外科手术治疗。

3. 并发症治疗

（1）中毒性巨结肠

①一般治疗：如静脉液体支持，纠正电解质紊乱，结肠休息，停用抗胆碱能药物及麻醉药，除外感染性因素。

②减压治疗：肛管排气、胃肠减压、体位改变等。

③内科治疗：早期应用广谱抗菌药物治疗，并尽快根据病原学选用特异性抗菌药物。静脉给予激素治疗溃疡性结肠炎。对于中毒性巨结肠的患者，24 ～ 48 小时的短期非手术治疗能让患者获益，并为手术治疗争取时间，可取得更好的疗效。

（2）直肠结肠癌变：早期癌内镜下可以根治的病变可以采取内镜微创治疗，中晚期癌治疗方法是以手术为主、辅以化疗、免疫治疗、中药以及其他支持治疗的综合方案，以提高手术切除率，降低复发率，提高生存率。手术治疗的原则为尽量根治，保护盆腔自主神经，保存性功能、排尿功能和排便功能，提高生存质量。

（3）其他并发症：结肠大出血，肠穿孔，肠梗阻。是急诊直肠结肠切除术的一种明确指征。

4. 外治法

（1）中药灌肠治疗：中药灌肠治疗对溃疡性结肠炎有确切的疗效，治疗溃疡性结肠炎的常用灌肠中药有：①敛疮生肌类，儿茶、白及、赤石脂、枯矾、炉甘石和诃子等；②活血化瘀和凉血止血类，蒲黄、丹参、参三七、地榆、槐花、仙鹤草、血竭、侧柏叶和云南白药等；③清热解毒类，青黛、黄连、黄柏、白头翁、秦皮、败酱草、苦参、金银花、鱼腥草和白蔹等；④其他，石菖蒲、椿根皮、五倍子、锡类散。

（2）直肠栓剂疗法：采用柳氮磺吡啶栓等纳肛，或采用自制中药栓纳肛，其药物组成可为白花丹根、明矾、冰片、三七等。

（3）中药外敷治疗：脓血便者取黄连 3g，吴茱萸 1.5g，木香 3g，分别研末，伴有腹痛者取五倍子 3g，黄柏 5g，吴茱萸 1.5g，分别研末，混合均匀，取适量温水调后制成饼状置于穴位贴上，外敷神阙穴，每日 1 次。

（4）针灸治疗：以天枢、上巨虚、关元、合谷为基础穴位。大肠湿热证加曲池、阴陵泉；脾虚湿蕴证加中脘、阴陵泉；寒热错杂证加丘墟；肝郁脾虚证加太冲、三阴交；脾肾阳虚证加足三里、脾俞；阴血亏虚证加三阴交。

（5）其他疗法：耳针、穴位埋线、隔药灸、结肠透析仪中药灌洗治疗等。

【中医疗效评价】

1. 改善症状：持续或反复发作的腹泻，黏液脓血便伴腹痛、里急后重和不同程度等主要症状基本消失或好转；大便性状及次数明显好转，肉眼无明显脓血便；体温正常，全身症状明显改善；便常规＋隐血、肠镜等明显好转。

2. 减少西药用量、止痢增效：以扶正祛邪药物使用剂量变化、减药时间、停药时间计算。

3. 控制和防止并发症的出现。

4. 缩短病程：记录减药、停药时间，与单纯西药标准治疗对比。

第六节　多发性消化道息肉综合征

多发性消化道息肉综合征是指具有消化道多发性息肉、外胚层异常和伴有严重的间歇性腹泻、腹痛、肢体麻木刺痛等胃肠和神经系统症状的一组症候群。主要累及小肠、结肠的多发性息肉病，大部分与遗传相关，并有肠道外表现。分别以 Peutz-Jeghers 综合征（Peutz–Jeghers syndrome，PJS）、家族性结肠息肉病（familial polyposis coli，FPC）最为典型。

由于中医学文献只有很少关于多发性消化道息肉综合征方面的记载，且未单列为一病，主要根据主症归于不同的病中。其大多因饮食不节，情志内伤等致脾胃运化失常，湿热痰浊内生，气血瘀滞所致。气滞、血瘀、湿盛、痰凝相互结聚，日久终成息肉所致。病变部位主要在胃、肠，涉及肝、脾。

【诊断】

1. 西医诊断

（1）Peutz-Jeghers 综合征：参照全国遗传性大肠癌协作组制定的 PJS 的诊断标准（2003年）。①胃肠道多发错构瘤性息肉伴皮肤黏膜色素沉着；②可有或无家族史；③被诊断为 PJS 者应进行 LKB1/STK11 和（或）FHIT 基因的检测。

（2）家族性结肠息肉病：参照全国遗传性大肠癌协作组的《中国人遗传性大肠癌筛检标准的实施方案》（2004 年）。①结直肠内弥漫腺瘤性息肉，100 颗以上。②腺瘤性息肉摘除不足 100 颗，伴有家族史或先天性视网膜色素上皮肥厚。确诊 FPC 患者，有家族史者的家族成员（10－12 岁以上的一级亲属）和基因突变新病例的子代，即使无临床症状亦应定期行结肠镜检。③钡剂灌肠可见结肠多处广泛充盈缺损，经结肠镜及活组织检查一般可明确诊断。

2. 中医诊断　"息肉"一词最早出现于 2000 多年前的《黄帝内经》，《灵枢·水胀篇》载"寒气客于肠外，卫气相搏，气不得荣，因有所系，癖而内著，恶乃起，息肉乃生"。息肉的成因较为复杂，多因饮食不节、情志内伤等致脾胃运化失权，湿热痰浊内生，气血瘀滞，以致气、湿、痰、瘀相互结聚，日久终成息肉，李东垣提出："胃虚则脏腑经络皆无以受气而俱病。"因此息肉的病机主要归纳为脾胃虚弱为本，痰瘀互结为标，病理因素主要为痰，且与气滞、血瘀、湿盛相兼为病，病变部位主要在胃肠，涉及肝脾。

3. 中医证候诊断

（1）湿热蕴结证：胃脘胀痛，呕吐酸苦水，口干口苦，舌质红，苔白厚而干或黄腻，脉弦滑数。

（2）寒湿阻滞证：胃脘隐痛，食后尤甚，喜温热饮，伴神疲乏力，面色无华，食少或呕吐清水痰涎，舌质淡夹青紫，苔薄白，脉沉弦。

【治疗】

1. 辨证论治

（1）湿热蕴结证

[治法] 清热利湿、活血散结。

[方药] 柴胡疏肝散（《医学统旨》）加减。柴胡 9g，赤白芍各 9g，枳实 6g，生甘草 5g，川芎 9g，当归 9g，薏苡仁 20g，黄芩 9g，白花蛇舌草 10g，蒲公英 9g，郁金 9g，蒲黄 6g，五灵脂 6g。

[加减] 胁肋痛甚、舌有瘀点或紫暗加郁金、乌药；胁痛口干、舌红苔少者酌加枸杞子、麦冬、沙参。

（2）寒湿阻滞证

［治法］温阳健脾、活血理气。

［方药］当归建中汤（《千金翼方》）合香砂六君子汤（《古今名医方论》）加味。当归9g，桂枝9g，白芍9g，生姜5片，大枣10枚，炙甘草5g，木香6g，砂仁3g，党参9g，茯苓9g，白术9g，莪术9g。

［加减］偏于虚者加饴糖，增加大枣、甘草用量；偏于寒者，重用桂枝、生姜。

2. 病证结合治疗　根据病证结合的原则，在多发性消化道息肉综合征治疗过程中，坚持以中医治疗为主，突出中医扶正祛邪的治疗方法，缩短疗程的优势。

（1）Peutz-Jeghers 综合征：较小息肉而无症状者，可内科非手术治疗，定期随访，每隔1～2年定期检查。息肉小于2cm的，可在内镜下逐个切除息肉，若息肉带蒂，可行内镜下圈套电切治疗，而蒂较粗者可予黏膜下注射后切除，创面予钛夹夹闭预防出血。息肉较大者（大于2cm以上）且有症状者尽早行肠切开单纯息肉摘除术，解除肠梗阻及肠套叠。结肠、直肠内息肉较大且密集到无法切除者，可行全结肠切除术，保留部分直肠及肛门功能。有研究显示环氧合酶-2（COX-2）选择性抑制药、mTOR 信号通路抑制药（雷帕霉素、特癌适、依维莫司）可预防性抑制息肉的生长和再生，目前只仅限于动物模型研究以及小样本临床试验，尚未在临床应用，还需要大规模、大样本临床研究来进一步证实其疗效，以及进一步寻找其他靶向治疗药物。

（2）家族性结肠息肉病：由于本病属于癌前病变，应尽早对病变行切除术，手术包括全结直肠切除＋末端回肠造口术，全结直肠切除＋回肠直肠吻合术（IRA）和全结直肠切除＋回肠贮袋肛管吻合术（IPAA）。回肠直肠吻合术简单安全、并发症少，术后功能最好，但残留的直肠仍有癌变风险，回肠贮袋肛管吻合术可去除可能发生癌变的全部结直肠黏膜，术后功能尚可，但保留处的直肠段仍有癌变风险。术后应定期行结肠镜随访。另外，COX-2 选择性抑制药，可抑制结直肠息肉生长并预防癌变，用于 FPC 的药物预防性治疗。

3. 中药治疗效果

（1）细胞毒作用：研究表明，某些中药及其有效成分通过细胞毒作用，能直接杀灭瘤细胞，如白术对息肉有细胞毒作用，能降低细胞的增殖率，减低组织的侵袭性。白术挥发油对肉瘤180 等有抑制作用。莪术除能直接杀瘤外，还能增强瘤细胞免疫原性，从而诱发或促进机体对肿瘤的免疫排斥反应。

（2）诱导细胞凋亡：细胞凋亡是基因调控下的细胞主动死亡，又称程序化细胞死亡。天花粉蛋白有较强细胞毒和诱导凋亡作用，黄芪、当归、党参、灵芝等通过诱生 IL-2、IFN 等细胞因子，诱导 LAK 细胞凋亡或增加 TNF 诱导凋亡的能力，进而促进消化道息肉的消退。

（3）抑制血管生成：新生血管是息肉迅速增殖和扩散的重要条件之一，是息肉恶变的形态学基础，血管生成可作为息肉有恶变倾向的重要评价指标。大量研究表明 VEGF 与息肉生长及癌变密切相关，只有当大量的相关血管长入息肉瘤体内部，才能使息肉持续生长；

反之，息肉细胞生长将受到明显限制。某些中药及其有效成分可以通过多种途径抑制息肉微血管的生长。香菇多糖、虫草多糖等能诱生 TNF；黄芪多糖、当归多糖等可诱生 IFN，能抑制体外血管内皮细胞的增殖和体内血管形成，从而抑制息肉或肿瘤的生长。有研究证实半枝莲能通过下调 VEGF 蛋白合成进而影响血管内皮细胞增殖、生长、迁移及血管通透性的增加，发挥阻断血管生成的作用。

（4）抑制染色体端粒酶活性：端粒酶是由 RNA 和蛋白质组成的一种核糖核蛋白复合物，具有逆转录酶活性，能合成端粒酶 DNA，维持细胞染色体端粒酶的活性，从而使细胞具有无限增殖性。端粒酶活性的检测可作为今后临床早期诊断消化道息肉癌变潜能和趋势的客观观测指标，抑制端粒酶活性是抑制息肉生长及预防癌变的一种有效手段。

（5）调节机体免疫功能：机体的免疫功能随着息肉的不断进展而呈进行性下降，尤其是息肉恶变后，患者机体的各种特异性和非特异性的细胞免疫与体液免疫功能均受到显著抑制。许多中药能增强机体的细胞免疫功能，如白术、黄芪、白花蛇舌草、甘草等。从中药中分离提取的一些多糖（如人参多糖、黄芪多糖等）具有显著的免疫增强作用和抗肿瘤作用。中药多糖能够激活巨噬细胞、自然杀伤细胞等免疫细胞，并能促进机体多种细胞因子的产生，如白术多糖。在一定的浓度范围内能明显提高 IL-2 分泌的水平。

4. **外治法**　中药灌肠法：可用五倍子乌梅汤灌肠。取五倍子 10g，乌梅 15g，黄连 10g，金银花 10g，紫草 15g，白及 15g，薄荷 10g，丹参 10g，僵蚕 10g，加水 500ml，水煎浓缩至 100 ～ 150ml，滤除杂质后装瓶备用。每晚睡前 1 小时点滴法保留灌肠 1 次，12 天为 1 个疗程。1 个疗程结束后休息 7 天，共 2 疗程。6 个月后重复下一个疗程。

【中医疗效评价】

1. 改善症状：主要症状减轻，腹泻、腹痛、腹部不适感、厌食、恶心、呕吐等主要症状基本消失或好转。

2. 与西药联合治疗可以增效：以抑制息肉增长药物使用剂量变化、减药时间、停药时间计算。

3. 控制和防止并发症的出现。

第七节　肠易激综合征

肠易激综合征（irritable bowel syndrome，IBS）是一种以腹痛或腹部不适伴排便习惯改变为特征而无器质性病变的常见功能性肠病。是消化系统的常见病和多发病。临床上，根据排便特点和粪便的性状可分为腹泻型、便秘型和混合型。

本病属于中医学"泄泻病"范畴。大多因外邪犯肺、情志失调、饮食不节、阳气不足等所致，其中情志失调尤为受到重视。病变部位在大肠，但与肝、脾、肾等脏密切相关。并可与气滞、湿阻等互为因果。

【诊断】

1. 西医诊断　参照《中华医学会消化病学分会胃肠动力学组肠易激综合征诊断和治疗的共识意见》（2008 年）。肠易激综合征的罗马Ⅲ诊断标准内容如下。

（1）在最近的 3 个月内，每个月至少有 3 天出现反复发作的腹痛或不适症状，并具有下列中的 2 项或 2 项以上：①排便后症状改善；②伴有排便频率的改变；③伴有粪便性状的改变。

（2）以下症状并非必须，但病人具备越多的症状，确诊肠易激综合征的证据越大：①排便频率的异常（＞每天 3 次或每周＜ 3 次）；②排便性状异常（粪便结块、硬结或稀软水样便）；③排便费力；④排便急迫感或排便不尽感；⑤排出黏液；⑥腹胀。

2. 中医诊断　参照《中华中医药学会脾胃病分会肠易激综合征中医诊疗共识意见》（2010年）。IBS 罗马Ⅲ诊断标准：反复发作的腹痛或不适，最近 3 个月内每个月至少有 3d 出现症状，合并以下 2 条或多条：①排便后症状改善；②发作时伴有排便频率改变；③发作时伴有粪便性状（外观）改变。诊断前症状出现至少 6 个月，近 3 个月满足以上标准。

3. 中医证候诊断

（1）肝郁脾虚证：腹痛即泻，泻后痛减，发作常和情绪有关，急躁易怒，善叹息，两胁胀满，纳少泛恶，脉弦细；舌淡胖，有齿痕。

（2）脾胃虚弱证：大便时溏时泻，水谷不化，迁延反复，食少，食后脘闷不舒，稍进油腻食物，则大便次数增加，面色萎黄，神疲倦怠，舌质淡，苔白，脉细弱。

（3）脾肾阳虚证：晨起腹痛即泻，腹部冷痛，得温痛减，形寒肢冷，腰膝酸软，不思饮食，舌淡胖，苔白滑，脉沉细。

（4）脾虚湿盛证：大便时溏时泻，腹痛隐隐，劳累或受凉后发作或加重，神疲纳呆，四肢倦怠，纳食减少，面色萎黄，口中黏腻，舌淡，边有齿痕，苔白腻，脉虚弱。

【治疗】

1. 辨证论治

（1）肝郁脾虚证

[治法] 抑肝扶脾。

[方药] 痛泻要方（《丹溪心法》）加味。党参 20g，白术 12g，炒白芍 12g，防风 9g，陈皮 9g，茯苓 6g。

[加减] 腹痛明显者，重用白芍、甘草；胸胁脘腹胀痛者加柴胡、香附；若大便稀溏、脾虚明显者加白扁豆、薏苡仁；腹痛较甚、痛点固定，兼有血瘀者加三七粉（冲服）3g；心

烦失眠者加郁金、合欢皮、生龙牡（先下）。

[中成药] 健脾疏肝丸每次 1～2 丸，每日 2～3 次。

（2）脾胃虚弱证

[治法] 益气健脾。

[方药] 香砂六君子汤（《医方集解》）加减。党参 9g，炒白术 9g，茯苓 9g，炙甘草 6g，山药 15g，莲子 12g，薏苡仁 15g，砂仁 6g，大枣 2 枚，炒白扁豆 12g。

[加减] 伴恶心呕吐者加半夏、陈皮；胸膈痞满者加枳壳、陈皮；胃寒腹痛者加附子、干姜。

[中成药] 补脾益肠丸每次 6g，每日 3 次。

（3）脾肾阳虚证

[治法] 温补脾肾。

[方药] 附子理中汤（《太平惠民和剂局方》）和四神丸（《内科摘要》）加减。制附子 6g，党参 12g，干姜 9g，生黄芪 20g，白术 15g，五味子 12g，补骨脂 10g，肉豆蔻 12g，吴茱萸 6g，炙甘草 9g。

[加减] 呕吐较重者加半夏、生姜、砂仁；湿浊下注、见下利较重者重用白术或加茯苓、薏苡仁。

[中成药] 固本益肠片每次 8 片，每日 3 次；四神丸每次 6g，每日 3 次。

（4）脾虚湿盛证

[治法] 清热利湿。

[方药] 葛根芩连汤（《伤寒论》）加减。葛根 10g，黄芩 9g，黄连 9g，甘草 6g，苦参 9g，秦皮 10g，炒莱菔子 10g，生薏苡仁 30g。

[加减] 里急后重者加木香、槟榔；兼呕吐者加半夏、竹茹；夹食滞者加焦山楂、焦神曲。

[中成药] 参苓白术丸（颗粒）每次 6～9g，每日 2 次；人参健脾丸每次 6g，每日 2 次。

2. 病证结合治疗　根据病证结合的原则，在肠易激综合征治疗过程中，坚持以中医治疗为主，突出中医运脾化湿的治疗方法，缩短疗程，抗复发的优势。

（1）一般治疗：告诉患者肠易激综合征的诊断并详细解释疾病的性质，以解除患者顾虑和提高对治疗的信心。在整个诊治过程中要建立良好的医患关系，取得患者的信任是治疗肠易激综合征治疗的基础。

（2）针对主要症状的药物治疗：①解痉药，腹痛可使用抗胆碱能药如阿托品、普鲁本辛、莨菪碱等，但应注意不良反应。也可使用相对特异性肠道平滑肌离子通道拮抗药如匹维溴铵。②止泻药，腹泻可选用洛哌丁胺或复方地芬诺酯，但注意便秘及腹胀的不良反应。轻症者可选用吸附剂，如双八面体蒙脱石散等。③导泻药，便秘可使用导泻药，一般主张使用作用温和的轻泻药，以减少不良反应和药物依赖性。常用的有容积形成药，如欧车前制剂或甲基纤维素；渗透性轻泻药，如聚乙二醇（PEG4000）、乳果糖或山梨醇。④肠道动力感觉调节药：新近报道受体部分激动药替加色罗对改善便秘、腹痛、腹胀有效，适用于便秘型肠易激综合征患者。⑤抗抑郁药：对腹痛症状重而上述治疗无效，特别是伴有较明显精神症状者可试用。

（3）心理及行为治疗：症状严重而顽固，经一般治疗和药物治疗无效者应考虑给予心理及行为治疗。这些疗法包括心理治疗、催眠疗法、生物反馈等。

（4）微生态治疗：近年来有使用益生菌治疗肠易激综合征的报道，对其疗效和作用机制尚待进一步研究。

3. 外治法

（1）针灸疗法：以天枢、神阙、大肠俞、上巨虚、三阴交为基础穴位。肝郁脾虚证加期门、太冲；脾胃虚弱证加脾俞、足三里；脾肾阳虚证加脾俞、肾俞、命门、关元；脾虚湿盛证加阴陵泉、丰隆。

（2）中药脐敷：脐敷是将中药磨成细粉，陈醋调和成糊状或膏状，敷于神阙穴，无菌纱布覆盖，每日 1 次。

（3）药物离子导入：中药离子导入是新型的中药给药方式。电磁波在刺激穴位的同时，与人体生物电流相互作用可以增加外敷在穴位上的药垫中的中药导入液的吸收，可以改善全身情况，以达到提高肠易激综合征的治疗有效率、改善患者的生活质量的目的。

（4）其他疗法：根据病情可选择红外线照射、中药泡洗、按摩疗法等疗法。

（5）调摄：心理干预、饮食调摄、提肛。

【中医疗效评价】

1. 改善症状：主要症状减轻，反复发作的腹痛或不适等主要症状基本消失或好转；大便次数减少、大便成形、腹痛缓解；全身症状明显改善。

2. 减少西药用量、止痛增效：以运脾化湿药物使用剂量变化、减药时间、停药时间计算。

3. 控制和防止并发症的出现。

4. 缩短病程：记录减药、停药时间，与单纯西药标准治疗对比。

第八节 肝 硬 化

肝硬化（hepatic cirrhosis）是由一种或多种原因引起的、以肝组织弥漫性纤维化、假小叶和再生结节为组织学特征的进行性慢性肝病。早期无明显症状，后期因肝变性、肝小叶结构和血液循环途径显著改变，临床以门静脉高压和肝功能减退为特征，常并发上消化道出血、肝性脑病、继发感染等而死亡。

本病属中医学"积聚"范畴。大多因情志不遂、饮食不节、跌仆损伤、久病体虚而发病。病变脏腑在肝脾。并可与病理产物瘀血、痰浊互为因果。

【诊断】

1. **西医诊断**　参照中国中西医结合学会消化系统疾病专业委员会于重庆制定的《肝硬化中西医结合诊治方案》（2003 年）。

（1）肝功能减退：表现为消化吸收不良、营养不良、黄疸、出血和贫血等；门静脉高压表现为脾大、腹水、腹壁静脉曲张及食管胃底静脉曲张出血等。

（2）肝活检组织病理：可见弥漫性肝纤维化伴假小叶形成。

（3）影像学证据：CT、B 超或 MRI 提示典型的肝硬化及门静脉高压征象。

2. **中医诊断**　参照全国高等中医药院校教材《中医内科学》第七版（田德禄 . 人民卫生出版社，2002 年版）。

（1）肝硬化出现黄疸、腹水等失代偿表现。

（2）在肝硬化早期，因缺乏特征性症状，且临床症状与病理改变常不一致，需结合病史、体征和辅助检查进行综合判断。

（3）胃镜检查一旦发现食管胃底静脉曲张且排除肝外阻塞，肝硬化诊断基本确立。

（4）病理学检查发现肝组织假小叶形成是最直接、最可靠的诊断方法。

3. **中医证候诊断**

（1）湿热内阻证：目肤黄染，色鲜明，恶心或呕吐，口干或口臭，脘闷，纳呆，腹胀，小便黄赤，大便秘结或黏滞不畅，胁肋灼痛，舌苔黄腻，脉弦滑或滑数。

（2）肝脾血瘀证：痛如刺，痛处不移，腹大坚满，按之不陷而硬，腹壁青筋暴露，胁下积块（肝大或脾大），唇色紫褐，面色黧黑或晦黯，头、项、胸腹见红点赤缕，大便色黑，舌质紫暗，或有瘀斑瘀点，舌下静脉怒张，脉细涩或芤。

肝超微结构改变可见：以窦周隙胶原纤维沉积重度、窦周隙胶原纤维沉积轻度为主。

（3）肝郁脾虚证：胁肋胀痛或窜痛，急躁易怒，喜太息，口干口苦，或咽部有异物感，纳差或食后胃脘胀满，便溏，腹胀，嗳气，乳房胀痛或结块，苔薄脉弦。

肝超微结构改变可见：以窦周隙胶原纤维沉积轻度为主。

（4）脾虚湿盛证：腹胀如鼓，按之坚满或如蛙腹，胁下痞胀或疼痛，脘闷纳呆，恶心欲吐，小便短少，下肢浮肿，大便溏薄，舌苔白腻或白滑，脉细弱。

体征可见纳差或食后胃脘胀满，便溏或黏滞不畅，腹胀，气短，乏力，恶心或呕吐，自汗，口淡不欲饮，面色萎黄。

（5）肝肾阴虚证：腰痛或腰酸腿软，胁肋隐痛，劳累加重，眼干涩，五心烦热或低热，耳鸣、耳聋，头晕眼花，大便干结，小便短赤，口干咽燥，舌红少苔，脉细或细数。

体征可见腰膝酸软，失眠多梦，视物模糊，两目干涩，五心烦热，耳鸣口干，性欲减退，大便干结。

（6）脾肾阳虚型：腹部胀满，入暮较甚，大便稀薄，阳痿早泄，神疲怯寒，下肢水肿，

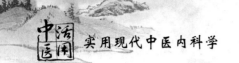

小便清长或夜尿频数，脘闷纳呆，面色萎黄或苍白或晦暗，舌质淡胖，苔润，脉沉细或迟。

体征可见肝超微结构改变：以窦周隙胶原纤维沉积重度为主。

【治疗】

1. 辨证论治

（1）湿热内阻证

[治法] 清热利湿，攻下逐水。

[方药] 中满分消丸（《兰室秘藏》）合茵陈蒿汤（《伤寒论》）加减。黄芩、黄连、知母、厚朴、枳实、陈皮、茯苓、猪苓、泽泻、白术、茵陈蒿、栀子、大黄、甘草。

[加减] 热毒炽盛、黄疸鲜明者加龙胆草、半边莲；小便赤涩不利者加陈葫芦、马鞭草；热迫血溢、吐血、便血者，去厚朴，加水牛角、生地黄、牡丹皮、生地榆；昏迷属热入心包者鼻饲安宫牛黄丸。

[中成药] 茵栀黄口服液：每次 10ml，每日 3 次。

（2）肝脾血瘀证

[治法] 活血行气，化瘀软坚。

[方药] 膈下逐瘀汤（《医林改错》）加减。当归、川芎、赤芍、桃仁、红花、丹参、乌药、延胡索、牡蛎、郁金、炒五灵脂、枳壳。

[加减] 瘀积明显者加炮穿山甲、䗪虫、水蛭；腹水明显者加葶苈子、瞿麦、槟榔、大腹皮；若兼见气虚者加白术、人参、黄芪；兼见阴虚者加鳖甲（研末冲服）、石斛、沙参等；兼见湿热者加茵陈、白茅根等。

[中成药] 扶正化瘀胶囊每次 1.5g，每日 3 次；复方鳖甲软肝片每次 4 片，每日 3 次。

（3）肝郁脾虚证

[治法] 疏肝理气健脾。

[方药] 柴胡疏肝散（《医学统旨》）加减。柴胡、白芍、枳壳、香附、川芎、陈皮、炙甘草。

[加减] 兼脾虚证者加四君子汤；伴有苔黄、口干苦、脉弦数、气郁化火者加牡丹皮、栀子；伴有头晕、失眠、气郁化火伤阴者加制何首乌、枸杞子、白芍；胁下刺痛不移、面青、舌紫者加延胡索、丹参；精神困倦、大便溏、舌质白腻、质淡体胖、脉缓、寒湿偏重者加干姜、砂仁。

[中成药] 强肝胶囊每次 1.2g，每日 3 次。

（4）脾虚湿盛证

[治法] 运脾化湿，理气行水。

[方药] 实脾饮（《济生方》）加减。白术、熟附子、干姜、木瓜、大腹皮、茯苓、厚朴、木香、草果、薏苡仁、车前子、甘草。

[加减] 水湿过重者加肉桂、猪苓、泽泻；气虚明显者加人参、黄芪；胁满胀痛加郁金、

青皮、砂仁。

[中成药] 参苓白术散每次 6 ～ 9g，每日 2 ～ 3 次。

（5）肝肾阴虚证

[治法] 滋养肝肾，活血化瘀。

[方药] 一贯煎（《续名医类案》）合膈下逐瘀汤（《医林改错》）加减。生地黄、沙参、麦冬、阿胶（烊）、牡丹皮、当归、赤白芍、枸杞子、川楝子、丹参、桃仁、红花、枳壳。

[加减] 内热口干、舌红少津者加天花粉、玄参；腹胀明显者加莱菔子、大腹皮；阴虚火旺者加知母、黄柏；低热明显者加青蒿、地骨皮；鼻衄甚者加白茅根、墨旱莲。

[中成药] 二至丸每次 9g，每日 3 次；麦味地黄丸每次 9g，每日 3 次。

（6）脾肾阳虚证

[治法] 温补脾肾。

[方药] 附子理中丸（《太平惠民和剂局方》）合五苓散（《伤寒论》）或《济生》肾气丸（《严氏济生方》）合五苓散（《伤寒论》）加减。熟附子、干姜、党参、白术、茯苓、泽泻、猪苓。

[加减] 偏于脾阳虚者用附子理中丸合五苓散，偏于肾阳虚者用《济生》肾气丸合五苓散。若腹部胀满，食后较甚，在附子理中丸合五苓散基础上加木香、砂仁、厚朴；如面色灰暗、畏寒神疲、脉细无力可在《济生》肾气丸合五苓散基础上加巴戟天、淫羊藿；如腹壁青筋显露加赤芍、桃仁。

[中成药] 附子理中丸每次 1 丸，每日 2 ～ 3 次。

2. 病证结合治疗　根据病证结合的原则，在肝硬化治疗过程中，坚持以中医治疗为主，突出中医气血虚实辨证用药，缩短疗程、减缓病情的优势。

（1）病因学治疗

①对乙型肝炎所致的代偿期肝硬化患者，不论 ALT 是否高，HBeAg 阳性者的治疗指征为 HBVDNA ≥ 10^4 拷贝 /ml；HBeAg 阴性者为 HBVDNA ≥ 10^3 拷贝 /ml；对 HBVDNA 可检测到但未达到上述水平者，如有疾病活动或进展的证据，且无其他原因可解释，在知情同意的情况下，可用核苷（酸）类似物治疗，治疗目标是延缓和降低肝功能失代偿和肝癌的发生。干扰素因其有导致肝功能失代偿等并发症的可能，应十分慎重。如认为有必要，宜从小剂量开始，根据患者的耐受情况逐渐增加到预定的治疗剂量。

②对于失代偿期乙肝肝硬化患者，治疗指征为 HBVDNA 阳性，ALT 正常或升高，建议在知情同意的基础上，应用核苷（酸）类似物抗病毒治疗，以改善肝功能并延缓或减少肝移植的需求。因需要长期治疗，最好选用耐药发生率低的核苷（酸）类似物治疗。干扰素治疗可导致肝衰竭，对失代偿期肝硬化患者属禁忌证。具体治疗方案参见中华医学会《慢性乙型肝炎防治指南》（2010 年版）。

③对代偿期丙型肝炎肝硬化（Child Pugh A 级）患者，尽管对治疗的耐受性和效果有所降低，但为使病情稳定，延缓或阻止肝衰竭和原发性肝癌等并发症的发生，建议在严密观察

下给予抗病毒治疗。

④失代偿期丙型肝炎肝硬化不采用干扰素抗病毒治疗（具体治疗方案参见《丙型肝炎防治指南》）。酒精性肝硬化者必须绝对戒酒（其他病因所致的肝硬化亦应禁酒）；有血吸虫感染者应予杀血吸虫治疗；对肝豆状核变性所致的肝硬化患者应给予青霉胺等驱铜治疗。

（2）抗肝纤维化治疗：肝硬化应积极用中药抗纤维化治疗，常用药物有扶正化瘀胶囊、复方鳖甲软肝片等。

（3）一般治疗：代偿期患者应适当减少活动，注意劳逸结合，可参加轻工作；失代偿期的患者应卧床休息为主。饮食以高热量、高蛋白和高维生素易消化的食物为宜；肝性脑病时限制蛋白质的摄入；有腹水时应少盐或无盐；避免进食粗糙、坚硬食物；禁用损害肝的药物。

（4）并发症的治疗：若出现肝硬化并发症时，需要对症治疗。如腹水的处理，食管-胃底静脉破裂出血的处理，肝性脑病和肝肾综合征的处理，脾功能亢进及自发性腹膜炎的处理，可参见中华医学会相关指南进行处理。

3. 外治法

（1）针刺疗法：以期门、支沟、阳陵泉、足三里为基础穴位。湿热内阻证加水分、气海；肝脾血瘀证加膈俞、阿是穴；肝郁脾虚证加内关、太冲；脾虚湿盛证加脾俞、中脘、阴陵泉、水分；肝肾阴虚证加肝俞、肾俞、阴陵泉、三阴交、足三里；脾肾阳虚证加脾俞、肾俞、水分、气海。

（2）穴位贴敷法：用 NdFeB 磁药贴（一种钕铁硼永磁材料，中药成分为苦参、大黄、郁金、山豆根、麝香）穴位贴敷治疗，每次贴敷 12 小时，14 天为 1 个疗程。

（3）中药灌肠法：中药保留灌肠（基本方为大黄、芒硝、附片、厚朴、桃仁、牡蛎、泽泻等）每日 1 剂，分 2 次灌肠，每次灌肠液保留 20 分钟以上，15 天为 1 个疗程。

（4）肝病治疗仪：该类仪器是将传统医学与现代电子物理技术相结合，通过脉冲电场及中医穴位刺激调节经络脏腑的作用，增加肝血流量，改善微循环，提高肝细胞膜通透性，增强肝细胞活力以恢复肝功能。

【中医疗效评价】

1. 改善症状：疲乏、纳差、肝区不适、黄疸等主要症状基本消失或好转；肝功能好转；没有并发症。

2. 减少西药用量、扶正祛邪增效：以软坚散结药物使用剂量变化、减药时间、停药时间计算。

3. 控制和防止并发症的出现。

4. 缩短病程：记录减药、停药时间，与单纯西药标准治疗对比。

第九节 脂 肪 肝

脂肪肝（fatty liver disease，FLD）是以肝细胞脂肪过度贮积和脂肪变性为特征的临床病例综合征，又称为脂肪性肝病肝内脂肪变性。正常人每100g肝湿重含4～5g脂类，其中磷脂占50%以上，三酰甘油（TG）占20%，游离脂肪酸（FFA）占20%，胆固醇约占7%，其余为胆固醇酯等。显微镜下正常肝组织仅少数贮脂细胞有脂滴，当肝细胞内脂质蓄积超过肝湿重的5%，或组织学上每单位面积见1/3以上肝细胞脂变时，称为脂肪肝。临床上，根据有无长期过量饮酒分为非酒精性脂肪性肝病和酒精性脂肪性肝病。

本病属中医学"肝癖"范畴。大多由于肝失疏泄，脾失健运等多种因素所致。病理因素以湿、痰、滞、瘀为主。以胁胀或痛，右胁下肿块为主要临床表现。病变脏腑主要在于肝胆，又与脾胃及肾有关。

【诊断】

1. 西医诊断　参照中华中医药学会脂肪肝和酒精性肝病学组重新修订了《中国非酒精性脂肪性肝病诊疗指南》和《酒精性肝病诊疗指南》（2010年）。

（1）非酒精性脂肪性肝病临床诊断标准：①无饮酒史或每周饮酒折合酒精量男性＜140g，女性＜70g。②除外药物性肝病、病毒性肝炎、自身免疫性肝病、肝豆状核变性、全胃肠外营养等一些可导致脂肪性肝病的疾病。③除了原发疾病的临床表现而外，可有消化不良、肝区隐痛、乏力、肝大、脾大等非特异性的症状和（或）体征。可有体重超重和（或）内脏性肥胖、高血压、血脂代谢紊乱、空腹血糖增高等代谢综合征的相关表现。④血清转氨酶和谷胺酰转酞酶水平可有轻至中度水平的增高(＜4倍正常值上限)，一般以谷丙转氨酶增高为主。⑤肝影像学检查表现符合弥漫性、脂肪性肝病的影像学诊断标准。⑥肝活体组织检查改变符合脂肪性肝病的病理学诊断标准。凡是具备以上标准中第①～④项，以及第⑤或第⑥项中的任何一项即可诊断非酒精性脂肪肝性肝病。

（2）酒精性性病临床诊断标准：①一般有大于5年的饮酒史，每日折合酒精量男性＞40g，女性＞20g，或者近2周内有大量饮酒史，折合每日酒精量＞80g。但应注意遗传易感性、性别等个体差异性的影响。②临床可有食欲减退、体重减径、腹部胀痛、乏力、发热、黄疸等非特异性症状，也可无症状。随着病情进展，或可出现蜘蛛痣、肝掌甚至神经精神症状等。③谷丙转氨酶、谷草转氨酶、谷氨酰转肽酶、总胆红素、平均红细胞容积、缺糖转铁蛋白和凝血酶原时间等指标升高，禁酒一段时间后各项指标可出现明显下降，一般4周内可基本恢复正常，谷草转氨酶/谷丙转氨酶＞2，有助于诊断。④肝超声检查或CT检查有典型表现。⑤排除嗜肝病毒的感染、药物和中毒性肝损伤等。凡是符合以上标准中的第①、②、③项及第⑤项，或者第①、②、④项以及第⑤项，即可诊断酒精性肝病。如果仅符合第①、②项，或第⑤项，则可疑诊为酒精性肝病。

（3）脂肪肝的影像学诊断标准：由于肝脏组织病理学诊断难以做到普遍获取，而超声、CT 等影像检查在脂肪性肝病的诊断上有重要的使用价值，已成为临床常用的诊断方法。B 超诊断标准：凡是具备以下第①～③项腹部超声表现中的 2 项者，即为弥漫性脂肪肝：①肝近场回声弥漫性增强，回声强于肾；②肝远场回声逐渐衰减；③肝内管道结构不清晰。CT 诊断标准：弥漫性肝密度降低，肝 / 脾比值＜ 1。分级标准：轻度 0.7 ＜肝 / 脾 CT 比值＜ 1；中度：0.5 ＜肝 / 脾 CT 比值＜ 0.7；重度：肝 / 脾 CT 比值＜ 0.5。

2. 中医诊断　参照《国家中医药管理局"十一五"重点专科协作组肝癖诊疗方案》（2006 年）。

（1）病史：有过食肥甘的病史，或有体重较重，或有血糖、血压、血脂等部分指标异常等。

（2）主要症状：通常症状轻微甚至无症状，有肝区不适，易疲倦，食欲缺乏，恶心，呕吐，乏力等。

（3）主要体征：肝大，质地柔软，有压痛。

（4）辅助检查：B 超提示肝区近场回声弥漫性增强（强于肾和脾），远场回声逐渐衰减；或者有肝内管道结构显示不清；或者有肝轻至中度大，边缘角圆钝；或者彩色多普勒血流显象提示有肝内彩色血流信号减少或不易显示，但肝内血管走向正常；或者有肝右叶包膜及横膈回声显示不清或不完整的表现。CT 提示弥漫性肝密度降低，肝与脾的 CT 值之比小于或等于 1。肝功能检查提示异常。很多患者血生化检测提示血糖、血脂、血压等异常。患者体重，腰腹围往往较高。

3. 中医证候诊断

（1）肝郁脾虚、痰湿阻滞证：肝区不适，易疲倦，头身困重，嗜卧乏力，胸脘痞闷，食欲缺乏，恶心，呕吐，厌食油腻，口黏不渴，便稀不爽。舌苔白腻，脉滑有力。

（2）痰阻血瘀、湿郁化热证：胁肋胀痛触痛明显而拒按，或牵引肩背，伴纳呆恶心，厌食油腻，口干口苦，腹胀少尿，或有黄疸。舌苔黄腻，脉弦滑。

（3）湿郁血瘀、肝阴不足证：肝区不适，胁肋隐痛，绵绵不已，遇劳加重，口干咽燥，心中烦热，两目干涩，头晕目眩，易疲倦。舌质紫暗有瘀斑瘀点，舌苔腻，脉弦细数。

【治疗】

1. 辨证论治

（1）肝郁脾虚、痰湿阻滞证

［治法］疏肝活血、健脾化湿。

［方药］祛脂化痰降酶方（脂肪肝 1 号方）加减。柴胡 6g，丹参 20g，泽泻 15g，海藻 15g，生山楂 10g，白术 15g，薏苡仁 15g。

［加减］两胁胀痛明显者加川楝子、赤芍；腹胀者加川厚朴、枳壳；便溏者加苍术、薏苡仁；头晕乏力加生黄芪；恶心呕吐加竹茹、旋覆花、代赭石。

［中成药］小柴胡颗粒每次 10g，每日 3 次；肝苏颗粒每次 3g，每日 3 次。

（2）痰阻血瘀、湿郁化热证

［治法］活血化瘀、清热化痰。

［方药］化痰祛瘀降酶方（脂肪肝 2 号方）加减。丹参 20g，泽泻 15g，海藻 15g，生山楂 10g，白术 15g，虎杖 15g，茵陈 15g。

［加减］胁痛甚者加延胡索；大便不畅者加瓜蒌仁；痰湿重者加莱菔子、薏苡仁；热毒重、舌质红者加垂盆草、平地木、六月雪；舌尖红加连翘或山栀子。

［中成药］茵莲清肝颗粒每次 10g，每日 3 次；当飞利肝宁片每次 2 片，每日 3 次；大黄利胆片每次 2 片，每日 2 ～ 3 次；茵栀黄口服液每次 10ml，每日 3 次。

（3）湿郁血瘀、肝阴不足证

［治法］祛湿化瘀、活血滋阴。

［方药］养阴祛湿降酶方（脂肪肝 3 号方）加减。丹参 20g，泽泻 15g，海藻 15g，生山楂 10g，三七末（冲服）6g，枸杞子 15g，女贞子 30g。

［加减］腰膝酸软者加川续断、寄生、牛膝；两胁隐痛者加醋柴胡、郁金；头晕目眩者加杭菊花、钩藤；失眠多梦者加首乌藤、炒枣仁、远志。

［中成药］养肝解毒丸口服，每次 9g，每日 3 次；六味地黄丸口服，每次 9g，每日 3 次；杞菊地黄丸口服，每次 9g，每日 3 次；生脉注射液 20 ～ 40ml 静脉滴注，每日 1 次。

2. 病证结合治疗　根据病证结合的原则，在脂肪肝治疗过程中，坚持以中医治疗为主，突出中医疏肝解郁、化痰祛湿、活血化瘀、健脾消导的治疗方法，缩短疗程，防治并发症的优势。

（1）健康宣教：对于脂肪性肝病患者应加强健康宣教，劝导积极纠正各种不良的饮食和生活习惯，进行过量饮食、过度肥胖危害方面的宣传教育工作。

（2）药物治疗：对部分患者需采用护肝和抗氧化药物辅助治疗，以促进肝细胞修复，保护肝的正常代谢功能，抑制脂质过氧化反应和氧化应激反应对肝细胞的进一步损伤，可根据脂肪性肝病病期、严重程度化及各种药物性能等，选择性使用多烯磷脂酰胆碱、熊去氧胆酸、维生素 E、还原性谷胱甘肽、S- 腺甘蛋氨酸、甘草酸制剂等药物。另外通过补充肠道微生态制剂，调节肠道菌群，可减少肠道细菌易位，抑制内毒素的产生，对一部分相关脂肪性肝病能起到一定的治疗作用。

3. 外治法

（1）运动、饮食方案：①运动种类，应以低强度、长时间的有氧运动为主，如慢跑、中快速步行（115 ～ 125 步 /min）等。②运动强度，运动时脉搏应维持在（170 －年龄）/min，最多不超过（200 －年龄）/min。或运动后疲劳感于 10 ～ 20 分钟消失为宜。③运动持续时间，每次 20 ～ 60 分钟。④运动实施时间，选择在下午或晚上。⑤运动实施频率，每周

3～5次。⑥适用于体重超重的脂肪肝患者和营养过剩性脂肪肝病人。

（2）穴位注射法：复方丹参注射液2ml，实证选双侧丰隆、阳陵泉交替穴位注射，虚证选双侧三阴交、足三里交替穴位注射。

（3）肝病治疗仪（WLGY-801型伟力电脑肝病治疗仪）：采用非热剂量低功率毫米波技术以及超低频数控电脉冲技术，通过照射和刺激经长期临床验证有特效的人体穴位，使之与人体生物电相互作用，激发人体组织细胞谐振，产生能量转换，从而全面调节人体免疫功能，改善肝功能。按说明操作，每日1次，每次30分钟，连用6周为1个疗程。取章门、期门、肝俞、膻中、中脘、关元、三阴交、涌泉、足三里，每次交替取4个穴位。

（4）数码经络导平治疗仪：采用中医针灸的治疗原理，疏导经络，调理气血，平衡阴阳，相同的治疗配穴方法，但不同之处在于：不用针，无创伤，无痛苦；直流脉冲电的单向性，具有定向疏导经络的作用；超强的电压，远远超过针灸的刺激量，疗效大大提高；独特的自增设计，克服了人体的惰性，始终保持仪器对人体超强刺激量。具有调整生物电，推动气血运行，解除气滞血瘀的作用，从而治愈疾病。

（5）调脂茶：丹参、决明子、生山楂按3：2：1进行配伍，沸水冲泡10分钟后，频服，以茶代饮。

（6）穴位埋线法：穴位埋线是将羊肠线埋入穴位，利用羊肠线对穴位的持续刺激作用治疗疾病的方法。9号注射针针头作套管，28号2寸长的毫针剪去针尖做针芯，00号羊肠线。埋线多选肌肉比较丰满的部位的穴位，以背腰部及下肢穴位最常用。但取穴要精简，每次埋线1～3穴，可双侧取穴，可间隔15～20天治疗1次。

（7）八段锦、太极拳疗法：八段锦、太极拳是老年人较为合适的运动方式，可以舒畅情志，陶冶情操，同时又可锻炼身体，改善体重指数。根据情况，每周可进行7次。

4.并发症治疗

（1）脂肪肝导致肝硬化、肝癌：脂肪肝是肝脂代谢失调引起的脂肪堆积，常伴有肝细胞变性。长期的肝细胞变性会导致肝细胞的再生障碍和坏死，进而形成肝纤维化、肝硬化。肝硬化继发肝癌的概率较高，一旦肝硬化发展到失代偿期，极易发生肝昏迷、肝腹水、消化道大出血、肝衰竭、肝肾综合征等，常危及生命。

（2）脂肪肝诱发高血压、动脉硬化：脂肪肝患者脂代谢失调，血液中三酰甘油高，并且常伴有高脂血症，血液黏稠度增加，促进动脉粥样硬化的形成。动脉硬化与高血压、冠心病的关系十分密切，研究表明，酒精性脂肪肝患者合并高血压、冠心病，容易导致心肌梗死而猝死。

（3）脂肪肝诱发或加重糖尿病：脂肪肝患者脂代谢失调，会引发和加重糖代谢失调。糖尿病主要是由于胰岛素分泌不足或胰岛素抵抗而形成的以糖代谢紊乱为主的疾病，其特征是高血糖、高血脂、高氨基酸血症。糖尿病患者中合并脂肪肝约50%，可见脂肪肝与糖尿病是一对难兄难弟。

（4）降低人体免疫与解毒功能：肝是最大的网状内皮细胞吞噬系统，它能够通过吞噬、隔离和消除，改造入侵和内生的各种抗原体。肝细胞脂肪变性或坏死，将会使肝的免疫功能下降，进而抵抗力差会更容易被感染。另外肝细胞对一切毒物通过氧化、还原、水解、结合等方式将其变为无害的物质排出体外。肝细胞脂肪变性后，解毒功能衰退，很容易造成内毒素、外毒素在体内的潴留，对机体造成毒害。

【中医疗效评价】

1.改善症状。主要症状减轻：肝区不适，易疲倦，食欲缺乏，恶心，呕吐，乏力等主要症状基本消失或好转；肝功能正常或接近正常；影像学指标改善。

2.减少西药用量、止痛增效：以益气健脾药物使用剂量变化、减药时间、停药时间计算。

3.控制和防止并发症的出现。

4.缩短病程：记录减药、停药时间，与单纯西药标准治疗对比。

第十节 胰　腺　炎

胰腺炎（pancreatitis）是胰腺因胰蛋白酶的自身消化作用而引起的疾病。胰腺有水肿、充血，或出血、坏死。临床上出现腹痛、腹胀、恶心、呕吐、发热等症状。化验血和尿中淀粉酶含量升高等。在临床上可分为急性胰腺炎（acute pancreatitis，AP）和慢性胰腺炎（chronic pancreatitis，CP）。

急性胰腺炎是多种病因导致的胰酶在胰腺组织内激活后产生的局部炎症反应，胰酶首先在胰腺腺管内被激活，引起胰腺局部炎症的，而胰蛋白酶原转化成胰蛋白酶，胰酶被激活后产生一系列的病理生理过程。可伴或不伴有其他器官功能改变。愈后绝大多数患者的胰腺功能和结构可恢复正常。临床上以轻症急性胰腺炎多见。

慢性胰腺炎是各种病因引起膜腺组织和功能不可逆改变的慢性炎症性疾病。临床主要表现为反复发作性或持续性腹痛、腹胀、腹泻或脂肪泻、消化吸收不良、消瘦、黄疸、腹部包块和糖尿病等。

本病属中医学"脾心痛"范畴。大多因素体阳旺热盛的患者，腑实不通而痛，或因过食肥甘厚腻、暴饮暴食所致。并可与气滞、热郁、湿阻互为因果。与脾、胃、肝、胆的关系密切。

【诊断】

1.急性胰腺炎

（1）西医诊断：参照中华医学会外科学会组，急性胰腺炎的临床诊断及分级标准（2007年）

和中华医学会消化病学分会胰腺疾病学组制定的《中国急性胰腺炎诊治指南（草案）(2007)》。

①以急性起病的上腹疼痛为主要临床表现。

②伴有轻且局限腹膜炎体征。

③血淀粉酶升高（超过正常值高限 3 倍）。

④入院 24h 内的 APACHE Ⅱ 评分 < 8 分，入院 48h 内的 Ranson 评分 < 3 分，入院 72h 内的 Balthazar CT 分级 Ⅱ 级以下。

以上①③必备，参照②④即可诊断。

（2）中医诊断：参照《中药新药临床研究指导原则》（第一版，中华人民共和国卫生部制定颁发，1993 年；第四版，国家药品食品监督管理局颁发，2002 年）和《急性胰腺炎》（张肇达，等 . 人民卫生出版社，2004 年版）。

①主要症状：起病突然，常有饮酒和进油腻食物等诱因，以急性起病的上腹疼痛为主要症状。

②次要症状：常伴有腹胀、恶心、呕吐，可伴有轻度发热、黄疸、便闭等表现。

③体征：上腹部压痛、伴或不伴腹肌紧张和反跳痛，肠鸣音减弱或正常。

④舌脉：舌淡红或红，苔薄白或薄黄或黄厚或黄腻或燥，脉细或紧或弦数或弦滑数。

⑤现代影像技术（超声、CT、MRI）：表现出胰腺炎的特征，可见胰腺非特异性增厚或肿大，胰周边缘不规则或有一个间隙的少量积液。

具备主症，结合查体及现代影像技术可确诊。

2. 慢性胰腺炎

（1）西医诊断：参照中华医学会消化内镜学分会于上海发布的 CP 诊治指南（2012 年）：①典型的临床表现（反复发作上腹痛或急性胰腺炎等）；②影像学检查提示胰腺钙化、胰管结石、胰管狭窄或扩张等；③病理学有特征性改变；④有胰腺外分泌功能不全表现。具备②或③可确诊；具备①＋④为拟诊。

（2）中医诊断：参照《临床诊疗指南——消化系统疾病分册》（中华医学会编著，人民卫生出版社）《实用内科学（第 14 版）》（复旦大学医学院编著，人民卫生出版社）及《慢性胰腺炎诊治指南（2014）》《2016 年欧洲胃肠病学联合会慢性胰腺炎循证指南》等国内、外临床诊疗指南。①患者有典型上腹部疼痛，或其他疾病不能解释的腹痛，伴或不伴体重减轻；②血清或尿胰酶水平异常；③胰腺外分泌功能异常；④一种及一种以上影像学检查结果显示慢性胰腺炎特征性形态改变；⑤组织病理学检查结果显示慢性胰腺炎特征性改变。④或⑤任何一项典型表现，或者④或⑤疑似表现加①、②、③中任何两项可以确诊。

3. 中医证候诊断

（1）急性胰腺炎

①肝郁气滞证：腹中阵痛或窜痛，恶心、呕吐，无腹胀，上腹仅有压痛，无明显腹肌紧张；舌质淡红，苔薄白或黄白，脉细或紧。

②肝胆湿热证：持续的腹部及两胁疼痛、阵发性加剧，胸闷、恶心、呕吐、发热或寒热往来，口苦、目黄、身黄、尿黄。舌红，苔黄腻，脉弦滑或弦滑数。

③腑实热结证：上腹疼痛，拒按，痛如刀割，腹胀难忍，时有恶心呕吐，发热口渴、烦躁，小便短黄。舌质红或红暗，苔黄厚或燥，脉弦数或红数。

（2）慢性胰腺炎

①肝郁气滞、脾胃失和证：脘胁胀满或串痛，每因情绪激动而发作，嗳气呃逆，不思饮食，恶心欲吐，吐后痛胀不减，大便秘结，得矢气则舒，苔薄白或薄黄，舌质红，脉弦。

②肝胆湿热、蕴阻中焦证：脘胁胀痛，身热黄疸，纳差倦怠，口干口苦，大便秘结，小便黄少，舌苔黄厚腻，脉弦数。

③脾胃实热、腑气不通证：脘腹胀痛，疼痛拒按，痞满不食。口干欲饮，大便秘结，舌苔黄燥少津，舌质红，脉滑数。

④气滞血瘀、脾胃失运证：病程日久，胁肋隐痛或刺痛，胁下痞块，食少纳呆，神疲乏力，大便稀溏，苔薄白，质淡红，脉弦缓。

【治疗】

1. 辨证治疗

（1）急性胰腺炎

①肝郁气滞证

[治法] 疏肝理气，兼以清热燥湿通便。

[方药] 清胰汤Ⅰ号（《新急腹症学》）加减。柴胡 15g，黄芩 10g，胡黄连 10g，白芍 15g，木香 9g，延胡索 9g，大黄（后下）15g，芒硝（冲服）9g。或柴胡疏肝散（《医学统旨》）加减。柴胡 15g，法半夏 15g，枳实 12g，厚朴 12g，木香 10g，白芍药 12g，郁金 12g，延胡索 12g，黄连 6g，川楝子 10g，生大黄（后下）10g，甘草 6g。

[加减] 大便秘结者加玄明粉（冲服）12g；腹胀严重者加槟榔 15g，川楝子 10g；呕吐严重者加姜竹茹 10g，代赭石 15g。

②肝胆湿热证

[治法] 疏肝利胆，清热利湿。

[方药] 龙胆泻肝汤（《医方集解》）加减。龙胆草 15g，栀子 15g，黄芩 12g，黄连 6g，枳实 12g，厚朴 12g，柴胡 15g，白芍药 12g，木香 12g，延胡索 10g，当归 15g，茵陈 12g，生大黄（后下）6g，芒硝（冲服）12g，甘草 6g。

[加减] 黄疸重加田基黄 20g，金钱草 30g，黄柏 9g；热毒重加金银花 15g，野菊花 15g，蒲公英 30g；呕吐甚加旋覆花（包煎）9g，代赭石（先煎）15g，竹茹 9g；腹胀加大腹皮 15g；肝郁气滞加香附 12g，郁金 9g，乌药 6g；尿短少、赤涩不畅加竹叶 9g，赤小豆 15g；蛔虫上扰者加槟榔 9g，乌梅 15g，使君子 9g，苦楝根皮 9g。

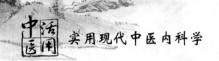

③腑实热结证

[治法] 通腑泄热，行气导滞。

[方药] 柴芩承气汤（《急腹症方药新解》）加减。柴胡 12g，黄芩 12g，厚朴 12g，枳实 10g，栀子 10g，生大黄（后下）6g，芒硝（冲服）10g，木香 6g，延胡索 120g，当归 10g，红花 10g，桃仁 10g，槟榔 10g，甘草 6g。

[加减] 若热甚者加金银花、大青叶等；湿热甚者加金钱草、黄连、黄柏等；呕吐甚者加姜半夏、竹茹、代赭石、旋覆花等；腹胀严重者加甘遂（冲服）、枳壳、青皮、大腹皮、槟榔等；呕吐蛔虫者加乌梅、黄柏、槟榔、使君子、细辛、苦楝根皮等；食积者加焦三仙等；伤阴者加生地黄、麦冬、五味子。

（2）慢性胰腺炎

①肝郁气滞、脾胃失和证

[治法] 疏肝通气，消导和中。

[方药] 舒肝汤（经验方）加减。柴胡 9g，白芍 15g，白芥子 10g，郁金 15g，苍术 12g，厚朴 9g，陈皮 9g，延胡索 9g，山楂 15g，生大黄（后下）9g，甘草 6g。

[加减] 若热结较重者，也可用清胰汤Ⅰ号（《新急腹症学》）加减：柴胡 16g，白芍 16g，木香 10g，延胡索 10g，黄芩 10g，胡黄连 12g，大黄（后下）16g，芒硝（冲服）10g，甘草 9g。

②肝胆湿热、蕴阻中焦证

[治法] 疏肝利胆，清泻湿热。

[方药] 龙胆泻肝汤（《医方集解》）加减。龙胆草 10g，黄芩 10g，栀子 10g，泽泻 10g，生地黄 10g，木通 10g，前仁 15g，当归 6g，柴胡 10g，茵陈 15g，大黄（后下）9g，薏苡仁 30g，山楂 15g，七叶莲 15g，甘草 9g。

[加减] 若湿热中阻症状明显，可以三仁汤加减治疗：薏苡仁 30g，杏仁 9g，豆蔻仁（后下）9g，法半夏 9g，竹叶 9g，滑石 20g，厚朴 9g，木通 9g，莱菔子 15g，胆草 15g，金钱草 15g，山楂 20g，生大黄（后下）9g，延胡索 9g。

③脾胃实热、腑气不通证

[治法] 清泻脾胃，通里攻下。

[方药] 大承气汤（《伤寒论》）加减。生大黄（后下）9g，枳实 9g，厚朴 9g，芒硝（冲服）9g，延胡索 9g，神曲 15g，白术 9g。

[加减] 若热毒较重者，也可用复方清胰汤加减：金银花 30g，连翘 15g，黄芩 10g，黄连 6g，川厚朴 6g，枳壳 10g，木香 10g，桃仁 10g，红花 6g，生大黄（后下）9g。

④气滞血瘀、脾胃失运证

[治法] 行气活血，健脾助运。

[方药] 柴胡疏肝散（《医学统旨》）或柴芍六君子汤（《医宗金鉴》）加减。柴胡 10g，

赤白芍各 10g，枳壳 10g，香附 10g，川芎 10g，砂仁（后下）9g，炒白术 12g，茯苓 15g，党参 15g，神曲 15g，二芽各 15g，炙甘草 6g。

[加减] 肝区痛者加延胡索、郁金；腹胀者加厚朴、麦芽；下肢水肿、尿少者加车前子。

2. 病证结合治疗　根据病证结合的原则，在胰腺炎治疗过程中，坚持以中医治疗为主，突出中医分期辨证，补泻适宜的治疗方法，缩短疗程，抗复发的优势。

（1）内科治疗：①戒烟戒酒，避免高脂饮食；②可补充脂溶性维生素及微量元素，营养不良者可给予肠内或肠外营养支持；③药物治疗，补充外源性胰酶制剂，控制血糖，必要时使用镇痛药物。对于自身免疫性胰腺炎患者可选用糖皮质激素治疗。

（2）内镜治疗：对于存在胆总管下端狭窄、胰管狭窄、胰管结石等患者，有条件的医疗机构可采用内镜治疗。

（3）外科治疗：对于非手术治疗不能缓解的顽固性疼痛、并发不能排除恶性病变者有条件的医疗机构可采用外科手术治疗。

3. 外治法

（1）中药保留灌肠：根据临床辨证用药煎剂，保留灌肠，每日 2～3 次，每次 200ml，酌加芒硝。

（2）中药外敷：中药芒硝装入布袋全腹外敷，外敷于上腹部及腰胁部。

（3）中药鼻饲：生大黄 15g 胃管内注入，适用于腹胀、呕吐甚者。症状改善后，改用口服。

（4）针刺疗法：以下巨虚、内关、中脘、梁门、阳陵泉、地机等为基础穴位。

（5）穴位注射化：双侧足三里穴位注射新斯的明 0.5mg，每日 1～2 次。

（6）静脉滴注中药注射液：根据病情可选用丹参注射液或灯盏细辛注射液或红花注射液或丹参酮注射液等具有活血化瘀作用的中药注射液；以及生脉或参麦或参芪注射液等具有益气养阴作用的中药注射液和参附注射液（恢复期）等具有益气温阳作用的中药注射液。

4. 并发症治疗

（1）急性胰腺炎

①胰腺坏死：行开腹手术，将坏死的组织切除，并对该处进行引流与冲洗。在禁食的同时给予其营养支持，然后使用奥美拉唑等药物来抑制胰腺与胃酸的分泌。

②腹腔室隔综合征：要为其进行腹腔穿刺，并在减压后进行灌洗。

③囊肿：要先为其消除囊肿，然后以手术方式切除窦道。

④脓肿并伴有囊肿：则要进行局部穿刺，将导管置入坏死组织中引流。

⑤脾栓塞：切除脾。

⑥真菌或细菌感染：使用抗菌药以抗感染。

⑦代谢异常：进行水电解质、酸碱平衡度的调整。

⑧休克：采取相应的抗休克治疗。

（2）慢性胰腺炎

1）假性囊肿：①引流：引流的适应证包括囊肿迅速增大，囊肿压迫周围组织，引发腹痛和感染征象，引流方法有经皮引流和内引流，前者需放置引流管数周至囊腔消失，有可能并发感染，依假性囊肿的位置和现有设施，可通过内镜或手术治疗。②手术治疗包括囊肿胃造口术，囊肿十二指肠造口术及 Roux-en-Y 式囊肿空肠吻合术，局限于胰尾的囊肿可做胰腺远端切除。

2）胆道和（或）十二指肠梗阻：若是假性囊肿引发的梗阻，则可按上述方法处理，否则，可选用胃空肠吻合术及胆总管小肠吻合术，胆道的良性狭窄可行内镜下支架置入术，应该强调解压术，因为其可逆转胆道梗阻引发的继发性胆道纤维化。

3）胰源性胸、腹水：非手术治疗包括反复穿刺，使用利尿药，奥曲肽及胃肠外营养，若有胰管破裂，内镜下支架置入在短期内行之有效，长期疗效则依病因而定。

4）脾静脉血栓形成：脾切除治疗有效。

5）假性动脉瘤的形成：肠系膜造影可确定诊断，同时在此操作过程中可对假性动脉瘤进行栓塞治疗，手术治疗比较困难，有一定风险。

6）急性胰腺炎：其处理与急性胰腺炎大致相同。

7）胰腺钙化和胰管结石：除内镜下取石，体外震波碎石及外科手术外，对胰管结石也可用口服枸橼酸盐治疗，国外研究发现，枸橼酸盐可增加胰石的溶解度，每日口服枸橼酸盐 5～10g，3～27 个月后 38.9% 的患者其胰石有缩小。

8）胰腺癌：目前尚无有效的监测手段，CA19-9 难以发现早期病变，ERCP、CT 及超声内镜也较难对其做出诊断，当鉴别有困难时，应予手术探查。

9）胰瘘：①外瘘的治疗。以前一直采取 TPN 和禁食处理，并且证明是有效的，近年来发现，使用奥曲肽 50～100μg，每 8 小时 1 次，是使外瘘闭合的安全有效措施，但疗程过长可能会抑制胆囊排空而诱发胆石症，且其费用昂贵，近年来采用内镜下支架置入术，通过 ERCP 显示导管破裂部位，经 Vater 壶腹部进入主胰管置入支架，停留 4～6 周，第二次 ERCP 术时予以取出，若此时仍有外瘘存在，可再次置入支架，并使用奥曲肽以减少胰液量，奥曲肽常被用于围术期预防胰瘘等并发症。②内瘘的治疗。内瘘采用 TPN 和反复抽取胸腔积液和腹水的方法，也证明是有效的，亦可采用奥曲肽，内镜下支架置入术及手术治疗。

【中医疗效评价】

1. 改善症状：主要症状减轻，腹痛、消化不良等主要症状基本消失或好转；胰腺外分泌功能好转或恢复正常；影像学检查胰腺炎特征性形态结果改善；组织病理学检查结果胰腺炎特征性改善。

2. 减少西药用量、止痛增效：以通里攻下药物使用剂量变化、减药时间、停药时间计算。

3. 控制和防止并发症的出现。

4. 缩短病程：记录减药、停药时间，与单纯西药标准治疗对比。

第十一节　胆　囊　炎

胆囊炎（cholecystitis）常与胆石症合并存在。可根据发病急缓分为急性胆囊炎和慢性胆囊炎。急性胆囊炎是由胆囊管梗阻、化学性刺激和细菌感染等引起的胆囊急性炎症性病变，临床见发热、右上腹疼痛，或右胁肋胀痛放射至肩背部、伴恶心呕吐，可兼见黄疸、墨菲征阳性、外周白细胞计数增高等表现。慢性胆囊炎因胆囊结石、高脂饮食等诱发，呈慢性起病，也可由急性胆囊炎反复发作、失治所致，临床表现为反复右上腹胀痛或不适、腹胀、嗳气、厌油腻，右上腹部有轻度压痛及叩击痛等体征，是临床常见病与多发病。

急性胆囊炎可归于"胁痛"范畴，慢性胆囊炎归属于"胆胀"范畴。大多因情志不遂、饮食失节、感受外邪、虫石阻滞及劳伤过度所致。并可与热郁、湿阻、血瘀互为因果。病位在胆腑，与肝、脾、胃脏腑功能失调相关。

【诊断】

1. 西医诊断　参照《实用内科学》（复旦大学上海医学院、《实用内科学》编委会、陈灏珠共同编著，人民卫生出版社，2009 年），《临床诊疗指南·普通外科分册》（中华医学会编著，人民卫生出版社，2006 年）。

（1）急性胆囊炎的诊断：①症状，以右上腹急性疼痛为主，常伴发热、恶心、呕吐等症。②体征，查体可见右上腹压痛，同时伴有反跳痛，腹肌紧张，Murphy 征阳性。③实验室检查可见血白细胞计数及中性粒细胞计数增高。④超声检查见胆囊体积增大（胆囊横径 ≥ 4cm），胆囊壁水肿，胆囊壁增厚（≥ 3mm）或毛糙。

（2）慢性胆囊炎的诊断：①症状，以反复右上腹胀痛或不适为最常见症状，可伴有腹胀、嗳气、厌油腻等消化不良症状。②体征，查体可见右上腹部有轻度压痛及叩击痛，但大多数患者可无任何阳性体征。③超声检查可见胆囊体积常缩小或正常，也可见胆囊体积略有增大，胆囊壁增厚（≥ 3mm）或毛糙。

2. 中医诊断　参照《中药新药临床研究指导原则》（中国医药科技出版社，2002 年），《中医消化病诊疗指南》（李乾构，周学文，单兆伟主编，中国中医药出版社，2006 年）。

3. 中医证候诊断

（1）急性胆囊炎

①胆腑郁热证：上腹持续灼痛或绞痛，胁痛阵发性加剧，甚则痛引肩背，晨起口苦，时有恶心，饭后呕吐，身目黄染，持续低热，小便短赤，大便秘结，舌质红，苔黄或厚腻，

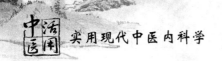

脉滑数。

②热毒炽盛证：持续高热，右胁疼痛剧烈、拒按，身目发黄，黄色鲜明，大便秘结，小便短赤，烦躁不安，舌质红绛，舌苔黄，脉弦数。

（2）慢性胆囊炎

①肝胆气滞证：右胁胀痛，心烦易怒，厌油腻，时有恶心，饭后呕吐，脘腹满闷，嗳气，舌质淡红，舌苔薄白或腻，脉弦。

②肝胆湿热证：胁肋胀痛，晨起口苦，口干欲饮，身目发黄，身重困倦，脘腹胀满，咽喉干涩，小便短黄，大便不爽或秘结，舌质红，苔黄或厚腻，脉弦滑数。

③胆热脾寒证：胁肋胀痛，恶寒喜暖，口干不欲饮，晨起口苦，恶心欲呕，腹部胀满，大便溏泄，肢体疼痛，遇寒加重，舌质淡红，苔薄白腻，脉弦滑。

④气滞血瘀证：右胁胀痛或刺痛，胸部满闷，喜善太息，晨起口苦，咽喉干涩，右胁疼痛夜间加重，大便不爽或秘结，舌质紫暗，苔厚腻，脉弦或弦涩。

⑤肝郁脾虚证：右胁胀痛，腹痛欲泻，体倦乏力，腹部胀满，大便溏薄，喜善太息，情志不舒加重，纳食减少，舌质淡胖，苔白，脉弦或弦细。

⑥肝阴不足证：右胁部隐痛，两目干涩，头晕目眩，心烦易怒，肢体困倦，纳食减少，失眠多，舌质红，苔少，脉弦细。

⑦脾胃气虚证：右胁隐痛，体倦乏力，胃脘胀闷，纳食减少，肢体困倦，舌质淡白，苔薄白，脉缓无力。

【治疗】

1. 辨证论治

（1）急性胆囊炎

①胆腑郁热证

[治法] 清热利湿，行气利胆。

[方药] 大柴胡汤（《伤寒论》）。柴胡15g，黄芩9g，芍药9g，半夏9g，生姜15g，枳实9g，大枣4枚，大黄6g。

[加减] 若身目黄染者，加茵陈、栀子；心烦失眠者，加合欢皮、炒酸枣仁；恶心呕吐者，加姜竹茹；壮热者，可加石膏、蒲公英、虎杖。

[中成药] 消炎利胆片，口服，每次6片（小片）或3片（大片），每日3次。

②热毒炽盛证

[治法] 清热解毒，通腑泻火。

[方药] 茵陈蒿汤（《伤寒论》）合黄连解毒汤（《外台秘要》）。茵陈18g，栀子9g，大黄9g，黄连9g，黄柏6g，黄芩6g。

[加减] 若小便黄赤者，加滑石、车前草；大便干结者，加火麻仁、芒硝；身目黄染重者，

加金钱草。

[中成药] 利胆排石片口服，排石：每次 6～10 片，每日 2 次；炎症：每次 4～6 片，每日 2 次；茵栀黄注射液静脉滴注，每次 10～20ml，用 10% 葡萄糖注射液 250～500ml 稀释后静脉滴注；症状缓解后可改用肌内注射，每日 2～4ml。

（2）慢性胆囊炎

①肝胆气滞证

[治法] 疏肝利胆，理气解郁。

[方药] 柴胡疏肝散（《景岳全书》）。陈皮 15g，柴胡 15g，川芎 12g，香附 15g，枳壳 12g，芍药 20g，甘草 10g。

[加减] 若疼痛明显者，加延胡索、郁金、木香；腹部胀满者，加厚朴、草豆蔻；口苦心烦，加黄芩、栀子；恶心呕吐者，加代赭石、炒莱菔子；伴胆石者，加鸡内金、金钱草、海金沙。

[中成药] 胆宁片口服，每次 5 片，每日 3 次，饭后服用；胆舒软胶囊口服，每次 1～2 粒，每日 3 次。

②肝胆湿热证

[治法] 清热利湿，利胆通腑。

[方药] 龙胆泻肝汤（《医方集解》）或大柴胡汤（《伤寒论》）。龙胆草 12g，黄芩 15g，栀子 15g，泽泻 10g，木通 10g，车前子 10g，当归 15g，生地黄（后下）6g，柴胡 15g，甘草 15g。

[加减] 若伴胆石者，加鸡内金、金钱草、海金沙；小便黄赤者，加滑石、通草；大便干结者，加大黄、芒硝、牡丹皮。

[中成药] 舒胆片：口服，每次 5～6 片，每日 3 次。小儿酌减，或遵医嘱。

③胆热脾寒证

[治法] 疏利肝胆，温脾通阳。

[方药] 柴胡桂枝干姜汤（《伤寒论》）。柴胡 9g，桂枝 6g，干姜 3g，栝楼根 9g，黄芩 6g，牡蛎 12g，炙甘草 6g。

[加减] 若腹痛较甚者，加川楝子、延胡索；久泄、完谷不化者，加补骨脂、赤石脂；恶心呕吐甚者，加姜半夏、姜竹茹。

[中成药] 金胆片口服，每次 5 片，每日 2～3 次。

④气滞血瘀证

[治法] 理气活血，利胆止痛。

[方药] 血府逐瘀汤（《医林改错》）。桃仁 12g，红花 9g，当归 9g，生地黄 9g，牛膝 9g，川芎 5g，桔梗 5g，赤芍 6g，枳壳 6g，甘草 3g，柴胡 3g。

[加减] 若胁痛明显者，加郁金、延胡索、川楝子；口苦者，加龙胆草、黄芩；脘腹胀甚者，

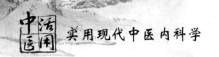

加厚朴、木香。

[中成药] 胆石利通片口服，每次 6 片，一天 3 次。

⑤肝郁脾虚证

[治法] 疏肝健脾，柔肝利胆。

[方药] 逍遥散（《太平惠民和剂局方》）。柴胡 15g，当归 12g，白芍 12g，炒白术 15g，茯苓 15g，炙甘草 6g，薄荷 12g，高良姜 10g。

[加减] 若右胁胀痛者，加郁金、川楝子、青皮；急躁易怒者，加香附、钩藤；腹胀明显者，加郁金、石菖蒲。

[中成药] 逍遥丸每次 6～9g，每日 1～2 次。

⑥肝阴不足证

[治法] 养阴柔肝，清热利胆。

[方药] 一贯煎（《续名医类案》）。生地黄 12g，北沙参 12g，当归 10g，枸杞子 10g，麦冬 12g，川楝子 6g，杭白芍 12g，炙甘草 6g。

[加减] 若心烦失眠者，加柏子仁、首乌藤、炒酸枣仁；急躁易怒者，加栀子、青皮、珍珠母；右胁胀痛者，加佛手、香橼；头目眩晕者，加钩藤、菊花、白蒺藜。

⑦脾胃气虚证

[治法] 理气和中，健脾和胃。

[方药] 香砂六君子汤（《古今名医方论》）。人参 10g，白术 15g，茯苓 20g，半夏 15g，陈皮 15g，木香 5g，砂仁 10g，炙甘草 10g。

[加减] 若脘腹胀甚者，加枳实、厚朴、槟榔；纳食减少者，加神曲、鸡内金。

[中成药] 香砂六君丸：口服，每次 12 丸，每日 3 次。

2. 病证结合治疗 根据病证结合的原则，在胆囊炎治疗过程中，坚持以中医治疗为主，突出中医清热利湿的治疗方法，缩短疗程，抗复发的优势。

（1）急性胆囊炎

①一般治疗：卧床休息，发病 48h 以内应予禁食。有恶心、呕吐和腹胀者可给予胃肠减压、静脉补充营养、水及电解质。当病情好转，可考虑进低脂半流质饮食。

②解痉镇痛药物治疗：阿托品 0.5mg 或 654-25mg 肌内注射；硝酸甘油 0.3～0.6mg，舌下含化；维生素 K_3 8～16mg，肌内注射；杜冷丁或美散痛等镇痛，不宜用吗啡。

③抗菌治疗：急性胆囊炎有发热，白细胞增高，并有坏疽穿孔趋势或有并发症时，应用抗生素对控制感染的扩散和改善症状特别重要。可选用氨苄青霉素、环丙沙星、甲硝唑；还可选用氨基糖苷类或头孢菌素类抗生素，最好根据细菌培养及药敏试验结果选择在血和胆汁中浓度较高的抗生素。

④中药治疗：中药治疗原则是理气活血、通里攻下，辨证施治。舒胆通、消炎利胆片或清肝利胆口服液口服，应在发作缓解后方可应用。

⑤外科治疗：胆囊炎经积极内科治疗无效或发生坏死、化脓、穿孔、嵌顿结石者，应及时外科手术治疗，行胆囊切除或胆囊造瘘。对合并胆总管梗阻，可以通过 ERCP 乳头切开取石，对肿瘤引起梗阻者可以放置支架以减压。

（2）慢性胆囊炎

1）治疗方式：内科治疗包括低脂饮食，口服利胆药（如硫酸镁、消炎利胆片、清肝利胆口服液、保胆健素等）；应用熊去氧胆酸、鹅去氧胆酸、消石素等溶石；有寄生虫感染者应当驱虫治疗。对发作频繁有症状的慢性胆囊炎，特别是伴有胆石者，胆囊切除术是唯一有效的治疗，既可解除症状又可防止癌变。手术一般择期在胆囊炎发作 2 个月后进行，这样可减少胆囊周围的粘连与胆囊水肿。

2）饮食治疗：①营养治疗的总目的，是通过控制脂肪的摄入量，减轻或解除患者的疼痛和预防结石的发生。急性发作期的重症患者应禁食，可静脉补给各种营养素；当能进食时，应禁食脂肪和刺激性食物，短期可食用含高糖类的流质饮食。随病情逐渐缓解可给予低脂半流质或低脂少渣软饭。每日应少食多餐，仍须限制肉及含脂肪多的食物。慢性胆囊炎应给予充足热量的高蛋白质、高糖类和适量限制脂肪的饮食，同时要有丰富的维生素。②要有足够热能，方能保证患者的需要。如果患者体重过重，应给予低热能饮食，使患者体重减轻。低热能饮食中含脂肪量也要少，以适合对胆囊病患者限制脂肪的要求。一般每日供给热量 1800 ～ 2000kcal（7531．2 ～ 8368J）。③对慢性胆囊炎患者，为了保持身体健康、增进食欲、促进胆囊收缩利于胆囊排空，应尽可能提高饮食中蛋白质比例。每日蛋白质供给量以每千克体重 1 ～ 1.2g 为宜，但要避免随着蛋白质摄入过量的胆固醇。④由于脂肪能促使病变的胆囊收缩而引起剧烈疼痛，故在发作期应对其严加限制。每日脂肪供给量应低于 40g 或禁食，病情好转后可适量进食。⑤ 在食用糖类的流质饮食时，主要的营养物质是糖。可给充足的糖类，每日供给 300 ～ 350g，特别是在发作期应予静脉补给。⑥要供给丰富的多种维生素，特别要注意补充 B 族维生素、维生素 C。⑦忌用刺激性食物和酒类。

（3）中西医结合治疗：根据病情发病急缓，急性胆囊炎采取手术治疗及非手术治疗的方式，治疗上以清热利湿、行气利胆、通腑泻火为主；慢性胆囊炎一般采取内科非手术治疗，实证以祛邪为主，如清热利湿，疏肝利胆，行气活血等，虚证以扶正为主。

3. 外治法

（1）针灸疗法：以阳陵泉、胆囊穴、肩井、日月、丘墟、太冲为基础穴位。肝郁气滞者加太冲，疏肝理气；瘀血阻络者加太冲，化瘀止痛；肝胆湿热者加行间；胆腑郁热证加曲池；热毒炽盛证加合谷、曲池；肝胆气滞证加太冲、期门；胆热脾寒证加神阙、气海、脾俞；气滞血瘀证加太冲；肝郁脾虚证加脾俞、太冲；肝阴不足证加肝俞、肾俞；脾胃气虚证加脾俞、气海。

（2）耳穴疗法：常用穴为胰、胆、十二指肠、耳背肝区、耳迷根、内分泌、皮质下、交感、神门。操作方法一般采用针刺或用王不留行子常规消毒后用胶布将王不留行子固定于耳穴上，每日按 4 ～ 6 遍，每次每穴按压 1 分钟。注意每次贴压单侧耳穴，每次 3 天，两侧交替使用。换贴 10 次为 1 个疗程，一般治疗 3 ～ 5 个疗程。

（3）药物贴敷疗法：胆囊区（右上腹压痛点）外敷药物（栀子 10g，大黄 10g，冰片 1g，乳香 6g，芒硝 10g，研粉，调匀成糊状），纱布覆盖，每日更换 1 次，5 天为 1 个疗程。

（4）穴位埋线疗法：常用穴为鸠尾、中脘、胆囊穴、胆俞、胃俞、足三里、阳陵泉。操作方法一般 1 个月埋线 1 次，病情重者 20 天埋线 1 次，5 次为 1 个疗程。

（5）手术：行胆囊切除术是急性胆囊炎的根本治疗。手术适应证为①胆囊坏疽及穿孔，并发弥漫性腹膜炎者；②急性胆囊炎反复急性发作，诊断明确者；③经积极内科治疗，病情继续发展并恶化者；④无手术禁忌证，且能耐受手术者。慢性胆囊炎伴有胆石者诊断确立，行胆囊切除术是合理的根本治法。如患者有心、肝、肺等严重疾病或全身情况不能耐受手术，可予内科治疗。

4. 并发症治疗

（1）急性胆囊炎

①积脓和积水：应及早行胆囊切除术或胆囊造口术，并进行腹腔引流。

②胆囊穿孔：胆囊在坏疽的基础上并发穿孔，穿孔局部常被网膜包绕，不被包绕者死亡率可达 30%。应积极行胆囊切除术手术治疗。

③胆瘘：胆囊炎症可造成局部穿孔，形成胆囊十二指肠瘘、胆囊结肠瘘、胆囊胃瘘、空肠瘘、胆囊胆管瘘等。应积极行胆囊切除术手术治疗。

（2）慢性胆囊炎：慢性胆囊炎急性发作时，用药同急性胆囊炎的药物治疗。

【中医疗效评价】

1. 改善症状：主要症状减轻，右上腹急性疼痛伴发热、恶心、呕吐或反复右腹胀痛或不适伴有腹胀、嗳气、厌油腻等主要症状基本消失或好转；相关检查指标的改善，如血白细胞计数及中性粒细胞计数、超声检查中胆囊壁体积及胆囊壁增厚程度改善；防止病情复发；减少并发症，降低患者手术率。

2. 减少西药用量、止痛增效：清热利湿药物使用剂量变化、减药时间、停药时间计算。

3. 控制和防止并发症的出现。

4. 缩短病程：记录减药、停药时间，与单纯西药标准治疗对比。

第十二节　胆　结　石

胆结石（cholelithiasis，gall stone disease，GD）是指胆道系统包括胆囊或胆管内发生结石的疾病。多由于胆汁内胆固醇、胆色素、黏性物质等各种成分长期共同作用,析出成石胆汁,形成结石。又称胆石症。根据结石成分含量的变化可将胆石分为胆固醇结石、胆色素结石及混合性结石三种类型。

本病属中医学"胆胀"范畴。大多因肝胆疏泄和通降功能,导致胆汁排泄不畅,滞积化热,煎熬成石。并可与气郁、湿聚、血瘀、热结互为因果。与肝、胆的关系极为密切。

【诊断】

1. 西医诊断　参照普通高等教育"十一五"国家规划教材《外科学》(第六版)的诊断标准进行诊断。

(1)病史:患者常有右胁隐痛史、厌油、劳累或生气后常引起疼痛发作,有的并有典型的胆绞痛史或黄疸史。

(2)症状:①腹痛,常为右上腹或上腹中部,大多向右肩背部放射。②大多数患者在腹痛发作的同时,均有不同程度的恶寒发热。③可伴恶心呕吐、黄疸等症状。

(3)体征:在慢性间歇期体征不明显,急性炎症期可有体温上升或黄疸,上腹部压痛明显,或有反跳痛,或可触到肿大之胆囊,墨菲征阳性,波阿征阳性。

(4)检查:①慢性间歇期实验室检查变化不明显,急性发作期可见白细胞上升,中性升高,GPT、转肽酶、胆红素均升高,尤其是直接胆红素升高明显,提示梗阻性黄疸。②B型超声示胆道系统炎症,可见到胆管壁或胆囊壁毛糙不光滑或增厚,正常胆囊壁厚度不超过 0.4cm,若超过此限度往往表示有过慢性炎症。若在 B 超上见有强光团并拖有声影者则表示该处为结石。③ CT、MRI 为胆道疾病的诊断提供了更为准确有效的信息,但多在与其他原因引起的胆道梗阻作鉴别时应用,不作为诊断胆石症的常规手段。

2. 中医诊断　参照全国高等中医药院校教材《中医外科学》(赵尚华,2002 年版)的诊断标准进行诊断。诊断依据:患者主症出现右胁肋疼痛,可呈现间歇性疼痛,伴有腹满胀闷,牵扯肩背部疼痛;患者遇怒加重,食少纳差,倦怠乏力,大便质地异常。次症可见:①嗳气恶心;②口苦咽干;③大便不爽;④神疲乏力,怕冷;⑤面色萎黄;⑥脉弦细;⑦舌淡胖,苔薄白,边有齿痕。以上主症必须具备,兼具其余次症中的 2 项即可诊断。

3. 中医证候诊断

(1)气滞证:右上腹胀满隐痛,或阵发性绞痛,痛引肩背,或伴胃脘部痞满,厌食油腻,舌质淡红,舌苔白或微黄,脉弦细或弦紧。

(2)湿热证:右上腹疼痛,呈阵发性加剧,甚则绞痛难忍,痛引肩背,伴沉重感。高热寒战,口苦咽干,恶心呕吐,或出现巩膜黄染、尿黄,大便秘结,右上腹压痛,重者肌紧张,拒按,有时可触及肿大的胆囊。舌质红,苔黄腻,脉弦数或弦滑。

(3)脓毒证:右胁剧痛不已,腹胀而满,拒按,寒战高热,或寒热往来,口苦咽干,身目黄染,甚或神昏谵语,四肢厥冷,舌红绛,苔黄燥,脉滑数。

【治疗】

1. 辨证论治

（1）气滞证

[治法] 疏肝利胆，行气止痛。

[方药] 柴胡疏肝散（《医学统旨》）加减。柴胡 10g，香附 10g，枳壳 10g，金钱草 20g，海金沙（包煎）20g，牡丹皮 10g，栀子 10g，茯苓 10g，甘草 6g，芍药 10g，川芎 10g。

[加减] 胁肋痛甚者加当归、郁金、乌药；口苦舌红者加黄芩、川楝子；胁痛口干、舌红苔少者加枸杞子、沙参、麦冬。

[中成药] 胆石利通胶囊，口服，每次 6 片，每日 3 次。

（2）湿热证

[治法] 清胆利湿，通气通腑。

[方药] 茵陈蒿汤（《伤寒论》）合大柴胡汤（《伤寒论》）加减。茵陈 30g，栀子 10g，大黄（后下）10g，柴胡 10g，郁金 10g，金钱草 30g，海金沙（包煎）20g，石韦 15g，赤芍 10g，牡丹皮 10g，竹茹 10g，甘草 5g。

[加减] 胁脘痛剧者加延胡索、川楝子；恶心呕吐者加黄连、旋覆花；湿重于热者加茯苓、泽泻；热重于湿者加龙胆、蒲公英。

[中成药] 消炎利胆片口服，每次 6 片（小片）或 3 片（大片），每日 3 次。

（3）脓毒证

[治法] 清热解毒凉血。

[方药] 黄连解毒汤（《肘后备急方》）合茵陈蒿汤（《伤寒论》）加减。黄连 10g，黄柏 10g，栀子 10g，生地黄 10g，牡丹皮 10g，金银花 30g，连翘 10g，木香 6g，枳实 10g，芒硝（后下）10g，柴胡 10g，茵陈 30g，金钱草 30g，甘草 5g。

[加减] 热结便秘者加大黄；兼吐血、衄血加玄参。

[中成药] 利胆片口服，每次 6～10 片，每日 3 次。

2. 病证结合治疗 根据病证结合的原则，在胆结石治疗过程中，坚持以中医治疗为主，突出中医疏肝利胆排石的治疗方法、缩短疗程、抗复发的优势。

（1）非手术疗法：主要适应证为初次发作的青年患者；经非手术治疗症状迅速缓解者；临床症状不典型者；发病已逾 3 天，无紧急手术指征，且在非手术治疗下症状有消退者。常用的非手术疗法主要包括卧床休息、禁饮食或低脂饮食、输液、纠正水电解质和酸碱平衡紊乱、抗感染、解痉止痛和支持对症处理。

（2）口服胆酸溶石：由于鹅去氧胆酸（CDCA）效果差，且有肝毒性和腹泻的不良反应，现很少应用。熊去氧胆酸（UDCA）效果优于鹅去氧胆酸，且基本没有不良反应，每日剂量

8～13mg/kg，疗程一般为6个月至2年，主要用于结石直径＜1.5cm的胆固醇结石。孕妇、肥胖病、肝病及糖尿病患者不宜应用。

（3）手术治疗

1）适应证：①胆管结石伴严重梗阻、感染、中毒性休克或有肝并发症者；②长期反复发作的梗阻和感染，经非手术治疗无效者；③X线造影发现胆道有机械性梗阻（狭窄或结石嵌顿）者；④伴有下列严重胆囊病变者，较大胆囊结石，症状发作频繁，胆囊管结石嵌顿造成积水积脓，急性化脓性及坏疽性胆囊炎，或穿孔伴有弥漫性腹膜炎等。

2）术前准备：①胆道疾病的诊断与手术方案确定后，除做好病人的思想工作、消除顾虑、配合手术治疗外，应了解病人药物过敏史、激素应用情况，以防止严重过敏反应的发生及皮质功能不足造成术中、术后低血压或严重意外。②应充分了解患者有无严重的内科性疾病存在，尤其老年患者，常有各器官各系统的退行性改变，如心血管疾病等。术前应与内科合作，改善有关疾病的状况，以增加安全性，也可有针对性地减少这些器官的负荷，达到术后顺利康复。③测定凝血酶原时间。黄疸病人多有凝血酶原时间延长，术前3d应注射维生素K（结合静脉输液，每日给予维生素$K_1$20～30mg），如仍不能纠正，非急症，宜暂缓手术。④对新近有胆系感染者，术前2d应予抗生素治疗；对术前有肺部感染者，应在充分治疗后，术前术后亦应使用抗生素治疗；对较大、时间较长的胆道手术者，术前宜用抗生素来预防感染治疗。⑤对有蛔虫感染者，术前应做驱蛔治疗。⑥做有关辅助检查。应全面地了解肝功能，对乙肝五项也应测定，测定肾功能，做胸透、心电图等检查，以便了解其他疾病存在与否，并及时处理。⑦手术前应禁食，必要时可进行胃肠减压。急症手术要求在4～6h做好各种准备，以保证急症手术的施行。

3）手术方法：①胆囊切除术是胆囊结石、急慢性胆囊炎的主要外科治疗方法，可彻底消除病灶，手术效果满意。手术方法有两种，自胆囊底开始的所谓逆行法和自胆囊颈开始的顺行法胆囊切除术，多采用前者，此法可避免胆管误伤，而后者出血少，但如胆囊周围炎症水肿严重时，手术常有困难。对适合病例，可采用腹腔镜胆囊切除术。②胆总管探查引流术是治疗胆管结石的基本方法。

（4）优化方案：中西医结合治疗。静止期一般以中医疏肝健脾、利胆排石为主；当急性发作或并发感染时，则应积极抗感染、对症治疗，配合中药清利肝胆湿热、排石退黄等治疗。若发生中毒性休克或严重并发症时，就要以西医治疗为主，抗感染、抗休克及手术治疗。

3. 并发症治疗

（1）急性化脓性胆管炎：在疾病早期，尤其是急性单纯性胆管炎，病情不太严重时，可先采用非手术方法。包括解痉镇痛和利胆药物的应用，胃肠减压也常应用。大剂量广谱抗生素的联合应用很重要，虽在胆管梗阻时胆汁中的抗生素浓度不能达到治疗所需浓度，但它能有效治疗菌血症和败血症。最终还须根据血或胆汁细菌培养以及药物敏感试验，再调整合适的抗生素。如有休克存在，应积极抗休克治疗。如非手术治疗后12～24h病情无明显改善，应即进行手术。即使休克不易纠正，也应争取手术引流。对病情一开始就较严重，特别是黄疸较深的病例应及时手术。手术主要是 ERCP 鼻胆管引流术或胆管切开探查和引流术。

（2）肝脓肿及支气管胆瘘：使用抗生素药物控制感染，穿刺抽脓或置管引流，严重者行手术切开引流。

（3）胆道出血

1）非手术治疗：①防治休克，补充血容量、维持水、电解质平衡，应用止血药，常用安络血、止血敏等。②抗感染治疗。③置有 T 管缓慢注入，或用双氧水（等量等渗盐水稀释），或普鲁卡因冲洗 T 管，或肾上腺素加等渗盐水经 T 管滴入，或孟氏液经 T 管滴入。或上述诸药联合应用。④经皮经导管肝固有动脉栓塞治疗，是最新而有效的止血措施，可减少手术率。

2）手术治疗

适应证：非手术治疗无效，不能控制胆道感染和休克，反复数次胆道出血，肝外伤后或肿瘤所致的胆道出血、胆管出血、伴腹膜炎或疑有脏器穿孔者。

手术方式：①胆囊切除适于胆囊出血。②胆总管引流术用于炎症、结石所致胆道出血，血量不大或胆道感染严重者，以便经 T 管灌注止血药等。③肝固有动脉或病侧肝动脉结扎适合肝内胆管出血、肝动脉有震颤或多处出血难定位者。但肝损害严重应属禁忌。④肝部分切除可用于病变局限于一叶（段）或一侧者，或肝动脉结扎后仍出血者，本术可清除病灶彻底止血。⑤有时须行①②③联合术止血。

（4）肝胆管狭窄：①一般治疗，有效控制胆道感染，予以高糖高蛋白饮食，改善营养状况；补充能量合剂和维生素 K、B 族维生素、维生素 C 维护肝及全身免疫系统等。②手术治疗，外科手术治疗是本病的首选。手术方式依赖胆道梗阻的时间、狭窄类型、程度、病理状态以及患者的一般情况决定。黏膜对黏膜的肝管空肠 Roux-en-Y 吻合术已成为损伤性胆管狭窄治疗的"金标准"，对多数狭窄病能够获得较好的疗效。

（5）胆汁性肝硬变与门脉高压症：急症或择期胆道手术时，为避免术中出血和损伤，应根据局部解剖条件灵活选择逆行胆囊切除、胆囊部分切除加黏膜烧灼或胆囊造口。术中有效降低门静脉压力是减少术中出血和渗血的有效手段。术中出血处理，首先必须控制肝十二指肠韧带，切勿盲目钳夹，以避免更大的损伤。如门静脉损伤可采用修补、补片、移植或门腔分流等。肝硬化合并胆石症急性发作尽量避免急症手术。无论择期或急症胆囊或胆道手术，不主张同时处理门脉高压，手术方式力求简单有效。围术期应加强保肝治疗，营养支持，减少出血和肝损害。

4. 外治法

（1）针灸治疗：以日月、期门、胆俞、胆囊穴为基础穴位。气滞证加期门、太冲；湿热证加丰隆、公孙；脓毒证加曲池、太冲。

（2）耳穴治疗：将王不留行子用胶布贴于一侧耳胆穴处，每日用手轻压 10 次，每次 10

分钟。7 ～ 10 天为 1 个疗程。

（3）艾灸、推拿、情志疏导疗法、饮食疗法等。

【中医疗效评价】（疗效点、优势点）

1. 改善症状：主要症状减轻，腹痛、恶心、呕吐、寒战高热、黄疸等主要症状基本消失或好转。

2. 减少西药用量、排石增效：以疏肝利胆药物使用剂量变化、减药时间、停药时间计算。

3. 控制和防止并发症的出现。

4. 缩短病程：记录减药、停药时间，与单纯西药标准治疗对比。

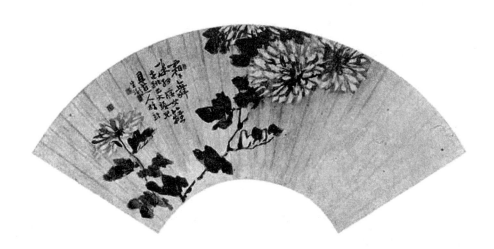

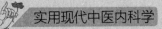

第4章　肾脏疾病

第一节　急性肾小球肾炎

急性肾小球肾炎（acute glomerulonephritis）简称"急性肾炎"（AGN），是由病原微生物感染导致的一系列变态反应，使得肾发生弥漫性肾小球损伤，发病较为急骤，患者出现血尿、蛋白尿、水肿、高血压，并可伴有一过性肾功能不全。临床以链球菌感染后急性肾小球肾炎多见。

本病属中医学"风水"范畴，大多由于饮食不节，禀赋不足，久病劳倦，外加风邪、疮毒、水湿之邪外袭，以致肺失通调、脾失转输、肾失开阖，水液代谢障碍，潴留体内，泛溢肌肤。又名"阳水""急性肾风"等。本病常因感受风寒、风热、寒湿、湿热毒邪等而发病，一般起病急骤，尤以风热、湿毒为甚，病情变化多端，病本在肾，常涉及肺、脾、肝、三焦，甚至于心；肾元亏虚为本，风寒湿热毒邪为标，初期以实为主，进而虚实兼夹，久损不复则成虚劳之证。病程短者以邪实为主；病程长者，正气耗伤，正虚邪存，难以痊愈，不仅损伤肾体，而且涉及肺、脾、肝、心等诸脏。疾病发生发展过程中还可出现气滞、血瘀、痰湿等兼夹证，当分别缓急，详审轻重。

【诊断】

1. **西医诊断**　参照中华医学会编著《临床诊疗指南·肾脏病学分册》（2005 年人民卫生出版社）。

急性肾炎诊断标准：①急性发作的血尿、蛋白尿、水肿、高血压甚至少尿及肾功能不全等急性肾炎综合征表现；②病前 1～3 周有咽部或皮肤感染史；③有关链球菌培养及血清学检查阳性伴血清 C3 下降；④病情在发病 8 周内逐渐减轻到完全恢复正常者。

2. **中医诊断**　参照《实用中医内科学》，考虑从以下几方面诊断。①具有水肿、血尿、少尿等典型特征，部分患者伴有乏力、腰痛、厌食、恶心呕吐等全身症状。②实验室检查：尿常规检查常见血尿，蛋白尿（24 小时尿蛋白定量＜ 3g，少数患者可呈大量蛋白尿）；血常规：大约一半患者血红蛋白及红细胞数降低；免疫学检查：起病初期血清补体 C3 活性下降，部分患者伴有 ASO 阳性；肾穿刺活检：毛细血管内增生性肾炎。

3. 中医证候诊断

（1）急性期

①风热化毒证：突然出现面部浮肿、少尿、无汗，伴有恶寒发热、咳嗽气短，或有全身水肿，皮色光泽，舌质淡苔薄白，脉象浮紧或沉细。

此证见于上呼吸道感染后引起的急性肾炎。多见于肾炎急性期，病前 3 周曾有咽痛、扁桃体肿大病史，体征可见晨起眼睑水肿，尿少、无汗，血压升高，或伴有咳嗽、发热，伴有肉眼或者镜下血尿，血清 C3 下降，免疫病例检查可见 IgG 及 C3 呈粗颗粒状沿肾小球毛细血管壁或系膜区沉积。

②湿毒内结证：以皮肤感染为诱因，皮肤疮毒未愈，或病前有疮疖脓肿或牙龈肿痛，乳蛾脓肿、鼻咽化脓等，伴有面部或全身水肿，口干口苦，尿少色赤，甚则血尿，舌质红苔薄黄或黄腻，脉象滑数或细数。

此证见于皮肤疮毒、疮疖脓肿或牙龈肿痛等链球菌感染引起的急性肾炎。多见于肾炎急性期，体征可见感染灶红肿或化脓，全身水肿、皮肤绷紧光亮，少尿、血尿，血压升高，或伴有恶风发热等表证，血清学检查及免疫病理检查同上。

③寒湿壅滞证：浮肿较重，心脏扩大有心力衰竭的征兆，下肢水肿，按之凹陷不起，身重，脘痞腹胀，胃纳欠佳，腰酸，气短乏力，舌淡苔白腻，脉濡缓。

此证见于反复发作急性肾炎的老年人或久病体弱者。体征可见面色㿠白，全身水肿、下肢尤甚，常累及心脏，血压升高，心脏超声显示心界扩大甚或有心力衰竭的表现。

上三证分别为不同原因诱导的急性肾炎发作初期时的证候表现，以实邪阻滞为主，治疗以驱邪为要。

（2）恢复期

①脾气虚弱证：倦怠乏力，纳呆，面色萎黄，舌质淡红苔白，脉细弱。

此证见于急性肾炎恢复期，体征见神倦乏力，少气懒言，此期血压、血清 C3、尿常规、肾功能多恢复正常（部分患者镜下血尿和微量蛋白尿有时可迁延半年至一年）。

②肺肾气阴两虚证：低热咽干，咳嗽痰少，神倦头晕，腰膝酸软，手足心热，舌尖红，少苔，脉细数。

此证见于急性肾炎恢复期，体征见咳嗽少痰，腰酸，手足心发热，急性肾炎的症状消失，并发症好转，尿红细胞 4 ～ 10 个 / HP，尿蛋白 0.3 ～ 1.0 g/24 小时，偶有颗粒管型。

上两证多见于急性肾炎恢复期，病位有偏于在脾胃和在肺肾的不同，病性以虚证为主。

【治疗】

1. 辨证论治

（1）风热化毒证

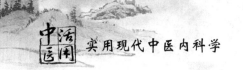

[治法] 散风清热，宣肺利水。

[方药] 越婢加术汤（《金匮要略》）加减。麻黄 6g，石膏 15g，生姜 6g，大枣 5 枚，甘草 6g，半夏 10g，泽泻 10g，茯苓 10g，浮萍 10g。

[加减] 若咽喉肿痛，可加板蓝根 12g，桔梗 10g，连翘 10g，以清咽散结解毒；若见血尿，则加白茅根 30g，大蓟 10g，小蓟 10g，以清热利尿，凉血止血；若咳喘较甚，加前胡 10g，杏仁 10g，降气平喘；若见汗出恶风，卫阳已虚者，改用防己黄芪汤（《金匮要略》）加减。

（2）湿毒内结证

[治法] 清热解毒，利湿消肿。

[方药] 麻黄连翘赤小豆汤（《伤寒论》）合五味消毒饮（《医宗金鉴》）加减。麻黄 6g，杏仁 10g，连翘 10g，赤小豆 20g，甘草 6g，金银花 10g，野菊花 10g，蒲公英 10g，紫花地丁 10g，紫背天葵 10g。

[加减] 若湿盛而皮肤糜烂者，可加苦参 10g，土茯苓 15g，以燥湿清热；若风盛而皮肤瘙痒者，可加白鲜皮 10g，地肤子 10g，以疏风止痒；若大便不通者，可加大黄 6g，芒硝 10g，以通腹泄热。

[中成药] 牛黄解毒片口服，每次 4 片，每日 3 次。清开灵注射液肌内注射，每次 2～4ml，每日 1 或 2 次；重症患者每次 20～40ml 加入 10% 葡萄糖注射液 200ml 或生理盐水注射液 100ml 静脉滴注，每日 1 或 2 次。肾炎康复片口服，每次 5 片，每日 3 次。

（3）寒湿壅滞证

[治法] 健脾渗湿，通阳利水。

[方药] 五皮饮（《华氏中藏经》）合胃苓汤（《世医得效方》）加减。桑白皮 12g，陈皮 10g，生姜皮 6g，大腹皮 10g，茯苓皮 10g，桂枝 6g，白术 10g，茯苓 10g，猪苓 10g，泽泻 10g，苍术 15g，厚朴 10g。

[加减] 若上半身肿甚，可加麻黄 6g，杏仁 10g，葶苈子 10g，以宣肺泄水；若下半身肿甚，加川花椒 10g，防己 10g，入下焦，散湿邪，利水消肿；若身寒肢冷，脉沉迟者，可加附子 6g，干姜 10g，以温经散寒；若心阳不振，水气上逆凌心，致胸闷发绀，心悸不安，小便不利者，可用真武汤（《伤寒论》）加枳实 10g，丹参 20g 等，以温阳利水；若浊毒内蕴，见有神倦欲睡，泛恶，甚则口有尿味，小便极少或无，加制附子 6g，制大黄 6g，黄连 10g，半夏 10g，以解毒降浊。

[中成药] 香砂六君子丸口服，每次 6～9g，每日 2 或 3 次。参苓白术散口服，每次 6g，每日 3 次。

（4）脾气虚弱证

[治法] 健脾益气。

[方药] 参苓白术散（《太平惠民和剂局方》）加减。党参 10g，白术 10g，茯苓 12g，甘草 6g，山药 12g，莲子 12g，白扁豆 10g，砂仁 6g，薏苡仁 30g，桔梗 10g，陈皮 10g。

［加减］若下肢水肿者，加泽泻 10g，车前子 20g，以利尿消肿；若有中气下陷者，加重参、芪用量；并加升麻 6g 以升提中气；若畏寒肢冷者，加胡芦巴 10g，肉桂 6g。

［中成药］人参健脾丸口服，每次 1 丸，每日 3 次。

（5）肺肾气阴两虚证

［治法］补肺肾，益气阴。

［方药］参芪地黄汤（《沈氏尊生书》）加减。党参 10g，黄芪 15g，熟地黄 12g，山药 10g，茯苓 10g，牡丹皮 10g，泽泻 10g，山茱萸 10g。

［加减］若肺虚邪恋、低热咽干、咳嗽痰少者，可加用银蒲玄麦甘桔汤（时氏经验方）合百合固金汤（《慎斋遗书》）；若易于感冒者，可加用玉屏风散（《医方类聚》）；若肾虚湿热下注者，可加用知柏地黄丸（《医方考》）合二至丸（《医方集解》）。

［中成药］金水宝胶囊口服，每次 3 粒，每日 3 次。下焦湿热明显者服用八正合剂口服，每次 15 ～ 20ml，每日 3 次。

2. 病证结合治疗　急性肾炎为自限性疾病，不宜使用糖皮质激素及细胞毒药物治疗，因此在急性肾炎治疗过程中，应根据病证结合的原则，突出中医增强疗效，缩短疗程，抗复发的优势。

（1）急性期：及时清热解毒、清除外邪。治疗期在上述辨证论治基础上，①卧床休息，无盐低蛋白饮食，每日限制进水量约 1000ml；②控制感染，给予青霉素（PG）5 万 U/（kg·d），分两次肌内注射，连用 7 ～ 10d。青霉素过敏者可改用红霉素或其他敏感抗生素；③利尿，经控制水盐入量仍水肿、少尿者可予呋塞米（速尿），每次 1 ～ 2mg/kg 口服；尿量显著减少伴氮质血症时可予肌内注射或静脉注射，每 6 ～ 8 小时 1 次，每次 2 ～ 5mg/kg；④降压，凡经休息、控制水盐、利尿而血压持续升高，舒张压＞ 90mmHg 时均应予降压药。首选硝苯地平（心痛定），每次 0.2 ～ 0.3mg/kg，口服或舌下含服，每日 3 ～ 4 次。也可选肼苯达嗪，1 ～ 2mg/（kg·d），分 3 ～ 4 次口服。严重高血压患儿可用利血平，首剂按 0.07mg/kg 肌内注射，后按 0.02 ～ 0.03mg/（kg·d），分 3 次口服维持。

（2）减药期：在上述辨证论治基础上，改为低盐饮食，停用呋塞米，硝苯地平 0.2 mg/kg，每日 1 次；治疗 4 ～ 5 周后，血压恢复正常者，即进入恢复期。

（3）恢复期：在上述辨证论治基础上，停用硝苯地平；患者症状基本消失，血清 C3、尿常规、肾功能恢复正常者（部分患者镜下血尿和微量蛋白尿有时可迁延 6 个月至 1 年），辨证使用中成药 6 个月。

3. 并发症治疗

（1）高血压性脑水肿：血压迅速增高会导致高血压脑病，从病理学观点来看，本症是脑部发生多数小血栓（由于血管痉挛引起）和脑水肿。目前认为其发病原理与动脉血压增高、脑血流量减少和脑小动脉痉挛有关。病情急骤，可采取针药同治。

针刺选穴：百会、足三里、三阴交、曲池、合谷、膈俞。每日 1 次，泻法。

（2）循环充血状态：最近国内外 M 型超声血流动力学研究指出，AGN 水肿期患者心排出量不低，射血分数不低，由于水钠潴留的高血容量症所致循环充血状态。

辨证施治：风热化毒型、湿毒内结型。予中药合剂保留灌肠，主要从大黄、黄柏、芒硝、柴胡、车前草、益母草、黄芪、龙骨、牡蛎等中药中提取。灌肠时患者取侧卧位（臀部稍垫高），取上药汁（45～55℃为宜），缓慢从肛门灌入，每日 1 次，每次不宜超过 15 分钟，3 天为 1 个疗程。灌肠合剂中大黄通便逐水，同时具有活血化瘀，推陈致新的作用；黄柏清下焦湿热，还有顾护阴液的作用；芒硝咸寒，以助大黄荡涤之功；柴胡清轻宣散，疏表透邪；车前草能通利小便而实大便，使大便不致泄利太过；益母草利水兼有活血之功；黄芪具有益气行水、降泄浊邪的作用；龙牡具有收涩作用，不但能使治疗药物附着于肠黏膜以便于吸收，而且可以直接吸附肠道有毒物质，促使其排出。诸药配合，能迅速恢复肺脾肾功能，加速水液的排泄。现代药理研究亦证实，大黄中含有大黄素、大黄酸均有利尿作用，并能促进输尿管蠕动，尿中钠、钾含量明显增加，同时大黄亦具有免疫抑制作用，利于免疫调节。实践证明，诸药合用保留灌肠，峻药缓用，排便日行 2～3 次，溏而不泻，利而不伤，从而促进蛋白质代谢产物的排泄，有降低血肌酐、尿素氮的作用。

（3）外感风热屡发扁桃体炎或咽炎：外感风热毒邪是急性肾炎发病的主要病邪，增强机体免疫力以及及时清热解毒对控制病情至关重要。

银蒲玄麦甘桔汤（时氏经验方），疏风散热、清上治下，上焦肺热得清，肺得宣发，下焦水道通调，热邪自去。

玉屏风颗粒口服，每次 15～30g，每日 2 次。

急性肾小球肾炎多由外感风热、毒邪所致，故预防外感是肾小球疾病治疗工作中首要环节。

4. 验方

（1）验方 1

[组成] 金银花 15g，紫花地丁 20 g，蒲公英 30g，野菊花 10g，生地黄 12g，鲜白茅根 40g（若无鲜品可以干品减半），小蓟 12g，车前草 30g，益母草 30g，玉米须 15g，连翘 15g。

[用法] 上药用清水适量浸泡 30 分钟，然后再加水适量浓煎三遍，将三次煎的药汁混合，均分三小碗，每日 3 次，每次 1 小碗。每日 1 剂，连服 2～3 周。

[功效] 清热解毒，利尿消肿，适用于急性期风热化毒证。

（2）验方 2

[组成] 小蓟草 30g，墨旱莲 40g，侧柏叶、茜草各 10g，生地黄 12g，生甘草 3g。

[用法] 水煎服，每日 1 剂，分 2 次服。

[功效] 清热利尿，凉血止血，适用于急性肾炎小便色赤者。

【中医疗效评价】

疗效评定标准参照 2003 年第 7 届全国中西医结合肾病学术会议专题讨论关于急性肾炎疗效评定标准。

［治愈］急性肾炎的临床症状消失，并发症完全恢复，尿蛋白、尿隐血阴性，肾功能正常。

［好转］急性肾炎的症状消失，并发症好转，尿红细胞 4 ～ 10 个 / HP，尿蛋白 0.3 ～ 1.0g/24h，偶有颗粒管型，肾功能正常。

［未愈］未达到好转标准。

［恶化］原有急性肾炎，临床表现仍存在或加重。

西药对控制急性肾小球肾炎的原发性病灶和缓解危象效果较好；中医中药对提高机体的免疫力、促进肾小球功能的恢复效果显著，在促进蛋白尿、血尿的消失方面功能独特，对病理损伤的肾有很好的保护和修复作用，中药更比西药疗效高，如白术、黄芪、益母草可使蛋白尿消失，改善免疫力，黄芪能促进细胞代谢功能，改善机体对抗原的清除率，能促进受损的肾小球基膜的恢复，以致蛋白尿的减少或消失。在利湿方面选用猪苓、茯苓二药均入肾经，有淡渗利湿作用。在肾炎恢复期的治疗，用甘缓平和之法，以补肾益气、和中养液，对改善肾功能有积极作用。

1. 提高机体免疫力：与单纯西药治疗相比，记录患者因感染发作急性肾炎的次数。

2. 抑制血尿和蛋白尿：与单纯西药治疗相比，记录患者血尿或蛋白尿出现的次数及天数。

3. 水肿和肉眼血尿消退时间：记录水肿和肉眼血尿消退时间，与单纯西药标准治疗对比。

4. 对肾的修复和保护作用：与单纯西药治疗相比，对治疗前肾功能异常的患者进行疗前疗后对比分析。

第二节 急进性肾小球肾炎

急进性肾小球肾炎（rapidly progressive glomerulonephritis，RPGN）简称"急进性肾炎"，以急性肾炎综合征（急性起病、血尿、蛋白尿、水肿和高血压）为主，多在早期出现少尿或无尿、进行性肾功能恶化并发展成尿毒症为其临床特征，病理类型为新月体性肾小球肾炎的一组疾病，又名新月体性肾炎。患者可有前驱呼吸道感染，起病多较急，病情可急骤进展。

RPGN 根据免疫病理可分为 3 型：Ⅰ型，抗肾小球基底膜型肾小球肾炎；Ⅱ型，免疫复合物型；Ⅲ型，原发性小血管炎肾损害。

本病属中医学"癃闭"范畴。多因肾元亏虚、新感风热毒邪或湿热毒邪蕴结而发。邪滞三焦，升降失司，水湿毒邪伤及全身，或发为肿，或为呕逆，或为癃闭，终成关格。起病急骤，发展迅速，病位在肾与膀胱，以肾为主，与肺、脾、肝、三焦等脏腑密切相关。病初以风热湿毒蕴结的实证表现为多，随着病情发展，正气渐衰，邪气留居，邪毒趁虚伤肾，气化失司，水湿停聚，蕴阻三焦，或化热生火，耗气伤阴；或上犯心肺；或阴虚阳亢，甚则肝风内动。

【诊断】

1. 西医诊断　参照中华医学会编著《临床诊疗指南·肾脏病学分册》（2005 年人民卫生出版社），急进性肾炎诊断标准：①多为急性起病，在血尿、蛋白尿、水肿和高血压的基础上短期内出现少尿、无尿，肾功能急骤下降。②肾病理，肾穿刺标本中 50% 以上的肾小球有大新月体形成。③血清自身抗体，血清抗 GBM 抗体阳性提示为抗 GBM 病；ANCA 阳性支持系统性小血管炎；ANA 阳性应考虑 SLE 等自身免疫性疾病。④双肾增大或正常大小。

2. 中医诊断　参照《实用中医内科学》，考虑从以下几方面诊断：①急进性肾炎以乏力、食欲缺乏、浮肿、血尿、少尿或无尿等为证候特征，进而可出现呕吐、无尿、皮肤瘙痒、神昏等肾元衰败、脏气衰竭之危候。②实验室检查，持续性镜下血尿，中度或大量非选择性蛋白尿及尿 FDP 升高，肾小球滤过率显著下降，尿浓缩障碍，血清尿素氮及肌酐持续增高，最终出现尿毒症。③肺出血：肾炎综合征病人 X 线可见范围广、变化不定的肺间质绒毛状阴影等。④肾活检有助于本病的诊断及鉴别诊断。

3. 中医证候诊断

（1）邪滞三焦证：发热咽痛，浮肿，小便短赤，或呕恶胸闷，尿少，头晕头痛。舌苔白腻，脉滑。此证见于急进性肾炎初期。体征可见前驱呼吸道感染病史，尿量急剧减少伴有血压升高，免疫学检查血清抗 GBM 抗体阳性（Ⅰ型）和 ANCA 阳性（Ⅲ型），此外，Ⅱ型患者的血液循环免疫复合物及冷球蛋白可呈阳性，并可伴血清 C3 降低。

（2）浊毒内蕴证：头痛眩晕或头重如蒙，面浮肢肿，胸闷恶心，脘腹胀满，口苦纳呆，或口有尿味，小便不利，大便秘结，舌淡红、苔厚腻，脉沉缓。此证见于急进性肾炎尿毒症期。体征可见面色晦暗，口有尿味，恶心呕吐，尿少伴有血压升高，肾功能检查显示血肌酐 >442μmol/L。

（3）阴虚阳亢证：眩晕头痛，尿少或无尿，恶心呕吐，乏力，腰膝酸痛，甚而抽搐，神昏，舌淡苔腻，脉弦细。此证见于急进性肾炎晚期，亦称"关格"。体征可见头晕，尿少甚或无尿，全身水肿，神志不清，预后不佳。

【治疗】

1. 辨证论治

（1）邪滞三焦证

[治法] 疏风清热，利水解毒。

[方药] 麻黄连翘赤小豆汤（《伤寒论》）与黄连温胆汤（《六因条辨》）加减。炙麻黄 6g，连翘 30g，赤小豆 30g，黄连 6g，陈皮 10g，姜半夏 10g，竹茹 10g，赤茯苓 30g，柴胡 10g，枳壳 10g，厚朴花 10g，白蔻仁 10g。

[加减] 若水肿明显者，加猪苓 10g，泽泻 10g，以利水消肿；若咽喉肿痛者，加金银花 10g，板蓝根 15g，桔梗 10g，以清咽散结解毒。

[中成药] 清开灵口服液口服，每次 10 ～ 20ml，每日 3 次。

（2）浊毒内蕴证

[治法] 化浊利湿。

[方药] 温胆汤（《三因极一病证方论》）加减。陈皮 10g，半夏 10g，茯苓 10g，竹茹 10g，枳实 10g，炙甘草 6g。

[加减] 若脘闷不适，加苏梗 10g，佛手 10g，理气和胃；若呕吐频繁者，加生姜 6g，代赭石 15g，以镇逆止呕；若浊毒入血，肝风内动，加羚羊角粉 3g，僵蚕 10g，牡丹皮 10g，以凉血息风。

[中成药] 清开灵注射液 40ml 加入 10% 葡萄糖注射液 250ml 中静脉滴注，每日 1 次。

（3）阴虚阳亢证

[治法] 滋阴潜阳，补肾泄浊。

[方药] 羚角钩藤汤（《通俗伤寒论》）加减。羚羊角粉冲服 0.5g，钩藤 30g，石决明 30g，地龙 30g，玄参 20g，生地黄 30g，赤、白芍各 30g，牛膝 15g，白茅根 30g，生大黄 6g，菊花 10g，茯神 10g。

[加减] 血虚者可加当归 15g；水肿明显者可加泽泻 15g，车前子（包）15 ～ 30g；热重者可加生石膏（先下）30g；大便秘结者加厚朴 6 ～ 10g，大黄 10g 等。

2. 病证结合治疗　根据病证结合的原则，在急进性肾炎治疗过程中，突出中医减毒增效，延缓疾病进展，改善预后的优势。

（1）治疗期：以减少西药用量、缩短疗程为目的。在上述辨证论治基础上，针对急性免疫介导性炎症病变的强化治疗以及针对肾脏病变后果（如水钠潴留、高血压、尿毒症及感染等）的对症治疗两方面。强化血浆置换疗法，应用血浆置换机分离患者的血浆和血细胞，弃去血浆，以等量正常人的血浆（或血浆白蛋白）和患者血细胞重新输入体内。通常每日或隔日 1 次，每次置换血浆 2 ～ 4L，直到血清抗体（如抗 GBM 抗体、ANCA）转阴或病情好转，一般需 10 次左右。该疗法需配合糖皮质激素 [口服泼尼松 1mg/（kg·d）] 及细胞毒药物 [环磷酰胺 2 ～ 3mg/（kg·d）口服，累计量一般不超过 8g]，以防止在机体大量丢失免疫球蛋白后有害抗体大量合成而造成"反跳"。该疗法适用于各型急进性肾炎，但主要适用于 I 型和就诊时急性肾衰竭已经需要透析的 III 型。

对于 II、III 型，应用甲泼尼龙冲击联合环磷酰胺治疗。甲泼尼龙 0.5 ～ 1g 溶于 5% 葡萄糖液中静脉滴注，每日或隔日 1 次，3 次为 1 个疗程。必要时间隔 3 ～ 5 天可进行下 1 个疗程，一般为 1 ～ 3 个疗程，甲泼尼龙冲击疗法也需辅以泼尼松及环磷酰胺常规口服疗法，方法同前。用甲泼尼龙冲击治疗时，应注意继发感染和水钠潴留等不良反应。

凡急性肾衰竭已达透析指征者，应及时透析。

本病缓解后的长期转归，以逐渐转为慢性病变并发展为慢性肾衰竭较为常见，故应注意保护肾功能，延缓疾病进展和慢性肾衰竭的发生。部分患者可中西医结合疗法长期维持缓解，但是 ANCA 相关小血管炎引起的Ⅲ型可复发，因此需要 1 ～ 2 年以上的维持治疗以减少复发。当尿量增多进入维持期。

（2）维持期：以减毒增效，延缓疾病进展，改善预后为目的。在上述辨证论治基础上，甲泼尼龙缓慢减量至 < 10mg/g，联合来氟米特每日 20mg，治疗 12 周，随后来氟米特剂量增加至每日 30mg，观察 1 ～ 2.5 年。此期患者急性肾炎综合征症状缓解，血清 ANCA 转为阴性，可辨证使用中成药改善预后。

3. 并发症治疗

（1）外感：急进性肾小球肾炎多由外感风热、湿毒所致，故预防外感是肾小球疾病治疗工作中首位重要环节。中成药用玉屏风颗粒（国药准字 Z53021556）口服，每次 15 ～ 30g，每日 2 次。

（2）皮肤瘙痒：尿毒症皮肤瘙痒是尿毒症常见并发症，一般比较顽固；《太平圣惠方》中则记载了 163 首溻渍方剂。可见，溻渍法是较为成熟的中医外治法。溻渍方选苦参 30g，蒲公英 15g，麻黄 10g，蛇床子 30g，白鲜皮 30g，黄柏 15g，赤芍 15g。上方水煎剂外搽，搽洗其皮肤瘙痒处，连续用药 7 天为 1 个疗程。

（3）尿毒症：尿毒症是进行性慢性肾衰竭的终末阶段，呈现严重的综合症候群。由于患者少尿而致代谢产物在体内滞留，因而出现头晕耳鸣、恶心呕吐、精神倦怠、肢软无力、面色苍白、畏寒、口干尿少等临床表现，预后差。中药保留灌肠用生大黄（后下）30g，生牡蛎 30g，煅龙骨 30g，蒲公英 30g，青黛 15g，桂枝 12g。湿浊中阻型加黄连、黄柏；合并感染者加金银花、白头翁；有出血倾向者加凤尾草；脾肾阳虚型加肉桂、附子、乌梅；上药煎汁 400ml，分 2 次保留灌肠，温度 45 ～ 55℃。

龙骨、牡蛎可吸附肠道毒素，中和酸性，有收敛作用，其有效成分为碳酸钙、硫酸钙，钙能与细胞内钾离子进行交换，起到调整电解质、酸碱失衡的作用。大黄含有芦荟素，能引起盆腔充血，分泌增加，刺激肠壁；引起肠管收缩，使大肠内容物排出；同时大黄还可活血化瘀，延缓肾组织纤维化。蒲公英清热解毒，可增加大黄的泄尿毒素作用。青黛能清热凉血解毒。尿毒症患者多属久病，呈虚寒之象，故泻中要顾及温阳，桂枝可温经通络，起到相辅相成之功效。保留灌肠利用肠黏膜直接吸收药物而达到治疗目的，这种给药途径比内服药在肠壁内的浓度要高许多。而且尿毒症患者多有恶心，这样可避免患者因服汤药带来的痛苦。

4. 针灸治疗

（1）少尿期

［治法］化气利水。

［针灸取穴］中极、肾俞、膀胱俞、阴陵泉。平补平泻，每日 1 次。

［耳针取穴］肾、交感、内分泌。平补平泻。

（2）休克期

［治法］益气固脱。

［针灸取穴］涌泉、足三里、人中、合谷。补法，每日 1 次。

［耳针取穴］升压点、肾上腺、心、肾、皮质下、内分泌。补法。

（3）多尿期

［治法］补肾益气。

［针灸取穴］气海透中极、肾俞、胃俞、脾俞、大椎、三阴交、关元、足三里；补法，每日 1 次。

［耳针取穴］肾、膀胱、三焦、内分泌。补法。穴位皮肤常规消毒，采用 0.25mm×40mm 不锈钢毫针，留针 20 分钟，每日针刺 1 次，连续治疗 3 个月。

5. 其他疗法　少尿、无尿外治法：急进性肾炎多在早期出现少尿或无尿，进行性肾功能恶化，为防水毒上泛之各种变证的出现，急则治标，缓则治本，对水蓄膀胱之证，内服药缓不济急，可急用导尿、针灸、少腹及会阴部热敷等法，急通小便。

①取嚏或探吐法：打喷嚏或呕吐，能开肺气，举中气，通下焦之气，是有效通小便的方法。用消毒棉签，向鼻中取嚏或喉中探吐；也可用皂角末 0.3～0.6g，吹鼻取嚏。

②外敷法：独头蒜头 1 个，栀子 3 枚，盐少许，捣烂，摊纸贴脐部，良久可通；或食盐 250g，炒热，布包熨脐腹，冷后再炒热敷之。

【中医疗效评价】

1. 疗效判断

［临床完全缓解］血肌酐恢复正常。

［临床部分缓解］血肌酐恢复＜ 442μmol/L，不依赖透析。

［无效］血肌酐＞ 442μmol/L，依赖透析。

2. 中医中药在急进性肾炎中发挥着积极的作用

（1）增强机体免疫力：与单纯西药治疗相比，记录患者外感诱发急进性肾炎发作次数。

（2）少尿期持续时间：记录患者少尿期持续时间，与单纯西药治疗标准对比。

（3）肾功能修复及保护作用：与单纯西药标准治疗对比，对治疗前肾功能异常的进行治前后对比分析（包括蛋白尿、尿沉渣中的红、白细胞和颗粒、透明管型、肾小球滤过率、肌酐清除率、尿浓缩功能、贫血程度等）。

第三节　慢性肾小球肾炎

慢性肾小球肾炎（chronic glomerulonephritis，CGN）简称"慢性肾炎"，系指蛋白尿、血尿、高血压、水肿为基本临床表现，是一种由多种病因引起的原发于肾小球的一种免疫性炎症性疾病，其病程较长、病情缠绵难愈、具有进行性发展倾向、可有不同程度肾功能减退、最终将发展为慢性肾衰竭的一组肾小球病。临床可见多种肾病理类型，主要为系膜增生性肾小球肾炎（包括 IgA 和非 IgA 系膜增生性肾小球肾炎）、系膜毛细血管性肾小球肾炎、膜性肾病及局灶节段性肾小球硬化等。

本病属中医学"水肿""石水"范畴。《素问·评热病论》载："邪之所凑，其气必虚。"慢行肾炎的发生多由内因之肾虚、外因之风寒湿热等邪气侵袭所致。发病隐匿，进展较慢，至肾之损伤较慢时，才出现疲乏、腰痛、面肿、尿浊、尿血等症状，病位在肾，涉及肺、脾、肝，甚至于心。本病以虚为主，本虚标实。疾病早期肾损轻浅，病邪不重；若肾元损伤较重，或久劳不复，肾元虚衰，则成关格之证。

【诊断】

1. 西医诊断　参照中华医学会编著《临床诊疗指南·肾脏病学分册》（2005 年人民卫生出版社）慢性肾炎诊断标准。①起病缓慢，病情迁延，病史超过 1 年以上；②尿化验异常（蛋白尿、血尿）、伴或不伴水肿及高血压病史达 3 个月以上，无论有无肾功能损害均应考虑此病，在除外继发性肾小球肾炎及遗传性肾小球肾炎后，临床上可诊断为慢性肾炎。

2. 中医诊断　参照《实用中医内科学》，从以下方面考虑诊断。①以疲乏无力、腰膝酸痛、面目青肿、尿浊尿血、头晕目眩为中心证候，后期则可出现癃闭、关格之证。②实验室检查，蛋白尿最为常见，可从（+）～（++++）不等；尿沉渣中有程度不等的红、白细胞和颗粒、透明管型，偶有肉眼血尿出现；肾小球滤过率下降，肌酐清除率减低，继之出现肾小管功能不全，尿浓缩功能等明显减低；慢性肾炎水肿明显者，有轻度贫血，疾病晚期可出现严重贫血。

3. 中医证候诊断

（1）本证

①脾肾阳虚证：神疲乏力，四肢沉重，腰膝酸软，怕冷，喜按喜温，易患感冒，多有水肿，甚则眩晕，纳少便溏，尿浊。尿检有蛋白及管型，舌胖偏暗，苔薄白，两尺脉弱。

②肝肾阴虚证：眩晕耳鸣，神疲乏力，急躁易怒，五心烦热，口咽干燥，尿浊尿血。尿检有蛋白及红细胞，血压常较高。或有大便秘结，肌肉瞤动。舌质红或有裂纹，苔黄，脉弦细或弦滑。

③肾阴阳两虚证：腰膝酸软，不耐寒热，时有水肿、尿浊，有时尿血，饮食时好时差，

大便时溏。舌质暗红，脉细弱。

上三证为依据慢性肾炎患者素有体质所归纳的本证，亦可见于慢性肾炎维持期证候。

（2）兼夹证：慢行肾炎病程中，可出现气郁等兼夹证，如不及时治疗，则会加剧病情，加快肾功能损害速度，应予重视。

①外感热毒证：发热，汗出，口渴，咽喉肿痛，便干尿赤，舌红苔黄，脉浮数。此证多见于慢性肾炎加重初期，多由感受外邪而加重病情。体征可见于发热，咽痛，伴有血尿。

②肝郁气滞证：因情志不舒出现胸胁苦满，口苦咽干，胸闷太息，纳谷不香，舌暗，脉弦等。此证多见于慢性肾炎加重初期，多因情志因素加重病情。

③湿热阻滞证：胸脘痞闷或腹部胀满，纳食不香，面足浮肿，大便溏，舌胖嫩红，苔黄厚腻，脉滑数。此证多见于慢性肾炎加重中期，多由气滞导致水液失于运化，生湿生痰，气郁生热，水热互结。体征多见于胸脘痞闷，咽部咳痰，全身或局部伴见水肿。

④痰湿不化证：胃脘停饮，背部发冷，时有咳痰，纳食不香，疲乏无力，形体消瘦，舌胖苔白，脉沉细。此证多见于慢性肾炎加重中期，多由气滞导致水液失于运化，生湿生痰，气郁生热，水热互结。体征多见于胸脘痞闷，咽部咳痰，全身或局部伴见水肿。

⑤血脉瘀阻证：腰背酸痛或有刺痛，夜间加重，口唇舌暗或有瘀斑，脉沉紧甚则涩滞等。此证多见于慢性肾炎加重后期，久病必瘀，体征可见于血尿伴有腰痛，夜间加重。

【治疗】

1. 辨证论治

（1）本证辨证施治

①脾肾阳虚证

[治法] 益气健脾，温肾利水。

[方药] 济生肾气丸（《济生方》）合水陆二仙丹（《洪氏经验集》）加减。牛膝10g，车前子（包）15g，生熟地黄各15g，肉桂3g，猪苓30g，牡丹皮10g，金樱子10g，芡实10g，炒白术10g，川芎10g，石韦15g，黄芪30g。

[加减] 便溏尿少，浮肿明显者加泽泻15g，炒山药10g，仙茅15g；若胸脘满闷，纳呆，舌苔白厚腻，浮肿明显者，可先以胃苓汤（《外科正宗》）和五皮饮（《华氏中藏经》）加减治疗；水湿内停等症消除之后再用上方调治。

[中成药] 附子理中丸口服，每次1丸，每日2次。

②肝肾阴虚证

[治法] 益气养肝，滋阴补肾。

[方药] 杞菊地黄丸（《麻疹全书》）合二至丸（《杨氏家藏方》）加减。生地黄30g，女贞子10g，墨旱莲12g，枸杞子10g，菊花10g，山药15g，山茱萸12g，茯苓15g，猪苓39g，白术10g，牡丹皮10g，黄芪15g，丹参15g，石韦30g。

[加减] 若大便干结如球者，加玄参 20g，首乌 15g；眩晕、腰痛明显者加羚羊角粉（分冲）3g，钩藤 15g，杜仲 12g。

[中成药] 杞菊地黄丸口服，每次 1 丸，每日 2 次。

③肾阴阳两虚证

[治法] 调补阴阳。

[方药] 杞菊地黄丸（《麻疹全书》）合二仙汤（《中医方剂临床手册》）加减。枸杞子 15g，菊花 10g，生地黄 15g，山药 15g，牡丹皮 10g，杜仲 15g，川续断 15g，猪苓 30g，石韦 15g，丹参 15g，仙茅 10g，淫羊藿 10g。

（2）兼夹证辨证施治

①外感热毒证

[治法] 疏风宣肺，清热解毒。

[方药] 银翘散（《温病条辨》）加减。金银花 15g，连翘 15g，黄芩 10g，荆芥 6g，牛蒡子 10g，竹叶 6g，淡豆豉 10g，薄荷（后下）3g，玄参 15g。

[加减] 若咽喉肿痛甚者，可加板蓝根 15g，锦灯笼 10g；若因疮疖脓疡不愈引起发热者，改用麻黄连翘赤小豆汤（《伤寒论》）合五味消毒饮（《医宗金鉴》）加减：麻黄 6g，桑白皮 15g，黄芩 10g，金银花 15g，连翘 15g，紫花地丁 15g，蒲公英 15g，菊花 10g，赤小豆 30g，以宣肺利水，清热解毒。

[中成药] 银翘解毒片口服，每次 4 片，每日 3 次。穿心莲片口服，每次 4 片，每日 3 次。

②肝郁气滞证

[治法] 疏调肝脾，理气解郁。

[方药] 丹栀逍遥散（《内科摘要》）加减。柴胡 10g，当归 10g，白芍 15g，白术 10g，茯苓 15g，牡丹皮 10g，栀子 10g，薄荷 3g，炙甘草 6g。

③湿热阻滞证

[治法] 清热利湿，健脾和胃。

[方药] 平胃散（《简要济众方》）合茵陈五苓散（《金匮要略》）加减。苍术 6g，厚朴 6g，陈皮 19g，茯苓 15g，猪苓 15g，白术 10g，泽泻 10g，茵陈 15g，炙甘草 6g。

[加减] 若胸脘痞闷不重，腰腿沉重明显，舌苔黄腻者，将平胃散改为四逆散（《伤寒论》）。苍术 6g，黄柏 10g，牛膝 15g，薏苡仁 15g。

[中成药] 三金片每次 4 片，每日 3 次，口服。

④痰湿不化证

[治法] 健脾化湿，补中益气。

[方药] 苓桂术甘汤（《伤寒论》）合补中益气汤（《脾胃论》）加减。茯苓 14g，桂枝 6g，白术 19g，黄芪 10g，党参 10g，陈皮 10g，当归 15g，柴胡 6g，升麻 3g。

[加减] 若主症中见有头晕失眠，时有恶心等，则先以温胆汤（《备急千金要方》）加减治疗。

陈皮 10g，半夏 6g，茯苓 15g，炙甘草 6g，竹茹 10g，枳实 6g，用以燥湿化痰，清热除烦，和胃降逆，然后再以前方调治。

[中成药] 肾复康口服，每次 4 ～ 6 片，每日 3 次。

⑤血脉瘀阻证

[治法] 活血通脉。

[方药] 桂枝茯苓丸（《金匮要略》）加减。桂枝 6g，茯苓 15g，桃仁 10g，赤芍 15g，丹参 15g，三七粉（冲）3g。活血通脉，祛瘀生新的治法，可改善血流变；久服对防止肾小球纤维化，保护肾功能有一定作用，可酌情应用。

[中成药] 桂枝茯苓胶囊口服，每次 6 粒，每日 2 次。

2. 病证结合治疗　根据病证结合的原则，在慢性肾炎治疗过程中，坚持以中医治疗为主，突出中医缩短疗程，改善预后，抗复发的优势。

（1）治疗期：以防止或延缓肾功能进行性恶化、改善或缓解临床症状及防治心脑血管并发症为主要目的。在上述辨证论治基础上①积极控制高血压和减少尿蛋白（力争把血压控制在理想水平 < 130/80mmHg；尿蛋白减少到每日 < 1g），慢性肾炎常有水钠潴留引起的容量依赖性高血压，高血压患者应限盐（每日 < 3g）；氢氯噻嗪每日 12.5 ～ 25mg；CCr < 30ml/min 时，改用为襻利尿药；由于 ACEI 或 ARB 除具有降低血压作用外，还有减少尿蛋白和延缓肾功能恶化的肾保护作用，应优选贝那普利每日 20mg，或缬沙坦胶囊每日 80mg。②采用抗凝疗法，潘生丁 50 ～ 100mg 每日 3 次。③限制蛋白质及磷的入量，应采用优质低蛋白饮食，蛋白质 < 0.6g/（kg•d）。当患者血压恢复至 < 140/90mmHg，尿蛋白转为阴性、血脂紊乱改善后进入维持期。

（2）维持期：避免加重肾损害的因素。在上述辨证论治的基础上，低盐低脂饮食，避免可能损伤肾、导致肾功能恶化的因素，如感染、劳累、妊娠及肾毒性药物（如氨基糖苷类抗生素等），控制血压 < 130/80mmHg，血脂控制在 TG < 1.7mmol/L，辨证使用中成药改善预后。

3. 并发症治疗

（1）尿蛋白

①黄葵胶囊：黄葵胶囊（国药准字 Z19990040）口服，每次 5 粒，每日 3 次，8 周为 1 个疗程。

黄葵胶囊主要成分为黄蜀葵花（味甘、寒、滑，无毒）提取物，具有清利湿热、解毒消肿、活血化瘀和络之功；现代医学研究表明：黄蜀葵花提取物含有 5 种黄酮类，如槲皮素、杨梅黄素、槲皮素 -3- 洋槐双糖苷、槲皮素 -3- 葡萄糖苷和金丝桃苷等，均为活泼的氧自由基清除剂。有抗炎和抑菌作用，抗血小板聚集，调节免疫，抗氧化和消除氧自由基，抗肾小球免疫炎症反应，消除循环免疫复合物，利尿和降低蛋白尿，保护肾小球和肾小管功能等。

②雷公藤总苷：雷公藤多苷片（国药准字 Z33020422），每次 10 ～ 20mg，每日 3 次，口服。

雷公藤具有与糖皮质激素相似的免疫抑制作用，且不良反应小，对免疫系统起调节作用：IL-1、IL-6、TNF-α 因子可以由肾小球系膜细胞分泌产生，与肾小球系膜细胞膜上相应的受体结合，刺激肾小球系膜细胞增殖，并使肾小球系膜细胞产生大量的超氧阴离子损伤肾小球。雷公藤总苷可诱导 T 细胞凋亡及抑制 T 细胞增殖，抑制细胞核转录因子 -κB 和 IL-1、IL-6 的产生，具有抑制免疫、抑制肾小球系膜细胞增生等作用，配合激素运用可降低尿蛋白。

（2）外感：慢性肾炎患者抵抗力弱，极易感冒，发生交叉感染。玉屏风颗粒（国药准字 Z53021556）口服，每次 15～30g，每日 2 次。

黄芪 30g：黄芪多糖能促进 RNA 和蛋白质合成，使细胞生长旺盛，增强机体免疫力、抗流感病毒；黄芪水煎液有保护肾脏、消除尿蛋白和利尿作用，并对血压有双向调节作用；实验研究表明：黄芪注射液腹腔注射能明显防治环磷酰胺所致大鼠外周白细胞数和骨髓巨核细胞数的降低。

防风 15g：防风新鲜汁对铜绿假单胞菌和金黄色葡萄球菌有一定抗菌作用；其煎剂对痢疾杆菌、溶血性链球菌等也有不同程度的抑制作用；此外，防风果实挥发油中的 α 和 β- 蒎烯有抗真菌作用，而柠檬烯对肺炎双球菌、甲型链球菌、卡他球菌、金黄色葡萄球菌有很强的抑制作用。

白术 30g：白术多糖、白术挥发油能够增强细胞免疫功能；白术能使免疫抑制动物 Th 细胞数明显增加，增加 T 细胞表面 IL-2R 的表达，使 IL-2 水平显著提高。

（3）尿毒证：慢性肾炎后期发展为慢性肾衰竭，恶心、呕恶是最常见的慢性肾衰竭合并的消化道症状，时振声教授认为恶心呕吐是由于脾肾虚损，水湿不化，酿为湿浊化毒，湿浊内蕴损及脾胃，治宜温化降逆，方用小半夏加茯苓汤。

4. 针灸疗法

（1）少尿期

［治法］化气利水。

［针灸取穴］中极、肾俞、膀胱俞、阴陵泉。平补平泻，每日 1 次。

（2）水肿、蛋白尿：慢性肾炎迁延不愈，损伤脾肾，易见脾肾阳虚型蛋白尿及水肿。

［治法］宜健脾温肾。

［针灸取穴］双肾俞（温针灸）、双脾俞（温针灸）、命门（温针灸）；双足三里（温针灸）、气海（温针灸）、关元（温针灸）、双三阴交（温针灸）、百会（热敏灸）、双隐白（针刺）。

［操作方法］常规穴位皮肤消毒，取长度 1.5 寸毫针，刺入穴位，行提插、捻转补法，得气后固定针体，留针。在针柄上套以长约 2cm 的药艾条一段，距皮肤 2～3cm，从其下端点燃施灸，每穴需烧艾条段 2 壮，每次艾条充分燃尽后取下再行第 2 壮，艾条充分燃尽后出针、迅速按压针孔为毕。上述 2 组穴位交替使用，每日 1 组，每日 1 次，治疗 2 周为 1 个疗程，总共 4 个疗程。治疗期间慎风寒，调起居，忌辛辣刺激、油腻等饮食。

（3）机体免疫功能低下：艾灸足三里，每次选单侧足三里，皮肤涂凡士林，将大艾炷点燃，有热感即更换艾炷，根据病人实际情况决定炷数，以皮肤出现红晕为度，每日 2 次，交替进行，连续 2 个月为 1 个疗程。

5. 验方　补肾地龟汤（张炳厚教授经验方）。

［组成］龟甲 30g，黄芪 30g，熟地黄 20g，当归 20g，炒白术 15g，泽泻 15g，制水蛭 5g。

［功效］滋阴补肾，益气消肿，适用于肾失封藏，水肿伴蛋白尿的慢性肾炎患者。

【中医疗效评价】

疗效判断参照《中药新药临床研究指导原则》，将疗效分为完全缓解、显效、有效、无效。

［完全缓解］患者肾功能恢复正常，24 小时尿蛋白定量恢复正常。

［显效］患者肾功能恢复正常，24 小时尿蛋白定量较治疗前减少 > 50%。

［有效］患者肾功能恢复正常，24 小时尿蛋白定量较治疗前减少 30% ～ 50%。

［无效］未能达到以上三种标准或出现加重者。

总有效率 =（完全缓解 + 显效 + 有效）/ 总例数 ×100%。

1. 增强机体免疫力　与单纯西药治疗相比，记录患者因感染发作急性肾炎的次数。

2. 肾功能的修复及保护　与单纯西药治疗相比，对治疗前肾功能异常的患者进行疗前、疗后对比分析（包括蛋白尿、尿沉渣中的红、白细胞和颗粒、透明管型、肾小球滤过率、肌酐清除率、尿浓缩功能、贫血程度等）。

3. 病情预后　与单纯西药标准治疗对比，患者进展至慢性肾衰竭和尿毒症期的发生率。

　　第四节　肾病综合征　　

肾病综合征（nephrotic syndrome，NS）不是一个独立的疾病，而是由多种原因引起的以大量蛋白尿、低蛋白血症、水肿和高脂血症为突出表现的临床综合征。引起原发性肾病综合征的病理类型有多种，以微小病变肾病、肾小球局灶节段硬化、系膜增生性肾炎、膜性肾病、系膜毛细血管性肾炎等几种类型最为常见。肾病综合征的分类根据病因分为原发性和继发性，前者之诊断主要依靠排除继发性 NS。继发性 NS 的病因常见于糖尿病肾病、狼疮性肾炎、肾淀粉样变性、药物、肿瘤等。

本病属于中医学"水肿"范畴，又名"肾水""虚劳"等。外因风寒湿热或疮毒侵袭，内因正气亏虚，肺脾肾功能失调引起。因外感诱发者，常表现为阳水实证，常发病较急；因内伤而发者多以虚为主，属阴水虚证，常起病隐匿；病本在肾，涉及肺、脾、三焦等脏腑；以阴阳气血不足特别是阳气不足为病变之本，以水湿、湿热及瘀血等邪实阻滞为病变之标，病性属本虚标实，临床以虚实夹杂者较为多见。

【诊断】

1. 西医诊断　参照中华医学会编著《临床诊疗指南·肾脏病分册》（2009 年人民卫生出版社）肾病综合征诊断标准：①大量蛋白尿（尿蛋白定量每日＞3.5g）；②低白蛋白血症（血浆白蛋白＜30g/L）；③高度水肿；④高脂血症（血浆胆固醇、三酰甘油均明显增高）。①②是诊断肾病综合征的必要条件，③④为次要条件。临床上只要满足上述 2 项必要条件，肾病综合征的诊断即成立。对肾病综合征患者应肾活检明确病理类型，指导临床治疗。

2. 中医诊断　①本病以水肿、尿浊及尿血为中心证候特征，急性起病者，常伴外感证等方面表现；慢性起病者，多有正虚之征；②可有乳蛾、心悸、疮毒、紫癜，感受外邪，以及久病体虚的病史；③实验室检查，24h 尿蛋白定量＞3.5g，血浆蛋白＜30g/L。

3. 中医证候诊断

（1）风水相搏证：起始眼睑浮肿，继则四肢及全身皆肿，甚者眼睑浮肿，眼合不能开，来势迅速，多有恶寒发热，肢节酸痛，小便短少等症。偏于风热者，伴咽喉红肿疼痛，口渴，舌质红，脉浮滑数。偏于风寒者，兼恶寒无汗，头痛鼻塞，咳喘，舌苔薄白，脉浮滑或浮紧。

（2）湿毒浸淫证：身发疮痍，甚则溃烂，或咽喉红肿，或乳蛾肿大疼痛，继则眼睑浮肿，延及全身，小便不利，恶风发热，舌质红，苔薄黄，脉浮数或滑数。

（3）水湿浸渍证：全身水肿，按之没指，小便短少，身体困重，胸闷腹胀，纳呆，泛恶，苔白腻，脉沉缓，起病较缓，病程较长。

上 3 证见于肾病综合征初期因于外邪而致者，上述 3 种证型属阳水范畴，多兼夹实邪。体征见于全身水肿，兼有恶寒发热，肢体酸痛，咽喉痛等表证，尿常规示尿蛋白、血尿，血常规检查示血白蛋白减少。

（4）脾虚湿困证：身肿，腰以下为甚，按之凹陷不易恢复，脘腹胀闷，纳减便溏，食少，面色不华，神倦肢冷，小便短少，舌质淡，苔白腻或白滑，脉沉缓或沉弱。

（5）肾阳衰微证：面浮身肿，腰以下为甚，按之凹陷不起，心悸，气促，腰部冷痛酸重，尿量减少，四肢厥冷，怯寒神疲，面色㿠白或灰滞，舌质淡胖，苔白，脉沉细或沉迟无力。

（6）肾阴亏虚证：水肿反复发作，精神疲惫，腰膝酸软，目睛干涩或视物模糊，五心烦热，口干不欲饮，腰膝酸软，头晕耳鸣，小便黄，大便不爽，舌质红苔黄腻，脉滑数。服用激素后常导致阴虚热盛证的出现。

上 3 证见于肾病综合征减药期。体征见于反复发作的水肿，纳呆，神倦乏力，腰酸，血压控制＜130/80mmHg，尿蛋白逐渐减少、血清白蛋白逐渐恢复至正常水平。

【治疗】

1. 辨证论治

（1）风水相搏证

［治法］疏风清热，宣肺行水。

［方药］越婢加术汤（《金匮要略》）加减。麻黄 10g，石膏 15g，甘草 6g，白术 10g。

［加减］偏于风热者，加板蓝根 15g，桔梗 10g，金银花 10g，连翘 10g，以疏解风热；偏于风寒者，去石膏，加紫苏叶 10g，桂枝 10g，防风 10g，以助麻黄辛温解表；水肿重者加白茅根 30g，浮萍 10g，泽泻 10g，茯苓 10g，以助宣肺利水消肿。

［中成药］肾炎康复片口服，每次 5 片，每日 3 次。银翘解毒丸（大蜜丸）口服，每次 1 丸，每日 2～3 次。

（2）湿毒浸淫证

［治法］宣肺解毒，利湿消肿。

［方药］麻黄连翘赤小豆汤（《伤寒论》）合五味消毒饮（《医宗金鉴》）加减。麻黄 6g，杏仁 10g，生梓白皮 10g，连翘 10g，赤小豆 20g，甘草 6g，金银花 15g，野菊花 10g，蒲公英 10g，紫花地丁 10g，紫背天葵 10g。

［加减］湿盛者加苦参 10g，土茯苓 10g；瘙痒者加白鲜皮 10g，地肤子 10g；红肿者加牡丹皮 10g，赤芍 10g。

［中成药］牛黄解毒片口服，每次 3 片，每日 3 次。

（3）水湿浸渍证

［治法］健脾化湿，通阳利水。

［方药］五皮饮（《华氏中藏经》）合胃苓汤（《外科正宗》）加减。桑白皮 12g，陈皮 10g，生姜皮 10g，大腹皮 12g，茯苓皮 10g，甘草 6g，茯苓 10g，苍术 10g，白术 10g，肉桂 6g，泽泻 10g，猪苓 10g，厚朴 6g。

［加减］若肿甚而喘，加麻黄 6g，杏仁 10g，葶苈子 10g，宣肺泻水而平喘。

（4）脾虚湿困证

［治法］温运脾阳，利水消肿。

［方药］实脾饮（《重订严氏济生方》）加减。厚朴 6g，白术 10g，木瓜 10g，木香 6g，草果仁 10g，大腹皮 10g，附子 6g，白茯苓 10g，干姜 6g，甘草 6g。

［加减］若小便短少，可加桂枝 10g，泽泻 10g，以助膀胱化气行水；气虚甚者可加党参 10g，黄芪 15g，以健脾行水。

（5）肾阳衰微证

［治法］温肾助阳，化气行水。

［方药］济生肾气丸（《济生方》）合真武汤（《伤寒论》）加减。附子 6g，车前子 30g，

山茱萸 12g，山药 12g，牡丹皮 10g，牛膝 10g，熟地黄 15g，肉桂 6g，白茯苓 10g，泽泻 10g。

[加减] 若心悸，唇绀，脉虚数或结代，加桂枝 10g，炙甘草 6g，丹参 10g，以温阳化瘀；若先见心悸，气短神疲，形寒肢冷，自汗，舌紫暗，脉虚数或结代等心阳虚衰证候，后见水肿诸症，则应以真武汤（《伤寒论》）为主，加桂枝 10g，丹参 10g，泽兰 10g 等，以温补心肾之阳，化瘀利水。若见喘促，呼多吸少，汗出，脉虚浮而数，加人参 10g，蛤蚧 10g，五味子 10g，山茱萸 10g，以补肾纳气。

[中成药] 金匮肾气丸口服，每次 2 丸，每日 2 次。

（6）肾阴亏虚证

[治法] 滋补肾阴，兼利水湿。

[方药] 左归丸（《景岳全书》）加泽泻、茯苓、冬葵子各 10g。熟地黄 15g，山药 12g，山茱萸 12g，菟丝子 10g，枸杞子 10g，川牛膝 15g，鹿角胶 10g，龟甲胶 10g。

[中成药] 六味地黄丸口服，每次 2 丸，每日 2 次。

另外，对于本病的治疗，常合活血化瘀法，取血行水亦行之意。

2. 病证结合治疗　根据病证结合的原则，在肾病综合征治疗过程中，坚持以中医治疗为主，突出中医减毒增效，缩短疗程，改善预后的优势。

（1）起始期：以利尿消肿、减少尿蛋白、激素足量为治疗基础。治疗程序在上述辨证论治基础上，①一般治疗，凡有严重水肿、低蛋白血症者需卧床休息；在肾病综合征严重低白蛋白血症时蛋白质的摄入量为 1.2～1.5g/（kg·d）；在严重水肿或高血压时，应限制钠盐及水的摄入量，一般每日摄入钠为 2～3g；少油、低胆固醇饮食。②利尿消肿，对于浮肿明显，限钠限水后仍不能消肿者可适当选用利尿药。氢氯噻嗪，剂量一般为每日 50～100mg，分次口服；呋塞米每日 20～100mg，分次口服；螺内酯每日 20～40mg，分 2～3 次口服（根据患者血钾情况而定）。③提高血浆胶体渗透压。补充白蛋白。④降压、减少尿蛋白，贝那普利每日 20mg，或缬沙坦胶囊每日 80mg。⑤激素治疗，起始剂量要足，成人泼尼松 1mg/（kg·d），最大剂量每日不超过 60～80mg，足量治疗维持 8 周，必要时可延长至 12 周；对激素依赖或激素抵抗，或激素有反指征患者可考虑在激素基础上加用或单用免疫抑制药治疗，环孢素 A 起始剂量 3～5mg/（kg·d），大部分患者在治疗的 1 个月内起效。当水肿消退，血压恢复至＜ 130/80mmHg 时进入减药期。

（2）减药期：激素缓慢减量，以控制症状为目的。治疗程序在上述辨证论治基础上，①低盐饮食，每日＜ 3g，停服利尿药。②激素足量治疗后，每 2～3 周减原用量的 10%，当减至每日 20mg 时病情易复发，应更加缓慢减量。③环孢素 A 服用后 2～3 个月后逐渐减量，疗程至少 1 年，血药浓度应维持在谷浓度 100～200ng/ml，峰浓度 800ng/ml 左右。④血压控制＜ 130/80mmHg。⑤当尿蛋白转为阴性、血清白蛋白恢复至正常水平后，进入维持期，此期辨证使用中药缩短疗程，改善预后。

（3）维持期：以减少激素及免疫抑制药不良反应，改善预后为目的。治疗程序在上述辨证论治基础上，激素减量至维持剂量，最后以最小有效剂量每日 10mg 再维持 6 个月左右；环孢素 A 疗程至少 1 年；当达到临床缓解后，改中成药善后。

3. 并发症治疗

（1）低蛋白血症：在上述辨证论治方案基础上，辨证使用以下中成药。

①黄芪颗粒：黄芪颗粒（国药准字 Z19993254），每次 15g，每日 2 次，开水冲服。现代药理研究表明，黄芪可改善机体对抗原的清除力，促进对肾小球基膜的修复；黄芪富含微量元素硒，对基膜的电荷屏障和机械屏障均有保护作用，从而减轻通透性尿白蛋白；黄芪还可通过上调肝脏白蛋白 mRNA 转录，在基因转录水平促进肝脏白蛋白合成，从而提高血浆白蛋白水平，同时可促进肌肉合成蛋白而改善机体状况。

②雷公藤总苷：雷公藤多苷片（国药准字 Z33020422），每次 10 ～ 20mg，每日 3 次口服。雷公藤具有与糖皮质激素相似的免疫抑制作用，且不良反应小，对免疫系统起调节作用，国内研究该药具有抑制免疫、抑制肾小球系膜细胞增生等作用，配合激素运用可降低尿蛋白。

③水蛭：水蛭粉 3 ～ 6g 冲服。水蛭含有水蛭素，具有活血、逐瘀、通经和利水的作用；现代研究表明，水蛭能有效改善局部及全身微循环灌注，增加肾小球滤过率，提高血浆蛋白，降低尿蛋白及血小板聚集。

（2）血栓栓塞并发症

①血栓通胶囊：血栓通胶囊（国药准字 Z20025972），每次 1 粒，每日 3 次。主要由丹参、三七、黄芪等组成，可降低血液黏度，抗血栓形成，增加外周血管灌流量；丹参可抗凝促纤溶和抗血小板聚集，抑制血栓形成，降血脂而活血散瘀通脉，可扩张血管，改善微循环，解除血管痉挛，增加组织耐氧活力，改善血液分布，激活纤维蛋白质溶解酶，抑制红细胞、血小板聚集，降低血液黏稠度。

②盐酸川芎嗪葡萄糖注射液：盐酸川芎嗪葡萄糖注射液（国药准字 H20030423），每次 80mg，每日 1 次，缓慢滴注。川芎嗪可提高红细胞和血小板表面电荷，抗血小板凝集，扩张小动脉，降低血液黏度、氧自由基损伤，改善微循环和脑血流。

（3）血脂紊乱

①金水宝胶囊：金水宝胶囊（国药准字 Z10890003），每次 3 粒，每日 3 次。金水宝胶囊具有降低血清胆固醇、增加心肌和脑的供血、抑制血小板聚集等作用。

②百令胶囊：百令胶囊（国药准字 Z10910036），每次 4 粒，每日 3 次。百令胶囊，主要药物是冬虫夏草，主要成分有虫草酸、甘露醇、甾体以及 19 种氨基酸，具有提高机体免疫力、降低血脂、增加白细胞数量、消除疲劳、抗炎、抗肿瘤等作用。

（4）激素不良反应：长期应用激素会抑制内源性肾上腺皮质激素分泌功能，甚至使其萎缩；因此在激素维持及激素减量阶段，应辨证使用如下中药。

生地黄。每日用量 30 ～ 60g。现代药理研究认为，生地黄能拮抗外源性激素对下丘脑 -

垂体 - 肾上腺皮质轴系统的抑制作用。

菟丝子、补骨脂、肉苁蓉，具有保护动物肾上腺皮质免受外源性激素抑制的作用，减轻患者对外源性激素依赖，有利于激素的撤减，减少复发。

丹参、益母草，可活血化瘀，改善肾病综合征的高凝状态，改善微循环，减少血栓、栓塞并发症。

石韦、生地黄、知母、甘草，可以对抗长期、大量使用激素所引起的阴虚内热，减少激素的不良反应，有助于顺利的撤减激素。

4. 外治法

（1）腹水敷药疗法：生黄芪 50g，牵牛子 20g，附子 10g，桃仁 20g，莪术 20g，薏苡仁 20g，半枝莲 20g。上药共研粗末，装布袋，每袋 100g，喷酒后脐部外敷，上加热水袋，每日 3 次，每次 2～3h，28d 为 1 个疗程。

（2）水肿的中药外敷治疗：穴位贴敷，选涌泉、神阙。中药用甘遂 30g，制商陆 30g，芫花 30g，大戟 30g。研磨成粉状，用适量的凡士林及石蜡油调制成糊状备用。每日每个穴位贴敷 1 次，14d 为 1 个疗程。

5. 针灸疗法　蛋白尿疗法如下。

[主穴] 气滞水停者选穴大椎、曲池、合谷、内关、足三里、阴陵泉、肺俞、水分，泻法。脾肾阳虚者选穴合谷、太冲、曲池、血海、三阴交、曲泽、委中、足三里、阴陵泉、脾俞、肾俞，补法。

[配穴] 尿闭者加水道、关元；面肿者加水沟；尿血者加大敦；咳嗽者加尺泽、太渊；腹胀便溏者加天枢；恶心、呕吐者加内关、中脘；心悸失眠加神门、内关。

[操作] 双侧取穴，针刺得气后随证施以补泻手法。先针背部俞穴，留针 15～20min，针后加灸，次针足三里透阴陵泉，并留针 15～20min，再针刺其他穴位，自上而下，依次进行，不留针。以上两组穴位交替使用，隔 5～7d 治疗 1 次。3 次为 1 个疗程，疗程间休息 2 周。

6. 验方　化浊降瘀汤。

[组成] 黄芪 30g，泽泻 30g，茯苓 15g，白术 15g，薏苡仁 15g，白扁豆 15g，白芍 15g，牛膝 15g，车前子 15g，厚朴 15g，当归 12g，川芎 12g。

[功用] 利湿降浊，益气化淤，适用于激素抵抗性肾病综合征。

【中医疗效评价】

疗效判定标准如下。

[痊愈] 水肿症状消失，尿蛋白水平恢复正常，三酰甘油、胆固醇等血脂水平恢复正常，尿蛋白＜ 0.2g/24h。

[显效] 水肿症状明显好转，三酰甘油、胆固醇等血脂水平趋于正常，尿蛋白持续减少

＞ 50%。

［有效］水肿症状有所改善，三酰甘油、胆固醇等水平逐渐降低，蛋白尿持续减少＞25%。

［无效］水肿症状无明显变化，经实验室检查各项指标无明显改善。

有效率＝显效＋有效。

1. 蛋白尿及水肿程度及持续时间：记录蛋白尿及水肿持续时间，与单纯西药标准治疗对比。

2. 血栓栓塞并发症发生率：与单纯西药标准治疗对比，对治疗前血小板及凝血功能异常的进行疗前疗后对比分析；对治疗前血小板及凝血功能正常者，进行跟踪分析。

3. 改善血脂紊乱：与单纯西药标准治疗对比，对治疗前血脂紊乱患者进行疗前疗后对比分析；对治疗前血脂正常者，进行跟踪分析。

4. 减少西药用量、减毒增效：以激素及免疫抑制药药物使用剂量变化、减药时间、停药时间计算。

5. 改善激素不良反应：与单纯西药标准治疗对比，对治疗肾上腺皮质激素分泌功能异常的进行疗前疗后对比分析；对治疗前肾上腺皮质激素分泌功能正常者，进行跟踪分析。

第五节　IgA 肾病

IgA 肾病（IgA nephropathy，IgAN）是一组不伴有系统性疾病，肾活检免疫病理检查在肾小球系膜区有以 IgA 沉积为主，临床上以血尿为主要表现的肾小球肾炎。现已公认 IgA 肾病是世界上最常见的一种肾小球肾炎，也是导致终末期肾衰竭的最主要原因之一。

本病属于中医学"尿血""水肿"等范畴。感受外邪，尤其是风湿、热毒邪是本病的主要原因，肾元亏虚则是发病的内因，而劳累过度、饮食不节、汗出当风、冒雨涉水等常为本病发病的诱因。本病亦称为"肾风"，常因外感风热、湿热或风寒、寒湿入里化热，或咽炎乳蛾疮毒等邪毒，或湿热下注而急性发作，尤以风热湿毒为甚，通常起病较急。本病病本在肾，常可涉及肺、脾、肝等。病性属本虚标实，虚实夹杂。本虚主要是阴虚和气阴两虚，标实则以外感、湿热、瘀血等，急性发作期多以邪实为主，慢行进展期则以正虚或虚实夹杂为主，发展多呈阴虚→气阴两虚→阴阳两虚转化的过程，而且常因外感、劳累等诱因诱发而呈急性发作，使病情进一步加重。

【诊断】

1. **西医诊断**　参照中华医学会编著的《临床诊疗指南·肾脏病分册》（2009 年人民卫生

出版社）。尽管 IgA 肾病的临床表现和实验室检查缺乏特征性的改变，但如果出现以下表现，应怀疑 IgA 肾病。①上呼吸道感染或扁桃体炎发作同时或短期内出现突发性肉眼血尿，持续数小时或数日，感染控制后肉眼血尿消失或减轻；②典型的畸形红细胞尿，伴或不伴蛋白尿；③血清 IgA 值增高；④免疫病理改变：是诊断 IgA 肾病必需的检查，主要表现为以 IgA 为主的免疫球蛋白在肾小球系膜区呈团块状或颗粒状弥漫沉积，可伴有 IgG 和 IgM 的沉积。绝大多数病例合并 C3 的沉积，并与 IgA 的分布一致。

2. 中医诊断　参照《实用中医内科学》，从以下三方面考虑诊断。①多于外感后急性发作，伴有发热，口干咽燥，腰膝酸痛（或伴咽痛、咳嗽），尿血，大便干结。②实验室检查：肉眼血尿或显微镜下血尿，伴或不伴蛋白尿；血清 IgA 值增高。③免疫病理学可协助诊断。

3. 中医证候诊断　IgA 肾病主要以血尿为主。

（1）热伤血络证：发热、咽红肿痛，或有咳嗽，腰酸痛，肉眼血尿或镜下血尿。舌苔薄白或薄黄，脉浮数或弦数。此证见于 IgA 肾病初期。多有外感风热邪毒或外感风寒入里化热（多见于反复咽部感染者）、热毒扰肾、迫血妄行所致。体征见于发热咽痛，起病前伴有上呼吸道感染病史，突发性肉眼血尿，肾功能正常或轻度异常。

（2）肾虚火旺证：尿血鲜红或显微镜下血尿，头晕耳鸣，神疲，腰酸腰痛，颧红潮热，口干咽燥，大便干结。舌红少苔，脉细数或弦细。本型多由体检时发现尿检异常，经肾穿刺确诊为 IgA 肾病；或急性发作期经治疗后，病情迁延难愈者。

（3）下焦湿热证：血尿，小便黄赤，尿频不爽，或腹痛、腹泻、腰痛，少腹重胀，口苦而黏或口干不欲饮。舌苔黄腻，脉细数或滑数。此证见于 IgA 肾病中期。多由湿热蕴结下焦、热伤血络所致。体征可见于血尿，小便黄赤，大便不爽，伴或不伴轻度蛋白尿，无水肿、高血压和肾功能减退。

（4）瘀血内阻证：面色晦暗，唇色青紫或暗，肢体麻木，痛经，闭经，经行不畅，经色黯或有血块，持续血尿，腰痛固定、刺痛，舌紫黯有瘀斑瘀点，脉涩。本证多见于 IgA 肾病后期。病程日久不愈的 IgA 肾病患者，特别是持续血尿不愈者。由于出血必有瘀滞，加之久病正虚，以及湿热诸邪，均可阻滞气机，导致瘀血证的发生。体征可见于持续的血尿，腰痛呈刺痛，女性则表现为月经不调、痛经闭经等。

（5）脾不统血证：镜下血尿日久不消，伴面色萎黄无华，神疲乏力，气短声低，纳差腹胀，大便稀溏。舌淡暗，脉细弱。本证多见于 IgA 肾病后期。体征可见纳呆便溏、乏力、腹胀等脾气虚等表现，少数患者伴有肾功能减退。

（6）肾气不固证：久病尿血或伴蛋白尿，血色淡红，或镜下血尿，头晕耳鸣，精神困惫，腰膝酸软，手足心热，舌质淡，脉沉弱。本证多见于 IgA 肾病后期。是 IgA 肾病最常见的临床类型，多见于血尿或蛋白尿日久不愈的患者。体征可见于血尿、蛋白尿同时存在，腰酸耳鸣，多伴有肾功能恶化（血肌酐＞104μmol/L）。

【治疗】

1. 辨证论治

（1）热伤血络证

[治法] 清热解毒，凉血利咽。

[方药] 银蒲玄麦甘桔汤（时氏经验方）加减。金银花 15 ～ 30g，紫花地丁 10g，玄参 30g，麦冬 10g，桔梗 6g，生甘草 6g，牛蒡子 15g，白茅根 15 ～ 30g。

[加减] 若发热加淡豆豉 30g，薄荷 15g，荆芥 30g；咳嗽者加杏仁 15g，枇杷叶 15g，陈皮 10g，瓜蒌 15g；血尿重加小蓟 30g，生侧柏 15g，茜草 9g，马鞭草 30g。

[中成药] 银翘解毒片口服，每次 4 片，每日 3 次。穿心莲片口服，每次 4 片，每日 3 次。

（2）肾虚火旺证

[治法] 滋阴益肾，活血止血。

[方药] 六味地黄丸（《小儿药证直诀》）、二至丸（《杨氏家藏方》）、小蓟饮子（《济生方》）加减。生地黄 30g，牡丹皮 10g，女贞子 10g，墨旱莲 10g，莲心 10g，益母草 30g，白茅根 30g，小蓟 30g，藕节 10g，蒲黄 10g，淡竹叶 10g。

[加减] 若湿热留恋、小便灼热加石韦 10g，滑石 15g，黄柏 10g；血尿重加生侧柏 15g，茜草 9g，马鞭草 30g；瘀血重加丹参 15g，泽兰 15g，赤芍 12g，桃仁 10g，红花 10g，三七粉（冲）3g。

[中成药] 知柏地黄丸口服，每次 5g，每日 3 次。

（3）下焦湿热证

[治法] 清热利湿，凉血止血。

[方药] 小蓟饮子（《济生方》）加减。生地黄 30g，小蓟 30g，藕节 10g，蒲黄 10g，通草 30g，滑石 30g，生甘草 6g，栀子 10g，白茅根 30g，益母草 30g。

[加减] 发热者加金银花 10g，连翘 10g；咽痛者加桔梗 10g，板蓝根 10g，玄参 10g；小便灼热者加白茅根 20g，车前子 15g。

[中成药] 三金片口服，每次 4 片，每日 3 次。

（4）瘀血内阻证

[治法] 活血通络。

[方药] 血府逐瘀汤（《医林改错》）加减。生地黄 30g，当归 10g，桃仁 10g，红花 10g，枳实 10g，赤芍 30g，柴胡 10g，牛膝 10g，川芎 10g，桔梗 6g。

[加减] 若瘀血证重者可加丹参 10g，三七粉（冲）4g，生蒲黄 6g，血余炭 10g；小便热痛者可加小蓟 10g，白茅根 30g；兼有肾虚者可加杜仲 10g，续断 12g；尿蛋白明显者可加炙僵蚕 10g，全蝎 10g，莪术 6g。

[中成药] 保肾康口服，每次 100mg，每日 3 次。桂枝茯苓丸口服，每次 4g，每日 2 次。

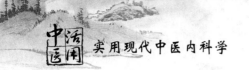

（5）脾不统血证

［治法］补中健脾，益气摄血。

［方药］归脾汤（《重订严氏济生方》）加减。党参30g，黄芪30g，白术18g，当归6g，茯神18g，酸枣仁18g，远志3g，木香9g，菟丝子10g，覆盆子10g，金樱子10g，芡实10g，甘草6g。

［加减］若脾虚湿盛，以参苓白术散（《太平惠民和剂局方》）为主；偏脾气虚，以补中益气汤（《脾胃论》）为主；脾肾气虚，以五子衍宗丸（《摄生众妙方》）为主；素易感冒加用玉屏风散（《医方类聚》）。

［中成药］补中益气丸口服，每次2丸，每日2次。金匮肾气丸口服，每次2丸，每日2次。归脾丸口服，每次2丸，每日2次。

（6）肾气不固证

［治法］补益肾气，固摄止血。

［方药］无比山药丸（《太平惠民和剂局方》）加减。杜仲15g，熟地黄30g，山药10g，山茱萸10g，泽泻15g，牛膝15g，茯神9g，五味子9g，菟丝子15g，肉苁蓉12g，赤石脂10g，枸杞子10g，益母草30g。

［加减］腰膝酸软加川续断15g。

［中成药］肾炎康复片口服，每次8片，每日3次。

2. 病证结合治疗　根据病证结合的原则，IgA肾病是肾免疫病理一致，但临床表现、病理改变和预后变异甚大的原发性肾小球疾病，治疗则应根据不同的临床表现、病理类型和程度等综合给予合理治疗。坚持以中医治疗为主，突出中医改善预后，缩短疗程，抗复发的优势。

（1）反复发作性肉眼血尿：对于扁桃体感染或其他感染后，反复出现肉眼血尿或尿检异常加重的患者，应积极控制感染。

（2）血尿伴有尿蛋白：对于血尿伴有尿蛋白每日0.5～1.0g的患者，扁桃体摘除、ACEI/ARB以及抗血小板聚集、抗凝促纤溶治疗，有利于患者完全缓解；对于每日尿蛋白＞1g的患者，不管血压是否增高，首选ACEI或ARB。如果使用最大耐受剂量的ACEI和ARB，每日尿蛋白仍＞1g，宜加用糖皮质激素治疗，可给予泼尼松0.6～1.0mg/（kg·d），4～8周后酌情减量，总疗程6～12个月。如激素反应不佳或有禁忌证，可应用免疫抑制药治疗。

（3）肾功能急剧恶化：对于IgA肾病合并肾功能急剧恶化的病人，宜首先明确肾功能不全的原因，针对原因进行治疗。合并脱水、感染、肾毒性药物所致的，补充容量、抗感染、停用可疑药物。合并药物所致急性间质性肾炎的，除停用可疑药物外，可用激素治疗。合并恶性高血压的，积极控制血压。对于临床表现明显血尿、蛋白尿、肾功能急剧恶化，病理表现为明显的肾小球系膜细胞增殖、毛细血管襻坏死、细胞或纤维细胞新月体形成、弥漫性间质炎细胞浸润的IgA肾病患者，在没有严重感染、活动性消化道溃疡出血等禁忌证的前提下，可给予甲泼尼龙冲击治疗，即静脉滴入甲泼尼龙每日0.5～1.0g，连续3日。随后给予常规剂量的肾上腺皮质激素和其他免疫抑制药治疗。

（4）终末期 IgA 肾病的治疗：对于肾已缩小、绝大多数肾小球已球性硬化、血肌酐＞442μmol/L 的 IgA 肾病患者，给予慢性肾衰一体化治疗，目的是延缓肾功能的恶化、防治并发症、提高患者生活质量、做好肾脏替代治疗前的准备。重点是低蛋白饮食减轻肾的负担，同时给予足够的热卡和适当的必需氨基酸；适当饮水以保持足够的尿量；尽可能将血压控制在 130/80mmHg 以内；补充铁剂、叶酸、维生素 B_{12} 和促红细胞生成素纠正贫血；适当补充碳酸氢钠治疗代谢性酸中毒；适当补充碳酸钙和活化的维生素 D_3 纠正钙磷代谢紊乱，防治继发性甲状旁腺功能亢进。

上述几型 IgA 肾病经及时治疗，临床症状缓解，血清免疫学恢复正常后，辨证使用中成药及中医疗法改善预后。

3. 并发症治疗

（1）外感：IgA 肾病多由外感风热、邪毒所致，因此预防外感疾病是 IgA 肾病治疗工作中首要环节。玉屏风颗粒（国药准字 Z53021556）口服，每次 15 ～ 30g，每日 2 次。

黄芪 30g：黄芪多糖能促进 RNA 和蛋白质合成，使细胞生长旺盛，增强机体免疫力、抗流感病毒；黄芪水煎液有保护肾、消除尿蛋白和利尿作用，并对血压有双向调节作用；实验研究表明：黄芪注射液腹腔注射能明显防治环磷酰胺所致大鼠外周白细胞数和骨髓巨核细胞数的降低。

防风 15g：防风新鲜汁对铜绿假单胞菌和金黄色葡萄球菌有一定抗菌作用；煎剂对痢疾杆菌、溶血性链球菌等也有不同程度的抑制作用；此外，防风果实挥发油中的 α 和 β- 蒎烯有抗真菌作用，而柠檬烯对肺炎双球菌、甲型链球菌、卡他球菌、金黄色葡萄球菌有很强的抑制作用。

白术 30g：白术多糖、白术挥发油能够增强细胞免疫功能；白术能使免疫抑制动物 Th 细胞数明显增加，增加 T 细胞表面 IL-2R 的表达，使 IL-2 水平显著提高。

（2）IgA 血尿：脉平片（国药准字 Z20025366）每次 4 片，每日 3 次。脉平片由银杏叶提取物、首乌、当归、芦丁、维生素 C 等组成。其中银杏叶活血化瘀，其提取物具有舒张血管、改善微循环、保护肝等作用；当归既能补血又能活血且兼调经；芦丁为黄酮类化合物，能维持和增强毛细血管的抵抗力，降低其通透性和脆性；维生素 C 是一种强还原剂，作用广泛。

中药治疗血尿：IgA 肾病以血尿为主，大量尿血在中医上归为"血证"，由于火热熏灼或气虚不摄，致使血液不循常道。

白茅根：甘寒入血分，能清血分之热而凉血止血，可用于治疗血热型尿血；白茅根水煎剂能显著缩短出血和凝血时间，增加尿量；实验证实，其水煎剂能抑制醋酸所致的小鼠毛细血管通透性的增高，同时提高小鼠吞噬细胞的吞噬率和吞噬指数。

益母草：既可活血又能利尿；研究表明益母草的多个芳香族化合物表现出显著延长 PT（血浆凝血酶原时间）和 APTT（活化部分凝血酶时间）的效果；益母草总生物碱能降低 DIC 型

大鼠全血黏度；其有效成分水苏碱和胡芦巴碱可改善小鼠耳郭微循环；适用于瘀血阻滞型尿血。

小蓟：研究表明，小蓟的花、叶和茎中不同萃取挥发油有缩短出血和凝血时间的作用，绿原酸和咖啡酸也是小蓟中的止血成分；此外，小蓟花、叶和茎中环己烷和乙醚萃取挥发油对假丝酵母、白色念珠菌、伤寒沙门菌、枯草杆菌、大肠埃希菌、铜绿假单胞菌、变形杆菌等有特殊抑菌效果；适用于热毒扰肾型尿血。

藕节：既能收敛止血，又能化瘀，有止血不留瘀的特点，炒炭用凝血效果更佳；适用于脾肾气虚、血失统摄型尿血。

石韦：药性寒凉，利尿通淋兼可止血，适用于下焦湿热所致尿血；此外石韦煎剂对金黄色葡萄球菌、变形杆菌、大肠埃希菌等有不同程度的抑制作用。

土大黄（羊蹄）：本品具有止血、抗菌等作用，羊蹄根水煎剂在体外对金黄色葡萄球菌、乙型溶血性链球菌和白喉杆菌有不同程度抑制作用；羊蹄还有抑制血小板抗体作用，促进血小板再生；适用于热毒下扰所致的肾炎尿血。

【中医疗效评价】

1. 参考中药新药临床研究指导原则（1993年）对于血肌酐尚在正常范围内的患者，以24h尿蛋白为疗效评价指标，具体如下。

[完全缓解] 24h尿蛋白≤0.2g，肾功能正常。

[显著缓解] 24h尿蛋白减少≥40%，肾功能无明显改变。

[部分缓解] 24h尿蛋白减少＜40%，肾功能无明显变化。

[无效] 24h尿蛋白无减少或增加，肾功能恶化（血肌酐＞104μmol/L）。

2. 对于已有血肌酐升高的患者，以血肌酐为疗效评价指标，具体如下。

[显著缓解] 血肌酐下降≥20%。

[部分缓解] 10%≤血肌酐下降≤20%。

[稳定] 血肌酐下降或上升＜10%。

[无效] 血肌酐升高＞10%。

3. 增强机体免疫力：与单纯西药标准治疗对比，患者由外感诱发IgA肾病的发生率。

4. 改善血尿症状：记录血尿次数及维持时间，与单纯西药标准治疗对比。

5. 病情预后：与单纯西药标准治疗对比，患者进展至慢性肾衰竭和尿毒症期的发生率。

第六节　间质性肾炎

间质性肾炎，又称肾小管间质性肾炎，是由各种原因引起的肾小管间质性急慢性损害的临床病理综合征。临床常分为急性间质性肾炎、慢性间质性肾炎。急性间质性肾炎以多种原因导致短时间内发生肾间质炎性细胞浸润、间质水肿、肾小管不同程度受损伴肾功能不全为特点，临床表现可轻可重，大多数病例均有明确的病因，去除病因、及时治疗，疾病可痊愈或使病情得到不同程度的逆转。慢性间质性肾炎病理表现以肾间质纤维化、间质单个核细胞浸润和肾小管萎缩为主要特征。

间质性肾炎在中医方面尚无特定病名与之相对应。因其在临床上以乏力倦怠、夜尿增多、食欲缺乏、体重下降、贫血、腰酸腰痛等为主要表现，结合发病情况、症状、演变规律，常将其归入中医学"肾劳""肾风""虚劳""劳淋""腰疼""关格"等范畴。其病位在肾，涉及肺、脾、肝，病机以本虚为主，虚、损、劳、衰在疾病发展过程中呈不断加重趋势。湿、痰、瘀为标。临床多表现为虚证及本虚标实证，少见单纯实证。

【诊断】

1. 西医诊断　参照《肾脏病学》关于"间质性肾炎"的临床诊断标准。感染或药物应用史、临床表现、一些实验室及影像学检查有助于诊断，但肾脏病理仍然是诊断间质性肾炎的金标准。

临床出现不明原因的急性肾功能不全时要考虑急性间质性肾炎可能。具有下列临床特征者应考虑慢性间质性肾炎。①存在导致慢性间质性肾炎的诱因，如长期服用止痛药、慢性尿路梗阻等，或有慢性间质性肾炎家族史；②临床表现有小管功能障碍，如烦渴、多尿、夜尿增多、肾小管性酸中毒等，或肾功能不全但无高血压、无高尿酸血症等；③尿液检查表现为严重小管功能受损。少量小分子蛋白尿（＜ 2.0g/24h）、尿 RBP、溶菌酶、尿 β_2- 微球蛋白、NAG 升高，可有糖尿、氨基酸尿。慢性间质性肾炎还须根据病史和临床病理特征进一步明确病因。

2. 中医诊断　参照中华内科杂志编委会肾脏专科组 1993 年拟定标准制定。①具有多尿、烦渴、恶心、夜尿、肉眼血尿、肌无力、软瘫、关节痛等表现。②肾病理和血肌酐水平有助于疾病的诊断。

3. 中医证候诊断

（1）热毒伤络证：发热，肌肤斑疹、瘙痒、肌肉酸痛、关节痛楚，血尿（色鲜红），心烦口渴、小便灼热，大便干结、舌偏红苔薄白或薄黄，脉弦滑兼数。证见于急性间质性肾炎期。体征可见全身淋巴结肿大及关节酸痛，血嗜酸白细胞计数升高，血 IgE 升高。查小便表现无菌性的细胞尿、尿沉渣见嗜酸性白细胞占 1/3 以上。

（2）血瘀湿阻证：纳呆厌食，口中尿臭，恶心呕吐，头痛烦躁，甚则神昏，腰痛如绞或固定不移，血尿或尿中夹有小血块，尿少尿闭，或有水肿、胸闷、腹胀或尿色浑浊，甚者小便不畅，尿中带有砂石，舌苔腻或有瘀点，苔薄黄，脉细涩。此证见于慢性间质性肾炎初期。体征可见呈肾性糖尿及轻度蛋白尿、血尿、低比重尿、贫血出现较早、呈轻中度，1/2 以上患者有轻中度高血压。

（3）肾阳亏虚证：见小便清长，色淡，面色㿠白，神疲怯弱，畏寒，腰膝酸软，全身乏力，舌质淡、苔白，脉沉细而尺弱。证见于慢性间质性肾炎晚期。体征可见肾脏缩小，且双肾大小可不对称（长径相差 1cm 以上）；肾间质多灶或大片状纤维化，肾小管大片状萎缩，肾小球无明显改变。

【治疗】

1. 辨证论治

（1）热毒伤络证

[治法] 祛风解毒，清热凉血。

[方药] 消风散加减（《外科正宗》）。当归、生地黄、防风、蝉蜕、知母、苦参、胡麻、荆芥、苍术、牛蒡子、石膏各 6g，甘草、木通各 3g。

[加减] 热毒炽盛加金银花 60g，蒲公英 30g；口渴明显加天花粉 30g；肌肤瘙痒明显加白鲜皮 30g。

[中成药] 当归苦参丸口服每次 6g，每日 2 次。合八正片口服，每次 4 片，每日 3 次。

（2）血瘀湿阻证

[治法] 疏通气机，祛瘀利湿。

[方药] 血府逐瘀汤加减（《医林改错》）。桃仁 12g，红花、当归、生地黄、牛膝各 9g，川芎、桔梗各 4.5g，赤芍、枳壳、甘草各 6g，柴胡 3g。

[加减] 呕吐明显，加吴茱萸 10g，生姜 12g；头痛、烦躁、神昏明显，加胆南星 6g，石菖蒲 30g，半夏 9g，竹茹 20g。

[中成药] 四妙丸口服每次 6g，每日 2 次；血府逐瘀胶囊口服每次 6 粒，每日 2 次。

（3）肾阳亏虚证

[治法] 温阳益气，补肾利水。

[方药]济生肾气丸加减（《严氏济生方》）。白茯苓（去皮）、泽泻、山茱萸（取肉）、山药（炒）、车前子（酒蒸）、牡丹皮（去木心）各 30g，附子（炮）、官桂（不见火）、川牛膝（去芦，酒浸）、熟地黄各 15g。

[加减] 口干口渴加天花粉 30g，麦冬 30g；水肿明显者加泽兰 10g，冬瓜皮 30g，冬瓜子 30g；心烦加炒栀子 15g。

[中成药] 济生肾气丸口服每次 1 丸，每日 3 次；金水宝胶囊或百令胶囊口服每次 4 粒，每日 3 次。

2. 病证结合治疗 根据病证结合的原则，在间质性肾炎治疗过程中，坚持以中西医结合为主，突出中医减毒增效，延缓间质性肾炎患者肾功能减退速度的优势。

（1）初患初治：以改善临床症状、减少蛋白尿、血尿和防治感染等加重因素为目的。治疗程序在上述辨证论治基础上，积极寻找并去除过敏原。积极对症支持治疗，减少激素用量，防止其向慢性间质性肾炎的发展。

（2）已病已治改中西医结合治疗：以延缓肾功能进展，防治合并症和改善生活质量为主。在上述辨证论治基础上，减少对症支持治疗的西药用量，减少激素用量。长期调治，配合食疗，以平为期。

3. 并发症治疗

（1）高血压：在上述辨证论治方案基础上，辨证使用以下中成药。

①安宫降压丸：安宫降压丸（国药准字 Z11020075）每日 1 ～ 2 丸，每日 2 次。安宫降压丸方中牛黄、黄连贵为君药，清心平肝、泻火降压，天麻、珍珠母、水牛角、郁金合为臣辅，清热豁痰解毒；再佐以白芍、川芎柔肝活血；黄芪、党参、麦冬益气生津、辅助平抑肝阳；冰片凉肝行气、开窍醒神。诸药合用，刚柔并济，补泻结合；共奏平肝降压之效。针对高血压 1 级病人的多中心、随机对照、双盲临床研究显示：应用安宫降压丸能显著降低病人的血压，症状改善明显。

②金水宝胶囊：金水宝胶囊（国药准字 Z19980015）口服每次 4 粒，每日 3 次。金水宝胶囊有效成分为发酵虫草菌粉（Cs-4），其主要药理作用与青海天然虫草相似，具有补益肺肾、泌精益气作用。研究表明金水宝和西药合用显著降低高血压病患者的尿 mALB、TRF 和 β_2-MG，可以保护或减轻高血压病的早期肾损害。

③通心络胶囊：通心络胶囊（国药准字 Z108900035）口服每次 3 粒，每日 3 次。通心络胶囊可以良好的控制患者血压，而且还有良好的抗氧化应激作用，可以提高其血管内皮功能。通心络胶囊对血小板的聚集及黏附具有抑制作用，可以对血管中 NO 量进行调节，以达到提高患者内皮功能的目的，同时对炎症因子表达产生抑制，稳定斑块。

（2）贫血：在上述辨证论治方案基础上，辨证使用以下中成药和单味中药。

①阿胶补血口服液：阿胶补血口服液（国药准字 Z20064289）口服每次 1 支，每日 3 次。现代研究表明，阿胶作为一类明胶蛋白，对促进造血系统功能作用显著，有加速 RBC 和 Hb 生长，促进骨髓造血，故有抗贫血作用。阿胶补血口服液在提高动物体能的同时，其 RBC 和 Hb 异常明显改善，刺激 EPO 的分泌，促进造血。

②益血生胶囊：益血生胶囊（国药准字 Z19983056）口服每次 4 粒，每日 3 次。益血生胶囊的组成部分，主要包括茯苓、黄芪、党参、鹿角胶、鹿血粉以及鹿茸等一系列名贵的中药药材，具有补血生血、滋肾填精以及健脾益气的作用。

③阿胶：每日口服用量 10 ～ 15g。现代研究表明，阿胶作为一类明胶蛋白，对促进造血系统功能作用显著，有加速 RBC 和 Hb 生长，促进骨髓造血，故有抗贫血作用。

④熟地黄：每日用量 10 ～ 30g。主治一切阴血不足之虚证，被誉为"壮水之主，补血之君"；熟地黄水煎剂及其提取物均有不同程度提高外周血象的趋势。

⑤党参：每日用量 10 ～ 30g。补中益气，生津养血，用于气血不足之证。药理研究认为，党参具有抗疲劳和提高耐高温能力，同时有使 RBC 及 HGB 增加的作用。

⑥黄芪：每日用量 10 ～ 30g。补气生血，用于气血不足诸证。现代研究证实黄芪能够明显提高动物体能，改善动物的疲劳状态，并能够减少血清和骨骼肌中乳酸的堆积，降低血清中乳酸脱氢酶和尿素氮的含量，以及降低血清和骨骼肌丙二醛的含量。

⑦鹿角胶：每日用量 6 ～ 10g。中国药典载鹿角胶温补肝肾、益精养血。研究表明鹿角胶具有增加血 RBC、Hb、Hct、WBC 生长的作用，可用于血虚的治疗。

【中医疗效评价】

1. 改善症状　根据中药新药临床研究指导原则（试行）。

2. 减少西药用量、减毒增效　以激素使用剂量变化、减药时间、停药时间计算。

3. 改善肾功能　包括血肌酐、血尿素氮、肌酐清除率、肾功能不全发展速度［肌酐倒数与观察时间（月）直线斜率］。

4. 改善造血功能　与单纯激素和补血类西药治疗对比，对治疗前造血功能异常的进行疗前疗后对比分析；对治疗前造血功能正常者，进行跟踪分析。

5. 缩短病程　记录减药、停药时间，与单纯西药标准治疗对比。

第七节　尿路感染

尿路感染又称泌尿系感染（urinary tract infection），是肾、输尿管、膀胱和尿道等泌尿系统各个部位感染的总称。即尿路上皮对细菌侵入的炎症反应，通常伴随有细菌尿和脓尿。

本病属中医学"淋证"范畴。大多由于外感湿热、饮食不节、情志失调、禀赋不足或久伤劳病所致。淋证的基本病理变化为湿热蕴结下焦，肾与膀胱气化不利。其病位在肾与膀胱。淋证的病理性质有实有虚，且多见虚实夹杂之证。

【诊断】

1. 西医诊断　参照《中国泌尿外科疾病诊断治疗指南》（2014 版）泌尿系统感染诊断治疗。

（1）症状：对尿路感染有诊断意义的症状和体征为尿频、尿急、尿痛、血尿、背部疼痛和肋脊角压痛，如果女性患者同时存在尿痛和尿频，则尿路感染的可能性为 90%。

（2）体检：急性膀胱炎患者可有耻骨上区压痛，但缺乏特异性。发热、心动过速、肋脊角压痛对肾盂肾炎的诊断特异性高。

临床诊断的基础上，并符合下述四个条件之一即可诊断：①清洁中段尿或导尿留取尿液（非留置导尿）培养革兰阳性球菌菌数 ≥ 10^4CFU/ml，革兰阴性杆菌菌数 ≥ 10^5CFU/ml。②新鲜尿标本经离心应用相差显微镜检查（1×400）在每 30 个视野数中有半数视野见到细菌。③无症状性菌尿症患者虽无症状，但在近期（通常为 1 周）有内镜检查或留置导尿史，尿液培养革兰阳性球菌菌数 ≥ 10^4CFU/ml，革兰阴性杆菌菌数 ≥ 10^5CFU/ml，应视为尿路感染。④耻骨上穿刺抽吸尿液细菌培养只要发现细菌即可诊断尿路感染。

2. **中医诊断** 参照周仲瑛主编《中医内科学》（2007 版），从以下 3 方面考虑诊断。

（1）小便频数，淋沥涩痛，小腹拘急引痛，为各种淋证的主症，是诊断淋证的主要依据。还需根据各种淋证的不同临床特征，确定不同的淋证类型。

（2）病久或反复发作后，常伴有低热、腰痛、小腹坠胀、疲劳等。

（3）多见于已婚女性，每因疲劳、情志变化、不洁房事而诱发。

3. **中医证候诊断**

（1）湿热下注证：尿频、尿急，小便点滴而出，短赤灼热，头身困重，小腹胀痛，口苦或口黏，大便不爽，舌质红，苔黄腻，脉滑数或细涩。

（2）湿瘀蕴结证：小便点滴难出，小腹胀满疼痛，肢体困重、麻木疼痛，舌质暗或有瘀斑，苔白腻或黄腻，脉细涩。

（3）肝郁气滞证：小便不通或通而不爽，情志抑郁或多烦易怒，口苦吞酸，胁腹胀满，寐不安，舌质红，苔薄白或薄黄，脉弦。

（4）中气下陷证：小腹坠胀，时欲小便，每日数十溲，滴沥不尽，疲乏无力，气短懒言，自汗，视物模糊，舌质淡或舌体胖大有齿痕，苔薄白或少苔，脉沉细。

（5）肾阳不足证：小便淋沥不尽，尿无力，尿失禁，畏寒肢冷，面白无华，夜尿频多，颜面肢体水肿，失眠少寐，阳痿或性淡漠，大便干稀不调。舌体胖大暗淡，有齿痕，脉沉细无力。

【治疗】

1. **辨证论治**

（1）湿热下注证

[治法] 清热泻火，利水除湿。

[方药] 八正散（《太平惠民和剂局方》）加减。萹蓄、瞿麦、车前子、滑石、甘草、栀子、木通、大黄各 6 ～ 10g。

[加减] 小腹拘急疼痛者加白芍、延胡索；血尿者加白茅根、小蓟；舌红口干者加知母、生地黄。

[中成药] 银花泌炎灵口服，每次 4 片，每日 4 次。

（2）湿瘀蕴结证

[治法] 利水除湿，活血逐瘀。

[方药] 五苓散（《伤寒论》）合桃核承气汤（《伤寒论》）加减。茯苓 9g，猪苓 9g，白术 9g，泽泻 15g，桂枝 6g，桃仁 12g，酒大黄 12g，芒硝 6g，甘草 12g。

[加减] 有热象者加黄柏、栀子、车前子；小腹疼痛明显者加白芍、延胡索。

［中成药］血府逐瘀口服液口服，每次1支，每日3次。

（3）肝郁气滞证

［治法］疏肝解郁，行气利水。

［方药］沉香散（《金匮翼》）加减。沉香、麦冬、木香、升麻、麻黄、大黄各9～15g。

［加减］小腹拘急疼痛者加白芍、延胡索、鸡血藤；口苦咽干重者加柴胡、黄芩、栀子。

［中成药］逍遥丸口服，每次3g，每日3次。

（4）中气下陷证

［治法］升阳举陷，化气行水。

［方药］补中益气汤（《脾胃论》）合五苓散（《伤寒论》）加减。黄芪15g，白术10g，太子参15g，甘草15g，当归10g，陈皮6g，升麻6g，柴胡12g，桂枝6g，茯苓9g，猪苓9g，泽泻9g。

［加减］口渴多饮明显者加石斛、玄参；心悸失眠者加酸枣仁、远志；视物模糊者加枸杞子、菊花；伴有瘀血者加莪术、刘寄奴。

［中成药］补中益气丸口服，每次6g，每日2～3次。

（5）肾阳不足证

［治法］温补肾阳，通阳利水。

［方药］济生肾气丸（《济生方》）加减。附子、肉桂、车前子、牛膝、山茱萸、山药、生地黄、茯苓、泽泻、牡丹皮。

［加减］视物模糊者加枸杞子、菊花；失眠者加柏子仁、炒枣仁；伴有瘀血，肢体麻痛者加川芎、鸡血藤、水蛭、地龙。

［中成药］金匮肾气丸口服，每次4～5g，每日2次。

2. 病证结合治疗

（1）急性膀胱炎：可选用单剂量法或3日疗法。

①单剂量法：复方新诺明（SMZ-TMP）2片（含磺胺甲噁唑800mg，甲氧苄啶160mg），碳酸氢钠片1.0g，每次顿服。也可选用阿莫西林3.0g或氧氟沙星0.4g，每次顿服。7日后复查。

②3日疗法：呋喃妥因0.1g，口服，每日3次；SMZ-TMP（含磺胺甲噁唑800mg，甲氧苄啶160mg），阿莫西林0.5g，口服，每日4次，或氧氟沙星0.2g，口服，每日3次，或其他喹诺酮类、头孢菌素类抗生素。

（2）急性肾盂肾炎：抗生素治疗的疗程为10～14日，正规给药。全身症状较轻者应用SMZ-TMP2片（含磺胺甲噁唑800mg，甲氧苄啶160mg），口服，每日2次；氧氟沙星0.2g，口服，每日3次；阿莫西林0.5g，口服，每日4次或环丙沙星等常能取得良好效果。对全身症状较重者，可给予静脉用药，如成人，注射用阿莫西林钠每次0.5～1.0g，每6～8小时给药1次；美西林0.5g，每日3～4次静脉注射；头孢噻肟注射液，成人每日2～6g，分2～3

次静脉注射或静脉滴注。

（3）慢性肾盂肾炎：治疗的关键是积极寻找并及时有效的去除易感因素。对慢性肾盂肾炎急性发作期的治疗原则为：常需两类药物联合应用；适当延长疗程，通常为 2 ～ 4 周，如无效可将细菌敏感的抗生素分为 2 ～ 4 组，交替使用，每组抗生素使用 1 个疗程，疗程完毕后停药 3 ～ 5 天使用另外一组药物，共 2 ～ 4 个月；仍无效或再发则使用长期抑菌方案，以保持泌尿系统的无菌状态。对无症状性菌尿可选用 SMZ-TMP2 片（含磺胺甲噁唑800mg，甲氧苄啶160mg），口服，每日 2 次；氧氟沙星 0.2g，口服，每日 3 次；环丙沙星 0.25g，口服，每日 2 次；阿莫西林 0.5g，口服，每日 4 次或呋喃妥因 0.1g，口服，每日 3 次等口服，疗程10 ～ 14d。仍无效或再发则使用长期抑菌方案，每晚临睡前排尿后，选用下列药物口服，SMZ-TMP1 片（含磺胺甲噁唑 400mg，甲氧苄啶 80mg），呋喃妥因 50mg，氧氟沙星 0.1 ～ 0.2g或乌洛托品 0.6g，连服 6 个月。如停药后仍复发频繁，则可继续用药 1 ～ 2 年或更长时间。

3. 辨证选用中药注射液

（1）湿瘀蕴结证：选用血塞通注射液或红花注射液等活血化瘀中药注射液。

（2）中气下陷及肾阳不足证：选用黄芪注射液或参麦注射液静脉点滴。

4. 针灸治疗

（1）湿热下注证：取百会、中极、水道、三阴交、阴陵泉、足三里、至阴，针刺以上穴位，得气后留针 20 ～ 30min。

（2）湿瘀蕴结证：取关元、气海、中极、水道、三阴交、委阳、阴陵泉、血海、足三里、至阴，针刺以上穴位，得气后留针 20 ～ 30min。

（3）肝郁气滞证：取中极、水道、肝俞、三焦俞、委阳、阳陵泉、血海、太冲、解溪，针刺以上穴位，得气后留针 20 ～ 30min。

（4）中气下陷证：取关元、气海、中极、水道、脾俞、次髎、足三里、三焦俞，于以上穴位选用补法针刺，或以上穴位平铺直径1.5cm、高0.1cm 的食用盐，应用底径0.8cm、高 1.0cm 均等大小的艾炷隔盐灸，每穴 5 壮，每日 1 次。

（5）肾阳不足证：取关元、中极、水道、肾俞、次髎、足三里、三焦俞，于以上穴位选用补法针刺，或以上穴位平铺直径 1.5cm、高0.1cm 的食用盐，应用底径 0.8cm、高 1.0cm均等大小的艾炷隔盐灸，每穴 5 壮，每日 1 次。

5. 穴位低频脉冲电刺激治疗　选取关元、气海、中极、水道、肾俞、次髎、膀胱俞、三焦俞、足三里、三阴交等穴位，应用低频脉冲电刺激，每次选 9 个穴位，每穴位治疗 8min，每日 1 次。

6. 中药外敷　根据不同的证型选取相应的中药加入颗粒盐和葱白炒热于神阙穴（或关元穴）外敷治疗。

7. 循经走罐　选取督脉、足太阳膀胱经行背部走罐，以振奋阳气，舒通经脉。

8. 内科基础治疗　参考《中国糖尿病防治指南》给予相应的内科基础治疗，主要包括：血糖、血压及血脂的控制，相应并发症的对症治疗等。患者排尿困难，膀胱残余尿量大于

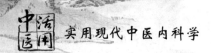

800ml 时保留导尿，定时开放。

9. 护理调摄

（1）心理护理：消渴病经久不愈的兼证，病程长，患者容易产生消极情绪，鼓励患者积极配合治疗。

（2）进行饮食指导：科学合理的饮食是控制消渴病及其兼夹证的基础，根据患者不同年龄、体质，制定个体化的饮食方案。

（3）适当的运动治疗，向患者说明膀胱功能锻炼的重要性和方法，指导患者无论有无尿意，隔 3～4h 排尿 1 次。

【中医疗效评价】

1. 改善症状　采用中医证候量表和尿量及血清肌酐评定。

2. 减少西药用量　以西药使用剂量变化、减药时间、停药时间计算。

3. 缩短病程　记录减药、停药时间，与单纯西药标准治疗对比。

4. 评价标准

西医临床疗效评定标准：参照《中国肾脏病学》（黎磊石，刘志红主编，人民军医出版社）

［治愈］小便淋沥涩痛等全部消退，其他症状消失，实验室检查恢复正常。

［好转］小便淋沥涩痛及其他症状减轻，实验室检查有改善。

［未愈］小便频急及淋沥涩痛及其他症状和实验室检查无变化或加重或频繁复发。中医证候积分疗效评定标准：

证候积分疗效评估＝（疗前积分－疗后积分）/疗前积分 ×100%

［痊愈］中医证候积分较治疗前减少≥70%。

［有效］中医主症积分较治疗前减少≥30% 且≤69%。

［无效］临床表现无明显改善者。治疗后中医主症积分较治疗前减少≤29%。

第八节　急性肾衰竭

急性肾衰竭（acute renal failure，ARF，简称"急性肾衰"）是各种原因引起的肾功能在短时间（数小时至数天）内突然下降而出现的临床综合征。其病因包括肾前性（血容量不足、心排血量减少）、肾后性（肾内梗阻、肾外梗阻如尿路结石、前列腺疾病、血凝块、坏死肾乳头、后腹膜淋巴瘤、腹膜后纤维化）、肾实质性（急性肾间质病变、各种肾小球和肾小血管疾病、各种原因导致的急性肾小管坏死）等。

本病属中医学"关格"范畴。关格的发生多由多种疾病反复不愈、迁延日久而引起。

基本病理变化为脾肾衰惫，气化不利，湿浊毒邪内蕴三焦。病理性质为本虚标实，脾肾虚衰为本，湿浊毒邪为标。

【诊断】

1. 西医诊断　参照葛均波编著《内科学》（2015 年人民卫生出版社）急性肾损害诊断。肾功能在 48h 内突然减退，血清肌酐绝对值升高≥ 0.3mg/dl（26.5μmol/L），或 7 天内血清肌酐增至≥ 1.5 倍基础值，或尿量＜ 0.5ml/（kg·h），持续时间＞ 6h。根据血清肌酐和尿量进一步分期。

表 4-1　AKI 的分期标准

项目	血清肌酐标准	尿量标准
1 期	升高＞ 0.3mg/dl 或增加＞ 50%	＜ 0.5ml/（kg·h），时间＞ 6h
2 期	升高＞ 200% ～ 300%	＜ 0.5ml/（kg·h），时间＞ 12h
3 期	增加＞ 300% 或＞ 4.0mg/dl（急性升高＞ 0.5mg/dl）	少尿＜ 0.3ml/（kg·h），时间 24h 或无尿
分期标准修订自 RIFLE 标准：提议的分期系统高度敏感，是基于最近血清肌酐的轻微变化也会影响预后的考虑；该标准的目的是为了收集更多的数据以便进一步的修订		

2. 中医诊断　参照《中华人民共和国国家标准·中医临床诊疗术语疾病部分（GB/T16751.1—1997）国家技术监督局》（1997 版）。急性肾衰是暴病及肾，损伤肾气，或肾病日久，致肾气衰竭，气化失司，湿浊尿毒不得下泄，以急起少尿甚或无尿，继而多尿，或以精神萎靡、面色无华，口有尿味等为常见症状的脱病类疾病。

3. 中医证候诊断

（1）脾肾阳虚、湿浊内蕴证：小便短少，色清，甚则尿闭，面色晦滞，形寒肢冷，神疲乏力，浮肿以腰以下为主，纳差腹胀，泛恶呕吐，大便溏薄，舌淡体胖，边有齿印，苔白腻，脉沉细。

（2）肝肾阴虚、肝风内动证：小便短少，呕恶频作，头晕头痛，面部烘热，腰膝酸楚，手足抽搐，舌红，苔黄腻，脉弦细。

（3）肾气衰微、邪陷心包证：无尿或少尿，全身浮肿，面白唇暗，四肢厥冷，口中尿臭，神识昏蒙，循衣摸床，舌卷缩，淡胖，苔白腻或灰黑，脉沉细欲绝。

【治疗】

1. 辨证论治

（1）脾肾阳虚、湿浊内蕴证

[治法] 温补脾肾，化湿降浊。

［方药］温脾汤（《备急千金要方》）合吴茱萸汤（《伤寒论》）加减。大黄12g，人参9g，甘草6g，干姜6g，附子9g，吴茱萸9g，生姜18g，大枣12枚。

［加减］水气凌心者加用己根苈黄丸；尿少或小便不通者合用滋肾通关丸；皮肤瘙痒者加用土茯苓、地肤子、白鲜皮。

（2）肝肾阴虚、肝风内动证

［治法］滋补肝肾，平肝息风。

［方药］杞菊地黄丸（《医级》）合羚角钩藤汤（《通俗伤寒论》）加减。枸杞子15g，菊花15g，熟地黄15g，山茱萸15g，山药12g，茯苓12g，泽泻15g，牡丹皮12g，川牛膝15g，羚角4.5g，钩藤9g，桑叶6g，生地黄15g，白芍9g，川贝母12g，竹茹15g，茯神9g，甘草3g。

［加减］大便秘结者加生大黄；风阳内动、导致中风者可按中风论治。

（3）肾气衰微、邪陷心包证

［治法］温阳固脱，豁痰开窍。

［方药］急用参附汤（《妇人良方》）合苏合香丸（《太平惠民和剂局方》），继用涤痰汤（《济生方》）。人参15g，附子15g，生姜3片，大枣5枚。

［加减］昏迷不醒者可静脉滴注醒脑静；狂躁痉厥者可服紫雪丹；心阳欲脱者可用参附龙牡汤。

2. 病证结合治疗　首先纠正可逆的病因，预防额外的损伤。

（1）基础治疗：积极治疗中毒、感染、免疫性疾病等原发病症，同时也应积极治疗并发症，如心力衰竭，纠正患者贫血及低蛋白血症状态，防治消化道出血及颅内出血。

（2）少尿期的治疗

1）卧床休息。

2）维持体液平衡：坚持"量出为入"的原则。

每日补液量＝显性失液＋不显性失液－内生水

3）饮食和营养：供给足够热量［30～35kcal/（kg·d）］，以维持机体足够的营养状态和正常代谢。遵循胃肠道循序渐进增加热卡的原则，对不能进食者可给予全静脉营养疗法。

4）高钾血症处理：最有效的办法为血液净化治疗，如血透或腹透。还可通过对症处理缓解高钾血症。①补碱，11.2%乳酸钠40～200ml在2～5min缓慢滴注或5%碳酸氢钠100～200ml滴注（可根据血气分析相应调整用量）。②补钙，10%葡萄糖酸钙10～20ml在2～5min缓慢滴注。③高糖胰岛素，50%葡萄糖50ml+胰岛10U。④控制钾摄入。

5）纠正代谢性酸中毒：可根据CO_2CP或HCO_3^-确定静脉滴注碳酸氢钠的量。对于严重的代谢性酸中毒，应立即开始透析治疗。

6）控制感染：根据细菌培养和药敏试验合理选用对肾无毒性作用或毒性相对较小的抗菌药物治疗。

7）对症处理：如抗高血压、纠正心率药物的应用等。

8）透析疗法：可采用血液透析或腹膜透析治疗。

（3）多尿期治疗：维持水、电解质和酸碱平衡，控制氮质血症，治疗原发病和防止各种并发症。多尿早期应继续透析治疗。

（4）恢复期治疗：一般无须特殊处理，定期随访肾功能，避免使用对肾有损害的药物。

3. 辅助治疗　低蛋白、高热量饮食，控制盐及嘌呤食品的摄入，使用氨基酸以维持患者日常活动需要。

4. 血管通路　观察组同时采用中药辨证施治，配合针灸对症治疗。采用颈内静脉或者股静脉置入 ARROW 双腔管。抗凝药：首次肝素剂量为 20U/kg，维持量为 10U/（kg·h）；合并出血或外伤的患者使用低分子量肝素。

5. 透析治疗　每次透析时间为 2～4 小时，根据患者病情每周进行 2～3 次透析。合并左侧心力衰竭及高度水肿的患者应用序贯超滤透析治疗。

6. 灌肠疗法

（1）降浊灌肠方：生大黄、生牡蛎、六月雪各 30g，浓煎 120ml，高位保留灌肠，2～3 小时后，应用 300～500ml 清水清洁灌肠，每日 1 次，连续 10 日为 1 个疗程。休息 5 日后，可继续下一个疗程。

（2）降氮汤：大黄 30g，桂枝 30g，煎成 200ml 保留灌肠。

【中医疗效评价】

1. 改善症状　采用中医证候量表和尿量及血清肌酐评定。

2. 减少西药用量　以西药使用剂量变化、减药时间、停药时间计算。

3. 缩短病程　记录减药、停药时间，与单纯西药标准治疗对比。

 第九节　慢性肾衰竭

慢性肾衰竭（chronic renal failure，CRF，简称"慢性肾衰"）是指所有原发性或继发性慢性肾疾病所致进行性肾功能损害所出现的一系列症状或代谢紊乱组成的临床综合征。

本病属于中医学"慢性肾衰"范畴。肾病日久，致肾气衰竭，气化失司，湿浊尿毒不得下泄。以少尿甚或无尿，或以精神萎靡、面色无华、口有尿味等为常见症状。本病多以虚衰为主。

【诊断】

1. 西医诊断　参考国际肾脏病组织 2012 年发布的《KDIGO-CKD 指南》。

（1）肾损害≥3个月，肾损害指肾结构或功能异常，伴或不伴 GFR 降低，表现如下：病理异常；或有肾损害指标，包括血或尿成分异常，或影像学检查异常。

（2）GFR < 60ml/（min·1.73m²）≥3个月，有或无肾损害。

2. 中医诊断　参照《中华人民共和国国家标准·中医临床诊疗术语疾病部分（GB/T16751.1——1997）国家技术监督局》（1997 版）。诊断依据：慢性肾衰是指由肾病日久，致肾气衰竭，气化失司，湿浊尿毒不得下泄，以少尿甚或无尿，或以精神萎靡、面色无华、口有尿味等为常见症状的肾疾病。

3. 中医证候诊断

（1）正虚证

①脾肾气虚证：倦怠乏力，气短懒言，食少纳呆，腰酸膝软，脘腹胀满，大便溏，口淡不渴。舌淡有齿痕，脉沉细。

②脾肾阳虚证：畏寒肢冷，倦怠乏力，气短懒言，食少纳呆，腰酸膝软，腰部冷痛，脘腹胀满，大便溏，夜尿清长。舌淡有齿痕，脉沉弱。

③气阴两虚证：倦怠乏力，腰酸膝软，口干咽燥，五心烦热，夜尿清长。舌淡有齿痕，脉沉。

④肝肾阴虚证：头晕，头痛，腰酸膝软，口干咽燥，五心烦热，大便干结，尿少色黄。舌淡红少苔，脉弦细或细数。

⑤阴阳两虚证：畏寒肢冷，五心烦热，口干咽燥，腰酸膝软，夜尿清长，大便干结。舌淡有齿痕，脉沉细。

（2）标实证

①水湿证：面肢浮肿，肢体困重，胸闷腹胀，恶心呕吐，纳呆便溏，舌淡胖苔白腻，脉濡或缓。

②湿热证：头重而沉，胸脘烦闷，口苦口黏，纳呆泛恶，尿色黄赤浑浊，或灼热涩痛，大便黏滞不爽，舌质红苔黄腻，脉濡数或滑数。

③血瘀证：肢体刺痛、麻木，痛有定处，夜间加重，肌肤甲错，口唇紫暗，舌质黯淡或有瘀斑、舌下脉络纡曲，脉涩或结代。

④溺毒证：呕恶纳呆、口有氨味，神识呆钝，或烦闷不宁，皮肤瘙痒，衄血或便血，舌苔污浊垢腻，脉滑数。

【治疗】

1. 辨证论治

（1）正虚证

①脾肾气虚证

[治法] 益气健脾补肾。

［方药］四君子汤（《太平惠民和剂局方》）加减。人参 9g，白术 9g，茯苓 9g，甘草 6g。

②脾肾阳虚证

［治法］温补脾肾。

［方药］实脾饮（《济生方》）合肾气丸（《金匮要略》）加减。白术 12g，厚朴 6g，木瓜 6g，木香 3g，草果 3g，槟榔 6g，茯苓 15g，干姜 6g，制附子 6g，炙甘草 3g，生姜 3 片，大枣 3 枚。

③气阴两虚证

［治法］益气养阴。

［方药］参芪地黄汤（《沈氏尊生书》）加减。党参 15g，生黄芪 15g，生地黄 15g，山茱萸 9g，山药 9g，牡丹皮 9g，茯苓 15g，泽泻 15g，桂枝 6g，炙附子 8g。

④肝肾阴虚证

［治法］滋补肝肾。

［方药］六味地黄汤（《小儿药证直诀》）合二至丸（《扶寿精方》）加减。熟地黄 15g，山茱萸 12g，山药 12g，牡丹皮 10g，泽泻 10g，茯苓 10g。

⑤阴阳两虚证

［治法］阴阳双补。

［方药］金匮肾气丸（《金匮要略》）合二至丸（《扶寿精方》）加减。肉桂、淫羊藿、山茱萸、熟地黄、茯苓、泽泻、淮山药、女贞子、墨旱莲等。

（2）标实证

①水湿证：可选用药物有法半夏、春砂仁、藿香、紫苏叶、茵陈、草果仁、茯苓皮等。

②湿热证：可选用药物有石韦、土茯苓、茵陈、大黄炭等。

③血瘀证：可选用药物有丹参、桃仁、三七、红花、蒲黄等。

④溺毒证：可选用药物有大黄、积雪草等。

2. 其他中医特色疗法　以下中医医疗技术适用于所有证型，可根据临床实际选用。

（1）结肠透析：选用泄浊排毒类中药，随证加减，加水 500ml，煎取 200ml。每次取 30ml，加生理盐水 100ml，调节温度为 38～42℃保留灌肠，嘱患者保留 1h，每日 1 次，3 周为 1 个疗程。

（2）大肠水疗：应用结肠治疗仪及微机系统，在专科护士的操作下，用软管从肛门进入 7～10cm，注入净化的温水，对整个肠道进行分段清洗，并配合结肠按摩，再根据中医辨证分型注入 37～39℃的对症的结肠洗液 250ml，嘱患者保留 1～2h，每 3 日 1 次，7 次为 1 个疗程。

（3）外敷疗法：选用活血、利水、消肿类中药加入敷药专用袋内，将准备好的敷药专用袋贴敷于肢体等治疗部位，每次外敷 6～8h，每日 1 次。

（4）中药熏洗沐足：选用安神、活血中药随证加减，加水煎煮至 1000～2000ml，倒入沐足按摩器内，浸泡温度为 41℃ 左右，时间 30min，沐足同时按摩涌泉、三阴交、足三里等穴位，每日 1 次，3 周为 1 个疗程。

（5）灸法：选取气海、关元、神阙、足三里等穴位随证加减，可使用艾灸箱，每次 20 ～ 30min，每日 1 次。

（6）穴位贴敷：选用泻水饮或补肾类中药贴敷于神阙、涌泉、关元等穴位，4 ～ 6h 后取下即可。

3. 运动康复　配合太极拳、八段锦等调养生息。

4. 西医治疗　主要参照 2012 年国际肾脏病组织制定的 KDIGO 诊治 CKD 临床实践指南：积极治疗原发病，纠正肾衰进展的危险因素，严格控制血压，控制血糖，降低蛋白尿，调节血脂，优质低蛋白饮食配合必需氨基酸，调节水电解质平衡（水、钠调节，高钾血症的处理，钙、磷调节），纠正代谢性酸中毒，纠正贫血等。

当慢性肾衰患者出现下列客观标准或主观标准之一，内科非手术治疗 1 周后复查仍出现或一个月内三次复查有两次出现，可考虑进行透析。

（1）客观标准（中华医学会编著，临床诊疗指南肾脏病学分册，人民卫生出版社，2011 年）

Ⅰ. eGFR（肾小球滤过率）≤ 5ml/（min · 1.73m^2）（EPI 公式换算）。

Ⅱ. 血钾≥ 6.5mmol/L。

Ⅲ. 二氧化碳结合力< 13mmol/L。

（2）主观标准

Ⅰ. 尿毒症性心包炎或胸膜炎。

Ⅱ. 尿毒症性脑病。

Ⅲ. 充血性心力衰竭或难治性高血压。

Ⅳ. 明显的出血倾向。

Ⅴ. 持续恶化的营养不良（包括厌食、体重减轻、血清白蛋白降低）。

5. 护理调摄要点

（1）饮食调理：优质低蛋白饮食、低磷高钙饮食、低脂饮食、热量与糖类的摄入要满足机体生理代谢的需要，限制钾的摄入，限制水分和盐分的摄入、戒烟酒。

（2）情志调理：加强疾病常识宣教，正确认识疾病，学会心理的自我调节，避免焦虑、紧张、抑郁、恐惧等不良情绪，保持心情舒畅，引导病人意识到自身价值，正确对待疾病。

（3）健康指导：CKD 病人要保护血管，尽量保留前臂、肘等部位的大静脉，以备用于血液透析治疗。

【中医疗效评价】

1. 改善症状　采用慢性肾衰竭中医症状分级量化表评定中医证候疗效；参考 2002 年《中药新药临床研究指导原则（试行）》，应用内生肌酐清除率（C_{Cr}）评定肾功能改善疗效。

内生肌酐清除率公式为：C_{Cr}=（140- 年龄）× 体重（kg）/72×Scr（mg/dl）

或 C_{Cr}=［（140- 年龄）× 体重（kg）］/［0.818×Scr（μmol/L）］，女性按计算结果 ×0.85。

2. 减少西药用量　以西药使用剂量变化、减药时间、停药时间计算。

3. 缩短病程　记录减药、停药时间，与单纯西药标准治疗对比。

4. 纠正贫血　与单纯西药标准治疗对比，对治疗前贫血程度的进行疗前疗后对比分析；对治疗前血红蛋白正常者，进行跟踪分析。

5. 主要检测指标的疗效评价　主要进行治疗前后内生肌酐清除率、血肌酐、血红蛋白、血浆白蛋白、尿蛋白的疗效分析。

第十节　糖尿病肾病

糖尿病肾病（diabetic nephropathy，DN）是糖尿病最常见的微血管并发症之一。无论是1 型还是 2 型糖尿病，30%～40% 的患者可出现肾损害，而 2 型糖尿病中约 5% 的患者在被诊断糖尿病的同时就已存在糖尿病的肾损害。糖尿病肾病可发展至慢性肾衰竭，预后明显较其他代谢性病因所致差，因此需要更早开始替代治疗，改善预后。

本病属于中医学"消渴病肾病"范畴。消渴病肾病的发生多由于禀赋不足、饮食失节、劳欲过度迁延日久阴伤气耗，阴损及阳导致阴阳俱虚。其中以肾阳虚、脾阳虚多见。病变的脏腑主要在肺、肾、脾，以肾为关键。病理性质以虚为主。

【诊断】

1. 西医诊断　参考中华医学会内分泌学分会颁发的《中国成人糖尿病肾脏病临床诊断专家共识（2016 版）》及改善全球肾脏病预后组织 KDIGO 颁布的《CKD 评估与管理临床实践指南（2012）》。临床诊断依据如下。

（1）有明确糖尿病病史。

（2）尿白蛋白：尿白蛋白 / 肌酐比值（ACR）≥ 3mg/mmol（30mg/g）或尿白蛋白排泄率（AER）≥ 30mg/24h（20μg/min）。因尿白蛋白排泄受影响因素较多，需在 3～6 个月内复查，3 次结果中至少 2 次超过临界值，并且排除影响因素如 24h 内剧烈运动、感染、发热、充血性心力衰竭、明显高血糖、怀孕、明显高血压、尿路感染，可做出诊断。

（3）糖尿病视网膜病变。

（4）排除其他原因引起的肾损害。

（5）eGFR（CKD-EPI 公式）> 30ml/（min·1.73m²）。

2. 中医诊断　参考《中医内科学（新世纪第二版）》（周仲瑛主编，中国中医药出版社，

2007 年)《糖尿病及其并发症中西医诊治学（第二版）》（吕仁和、赵进喜主编，人民卫生出版社，2009 年）。

临床上凡消渴病患者，出现泡沫尿（尿白蛋白排泄率、尿蛋白定量异常增高），或出现水肿、眩晕（高血压）、肾功能损害，或伴有视瞻昏渺（糖尿病视网膜病变），都应考虑到消渴病肾病（糖尿病肾病）。同时应注意排除淋证和肾风、肾水、支饮、心悸、眩晕等病证（泌尿系感染和多种原发性、继发性肾病以及心功能衰竭、高血压病）引起的尿蛋白增高、肾功能损伤的原因。

3. 中医证候诊断

（1）气阴两虚证：气短自汗，倦怠乏力，手足心热，咽干舌燥，渴欲饮水，大便干结或先干后稀，舌红胖大少苔有齿痕或舌淡齿痕，脉沉细或弦细。

（2）肝肾阴虚证：头晕头痛，腰酸耳鸣，两目干涩，五心烦热，面红目赤，大便干结，舌红苔薄黄，脉弦细数。

（3）脾阳不振证：面色萎黄，倦怠乏力，面目肢肿，腰以下为甚，脘腹胀满，纳呆便溏，形寒肢冷，小便短少，舌体胖大舌淡或黯淡，苔白腻，脉濡细。

（4）肾阳衰微证：面色㿠白，灰滞无华，形寒怕冷，四肢欠温，周身悉肿，以下肢为甚，腰膝酸软，伴胸闷憋气、心悸气短、腹胀尿少，舌淡红或黯淡苔白腻，脉沉细无力。

（5）浊毒上逆证：全身悉肿，形寒肢冷，面色晦黯，精神萎靡，神疲嗜睡，胸闷纳呆，恶心呕吐，口有秽臭，大便溏泄，尿少或无尿，舌体胖大，舌黯红苔白腻或垢腻，脉沉细无力。

（6）阴阳两虚证：面色㿠白，形寒肢冷，腰酸腰痛，口干欲饮，或有水肿，大便或干或稀，舌红胖，脉沉细。

【治疗】

1. 辨证治疗

（1）气阴两虚证

[治法] 益气养阴。

[方药] 参芪地黄汤加减。党参 15g，生黄芪 15g，生地黄 15g，山茱萸 9g，山药 9g，牡丹皮 9g，茯苓 15g，泽泻 15g，桂枝 6g，炙附子 8g。

[加减] 兼瘀毒者加人参、枸杞子、熟地黄；偏于肺胃气阴两虚者可选用补肺汤合益胃汤加减；偏于心脾气阴两虚者可选用人参归脾汤加减；偏于脾肾气阴两虚者可选用六君子汤合六味地黄汤加减。

[中成药] 百令胶囊，口服，每次 2～6 粒，每日 3 次；芪蛭降糖胶囊口服，每次 2.5g，每日 3 次。

（2）肝肾阴虚证

[治法] 补益肝肾，滋阴潜阳。

[方药] 杞菊地黄丸加减。菊花 10g，枸杞子 10g，生地黄 10g，泽泻 5g，牡丹皮 5g，

山茱萸 5g，钩藤 20g，生龙骨 50g，牡蛎 50g，怀牛膝 5g。

［加减］若肝肾阴竭、虚风内动者，可用羚角钩藤汤加减。

［中成药］糖脉康颗粒，口服，每次 5g，每日 3 次；六味地黄丸口服，每次 3g，每日 3 次。

（3）脾阳不振证

［治法］温补脾阳，利水消肿。

［方药］实脾饮加减。茯苓 10g，炒苍术 10g，白术 10g，川朴 10g，大腹皮 10g，桂枝 10g，木瓜 10g，猪苓 10g，木香 10g，附子片 10g，黄芪 15g，菊苣 10g，山药 20g。

［加减］兼瘀毒者加天竺黄、黄药子、瓜蒌、胆南星。

（4）肾阳衰微证

［治法］温补肾阳，利水消肿。

［方药］真武汤合苓桂术甘汤加减。附子 10g，桂枝 10g，党参 10g，炒白术 10g，云茯苓 20g，大腹皮 10g，丝瓜络 15g，干姜 3g，冬瓜皮 15g。

［加减］兼瘀毒者加炙附子、淫羊藿、紫河车。

（5）浊毒上逆证

［治法］温阳利水，逐毒降逆。

［方药］大黄附子汤合真武汤加减。附子片 15g，生大黄 8g，苍术 10g，半夏 10g，干姜 5g，炒白芍 10g，广木香 5g，黄芪 50g，冬瓜皮 30g，炒白术 10g。

［加减］兼瘀毒者加藿香、竹茹、姜半夏、白豆蔻。

［中成药］黄葵胶囊，口服，每次 2.5g，每日 3 次。

（6）阴阳两虚证

［治法］阴阳双补。

［方药］桂附地黄汤加减。熟地黄 12g，山茱萸 6g，山药 6g，牡丹皮 4.5g，泽泻 4.5g，茯苓 4.5g，附子 3g，肉桂 3g。

［加减］兼瘀毒者加冬虫夏草、鹿角胶、玉竹。

2. 其他中医特色疗法

（1）中药灌肠：大便不畅、湿浊偏盛者可配合中药保留灌肠：促进血液及肠管周围组织向肠腔内分泌代谢产物，减轻氮质潴留。推荐灌肠方：熟大黄、丹参、地榆炭、煅龙骨等。将药液袋放入 42℃温水中浸泡 5 分钟，病人左侧卧位，屈膝成 80°，润滑肛管后用灌肠器连接肛管，排气，夹管，嘱患者做排便动作，将肛管插入 10 ～ 15cm。松开止水夹，缓缓灌入药液，灌入完毕，夹管，再次抽吸药液，如此反复，灌入全部药液以后再注入温开水 5 ～ 10ml。抬高肛管末端，使管内药液全部灌入后夹管，用卫生纸包住肛管轻轻拔出，放入弯盘中，擦净肛门。

（2）中药穴位贴敷：将中药研为细末，与醋、黄酒等液体调制成糊状，敷贴于穴位，以治疗疾病，此法可使药性通过皮毛腠理，循经络传至脏腑，以调节脏腑气血。推荐贴敷方：生黄芪、丹参、酒大黄、紫苏叶、川芎、积雪草、淫羊藿、白芷，伴呕吐者加丁香、吴茱萸、厚朴、木香，伴便秘者加厚朴、莱菔子、紫苏子、生白术、木香、炒枳壳、决明子、晚蚕沙。

（3）针灸疗法

①艾灸疗法

肺脾气虚证：肺俞、脾俞、足三里、关元、气海。

脾肾气虚证：肺俞、肾俞、足三里、关元、气海。

肝肾阴虚证：肝俞、肾俞、三阴交、阴陵泉。

脾肾阳虚证：脾俞、肾俞、足三里、关元、气海。

取艾条点燃后，在穴位上方 10～30mm 处熏灸，一般每个穴位 10 分钟左右，至皮肤温热发红，而不致皮肤灼伤等穴位。

②针刺疗法

湿浊证：天枢、大横、丰隆、足窍阴、厉兑。毫针刺，平补平泻，每周 3 次，10 次为 1 个疗程。

湿热证：曲池、合谷、天枢、大横、丰隆、足窍阴、厉兑。毫针刺，平补平泻，每周 3 次，10 次为 1 个疗程。

血瘀证：三阴交、阳陵泉、脾俞、太溪。毫针刺，平补平泻，每周 3 次，10 次为 1 个疗程。

气滞证：三阴交、阳陵泉、肝俞、太溪。毫针刺，平补平泻，每周 3 次，10 次为 1 个疗程。

（4）中药泡洗

①温补肾阳的中药随证加减，煎煮后，将膝关节以下皮肤全部浸没于药液中，水温在 37～40℃，每日或隔日 1 次，每次 10～30 分钟，水温不宜过高，以免烫伤皮肤，糖尿病足等皮肤破溃者不宜使用。

②活血化瘀的中药随证加减，煎煮后，将膝关节以下皮肤全部浸没于药液中，水温在 37～40℃，每日或隔日 1 次，每次 10～30 分钟，水温不宜过高，以免烫伤皮肤，糖尿病足等皮肤破溃者不宜使用。

3. 饮食疗法

（1）肺脾气虚证：益气补虚、药食同源中药食疗调养，如黄芪、山药、白扁豆、瘦肉等。忌辛辣、生冷、油腻之品。

（2）脾肾气虚证：健脾益肾、药食同源中药食疗调养如生黄芪、山药、黄精、枸杞子等。忌辛辣、生冷、油腻之品。

（3）肝肾阴虚证：可选用滋阴培元中药食疗调养，如沙参、枸杞子、玉竹、黑木耳、银耳、百合等。忌辛辣、生冷、油腻之品。

（4）脾肾阳虚证：温补脾肾、药食同源中药食疗调养，如肉桂、韭菜、姜、羊肉等。忌辛辣、生冷、油腻之品。

（5）湿浊证：淡渗利湿、药食同源中药食疗调养，如薏苡仁、玉米须、白扁豆、水芹、冬瓜、鲫鱼等。忌辛辣、生冷、油腻之品。

（6）湿热证：清热利湿、药食同源中药食疗调养，如薏苡仁、赤小豆、丝瓜、绿豆芽、苦瓜等。忌辛辣、生冷、油腻之品。

（7）血瘀证：活血化瘀、药食同源中药食疗调养，如黑木耳、洋葱、生姜、山楂等。忌生冷、油腻之品。

（8）气滞证：可选用行气解郁中药代茶饮，如玫瑰花、合欢花、玳玳花、陈皮等。忌生冷、油腻之品。

4.病证结合治疗

（1）一般治疗：首先是积极治疗糖尿病，严格控制血糖，纠正糖代谢紊乱；其次是对高血压、高脂血症、高凝状态及肥胖等肾血管危险因素的控制；再次是针对肾具体病情所采取的对症治疗，控制蛋白尿，保护肾功能，必要时透析治疗或肾移植治疗。

（2）中成药

①解毒通络保肾方：由西洋参、枸杞子、黄芪、生地黄、益母草、丹参、地龙、大黄、黄连、榛花组成。针对糖尿病肾病毒损肾络之病机，治以益肾解毒通络。临床观察可明显改善 DN 患者乏力、口干口渴、五心烦热、腰膝酸软、尿浊、水肿等症状；并可降低血糖、糖化血红蛋白、调整脂代谢，明显改善肾功能及减少尿蛋白。

②糖肾康片：由生黄芪、枸杞子、山茱萸、肉桂、山药、红花、牡丹皮、茯苓、泽泻、猪苓、桃仁、生地黄、熟大黄、马齿苋、路路通组成。研究表明该药可明显改善 DN 患者三多一少、水肿、乏力等症状；降低血糖、血脂及血液黏稠度，改善微循环，消除或减轻水肿及蛋白尿，改善肾功能，对人体无不良反应。

③糖肾宁口服液：由生黄芪、太子参、生地黄、芡实、金樱子、山茱萸、川芎、丹参、水蛭、泽泻、大黄等组成。具有滋补肝肾、益气养阴、活血通脉功效，用于 DN 肝肾气阴两虚兼血瘀证患者。该药在改善临床症状、降低血糖、糖化血红蛋白及血肌酐、减少尿蛋白、降低血尿 β_2- 微球蛋白、调节脂代谢等方面具有明显效果。

④糖微康胶囊：由黄芪、女贞子、大黄等组成。临床研究显示该药治疗早期糖尿病肾病总有效率 84.62%，优于对照组。该药能降低 DN 患者的血糖、血脂，改善糖脂代谢及微循环，减轻肾损害程度，对 DN 有较好的疗效。

⑤止消通脉宁：由黄芪、生地黄、夏枯草、大黄等组成。早期和临床糖尿病肾病有显著减少尿蛋白、保护肾功能作用；可减轻糖尿病肾病大鼠模型肾脏病理改变，减轻肾小球细胞外基质增生，降低肾小球硬化率，抑制肾小球系膜基质增生和基膜增厚，减轻糖尿病非酶糖基化和肾小球高滤过；中药药物血清可抑制高糖培养系膜细胞增殖及分泌 IL-1、IL-6、TNF-α、FN、LN，并可明显抑制高糖培养系膜细胞 TGF-BmRNA 的过度表达。

⑥黄芪知母参七颗粒：由黄芪、知母、熟地黄、枸杞子、泽泻、黄柏、肉苁蓉、三七、赤芍、丹参组成。该药治疗糖尿病肾病气阴两虚证三期、四期临床疗效，对临床症状改善、24 小时尿蛋白定量、肾功能及糖尿病视网膜病变等指标均有明显改善。

⑦黄芪当归合剂：由黄芪、当归等组成。黄芪当归合剂可以减少 24h 尿蛋白、尿白蛋白、改善餐后血糖和脂质代谢、保护肾功能，并能在基因转录水平促进肝白蛋白合成，提高血浆白蛋白水平，用于治疗肾病综合征。

⑧血府逐瘀口服液联合灯盏花素注射液：由生地黄、桃仁、红花、当归、赤芍、桔梗、枳壳、柴胡、川芎、牛膝、甘草及灯盏花素组成。血府逐瘀口服液联合灯盏花素注射液在降低尿微量白蛋白排泄率 UAER 方面有效。

⑨左归丸：由山药、生地黄、山茱萸、枸杞子、牛膝、菟丝子、龟甲胶、鹿角胶组成。左归丸对肝肾阴虚证糖尿病肾病有确切疗效，无明显不良反应。

⑩大黄䗪虫丸：由大黄、䗪虫、黄芩、赤芍、桃仁、生地黄、杏仁、甘草、干漆、蛴螬、水蛭、虻虫组成。大黄䗪虫丸对尿蛋白排泄率、血小板最大聚集率、TXB_2 和 6-Keto-$PGF_{1\alpha}$ 变化都有显著改善。

⑪蒲参胶囊：由何首乌、蒲黄、丹参、川芎、赤芍、山楂、泽泻、党参组成。蒲参胶囊对早期糖尿病肾病有一定临床疗效。

⑫百令胶囊：冬虫夏草粉。百令胶囊治疗早期糖尿病肾病，对糖化血红蛋白（HbA1c）、血肌酐（Scr）、血尿素（BUN）、尿微量白蛋白排泄量变化有改善。

⑬金水宝胶囊：冬虫夏草粉。金水宝胶囊治疗早期糖尿病肾病有临床疗效，金水宝胶囊减少 UAER 的作用与洛丁新相当，但同时还可明显降低 Tg、TC、VLDL，改善脂代谢紊乱，从而更加有效延缓糖尿病肾病进展。

⑭火把花根片：昆明山海棠。在中医辨证治疗基础上加用火把花根片治疗糖尿病肾病，可较好改善中医症候、抑制炎症因子、调节血脂、降低血糖、蛋白尿等，延缓慢性肾功能不全的进展。

⑮黄葵胶囊：黄蜀葵花。黄葵胶囊可以较好地减少尿蛋白，作用强度与用药时间呈正相关；降低血 BUN、Cr，调节脂代谢，升高血浆白蛋白，有效治疗糖尿病肾病。

⑯大黄粉胶囊：大黄粉。观察大黄粉胶囊治疗显性糖尿病肾病有疗效，对于 24h 尿蛋白定量、血肌酐、血浆白蛋白、胆固醇、体重指数（BMI）变化，大黄可较好地改善 DN 患者上述指标，且降低血肌酐作用优于缬沙坦。

⑰牛蒡子粉：牛蒡子粉。临床研究显示牛蒡子粉可以改善 DN 患者临床症状，减少尿蛋白及微量清蛋白。药理学研究表明牛蒡子含有牛蒡子苷元、牛蒡酚、脂肪油等多种活性成分，具有降血脂、降血压、抗肿瘤、增强机体免疫功能等作用。牛蒡子及其提取物在治疗糖尿病肾病方面表现出独特的优势，可改善患者临床症状，提高患者生活质量，有效减少蛋白尿，减轻水肿，并能调节糖、脂代谢及改善微循环。

（3）中药提取物

①雷公藤多苷片：雷公藤提取物。能明显降低尿微量白蛋白 / 尿肌酐比值（mALB/Cr）、尿单核细胞趋化蛋白 -1（MCP-1）及 C 反应蛋白超敏 C 反应蛋白（Hs-CRP），减轻肾

组织炎症反应，延缓糖尿病肾病进展，近期治疗无严重不良反应。

②灯盏花素：灯盏花提取物。可降低 SCR、BUN、尿白蛋白排泄率（UAER），降低 24hUAER 疗效明显，还可有效降低全血黏度、血浆黏度，降低纤维蛋白原含量，改善患者血液流变性。

③水蛭：水蛭提取物。可更有效降低尿微量白蛋白、血肌酐及尿素氮，调节血脂代谢，降低全血黏度、血浆黏度、血沉，明显改善肾功能，延缓 DN 进展。水蛭素药物可降低尿微量白蛋白，改善高凝状态，对糖尿病肾病和高血压肾病患者的肾具有较好保护作用。

④三七总皂苷：三七提取物。能明显降低血 β_2-MG，尿 β_2-MG、尿微量蛋白以及尿蛋白定量，改善肾功能。

⑤川芎素或川芎嗪：川芎提取物。降低 UAER、尿 β_2-MG 水平及血浆 vWF 活性方面效果明显。在降低 TGF-β_1、CRP、IL-6 方面效果明显，该药可以抑制炎症因子，延缓肾纤维化进程。

⑥葛根素：葛根提取物葛根素可较好改善患者血液流变学，降低 UAER、SCR、BUN，减轻肾损伤，改善肾功能。可较好地降低 TNF-α、IL-6，抑制炎症反应，保护肾功能。

⑦黄芪：能更有效降低 24h 尿蛋白定量、尿微量白蛋白及血肌酐，保护肾功能。可明显降低 24h 尿蛋白定量、血胆固醇、血清肌酐及尿素氮，保护肾功能。

（4）饮食治疗：早期应限制蛋白质摄入量。对于肾功能正常患者，给予蛋白质 0.8g/（kg·d）。对已有大量蛋白尿、水肿、肾功能不全患者给予蛋白质 0.6g/（kg·d），以动物蛋白质为主。透析患者、儿童及孕妇，不宜过度限制蛋白质摄入。为防止营养不良的发生，应保证给予足够的热量，具体参见第 8 章糖尿病章节。

（5）控制血糖：糖尿病肾病患者糖化血红蛋白应控制在 7% 以下。临床常用的口服降糖药物包括六大类。①磺酰脲类；②双胍类；③噻唑烷二酮类；④ α-葡萄糖苷酶抑制药；⑤格列奈类药；⑥二肽基肽酶 4 抑制药。对于肾功能正常的患者，降糖药的使用主要根据患者胰岛的功能、血糖增高的特点以及是否存在肥胖来选择。当出现肾功能异常时，避免使用磺酰脲类和双胍类药物，应选用较少经肾排泄的药物，如阿卡波糖、吡格列酮等，但磺酰脲类中的格列喹酮仍可使用。中晚期患者建议停用所有口服降糖药，使用胰岛素。

（6）控制血压：应将血压控制在 ≤ 130/80mmHg。降压药物中以血管紧张素转换酶抑制药（ACEI）、血管紧张素 Ⅱ 受体拮抗药（ARB）作为首选药物。血压控制不佳的患者，可加用钙拮抗药（CCB）利尿药、β-受体阻断药等。在应用 ACEI、ARB 过程中要注意观察患者肾功能，血清钾及血容量的变化，对伴有肾动脉狭窄的患者要慎用或禁用。

（7）调脂治疗：调脂治疗目标为总胆固醇 < 4.5mmol/L，LDL < 2.5mmol/L，TG < 1.5mmol/L，高密度脂蛋白胆固醇 > 1.1mmol/L 对于以血清总胆固醇增高为主的高脂血症，首选他汀类降脂药物。以三酰甘油增高为主的患者选用纤维酸衍生物类药物治疗。在药物治疗的基础上，应配合饮食治疗，少食动物脂肪，多食含多聚不饱和脂肪酸的食物。

（8）并发症治疗：对于已并发高血压、动脉粥样硬化、心脑血管病、其他微血管病、神经病变和营养不良的患者应给予相应处理，保护肾功能。尽量避免使用肾毒性药物。

（9）透析和移植：当肾小球滤过率＜15ml/min，或伴有不易控制的心力衰竭、严重胃肠道症状、高血压等，应根据条件选用透析（血透或腹透）、肾移植或胰肾联合移植。

【中医疗效评价】

1. 改善症状　采用中医证候量表和尿量及血清肌酐评定。
2. 减少西药用量　以西药使用剂量变化、减药时间、停药时间计算。
3. 缩短病程　记录减药、停药时间，与单纯西药标准治疗对比。

第十一节　多囊肾

多囊肾又名Potter（Ⅰ）综合征、Perlmann综合征、先天性肾囊肿瘤病、囊胞肾、双侧肾发育不全综合征、肾脏良性多房性囊瘤、多囊病。我国1941年朱宪彝首先报道，本病临床并不少见。多囊肾有两种类型，常染色体隐性遗传型（婴儿型）多囊肾，发病于婴儿期，临床较罕见；常染色体显性遗传型（成年型）多囊肾，常于青中年时期被发现，也可在任何年龄发病。多囊肾的治疗是当前医学界的难点，也是一个不可忽视的重点。

多囊肾属于中医学"腰痛""尿血""肾胀""积聚""关格""虚劳"等病的范畴。多囊肾是一种本虚标实的慢性疾病，主要与禀赋不足，先天阴阳造化之差异有关，加之劳累太过以致肾气亏虚，肝失疏泄，脾失健运，痰湿内生，经络气血瘀阻不通，痰浊、瘀血着于腰部，流注于肾，日久发为痰核、积聚等，故其病位在肾，常波及于肝、脾等脏，且其肾、肝、脾三脏同病较多。本病早期多以邪实为主，病久则常虚实夹杂，晚期则以正衰邪实为主。先天禀赋不足是本病发病的根本原因，加之后天失调，痰、湿、瘀互结下焦肝肾，尤以血瘀为主，形成癥块，日久耗伤正气，终则肾用失司，肾体劳衰，溺毒难出，浊毒内停而成关格重症。

【诊断】

1. 西医诊断　参照王海燕主编《肾脏病学》（第3版），黎磊石，刘志红主编《中国肾脏病学》（第1版）多囊肾诊断标准拟定。

（1）主要标准：①肾皮质、髓质布满多个液性囊肿；②明确的多囊肾家族史。

（2）次要标准：①多囊肝；②肾衰竭；③腹部疝；④心脏瓣膜异常；⑤胰腺囊肿；⑥颅内动脉瘤；⑦精囊囊肿；⑧眼睑下垂。

只要符合两项主要标准和任意一项次要标准，临床可诊断多囊肾；如仅第一项主要标准，无家族遗传史，则要有 3 项以上的次要标准，才能确诊多囊肾。

2.中医诊断　参照《实用中医内科学》。①本病早期可无明显症状,晚期可出现尿血、水肿、腰痛等症状。② B 超、CT 有助于本病的诊断及鉴别诊断。

3.中医证候诊断

（1）湿热蕴结证：腰酸痛，肉眼或镜下血尿，腹部胀闷不适或按之痞块，肿而不坚，纳食减少。面色萎黄无华，口苦口黏，头目眩晕，皮肤瘙痒，心悸，恶心呕吐，胸脘痞闷，苔黄腻，脉滑数，尿频、急、痛。此证见于多囊肾早期，正虚尚不十分明显，以邪实为主，可有血尿、水肿、高血压等。

（2）血络痹阻证：腰痛，状如针刺，痛有定处，尿中带血，头目眩晕，面或唇紫暗，舌有瘀斑或瘀点，脉细涩或弦涩。此证见于多囊肾中期，正虚与邪实并见，血尿、高血压、水肿、肌酐清除率等均不正常。

（3）阴阳两虚证：面色苍白，畏寒肢冷，腹有肿块拒按，尿少水肿，便溏纳差，舌淡暗有瘀点，苔白滑或白腻，脉沉迟无力。或五心烦热，腰膝酸痛，头晕耳鸣，面色潮红，双目干涩，盗汗，尿中带血，胁肋及小腹胀痛，或触到痞块，口苦咽干，便秘，舌红、苔黄而干，脉细数而弦。此证见于多囊肾晚期，阴阳两虚、正虚明显，伴见邪实较重，肾功能障碍、肾较大，甚则出现尿毒证。

【治疗】

1.辨证论治

（1）湿热蕴结证

[治法] 清热利湿。

[方药]八正散（《太平惠民和剂局方》）加减。车前子、瞿麦、萹蓄、滑石、栀子、甘草（炙）、木通、大黄（面裹，煨，去面，切，焙）各 500g。每服 6 ～ 10g，灯心草煎汤送服；汤剂，加灯心草，水煎服，用量根据病情酌定。

[加减] 乏力加黄芪 30g；腰酸加补骨脂 30g，牛膝 10g；大便干燥加制大黄 6g，枳实 15g；水肿加泽泻 15g，泽兰 15g。

[中成药] 清热通淋丸，口服，每次 10 粒，每日 3 次。

（2）血络痹阻证

[治法] 活血通络。

[方药]膈下逐瘀汤（《医林改错》）合六君子汤（《医学正传》）加减。五灵脂（炒）、川芎、牡丹皮、赤芍、乌药各 6g，当归、桃仁（研泥）、红花、甘草各 9g，延胡索 3g，香附、枳壳各 4.5g，人参 9g，白术 9g，茯苓 9g，炙甘草 6g，陈皮 3g，半夏 4.5g。

[加减] 气虚乏力者加太子参 30g，生黄芪 15g；腰酸腰痛加牛膝 10g，川续断 10g，杜仲 15g；以血尿为主症者，依其寒热虚实，阴虚者予女贞子 30g，墨旱莲 30g，血热者予牡

丹皮 10g，仙鹤草 30g，茜草 30g；以血压升高为主症者，予天麻 10g，钩藤 10g。

[中成药] 血府逐瘀胶囊，口服，每次 4 粒，每日 3 次。

（3）阴阳两虚证

[治法] 滋阴温阳，活血利水。

[方药] 生脉散（《备急千金要方》）合济生肾气丸（《严氏济生方》）加减。太子参 30g，生黄芪 15g，麦冬 10g，五味子 15g，白茯苓（去皮）、泽泻、山茱萸（取肉）、山药（炒）、车前子（酒蒸）、牡丹皮（去木心）各 30g，附子（炮）、官桂（不见火）、川牛膝（去芦，酒浸）、熟地黄各 15g。

[加减] 口苦口黏加黄连 6g，龙胆 6g；腰痛如刺加三棱 6g，莪术 6g；腰部酸痛加川牛膝 10g，杜仲 15g，补骨脂 30g；头晕头痛加天麻 10g，钩藤 10g。

[中成药] 生脉胶囊，口服，每次 4 粒，每日 3 次。济生肾气丸，每次 1 丸，每日 3 次。

2. 病证结合治疗　根据病证结合的原则，在多囊肾治疗过程中，坚持以中医治疗为主，突出中医减毒增效，延缓病程的优势。

（1）发生期：以养生保肾，减少外界诱发因素为目的。慎起居、防感冒、清淡饮食、忌大鱼大肉、禁服肾毒性药物等；还要及早中医药干预辨证保肾，促进体内代谢产物，提高免疫，改善血流变，疏通肾血管，抗炎，抑制多囊肾发展。必要时亦可据体质辨证。

（2）成长期：以延缓囊肿的生长速度、减少西药用量为目的。在常规西药对症处理的基础上运用中药抑制多囊肾的囊肿进展、保护肾功能。时时不忘柔和剂补肾强腰，活血而不损气伤精。通过运用活血化瘀中药，延缓囊肿的生长速度，此期是应用中药活血化瘀延缓囊肿生长的关键时期。

（3）肿大期：延缓囊肿肿大速度。活血与止血药，益气与清热药，解毒与软坚药并用，诸药合用，从不同靶点途径阻滞囊肿肿大。在此期或辨证加入解毒活血药物，或加入补肾之品。还应注意一个问题，如果活血化瘀药物用量过大反而加剧腰痛胀。

（4）破溃期：积极控制感染，改善肾功能。应积极控制感染，防止败血症和肾功能恶化等。运用凉血止血药，不仅止血效果效佳，而且在非出血期继续使用，可有效改善肾功能，减轻症状。

（5）肾功能不全期：保肾扶正气，延缓肾衰的进展。治疗程序：在慢性肾病的 1～4 期积极运用中医辨证进行治疗，剂量亦要轻盈量小，减少药源性肾损害，亦可顾护胃气，有一分胃气，就有一分生机，注意分清泄浊，化痰利湿活血，佐以补肾健脾益气以助气化。尽量延缓患者肾移植或行腹膜透析术或血液透析的时间。

3. 并发症治疗

（1）高血压：在上述辨证论治方案基础上，辨证使用以下中成药或单味中药。

①安宫降压丸：安宫降压丸（国药准字 Z11020075），每日 1～2 丸，每日 2 次。安宫降压丸方中牛黄、黄连贵为君药，清心平肝、泻火降压，天麻、珍珠母、水牛角、郁金合为

臣辅，清热豁痰解毒；再佐以白芍、川芎柔肝活血，黄芪、党参、麦冬益气生津、辅助平抑肝阳；冰片凉肝行气、开窍醒神。诸药合用，刚柔并济，补泻结合、共奏平肝降压之效。针对高血压 1 级病人的多中心、随机对照、双盲临床研究显示：应用安宫降压丸能显著降低病人的血压，症状改善明显。

②金水宝胶囊：金水宝胶囊（国药准字 Z19980015）口服，每次 4 粒，每日 3 次。金水宝胶囊有效成分为发酵虫草菌粉（Cs-4），其主要药理作用与青海天然虫草相似，具有补益肺肾、秘精益气作用。研究表明金水宝和西药合用显著降低高血压病患者的尿 mALB、TRF 和 β_2-MG，可以保护或减轻高血压病的早期肾损害。

③通心络胶囊：通心络胶囊（国药准字 Z108900035）口服，每次 3 粒，每日 3 次。通心络胶囊可以良好的控制患者血压，而且还有良好的抗氧化应激作用，可以提高其血管内皮功能。通心络胶囊对血小板的聚集及黏附具有抑制作用，可以对血管中 NO 量进行调节，以达到提高患者内皮功能的目的，同时对炎症因子表达产生抑制，稳定斑块。

④天麻：每日用量 10～15g。天麻所含的天麻素、天麻多糖均可降低收缩压和舒张压，而天麻多糖降低收缩压作用较强，降压效果呈剂量依赖性，二者的作用机制可能与促进血管内皮舒张因子一氧化氮（NO）的生成及抑制血管内皮收缩因子血浆内皮素（ET）的拮抗调节机制有关。天麻具有舒张血管的作用，其机制可能与其所含酯溶性酚性成分共同作用，抑制血管平滑肌细胞膜上电压依赖性钙离子通道（VDC）的钙离子内流有关。且在血管不同舒缩状态下，对血流速度发挥不同程度的调节作用。

⑤钩藤：每日用量 10～15g。钩藤中的生物碱为其降压作用的主要成分，钩藤生物碱能明显降低平均血压和心肌收缩率，其中以异钩藤碱的降压作用为最强，其次是钩藤碱，钩藤总碱最弱。钩藤生物碱既能通过扩张血管，降低心输出量和组织外源钙离子内流来起到直接降压的作用，又能通过阻断神经传导、降低神经递质分泌来起到间接降压作用。

⑥桑寄生：每日用量 20～30g。研究表明桑寄生剂量能显著降低血浆 β- 内啡肽浓度，起到降血压作用。

（2）水肿：中药在治疗水肿方面，疗效确切。主要是在复方中辨证使用以下单味药。

①桑白皮。每日用量 20～30g。相关研究表明，桑白皮水提物或正丁醇提取物或桑白皮煎剂均有良好的利尿作用。

②猪苓。每日用量 20～30g。猪苓具有比较明显的利尿作用，并能促进钠、氯、钾等电解质的排出。猪苓提取物具有明显的利尿、抑制尿结石形成和肾功能保护作用，可用于利尿、防治尿结石及肾衰竭。猪苓不稀释血液，虽可增加肾小球滤过率，但不显著，因此其利尿作用可能是由于抑制了肾小管对水和电解质的重吸收。另外，猪苓多糖可以通过提高巨噬细胞生物活性，淋巴细胞转化能力，T 细胞免疫活性等增强或促进非特异性和特异性免疫功能。

③茯苓。每日用量 20～30g。茯苓在临床中主要用于对虚实寒热引起的水肿进行治疗，效果最好的就是脾虚饮停。茯苓相对于襻利尿药呋塞米具有较为持久的利尿作用，利尿作用

比较缓和安全，会避免出现因电解质紊乱产生乏力、肠蠕动紊乱、心律失常、烦躁、嗜睡等不良反应。另外，茯苓多糖可增强机体免疫功能，同时对肠道免疫系统比外周免疫系统具有更强的作用。

④泽泻。每日用量 10～15g。泽泻的利尿作用主要是由于抑制了肾集合管对水的重吸收。泽泻的醇提取物具有显著的利尿和抗利尿作用，小剂量的泽泻醇提取物可以促进尿量增加以及电解质离子的排出，大剂量则对此有显著抑制作用。

（3）尿路感染：本病患者易发生尿路感染，尤其是女性，如诱发囊肿感染则肾区疼痛加重伴发热，血尿及脓尿明显，严重者可导致败血症。中药在防治尿路感染方面，有明显的优势。主要是在复方中辨证使用以下中成药或单味药。

①八正片：八正片（国药准字 Z20060318）口服，每次 4 片，每日 3 次。八正片清热祛湿、利尿通淋，可以明显改善湿热下注型尿路感染引发的各临床症状，能够降低尿液中白细胞含量，抑制菌群生长，明显改善尿频尿急、淋沥涩痛等症状。

②清热通淋丸：清热通淋丸（国药准字 Z20090318）口服，每次 10 丸，每日 3 次。临床研究表明清热通淋丸具有很强的抗炎、杀菌作用，缓解尿频、尿痛、排尿后不适等症状。

③银花泌炎灵：银花泌炎灵（国药准字 Z19991090）口服，每次 4 片，每日 4 次。银花泌炎灵片具有抗炎和增加巨噬细胞吞噬能力的作用，是广谱、高效、低毒作用的消炎灭菌药。还能通过改善肾血流而提高机体免疫力，提高抗病能力。

④桂蒲肾清胶囊：桂蒲肾清胶囊（国药准字 Z20153083）口服，每次 4 粒，每日 3～4 次。桂蒲肾清胶囊为藏药名方，可以提高抗感染效果，缓解患者尿路症状，安全性亦较好。

4. 外治法　中药肾区渗透：将中药白附片、川芎、吴茱萸、益智仁、威灵仙、沉香各15～20g，冰片、人工麝香各 1～5g 等药粉碎经微细化处理，装入 12cm×18cm 纱布袋中，取 2 袋备用，将有中药灵芝、冬虫夏草、蜈蚣、乌蛇、地龙、透骨草等药各 3～12g 浸煮为液体约 120ml，分成 2 份，分别浸入 2 袋药粉中，再用食用醋充分浸泡 2 袋药。而后外敷在两侧肾区皮肤上，把药物导入仪两电极板紧敷于被 2 次浸泡透的药袋外，用药物导入仪低频脉冲（100～300Hz）红外热线（40～43℃），人平卧床上做治疗。每次 45 分钟，每日 2 次。

5. 针灸疗法

[治则] 温经养肾，逐瘀散结。

[取穴] 主穴肾俞，配穴足三里。患者俯卧，裸露腰部，穴位局部消毒，选用 30 号 3 寸毫针，先快速刺肾俞，提插用补法，针感向下或向腹部放射为佳，再在穴位周围斜刺，平刺 5～6针，针针有针感即可。留针 30min，主针用艾灸七壮，用补法刺足三里。7 天为 1 个疗程，每疗程间隔 3 天。

【中医疗效评价】

1. 改善临床症状　根据《中药新药临床研究指导原则》制定。

2. 减少西药用量、减毒增效　以对症治疗西药使用剂量变化、减药时间、停药时间计算。

3. 改善肾小球、肾小管功能　与单纯西药治疗相比，患者服用中药治疗后尿 NAG，尿 RBP、尿微量白蛋白 / 尿肌酐改善情况。

4. 延缓肾衰竭　患者自发病到需要肾移植或透析的时间，与单纯西药标准治疗对比。

第十二节　尿酸性肾病

尿酸性肾病（uric acid nephropathy，UAN）是由于血尿酸产生过多或排泄减少形成高尿酸血症所致的肾损害，通常称为痛风肾病，临床表现可有尿酸结石，小分子蛋白尿、水肿、夜尿、高血压、血尿酸、尿尿酸升高及肾小管功能损害。本病西方国家常见，国内以北方多见，无明显的季节性，肥胖、喜肉食及酗酒者发病率高。男女之比为 9 ∶ 1，85% 为中老年人。本病如能早期诊断并给予恰当的治疗（控制高尿酸血症和保护肾功能），肾脏病变可减轻或停止发展，如延误治疗或治疗不当，则病情可恶化并发展为终末期肾衰竭而需要透析治疗。

传统中医典籍中未有"尿酸性肾病"病名记载，UAN 初起以实证为主，日久耗伤正气，导致虚证或虚实夹杂之证。UAN 可见尿频、尿急、尿痛，小便黄赤，肾绞痛，腰膝酸软，神疲乏力，纳呆食少，怕风怕冷，皮肤色暗，舌红苔黄腻，脉弦数等。现代中医可根据本病患者临床表现，参照"淋证""痹证""水肿""腰痛"等。其病因多先天禀赋不足，脾肾虚弱，或因嗜食肥甘，或外感水湿，湿浊内蕴，肾降浊不利，闭藏开合失司，气滞湿聚，浊瘀相结阻于肾络、筋膜、脉络、关节所致，久则损害肾。治疗应分清本虚标实，辨清正邪偏盛。

【诊断】

1. 西医诊断　参照《肾脏病学》。① 30 岁以上男性患者较多，常有家族遗传史。②常有关节病变。③尿呈酸性，尿蛋白轻微，肾小球及肾小管功能多有损害。④尿中常见鱼子样砂粒，镜检呈双折光尿酸结晶。亦有排黄褐色结石者，分析成分为尿酸，X 线能透过，故有阴性结石之称。⑤尿尿酸＞ 4.17mmol/L（＞ 700mg/dl），血尿酸＞ 390μmol/L（＞ 6.5mg/dl）。

2. 中医诊断　参照《实用中医内科学》。①本病在未出现痛风或结石时可无特异性表现。②血尿酸、尿尿酸的检测有助于本病的诊断及鉴别诊断。

3. 中医证候诊断

（1）湿热痹阻证：肌肉或关节红肿热痛，步履艰难，发热，口渴不欲饮，烦闷不安，溲黄浊，舌质红、苔黄腻，脉濡数或滑数。此证见于 UAN 早期，正虚不明显，以邪实为主，可无指标的异常。

（2）痰瘀痹阻证：肌肉、关节疼痛剧烈，多呈刺痛感，部位固定不移，痛处拒按，局部肿胀可有硬结或瘀斑，或面色暗鬈，肌肤干燥无光泽，口干不欲饮，舌质紫暗、有瘀斑，脉沉细涩。此证见于 UAN 中期，可出现正虚，但仍以邪实为主，可出现尿酸异常。

（3）肝肾亏虚证：腰酸腰痛，双眼干涩，五心烦热，口干喜饮，大便干结，尿赤或砂石尿，脉细数。或面色苍白，畏寒肢冷，腰酸腰痛，口干欲饮，或有水肿，大便或干或稀，舌胖而质暗，脉沉细或沉弱。此证见于 UAN 晚期，阴阳两虚、正虚明显，肾功能损害严重。

【治疗】

1. 辨证论治

（1）湿热痹阻证

[治法] 清热利湿通络。

[方药] 三妙丸（《医学正传》）加减。黄柏 12g，苍术 18g，川牛膝 6g。

[加减] 口渴心烦加玄参 15g，生地黄 20g，麦冬 15g；乏力加黄芪 30g；腰酸加补骨脂 30g，牛膝 10g；大便干燥加制大黄 6g，枳实 15g；皮肤红斑加牡丹皮 12g，赤芍 15g，紫草 15g，生地黄 30g。

[中成药] 四妙丸，口服，每次 6g，每日 2 次。

（2）痰瘀痹阻证

[治法] 化痰行瘀通络。

[方药] 双合汤（《回春》卷四）加减。当归、川芎、白芍、生地黄、陈皮、半夏（姜汁炒）各 10g，白茯苓（去皮）10g，桃仁（去皮去尖）6g，红花 6g，白芥子 9g，甘草 6g。

[加减] 皮下有结节加胆南星 10g，天竺黄 15g；瘀血明显、关节疼痛、肿大、僵硬变形加莪术 6g，三七 4g，土鳖虫 6g；痰瘀交结疼痛不已加穿山甲 10g，白花蛇 1 条、全蝎 2 条、蜈蚣 2 条，地龙 10g；有化热之向加黄柏 15g，牡丹皮 15g。

[中成药] 身痛逐瘀胶囊，口服，每次 4 粒，每日 3 次。

（3）肝肾亏虚证

[治法] 培补肝肾，舒筋止痛。

[方药] 独活寄生汤（《备急千金要方》）加减。独活 9g，桑寄生、杜仲、牛膝、细辛、秦艽、茯苓、肉桂心、防风、川芎、人参、甘草、当归、芍药、干地黄各 6g。

[加减] 乏力、腰膝酸软明显加鹿角霜 20g，续断 10g，狗脊 10g；畏寒肢冷、关节拘急疼痛加附子 10g，干姜 10g，巴戟天 30g；腰膝酸痛、心烦低热加龟甲 20g，熟地黄 30g，女贞子 30g。

2. 病证结合治疗　根据病证结合的原则，在 UAN 治疗过程中，坚持以中西医结合治疗为主，突出中医减毒增效，延缓病程的优势。

（1）急性尿酸性肾病期：以快速消除诱发因素为目的。积极寻找原发病因并治疗，西药配合中药降低高尿酸血症，在碳酸氢钠、别嘌醇等的基础上积极运用排尿酸的中药，如大黄、秦皮、车前草、土茯苓等，可防止急性梗阻发生。

（2）慢性尿酸性肾病期：以保护肾功能、改善生活质量目的。在常规西药对症处理的基础上运用中药改善患者的生活质量、保护肾功能。运用活血化瘀、降低血尿酸、保肝益肾等中药，尽量减少西药用量。

3. 伴发症治疗

（1）痛风性关节炎：在上述辨证论治方案基础上，辨证使用以下中成药或单味中药。

①雷公藤多苷片：雷公藤多苷片（国药准字 Z33020422），每次 2 ～ 3 片，每日 3 次。雷公藤多苷片具有抗炎作用，能显著抑制关节肿大，缓解关节疼痛，抑制组胺所致的毛细血管通透性增加，抑制棉球肉芽增生，使血浆 C-GMP 明显下降，阻断组胺、5-羟色胺的作用。

②白芍总苷胶囊：白芍总苷胶囊（国药准字 H20055058），每次 2 粒，每日 3 次。白芍总苷胶囊具有抗炎和免疫调节作用，对多种炎症病理模型均具有明显抗炎和免疫调节作用。临床药理研究表明，本药能够改善风湿性关节炎患者的病情，减轻症状体征，并调节免疫功能。

③正清风痛宁片：正清风痛宁片（国药准字 Z43020279），每次 4 粒，每日 3 次。正清风痛宁片可减轻关节炎所致的足部肿胀和全身继发性病变，可使肾小球肾炎模型的尿蛋白含量降低，肾小球病变减轻。

④益肾蠲痹丸：益肾蠲痹丸（国药准字 Z20053018），每次 8 ～ 12g，每日 3 次。益肾蠲痹丸能够明显下调滑膜组织中 VEGF 蛋白表达和肝组织中 VEGF-B 基因表达，从而有效减少 VEGF 的生成，来抑制滑膜组织增生和血管新生，减少血管翳的形成，阻止关节软骨组织、骨组织的破坏。因此益肾蠲痹丸是目前治疗早期 RA 较为理想的中成药，可以改善患者的症状，控制病情的进展，减少骨关节的进行性破坏，在一定程度上保护关节、改善关节功能。

（2）尿酸结石：控制高尿酸血症可使尿酸结石的发生率降低。主要是在复方中辨证使用以下中成药及单味药。

①绵萆薢：每日用量 20 ～ 30g。绵萆薢可显著降低腺嘌呤与乙胺丁醇所致高尿酸血症的血清尿酸水平；其作用机制可能与下调尿酸盐阴离子转运体高表达、上调负责尿酸分泌的有机阴离子转运体（OAT1、OAT3）低表达导致尿酸排泄增加或抑制黄嘌呤氧化酶活性有关。

②威灵仙：每日用量 20 ～ 30g。有研究发现，威灵仙可通过降低血清尿酸，减少肾小管间质尿酸盐结晶沉淀和炎性细胞浸润，明显改善尿酸性肾病的肾损害。另外，威灵仙还可显著降低肌酐、尿素氮、血脂、血糖水平。

③秦艽：每日用量 10 ～ 20g。研究显示，秦艽醇提物可显著降低血清尿酸水平。其作用机制可能与调节阴离子转运蛋白 URAT1、OAT1、OAT3 表达水平及增加尿酸排泄量有关。

④其他：土茯苓、晚蚕沙可降低血尿酸；生薏苡仁、泽泻、车前子、茯苓、地龙能增加尿酸排泄；泽兰、桃仁、当归、地龙可抑制尿酸合成。消炎利胆片和排石颗粒也可以辅助治疗尿酸结石。

4. 外治法

（1）足浴：川花椒、红花、苍术、防风、细辛、羌活、独活、麻黄、桂枝、艾叶、透骨草、制附子。每日 1 剂，水煎外用，药液量以没过双踝为宜，保持水温 40℃，每日 30min。

（2）灌肠

①生大黄 15～30g，土茯苓 30g，积雪草 30g，煅牡蛎 50g，槐花 30g，制附子 15g，丹参 30g。水煎 100ml，保留灌肠，煎液温度 37～39℃。每日 1 次，保留 30min 以上，开始每日 1 次，半月后改为隔天 1 次。

②生大黄 20g，蒲公英 30g，煅牡蛎 40g，积雪草 30g。浓煎取汁 200ml，待药液温度为 37～39℃，行保留灌肠，灌后平卧或臀部稍高，隔日 1 次，保留 60min 以上，连续灌肠 6 周以上。

【中医疗效评价】

1. 改善临床症状　　根据《中药新药临床研究指导原则》制定。

2. 减少西药用量、减毒增效　　以对症治疗西药使用剂量变化、减药时间、停药时间计算。

3. 改善肾功能　　与单纯西药治疗相比，患者服用中药治疗后血尿酸、肌酐、尿素氮、膀胱抑素 C、24h 尿蛋白、尿微量白蛋白、尿微量白蛋白 / 尿肌酐改善情况。

4. 改善尿酸性结石　　与单纯西药组相比，患者服用中药后尿酸性结石的出现时间、大小及数量。

5. 延缓肾衰竭　　患者自发病到需要肾移植或透析的时间，与单纯西药标准治疗对比。

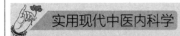

第5章　风湿性疾病

第一节　类风湿关节炎

类风湿关节炎（rheumatoid arthritis，RA）是一常见的以关节慢性炎症性病变为主要表现的全身性自身免疫病。类风湿关节炎主要侵犯外周关节，但肺、心、神经系统、血液、眼等器官或组织亦可受累。主要病理变化为滑膜细胞增生，炎症细胞浸润，血管翳形成，侵蚀人软骨及骨组织。滑膜持续炎症导致关节结构破坏、畸形和功能丧失。

本病属中医学"痹证""尪痹"范畴。大多由于风、寒、湿、热等邪气闭阻经络，影响气血运行，导致肢体筋骨、关节、肌肉等处发生疼痛、重着、酸楚、麻木，或关节屈伸不利、僵硬、肿大、变形等症状的一种疾病。轻者病在四肢关节肌肉，重者可内舍于脏。本病属中医学痹症范畴，临床上大致分为活动期和缓解期。活动期以寒湿，或湿热，或寒热夹杂痹阻经脉为常见；缓解期以痰瘀互结，或正气不足为主要表现。辨证总属邪实正虚。活动期多以邪实为主，治疗应以祛邪为主。缓解期或中晚期，多属正虚邪恋或虚实夹杂，正虚多为肝肾亏虚、气血不足，邪实则多见痰浊、瘀血等，治疗宜扶正祛邪。

【诊断】

1. **西医诊断**　参考1987年美国风湿病学院（ACR）提出类风湿关节炎的修订诊断标准，要求7项中符合4项可诊断为类风湿关节炎。①晨僵至少1h（≥6周）；②3个或3个以上关节肿（≥6周）；③腕、掌指关节或近端指间关节肿（≥6周）；④对称性关节肿（≥6周）；⑤皮下结节；⑥手X线片改变（至少有骨质疏松和关节间隙狭窄）；⑦类风湿因子阳性（滴度>1：32）。符合以上4项者可诊断。2009年美国风湿病学会（ACR）和欧洲抗风湿病联盟（EULAR）提出了新的RA分类标准（表5-1），该标准包括关节受累情况、血清学指标、滑膜炎持续时间及急性时相反应物4个部分，4个部分评分的总得分6分以上可确诊IRA。

表 5-1　ACR/EULAR2009 年 RA 诊断标准

关节受累情况		得分（0～5分）
受累关节数	受累关节情况	
1	中、大关节	0
2～10	中、大关节	1
1～3	小关节	2
4～10	小关节	3
＞10	至少 1 个为小关节	5
血清学		得分（0～3分）
RF 或抗 CCP 抗体均阴性		0
RF 或抗 CCP 抗体至少 1 项低滴度阳性		2
RF 或抗 CCP 抗体至少 1 项高滴度（超过正常值 3 倍以上）阳性		3
滑膜炎持续时间		得分（0～1分）
＜6 周		0
＞6 周		1
急性时相反应物		得分（0～1分）
CRP 或 ESR 均正常		0
CRP 或 ESR 增高		1

2. 中医诊断

（1）症状：常缓慢起病，有乏力、纳差、体重减轻及低热等。最常见以近端指间关节、掌指关节及腕关节为主的对称性、多关节、小关节肿痛，活动受限，指关节呈梭形肿胀，晚期可畸形。晨僵的持续时间常与病情活动程度一致。关节外表现常见有类风湿结节、血管炎、胸膜炎、间质性肺炎、心包炎、浅表淋巴结肿大、肝大、脾大等全身各个系统的损伤。

（2）体征：对称性的关节肿胀、变形，活动受限，以四肢小关节多见，或可见皮下类风湿结节等。

3. 中医证候诊断

（1）活动期

①寒湿痹阻证：肢体关节冷痛、肿胀或重着，局部皮色不红，触之不热，晨僵，关节屈伸不利，遇寒痛剧，得热痛减，局部畏寒怕风；或恶风发热，肌肤麻木不仁；或口淡不渴，恶风寒，阴雨天加重，肢体沉重；舌质淡或淡红，苔薄白或白腻，脉弦紧或沉紧或浮缓。

②湿热痹阻证：四肢关节或肌肉局部红肿，重着，疼痛如燎，局部肤温升高，下肢关节尤甚，晨僵，活动受限，或关节积液，屈伸不利，或伴发热，口苦口黏，口渴不欲饮；或

恶风发热，有汗不解，心烦口渴，便干溲黄，舌红，苔黄腻或燥，脉滑数或弦滑。

③寒热错杂证：肢体关节疼痛、肿胀，局部触之发热但自觉畏寒，关节屈伸不利；自觉发热，但局部触之不热，全身热象不显，舌淡苔白或黄，或黄白兼见，脉弦数。

（2）缓解期

①痰瘀痹阻证：关节漫肿日久，肌肉关节刺痛，痛处不移，关节肿大，肢体顽麻或重着，甚至强直畸形，屈伸不利，周围可见硬结，肌肤甲错或干燥无光泽，或关节肌肤紫暗，肿胀，按之稍硬，或关节僵硬变形，有硬结、瘀斑，面色黧黑，眼睑浮肿，或胸闷痰多，舌质紫暗，或有瘀斑，苔白腻或黄腻，脉细涩或细滑。

②肾虚寒凝证：关节冷痛而肿，肢冷不温，关节屈伸不利，晨僵，关节畸形，腰背酸痛，俯仰不利，面色㿠白，畏寒怕冷，神倦懒动，天气寒冷加重，舌淡胖，苔白滑，脉沉细。

③肝肾阴虚证：病久关节肿胀疼痛或酸痛，局部关节灼热疼痛，屈伸不利，形瘦骨立，腰膝酸软，头晕耳鸣，盗汗，失眠，舌红少苔，脉细数。

④气血亏虚证：关节疼痛，肿胀僵硬，麻木不仁，行动不利，面色淡白，心悸，自汗，神疲乏力，舌淡，苔薄白，脉细弱。

⑤正虚邪恋证：关节疼痛，经久不愈，痛势绵绵，甚至彻夜不眠，日轻夜重，形体消瘦，面色萎黄，神疲乏力，腰膝酸软，舌淡，苔薄白，脉细小弦。

【治疗】

1. 辨证论治

（1）活动期

1）寒湿痹阻证

[治法] 疏风散寒，祛湿宣痹。

[方药] 蠲痹汤（《医学心悟》）加减。羌活15g，独活15g，海风藤15g，桂枝15g，秦艽15g，当归9g，川芎6g，桑枝15g，乳香9g，木香9g等。

[加减] 风盛者加防风、白芷各9g，以疏风；寒盛者加附子9g，细辛3g，以温阳散寒；湿盛者加萆薢15g，薏苡仁30g，以祛湿。

[中成药] ①寒湿痹颗粒开水冲服,每次3g（无糖型）或5g（减糖型）,每日3次,孕妇忌服,高热者禁用；②风湿骨痛胶囊口服,每次4粒,每日2次。

2）湿热痹阻证

[治法] 清热通络，疏风祛湿。

[方药] 大秦艽汤（《素问·病机气宜保命集》）加减。秦艽15g，当归9g，羌活15g，石膏30g，防风15g，白芷15g，川芎6g，白芍15g，生地黄15g，白术15g，黄芩9g，细辛3g。

[加减] 热邪不重，头痛胸闷，舌苔腻，脉滑数，加广藿香、佩兰各9g，以芳香化湿；热毒盛，加蒲公英15g，忍冬藤30g，以清热解毒；湿浊甚，加土茯苓15g，以清热化湿；

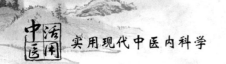

热灼伤阴，加玄参 15g，牡丹皮 15g，以清热养阴。

[中成药] ①湿热痹颗粒开水冲服，每次 1 袋，每日 3 次，服药期间忌食辛辣油腻之物，孕妇慎用，寒湿痹禁用；②四妙丸口服，每次 6g，每日 2 次。

3）寒热错杂证

[治法] 祛风散寒，清热除湿。

[方药] 桂枝芍药知母汤（《金匮要略》）加减。麻黄 9g，桂枝 15g，防风 15g，知母 9g，赤芍 15g，防己 9g，土茯苓 15g，威灵仙 15g，独活 15g，川芎 6g，细辛 3g，甘草 6g 等。

[加减] 寒象明显，加附子 12g，姜黄 15g，以加强温经散寒通络；热象多于寒象，伴口干苦，可减少麻黄、桂枝、细辛用量；上肢痛甚，独活改羌活，加姜黄 12g，桑枝 30g，以通上肢经络；下肢痛甚，加忍冬藤 30g，络石藤 30g，川牛膝 9g，以引药下行，加强清热通络止痛作用。

（2）缓解期

1）痰瘀痹阻证

[治法] 活血化瘀，祛痰通络。

[方药] 身痛逐瘀汤（《医林改错》）合指迷茯苓丸（《证治准绳》）加减。当归 9g，秦艽 15g，桃仁 9g，红花 9g，香附 15g，地龙 9g，五灵脂 9g，没药 9g，羌活 15g，川芎 6g，牛膝 9g，甘草 6g，法半夏 9g，枳壳 15g。

[加减] 痰瘀不散，疼痛不已，加白花蛇 3g，全蝎 3g，蜈蚣 5g，以搜剔络脉；神疲乏力，面色无华，加黄芪 15g，党参 15g，以益气扶正；痰瘀化热，加忍冬藤 30g，牡丹皮 15g，以清热化痰；肢凉畏风，加麻黄 9g，桂枝 15g，细辛 3g，以温经散寒。

[中成药] 盘龙七片口服，每次 3～4 片，每日 3 次。

2）肾虚寒凝证

[治法] 祛风散寒，除湿补肾。

[方药] 独活寄生汤（《备急千金要方》）加减。独活 15g，桑寄生 15g，秦艽 15g，防风 15g，细辛 3g，肉桂 1.5g，杜仲 15g，熟地黄 15g，牛膝 15g，当归 9g，川芎 6g，白芍 15g，党参 15g，黄芪 15g，茯苓 15g，甘草 6g 等。

[加减] 肾虚严重，加补骨脂 15g，骨碎补 9g，淫羊藿 15g，以补肾阳，祛风湿；寒甚，加附子 12g，干姜 9g，以散寒止痛；肢体僵硬，加白僵蚕 9g，木瓜 30g，薏苡仁 30g，以祛风渗湿解痉。

[中成药] ①尪痹颗粒开水冲服，每次 6g，每日 3 次，孕妇慎服；②益肾蠲痹丸饭后开水送服，每次 1 袋，每日 3 次，月经期、经行量多暂停服，孕妇停服。

3）肝肾阴虚证

[治法] 滋阴清热。

[方药] 左归丸（《景岳全书》）加减。熟地黄 15g，山药 15g，枸杞子 15g，山茱萸 15g，牛膝 9g，菟丝子 15g，鹿角胶 9g，龟甲胶 9g，当归 9g，鸡血藤 30g，首乌藤 30g，清

风藤 30g 等。

[加减] 阴虚火旺，加知母、黄柏各 9g，以清热；关节肿胀，加苍术 15g，薏苡仁 30g，以除湿消肿；关节强直、畸形，加全蝎 3g，蜈蚣 5g，以活血搜邪。

[中成药] ①木瓜丸口服，每次 30 丸，每日 2 次，服用期间忌食生冷食物，孕妇忌服；②滋阴壮骨丸口服，每次 9g，每日 2 次。

4）气血亏虚证

[治法] 补益气血，祛邪通络。

[方药] 黄芪桂枝五物汤（《金匮要略》）加减。黄芪 15g，桂枝 15g，白芍 15g，熟地黄 15g，苍术 15g，薏苡仁 30g，威灵仙 15g，鸡血藤 30g，首乌藤 30g，清风藤 15g 等。

[加减] 关节冷痛较剧，加附子 12g，以散寒止痛；上肢痛，加片姜黄 15g，以通上肢经络；下肢痛，加川牛膝 9g，以引药下行；关节强直、畸形，加全蝎 3g，蜈蚣 5g，蜂房 9g，乌梢蛇 9g，以活血搜邪，并加补骨脂 15g，续断 15g 等，以补肾壮骨。

[中成药] 痹祺胶囊口服，每次 4 粒，每日 2～3 次。

5）正虚邪恋证

[治法] 益肾培本，蠲痹通络。

[方药] 益肾蠲痹丸（《朱良春教授经验方》）。熟地黄 15g，淫羊藿 10g，肉苁蓉 10g，鹿衔草 10g，补骨脂 10g，山茱萸 10g，当归 15g，鸡血藤 15g，露蜂房 5g，乌梢蛇 9g，僵蚕 9g，全蝎 3g，蜈蚣 3g，地龙 10g，甘草 6g。

[加减] 阴虚证患者服药后有咽干口燥表现，加生地黄 10g，麦冬 10g，石斛 10g，泡茶饮服；身痒或皮疹，可用徐长卿 15g，地肤子 30g，煎汤送服。

2. 病证结合治疗　初患初治：治疗目的是缓解关节症状，延缓病情进展，减少残疾发生，尽可能维护关节功能，以改善患者的生活质量。

（1）活动期：在上述辨证论治基础上治疗。①非甾体抗炎药（NSAIDs），包括水杨酸类、吲哚衍生物、丙酸衍生物、灭酸类、吡唑酮类、昔康类、昔布类药物。②糖皮质激素。③改变病情药物，抗疟药、柳氮磺吡啶、青霉胺、金制剂、甲氨蝶呤、来氟米特、硫唑嘌呤、环磷酰胺、环孢素、雷公藤、白芍总苷、青藤碱等。④生物制剂，肿瘤坏死因子（TNF）拮抗药；去 B 细胞治疗；抑制 T 细胞活化生物制剂 CTLA4。⑤干细胞移植。

（2）缓解期：在上述辨证论治基础上，除上述西医疗法维持剂量外，还可根据不同的病期分型施行不同的手术，单关节炎、大关节炎为主时可行病变滑膜切除术，对中、晚期患者由于关节骨受到破坏，在切除滑膜后，还需行关节清理术、骨矫正术、关节成形术或人工关节置换术。

3. 外治法

（1）针灸：体针上肢取穴肩髃、肩髎、曲池、尺泽、手三里、外关、合谷；下肢取穴环跳、阳陵泉、昆仑、太溪、解溪等，或根据疼痛肿胀部位采取局部取穴，或循经取穴。实证针用泻法，虚证针用补法。属寒者可加灸法，属热者可加用火针刺法。

（2）熏洗

①肢体关节畏风、怕凉，偏寒湿痹阻者，酌情选用祛风散寒除湿、温经通络药物，可用药物全身熏洗疗法，每次 30min，每日 1 次。

②肢体关节肿胀热甚、偏湿热痹阻者，酌情选用清热除湿、宣痹通络之品，可用药物全身熏洗疗法，每次 30min，每日 1 次。

（3）外敷：局部关节肿大变形，偏痰瘀痹阻者，酌情选用活血行瘀、化痰通络之品，可用中药外敷法，每次 30min，每日 1 ～ 2 次。

（4）穴位注射：木瓜注射液、红花注射液或复方当归注射液，每次每穴注入 0.5 ～ 0.8ml，每次选取 3 ～ 4 穴。

（5）直流电离子导入：多应用中药的浸出液，常用蒸馏水制成 50% 乙醇溶液或用 50°的白酒浸泡中草药，进行局部导入。

第二节　系统性红斑狼疮

红斑狼疮（lupus erythematosus，LE）是由机体自身免疫异常活化所引发的一组临床表现特异的病谱性疾病。其中，系统性红斑狼疮（systemic lupus erythematosus，SLE）位于狼疮疾病谱的终末端，是以全身症状、骨骼肌肉及内脏炎症为主要表现的多系统疾病。本病在大多数病例中起病缓慢，呈亚急性和慢性经过，缓解与复发交替出现。

近代中医学家根据本病的临床表现称之为"红蝴蝶疮""热毒发斑""阴毒发斑"等。主要由于先天禀赋不足、肝肾亏损而成。因肝肾精血不足，易致阴虚火旺，虚火上炎，兼因腠理不密，外邪入侵，两热相搏，热毒入里，瘀阻脉络，内伤及脏腑，外阻于肌肤而发病。劳倦内伤，七情郁结，妊娠分娩，冲任受损，日光暴晒，内服药物等都可成为发病的诱因。阴阳失调、阴虚内热是基本病机，热毒炽盛之证可以相继反复出现，甚或热毒内陷，热盛动风。病情虚实互见，变化多端。

【诊断】

1. 西医诊断　参照美国风湿病学会（ACR）1997 年修订的 SLE 诊断标准。符合该分类标准 11 项中的 4 项或 4 项以上者，在除外感染、肿瘤和其他结缔组织病后，可诊断 SLE（表 5-2）。

表 5-2　美国风湿病学会（ACR）1997 年修订的 SLE 诊断标准

（1）颊部红斑：固定红斑，扁平或高起，在两颧突出部位红斑
（2）盘状红斑：片状高起于皮肤的红斑，黏附有角质脱屑和毛囊栓；陈旧性病变可发生萎缩性瘢痕
（3）光过敏：对日光有明显的反应，引起皮疹，从病史中得知或医师观察
（4）口腔溃疡：经医师观察到的口腔或鼻咽部溃疡，一般为无痛性
（5）关节炎：非侵蚀性关节炎，累及 2 个或更多的外周关节，有压痛、肿胀或积液
（6）浆膜炎：胸膜炎或心包炎
（7）肾脏病变：尿蛋白＞ 0.5/24 小时或（+++），或管型（红细胞、血红蛋白、颗粒或混合管型）
（8）神经病变：癫痫发作或精神病，除外药物或已知的代谢紊乱
（9）血液学疾病：溶血性贫血或白细胞减少，或淋巴细胞减少，或血小板减少
（10）免疫学异常：抗 dsDNA 抗体阳性，或抗 Sm 抗体阳性，或抗磷脂抗体阳性（包括抗心磷脂抗体、或狼疮抗凝物、或至少持续 6 个月的梅毒血清试验假阳性三者中具备一项阳性）
（11）抗核抗体：在任何时间和未用药物诱发"药物性狼疮"的情况下，抗核抗体滴度异常

2. 中医诊断

（1）症状

1）一般症状：全身不适、疲乏、食欲缺乏、发热等。常见的热型有两种：一种是长期的低热，大多数是作为亚急性发病的表现；另一种是弛张型高热，很少有寒战。发热很可能是 SLE 活动的表现，但应除外感染因素。疲乏是 SLE 常见但容易被忽视的症状，常是狼疮活动的先兆。

2）皮肤症状：SLE 的皮肤症状是全身症状的一部分，常在早期出现，包括面部皮疹、皮肤血管炎、黏膜损害及盘状红斑等。

①蝶形红斑：这是本病所特有的症状，皮损以鼻梁为中心在两颧部出现红斑，两侧分布如蝶状，境界一般比较清楚，扁平或因局部浸润轻度隆起。严重者可见有局部水肿，甚至出现水疱，炎症消退时可出现鳞屑、色素沉着，大部分病例皮疹消退后不留痕迹。

②盘状红斑：黏膜损害常见在上唇皮肤部分及下唇唇红部位出现红斑、脱屑，境界清楚，有的伴有轻度萎缩。

③皮肤血管炎：阳性率约 50%，表现虽无特异性，但却提示有结缔组织病的存在。可表现为瘀点、丘疹、结节、网状青斑和浅表溃疡，这些损害都可能是 SLE 的最早表现；常见指（趾）尖处肿胀、红斑和毛细血管扩张，甲周毛细血管扩张，甲半月板区发红，掌、跖、肘、膝或臀部持续性红斑或紫色斑，附少许鳞屑，微小的毛细血管扩张常见于颜面或其他部位皮肤。

④狼疮脱发：弥漫性非瘢痕性脱发形成在额部顶前区的头发参差不齐、短而易折断，称为狼疮发。

⑤黏膜损害：见于 25% 患者。可发生结膜炎、巩膜外层炎以及鼻腔与女阴溃疡，当全身症状加剧时，口唇的炎症反应亦常加重，黏膜出现红斑糜烂或小的溃疡，被有黄色的分泌物，疼痛。另外，多形红斑是常见的皮肤症状：一种是光感性多形红斑，另一种是寒冷性多形红斑，发病率高，有辅助诊断价值。

3）内脏系统表现

①关节痛与关节炎：70% ～ 80% 患者都有这种症状，常侵犯踝、腕、膝、肘及近端指间关节，多呈游走性关节痛，大关节可以肿痛、压痛，但红肿的不多，而小关节则常伴有轻度红肿。关节痛尤其是关节炎可以作为本病病情活动的一种表现。

②肾受累：肾常受累。肾损害可出现在本病的任何阶段，有时在发病多年后才发生，但以 1 ～ 2 年较多，并随着病程的迁延而增多，发生率约 75%。分为肾炎型或肾病型，表现为蛋白尿、氮质血症、高胆固醇血症和低血清蛋白血症。在临床上肾外表现与肾损害并无明显平行关系，有明显红斑的患者，不一定有肾损害；相反病期长的肾损害患者，往往无红斑，也无发热及关节痛。

③心血管系统：发生率可达 30%。心包炎是 SLE 最常见的心脏损害，可无症状，仅心电图或超声心动图可查出。心肌炎常伴发心包炎，出现率达 25%，休息时无原因的心悸，与体温不成比例的心率加快，心电图检查时 ST-T 段的改变，胸部 X 线检查心脏扩大而无心包液渗出，则要疑及本症。

④中枢神经系统：是本病的严重损害，可表现为轻偏瘫、抽搐、癫痫、复视、视网膜炎、脉络膜炎、精神病及其他人格障碍。

⑤血液系统：贫血最常见，多为正细胞性正色素性贫血，白细胞减少（低于 $4.0 \times 10^9/L$）较常见，不过严重粒细胞减少者少见，若出现时要注意药物所致白细胞减少。白细胞减少与病情活动相关。特发性血小板减少性紫癜有时是 SLE 的先兆，其他异常表现包括中性粒细胞减少症和淋巴细胞减少症。全血减少对 SLE 有一定诊断价值。

⑥胃肠系统：肝损害约占 1/3，主要为转氨酶升高，或伴有轻度肝大、胃纳差。

⑦呼吸系统：SLE 有肺及胸膜被累及者占 40% ～ 50%，胸膜炎或胸膜渗出常呈双侧性，是最常见的临床表现。肺受累显示渗出性胸膜炎、间质性肺炎和急性肺炎。

（2）体征：淋巴结肿大占患者的 20% ～ 35%，脾肿大的发生率一般是 15% ～ 36%，以轻度肿大为多。

3. 中医证候诊断

（1）热毒炽盛证：面部蝶形红斑鲜艳，皮肤紫斑，伴有高热，烦躁口渴，神昏谵语，抽搐，关节肌肉疼痛，大便干结，小便短赤，舌红绛，苔黄腻，脉洪数或细数。此证多见于系统性红斑狼疮急性活动期。

（2）阴虚内热证：斑疹暗红，伴有不规则发热或持续低热，五心烦热，自汗盗汗，面色浮红，关节痛，足跟痛，月经量少或闭经，舌红，苔薄，脉细数。此证多见于系统性红斑狼疮轻中度活动期或稳定期。

（3）脾肾阳虚证：面色无华，眼睑、下肢浮肿，胸胁胀满，腰膝酸软，面热肢冷，口干不渴，小便清长，尿少或尿闭，舌淡胖，苔少，脉沉细。此证多见于素体阳虚或系统性红斑狼疮晚期合并心肾损害时。

（4）脾虚肝旺证：皮肤紫斑，胸胁胀满，腹胀纳呆，头晕头痛，耳鸣失眠，月经不调或闭经，舌紫暗或有瘀斑，脉细弦。

（5）气滞血瘀证：红斑暗滞，角栓形成及皮肤萎缩，伴倦怠乏力，舌暗红，苔白或光面舌，脉沉细。此证多见于血管炎、紫癜、心脏损害或肝大、脾大患者。

【治疗】

1. 辨证论治

（1）热毒炽盛证

[治法] 清热凉血，化斑解毒。

[方药] 犀角地黄汤（《备急千金要方》）合黄连解毒汤（《肘后备急方》）加减。水牛角30g，生地黄30g，牡丹皮15g，黄连10g，黄芩15g，黄柏15g，栀子15g，青蒿20g，赤芍15g，泽泻15g，知母15g，白茅根20g，玄参15g。

[加减] 高热神昏者加安宫牛黄丸或紫雪散等；咽喉肿痛，加山豆根6g，蒲公英12g，甘草6g，以清热解毒利咽。

[中成药] ①紫雪散口服，每次1.5～3g，每日2次，孕妇禁用；②新雪颗粒口服，每次1瓶，每日2次；③清开灵注射液20～40ml加入10%葡萄糖注射液200ml或0.9%生理盐水100ml中，静脉滴注，每日1～2次。

（2）阴虚内热证

[治法] 滋阴降火。

[方药] 六味地黄丸（《小儿药证直诀》）合大补阴丸（《丹溪心法》）、清骨散（《证治准绳》）、二至丸（《证治准绳》）加减。生地黄30g，鱼腥草、益母草、青蒿、紫草、知母、黄柏各15g，女贞子、墨旱莲各20g，茯苓、泽泻、牡丹皮、山茱萸各9g。

[加减] 自汗明显，加黄芪15g，党参10g，麻黄根10g，以益气敛汗；盗汗明显，加龟甲15g，地骨皮10g，糯稻根10g，以滋阴清热止汗。咽干，反复发生咽喉肿痛，加玄参15g，麦冬9g，北沙参9g，桔梗6g，以滋阴润肺，利咽消肿。

[中成药] ①六味地黄丸，口服，每次9g，每日2次；②知柏地黄丸，口服，每次9g，每日2次。

（3）脾肾阳虚证

[治法] 温肾壮阳，健脾利水。

[方药] 肾气丸（《金匮要略》）、右归丸（《景岳全书》）或附子理中汤（《三因极一病证

方论》），重者用参附汤（《圣济总录》）加减。熟地黄 24g，山茱萸 12g，山药 12g，牡丹皮 9g，白茯苓 9g，泽泻 9g，赤芍 9g，生姜 5g，附子 3g，肉桂 3g。

[加减] 水肿明显，加茯苓 12g，车前子 15g，冬瓜皮 30g，以补益脾肾，利水消肿；腰酸明显，加杜仲 15g，续断 12g，以补肾健腰。

[中成药] ①金匮肾气丸口服，每次 6g，每日 2 次；②龟鹿补肾丸口服，每次 6g，每日 2 次。

（4）脾虚肝旺证

[治法] 健脾清肝。

[方药] 四君子汤（《太平惠民和剂局方》）合丹栀逍遥散（《太平惠民和剂局方》）加减。党参 15g，白术 15g，茯苓 15g，牡丹皮 9g，栀子 9g，木香 10g，陈皮 10g 等。

[加减] 腹胀明显，加香附 9g，枳壳 6g，以理气消胀。

[常用中成药] ①八珍丸口服，每次 6g，每日 2 次；②丹栀逍遥丸口服，每次 6g，每日 2 次。

（5）气滞血瘀证

[治法] 疏肝理气，活血化瘀。

[方药] 逍遥散（《太平惠民和剂局方》）合血府逐瘀汤（《医林改错》）加减。柴胡、白芍、当归、白术、茯苓各 15g，炙甘草 6g，桃仁 12g，红花 9g，枳壳 10g，赤芍 6g，川芎 10g，牛膝 10g，益母草 30g，丹参 20g，香附 15g。

[加减] 伴心悸失眠，加炒酸枣仁 30g，柏子仁 12g，以养心安神；倦怠乏力，气短懒言，加黄芪 15g，党参 15g，以健脾益气；肝大、脾大，加炙鳖甲 15g，穿山甲 5g，三棱 9g，莪术 9g，以活血散结。

[中成药] 逍遥丸口服，每次 6g，每日 2 ～ 3 次。

2. 病证结合治疗　药物治疗 SLE 目前没有根治的办法，但合理有效的治疗方案可使大多数患者达到病情缓解。早期诊断和早期治疗，可以避免或延缓组织脏器发生不可逆性损害，有助于改善预后；由于 SLE 患者间个体差异较大，应根据病情的轻重程度，评估治疗的风险和效果，选择最佳方案。在上述辨证论治基础上，按轻、中、重型治疗。

（1）轻型 SLE：①局部用药，中效至超强效的糖皮质激素软膏和钙神经素抑制药（他克莫司软膏、吡美莫司霜剂）；②抗疟药（常用磷酸氯喹或硫酸羟基氯喹）；③沙利度胺；④非甾体抗炎药（NSAIDs），如吲哚美辛、布洛芬、美洛昔康等；⑤小剂量激素（泼尼松 ≤ 10mg 每日）；⑥其他，雷公藤多苷、白芍总苷、复方甘草酸苷；⑦免疫抑制药，硫唑嘌呤、甲氨蝶呤、吗替麦考酚酯等。

（2）中度活动型 SLE：①糖皮质激素，通常泼尼松剂量为 0.5 ～ 1mg/（kg·d），初始剂量必须足量；②免疫抑制药，如甲氨蝶呤、硫唑嘌呤等。

（3）重型 SLE：①糖皮质激素，是目前治疗重型 SLE 的首选药物。泼尼松（强的松）的剂量为 1 ～ 1.5mg/（kg·d），待病情稳定后开始减量，以每 1 ～ 2 周减 10% 为宜，减至 0.5mg/（kg·d）后按病情适当延长减量间隔时间，维持量尽可能小于 10mg。②免疫抑制药，如环磷酰胺、环孢素 A、吗替麦考酚酯。③大剂量静脉输注免疫球蛋白（IVIG）。

3. 并发症治疗

（1）狼疮性肾炎

1）中医辨证论治

①热毒炽盛证

[证候] 壮热口渴，烦躁，关节疼痛，肌肤发斑、颜色紫红，或衄血，全身乏力，小便短赤，大便干结，神昏谵语，舌质红润而绛或紫暗，苔黄腻或黄干，脉弦数。

[治法] 清热凉血，解毒消斑。

[方药] 犀角地黄汤（《备急千金要方》）合五味消毒饮（《医宗金鉴》）加减。水牛角 30g，生地黄 15g，赤芍 15g，牡丹皮 15g，金银花 15g，野菊花 15g，紫花地丁 15g，紫背天葵 15g，蒲公英 15g，甘草 8g。

[加减] 神昏谵语可选用安宫牛黄丸、紫雪丹、新雪丹、清开灵、醒脑静；抽搐，加羚羊角粉 0.6g，钩藤 15g；关节红肿，可用宣痹汤去半夏、赤小豆、金银花，加忍冬藤 24g，桑枝 24g。

[中成药] 黄葵胶囊口服，每次 4 ～ 5 粒，每日 3 次；昆明山海棠片口服，每次 2 ～ 4 片，每日 3 次。

②湿热壅盛证

[证候] 浮肿，倦怠乏力，口干口苦，口中黏腻，胃纳欠佳，小便短赤或量少，大便干结或不爽，神昏谵语，舌质红绛，苔黄腻或黄干，脉弦数。

[治法] 清热利湿，凉血解毒。

[方药] 疏凿饮子（《严氏济生方》）加减。羌活 15g，秦艽 15g，生地黄 15g，茯苓皮 30g，泽泻 30g，白茅根 18g，石韦 15g，白花蛇舌草 30g，蒲公英 15g，甘草 6g。

[加减] 神昏谵语可选用安宫牛黄丸、新雪丹、清开灵、醒脑静；关节红肿，可用宣痹汤去半夏、赤小豆、金银花，加忍冬藤 24g，桑枝 24g。

[中成药] 黄葵胶囊口服，每次 4 ～ 5 粒，每日 3 次；昆明山海棠片口服，每次 2 ～ 4 片，每日 3 次。

③肝肾阴虚证

[证候] 浮肿，两目干涩，五心烦热，咽干口燥，发脱齿摇，腰膝酸软或疼痛，或长期低热，颧红盗汗，头晕耳鸣，溲赤便结，舌嫩红苔少或光剥，脉细数。

[治法] 滋阴清热，补益肝肾。

[方药] 左归丸（《景岳全书》）加减。生地黄 15g，女贞子 15g，墨旱莲 15g，山药 15g，山茱萸 15g，牛膝 18g，玄参 15g，茯苓 18g，泽泻 15g，牡丹皮 15g，甘草 4.5g。

[加减] 阴虚火旺而见尿热、血尿，可改用知柏地黄汤加茜草 15g，白茅根 15g，仙鹤草 15g，侧柏叶 15g，大小蓟各 12g；阴虚阳亢而头晕耳鸣，加天麻 15g，钩藤 15g；伴水肿，加猪苓 15g。

［中成药］六味地黄丸口服，每次 6g，每日 2 次；或六味地黄丸（浓缩丸）口服，每次 8 粒，每日 3 次；知柏地黄丸口服，每次 3g，每日 3 次；或知柏地黄丸（浓缩丸）口服，每次 8 粒，每日 3 次。

④脾肾气（阳）虚证

［证候］眼睑或全身浮肿，腰以下肿甚，甚则畏寒肢冷，腰膝酸软，倦怠懒言，纳少，腹胀便溏，小便短少不利，舌质淡或淡胖有齿痕，苔白腻，脉沉迟细。

［治法］益气健脾，温肾助阳。

［方药］济生肾气丸（《严氏济生方》）合四君子汤（《太平惠民和剂局方》）加减。熟地黄 15g，泽泻 30g，山药 15g，淫羊藿 15g，肉桂 2g，牡丹皮 15g，党参 15g，黄芪 18g，白术 18g，炙甘草 4.5g，茯苓 30g，陈皮 6g。

［加减］水肿明显偏脾阳虚，以实脾饮为加减；偏肾阳虚者以真武汤加牛膝 15g，车前子 15g；阳虚不明显则去附子、肉桂等大辛大热之品，而以补中益气汤为主，加金樱子 15g，菟丝子 15g，补骨脂 15g。

［中成药］百令胶囊或金水宝口服，每次 4～5 粒，每日 3 次；黄芪注射液 30～40ml 加入 5% 或 10% 葡萄糖注射液 250ml（或 0.9% 氯化钠注射液）中，静脉滴注，每日 1～2 次。

⑤气阴两虚证

［证候］倦怠乏力，少气懒言，恶风易感冒，低热盗汗，五心烦热，口燥咽干而饮水不多，手足心热，大便先干后稀，舌红少津，脉细或结代。

［治法］益气养阴。

［方药］参芪地黄汤（《沈氏尊生书》）加减。西洋参 9g，黄芪 15g，山茱萸 9g，茯苓 18g，牡丹皮 15g，泽泻 15g，熟地黄 15g，麦冬 15g，五味子 10g，甘草 5g。

［加减］兼瘀血，加丹参 15g，泽兰 15g；兼湿热，加白花蛇舌草 30g，半枝莲 15g；尿少水肿，加车前子 15g，茯苓 15g。

［中成药］百令胶囊或金水宝口服，每次 4～5 粒，每日 3 次；生脉注射液 20～60ml 加入 5% 或 10% 葡萄糖注射液 250ml（或 0.9% 氯化钠注射液）中，静脉滴注，每日 1～2 次。

2）单方验方

叶任高狼疮方：白花蛇舌草 30g，紫草根 30g，半枝莲 18g，乌梢蛇 9g，蜈蚣 5g，益母草 30g，丹参 30g，牡丹皮 9g，猪苓 15g，知母 15g，黄柏 10g 等。本方凉血化瘀，用于热毒蕴结、血热血瘀之狼疮性肾炎。

3）针灸：取穴三焦俞、气海俞、气海、足三里、阴陵泉、肾俞、关元俞、天枢、关元、三阴交。每次选穴 5～6 个，轮换刺之，手法先予轻刺激，然后用灸。适用于系统性红斑狼疮性肾炎属脾肾气（阳）虚证。

4）灌肠：大黄 30g，蒲公英 15g，牡蛎 30g，加水适当，煎取汁 200ml，上、下午各 1 次，保留灌肠 30～60min 后排出，有降低血液中非蛋白氮的作用。适用于狼疮性肾炎肾功能不全。

（2）感染

①细菌感染：在 SLE 合并感染时，应首先考虑常见细菌和病毒的感染，应立即进行有关标本的病原学检查，同时尽早开始经验治疗。细菌感染在病原体明确之前应尽早选用广谱抗菌药，以杀菌剂为宜，剂量充足；如需联合用药，尽可能选用在体外药敏试验中有协同作用者。如怀疑革兰阴性杆菌感染，可选用氨基糖苷类、喹诺酮类、广谱青霉素类及第 3 代头孢菌素治疗。革兰阳性菌感染可选用耐酶青霉素、万古霉素、第 1 代头孢菌素等。对于肺炎链球菌感染，青霉素 G 仍属首选药物，对青霉素过敏者可选用头孢菌素或红霉素等抗生素。

②结核菌感染：SLE 并发结核感染并非罕见，常见为肺结核、结核性脑膜炎、皮肤结核病。免疫抑制药的应用不仅促使潜伏静止病灶重新活动，且改变了疾病的通常特征。结核治疗仍以早期、联合、规则、足量、全程为原则。WHO 推荐初始 6 个月标准化学治疗（化疗）方案，异烟肼、利福平、吡嗪酰胺 2 个月强化期及异烟肼、利福平 4 个月巩固期。异烟肼易透入脑脊液，是治疗结核性脑膜炎的主要药物，重症或症状改善不显著及复查脑脊液无明显好转者可考虑鞘内应用异烟肼。SLE 患者合并结核感染时，由于抗结核药物都存在不同程度的肝、肾毒性，因此对于不同的患者应选用个体化的抗结核治疗方案。

③病毒感染：在 SLE 患者中最常见的特异性病毒感染是带状疱疹感染。使用激素及细胞毒药物增加了带状疱疹感染的危险，且病程迁延，病情较重，后遗神经痛较为突出。SLE 合并病毒感染时，由于许多病毒感染均为自限性，予以支持疗法及对症治疗即可。但在合并严重或迁延不愈的病毒感染时，应积极进行抗病毒治疗。对于单纯疱疹病毒或带状疱疹病毒感染可首选阿昔洛韦。

④真菌感染：在 SLE 患者中常见的真菌感染为念珠菌感染，以鹅口疮多见，由于激素及细胞毒药物的应用，感染可扩展至食管黏膜，此时应警惕播散性念珠菌病的可能。深部真菌感染中，念珠菌与隐球菌是两大好发的病原体，致死率高。内脏念珠菌感染可累及心包和肝，隐球菌感染常可致隐球菌脑膜炎。在 SLE 合并真菌感染中，两性霉素 B、氟康唑、酮康唑、伊曲康唑、伏立康唑等较为常用。治疗消化道念珠菌病时可口服氟康唑、伊曲康唑、制霉菌素；深部念珠菌病以口服或静脉滴注氟康唑、两性霉素 B 和酮康唑为佳。治疗隐球菌病时以两性霉素 B 和氟胞嘧啶为首选，隐球菌脑膜炎时可采用两性霉素 B 鞘内注射。

此外，在 SLE 患者中另一类需警惕的机会感染为卡氏肺孢子虫引起的呼吸系统感染。治疗上可选用复方磺胺甲噁唑，亦可选用喷他脒、乙胺嘧啶、磺胺嘧啶治疗。

第三节　系统性硬化

系统性硬化（systemic sclerosis，SSc）是一种原因不明的结缔组织病，临床上以胶原纤维沉积、硬化，导致局限性或弥漫性皮肤增厚和纤维化以及内脏器官（包括消化道、肺、肾和心等）结构功能异常为特征。多发性硬化（multiple sclerosis，MS）是以中枢神经系统白质脱髓鞘病变为特点的自身免疫性疾病，症状和体征的空间多发性和病程的时间多发性是本病的主要临床特征。病变可累及大脑白质、脊髓、脑干、小脑和视神经等，病理特征为中枢神经系统白质内有多个散在的脱髓鞘斑块，伴反应性胶质细胞增生，也可有轴突损伤。本病病因及发病机制迄今不明，目前大多数学者认为与遗传、环境、感染及免疫反应异常有关。本病临床进程区别很大，有些患者在数月内病情发展迅速而致死亡，有些患者可以在几十年内多次复发，而症状始终保持相对稳定。

根据不同的临床表现，本病可归属于不同的中医学范畴，如"痿病""眩晕""喑痱"等。本虚标实是本病的基本病机，病位主要在肝、肾、脾三脏。本虚主要为气血阴阳不足、脏腑功能失调，标实主要表现为湿热、湿浊、瘀血等。本病初期多为邪盛，反复发作后邪去正伤，逐渐演变为肝肾亏虚、脾肾阳虚之象。发作期多表现为邪实为主，可以兼有本虚之证；缓解期则以本虚为主。发作期的治疗主要减轻症状，或有助于激素的顺利减撤，重在祛邪，以清热利湿、健脾化湿、活血通络等治法为主；缓解期的治疗以温肾助阳、育阴通络等治法为主。

【诊断】

1. 西医诊断　多发性硬化的诊断必须以患者的病史、症状和体征为基础；当临床证据尚不足以做出诊断时，应寻找其他亚临床的证据，如 MRI、诱发电位［主要是视觉诱发电位（VEP）］、脑脊液的 IgG 指数和 IgG 寡克隆区带等。CT 检查不能支持诊断。由于多发性硬化临床表现复杂，临床诊断较难，诊断要点一直在不断发展。目前国内外应用 2005 年改版的 McDonald 诊断要点（表 5-3），将多发性硬化诊断定义划分为 2 个等级：肯定 MS：完全符合标准，其他疾病不能更好解释的临床表现。可能 MS：不完全符合标准，临床表现怀疑 MSO 非 MS：在随访和评估过程中发现其他能更好解释临床表现的疾病诊断（表 5-3）。

2. 中医诊断

（1）症状

①首发症状：包括肢体力弱、肢体刺痛或麻木，单眼突发视力丧失或视物模糊、复视，平衡障碍和膀胱功能障碍等。

②肢体瘫痪：最多见，根据侵犯部位不同而表现各异，可以表现为偏瘫、截瘫或单瘫、四肢瘫。

③急性视神经炎：在我国 MS 患者中多见。多从一侧开始，逐渐侵犯至另一侧，或同时双侧受累。发病急，数周后开始恢复，但常常复发，主要表现为视力下降、眼肌麻痹、复视等。部分患者可出现眼球震颤，以水平性眼球震颤最为多见。若同时出现眼球震颤和核间性眼肌麻痹提示为脑干病灶，高度提示 MSO。

表 5-3 2005 年改版的用于 MS 诊断的 McDonald 标准

发作次数	病灶个数	其他 MS 诊断证据		是否诊断 MS
		空间多发	时间多发	
≥2	≥2	不需要	不需要	是 *
≥2	1	MRI 显示空间的多发，或两个及两个以上与 MS 临床表现一致的 MRI 病变加阳性的脑脊液表现，或在每次不同部位的发作	不需要	是
1	≥2	不需要	第 2 次临床发作	是
1	1	MRI 显示空间的多发，或两个及两个以上与 MS 临床表现一致的 MRI 病变加阳性的脑脊液表现	MRI 显示时间的多发，或第 2 次临床发作	是

注：* 通常 MRI、脑脊液、VEP 至少应该有一项异常，如果上述检查均无异常，诊断应谨慎，必须排除其他疾病；原发进展型 MS 的诊断要点如下：1 年疾病进展（回顾性或前瞻性决定）并且具备 2 项以上以下证据：脑 MRI 阳性（9 个 T_2 病灶或 4 个以上病灶加 VEP 阳性）；脊髓 MRI 阳性（2 个 T_2WI 病灶）；阳性脑脊液（等电点聚焦证明由寡克隆 IgG 区带或 IgG 指数增高，或两者兼而有之）

④感觉障碍：可表现为不同的类型，包括感觉过敏、疼痛、感觉异常以及感觉减退或缺失，肢体多见。通常深感觉障碍较为常见。

⑤共济失调：可由于小脑病灶而导致手部动作笨拙及步态不稳，晚期可出现躯干或肢体的共济失调。

⑥其他症状：包括直肠和膀胱功能障碍、认知障碍、疲乏和情感障碍如抑郁等，部分患者有阳痿与性欲减退。虽然这些症状在临床诊断 MS 时缺乏特异性，但多数患者都具有，并严重影响患者的生活质量。极少引起失语、锥体外系运动障碍、严重肌萎缩或其他大脑功能障碍。

（2）体征：体征多于症状是重要的临床特征。其中 Lhermitte 征是非特异体征，在过度前屈颈部时出现异常的针刺样疼痛，自颈部沿脊髓向下放射。核间性眼肌麻痹也是常见的体征之一。

3. 中医证候诊断

（1）急性期

①湿热浸淫证：肢体痿软，身体困重，或有发热，口苦咽干，大便秘结，小便短赤不利，虚烦不眠，咳痰黄稠，舌苔黄腻，脉濡数或弦数有力。多见于系统性硬化急性发作期。

②湿浊内蕴证：下肢困重，僵硬无力，步履失调，言语不利，头重如裹，胸闷腹胀，舌苔腻，脉滑或濡。

（2）缓解期

①脾肾阳虚证：小便频数或失禁，肢麻筋紧，步态不稳，下肢无力，甚至瘫痪，视物

昏花或复视，畏寒肢冷，头晕耳鸣，大便稀溏，记忆力下降，言语不利，神倦乏力，舌质淡，舌体胖大，苔薄白或白腻，脉沉细。

②肝肾亏虚证：四肢麻木或挛急，腰膝酸软，步态不稳，头晕耳鸣，视物不清，两目干涩，五心烦热，少寐健忘，咽干舌燥，舌红，苔少或薄黄，脉细数或细弦。

③气虚血瘀证：肢体麻木、束带感或痉挛疼痛，步态不稳，气短乏力，心悸，便溏，头晕眼花，面色萎黄，舌质紫暗或有瘀点、瘀斑，苔白，脉细涩。

【治疗】

1. 辨证论治

（1）急性期

1）湿热浸淫证

[治法] 清热利湿，活血通络。

[方药] 四妙散（《世医得效方》）加减。苍术 15g，黄柏 9g，川牛膝 12g，薏苡仁 30g，海风藤 12g，络石藤 12g，鸡血藤 30g，伸筋草 9g，豨莶草 15g，萆薢 9g，六一散 9g，川芎 9g，全蝎 6g。

[加减] 发热便干，喉中有痰，色黄不易咯，口苦咽干，舌苔黄厚腻，加黄芩 9g，栀子 6g，胆南星 6g，瓜蒌 30g 以清热化痰。

[中成药] ①二妙丸口服，每次 6～9g，每日 2 次；②清开灵注射液 20～40ml 加入 0.9% 生理盐水或 5% 葡萄糖注射液 250ml 中，静脉滴注，每日 1 次。

2）湿浊内蕴证

[治法] 化湿行气。

[方药] 五苓散（《伤寒论》）合三仁汤（《温病条辨》）加减。杏仁 9g，薏苡仁 30g，豆蔻 9g，茯苓 12g，猪苓 9g，通草 6g，法半夏 9g，白术 9g，陈皮 15g，泽泻 15g，砂仁 6g。

[加减] 肢体痹痛僵硬，筋脉拘挛，加威灵仙 9g，木瓜 12g，以祛湿通络，缓急解痉；脘腹胀满，头重如裹，便溏乏力，合用平胃散以燥湿健脾；长夏季节，外感暑湿，发热头痛，胸脘满闷，加广藿香 9g，佩兰 9g，白芷 9g，萆薢 9g，蚕沙 15g，以醒脾化湿，芳香化浊。

[中成药] ①五苓散口服，每次 6～9g，每日 2 次；②平胃丸口服，餐前服用，每次 6～9g，每日 2 次。

（2）缓解期

1）脾肾阳虚证

[治法] 温补脾肾。

[方药] 金匮肾气丸（《金匮要略》）或地黄饮子（《圣济总录》）加减。肉桂 3g，附子 6g，淫羊藿 15g，生地黄 15g，熟地黄 15g，山茱萸 9g，山药 9g，泽泻 9g，茯苓 9g，丹参 15g。

［加减］纳呆食少，气短乏力，大便溏薄，可合用四君子汤加减以补脾益肾；小便失禁，加桑螵蛸 9g，益智仁 9g，覆盆子 9g，以益肾缩尿；形体消瘦，腰膝酸软，双目昏花，遗精阳痿，加当归补血汤及阿胶 9g，鹿角胶 9g，鹿角霜 5g，以填精补血。

［中成药］①八味肾气丸口服，每次 1 丸，每日 2 次；②无比山药丸口服，每次 9g，每日 2 次。

2）肝肾亏虚证

治法：滋补肝肾。

方药：左归丸（《景岳全书》）或六味地黄丸（《小儿药证直诀》）加减。熟地黄 15g，山茱萸 15g，山药 9g，泽泻 9g，茯苓 9g，女贞子 9g，墨旱莲 9g，菟丝子 9g，枸杞子 15g，鹿角胶 9g。

加减：胸胁苦满，善太息，舌质淡红，舌尖红，苔薄白，脉弦，合用柴胡疏肝散以疏肝理气；面红目赤，胁痛口苦，加龙胆草 6g，菊花 9g，黄芩 9g，以清泻肝火；腰膝酸软，加杜仲 15g，牛膝 15g，桑寄生 15g，以补肾强膝；失眠多梦，加炒酸枣仁 15g，首乌藤 30g，以养心安神；头晕头痛，心悸失眠，目眩耳鸣，偶有肢体颤动，舌质红，苔薄白，脉弦数，属于阴虚阳亢、虚风内动证，可选用镇肝熄风汤合芍药甘草汤以平肝息风，养血柔肝。

常用中成药：①知柏地黄丸口服，每次 1 丸，每日 2 次；②大补阴丸口服，每次 6g，每日 2～3 次。

3）气虚血瘀证

［治法］益气活血。

［方药］补阳还五汤（《医林改错》）或黄芪桂枝五物汤（《金匮要略》）加减。黄芪 30g，当归 9g，川芎 9g，桃仁 9g，红花 9g，赤芍 15g，海风藤 30g，络石藤 30g。

［加减］肢体痉挛疼痛，加僵蚕 9g，全蝎 6g，蜈蚣 5g，以息风止痉；纳呆食少，倦怠嗜卧，加炒莱菔子 15g，砂仁 6g，白术 9g，以健脾消食；卫外不固，平素易患感冒，感冒后病情加重，合用玉屏风散以益气固表。

［中成药］①人参养荣丸口服，每次 1 丸，每日 1～2 次；②玉屏风颗粒口服，每次 6g，每日 2～3 次。

2. 病证结合及其并发症的治疗　在中医辨证论治的基础上，给予药物治疗，主要包括抗炎和免疫调节治疗、血管病变治疗、抗纤维化治疗三方面。

（1）抗炎和免疫调节治疗：①非甾体抗炎药；②糖皮质激素；③免疫抑制药，常用环孢素 A、环磷酰胺、硫唑嘌呤、甲氨蝶呤等。

（2）血管病变治疗

① SSc 相关指（趾）端血管病变的治疗：除戒烟、避冷、保暖外，可给予二氢吡啶类钙拮抗药硝苯地平和静脉用伊洛前列腺素以降低雷诺现象的发作频率和严重性。

② SSc 相关肺动脉高压（pulmonary artery hypertension，PAH）的治疗：氧疗。波生坦

是 PAH 治疗的首选用药，可改善 PAH 患者的运动能力、功能分级和某些血流动力学指标。严重的 PAH 患者可使用依前列醇静脉注射，可改善病情，但突然中断药物可威胁生命。对于合并右心功能不全的 PAH 患者，初始治疗应给予利尿药。但需密切监测血钾。应用肺动脉血管扩张药如钙拮抗药、前列环素及其类似物，内皮素 -1 受体拮抗药及 5 型磷酸二酯酶抑制药等减低肺动脉压力和肺血管阻力，提高运动耐量，改善生活质量。

③ SSc 相关肾危象的治疗：肾危象是 SSc 的重症，主要使用 ACEI（血管紧张素转化酶抑制药）类药物控制高血压。糖皮质激素与 SSc 肾危象风险相关，所以使用糖皮质激素患者应密切监测血压和肾功能。

（3）抗纤维化治疗

1）SSc 相关皮肤受累的治疗：①甲氨蝶呤被推荐用于改善早期弥散性的皮肤硬化，但对其他脏器受累无效。②环孢素 A、他克莫司、松弛素等对皮肤硬化有一定改善作用。③积雪苷为中药积雪草中提取的一种有效成分，实验证明能抑制成纤维细胞的活性，软化结缔组织。片剂（每片含积雪苷 10mg）每日 3 次，每次 3 ～ 4 片；针剂（每支 2ml 含积雪苷 20mg）肌内注射，每周 2 ～ 3 次，每次 1 支。对软化硬皮、消除组织水肿、缓解关节疼痛、愈合溃疡等均有相当效果。

2）SSc 间质性肺炎和肺纤维化的治疗：环磷酰胺被推荐用于治疗 SSc 的间质性肺炎，抗胸腺细胞抗体和吗替麦考酚酯被证明对于早期弥漫性病变包括间质性肺炎有一定疗效。

3. 外治法

（1）针刺：多用于缓解期患者。以阳明经穴和督脉穴为主，取穴肩髃、曲池、合谷、足三里、解溪、肝俞、肾俞、阳陵泉。肌张力不高者，可结合火针治疗。

（2）脐疗：紫金丹或玉枢丹捣烂，每次 0.6 ～ 1.5g，敷脐，用伤湿止痛膏贴之。

第四节　干燥综合征

干燥综合征（Sjögren syndrome，SS）是累及多种外分泌腺体的慢性炎症性自身免疫病。临床上常侵犯涎腺和泪腺，表现为口、眼干燥症。也可侵犯其他外分泌腺及多个器官而出现多系统损害。本病可分为原发性和继发性两类，前者称为原发性 SS，后者称为继发性 SS；前者有干燥性角膜结膜炎和口腔干燥，不伴其他结缔组织病，后者则多伴发于其他结缔组织病如类风湿关节炎、系统性红斑狼疮（SLE）等。本病发病机制尚不清楚，免疫紊乱是本病的基础。任何年龄均可发病，以中年女性多见。

本病属中医学中的"燥病"范畴。本病以肝肾阴虚、精血不足为本，不能濡润脏腑、四肢百骸，故有以燥象为主相伴而生的全身性阴虚内热诸症的出现。治疗原则应以滋补肝肾、

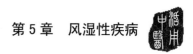

养阴润燥为主。

【诊断】

1. 西医诊断　现多采用 2002 年干燥综合征国际分类（诊断）标准，具体见表 5-4。

表 5-4　干燥综合征分类标准的项目

Ⅰ. 口腔症状：3 项中有 1 项或 1 项以上
1. 每日口干，持续 3 个月以上
2. 成年后腮腺反复或持续肿大
3. 吞咽干性食物时需用水帮助
Ⅱ. 眼部症状：3 项中有 1 项或 1 项以上
1. 每日感到不能忍受的眼干燥持续 3 个月以上
2. 有反复沙子进眼或沙磨感觉
3. 每日需用人工泪液 3 次或 3 次以上
Ⅲ. 眼部特征：下述检查任 1 项或 1 项以上阳性
1. Schirmer 试验（+）（≤ 5mm/5min）
2. 角膜染色（+）（≥ 4VanBijsterveld 计分法）
Ⅳ. 组织学检查：下唇腺病理活检示淋巴细胞灶 ≥ 1（指 4mm² 组织内至少有 50 个淋巴细胞聚集于唇腺间质者为 1 个灶）
Ⅴ. 涎腺受损：下述检查任 1 项或 1 项以上阳性
1. 唾液流率（+）（≤ 1.5ml/15min）
2. 腮腺造影（+）
3. 涎腺放射性核素检查（+）
Ⅵ. 自身抗体：抗 SSA 抗体或抗 SSB（+）（双扩散法）

具体分类诊断如下。

① 原发性干燥综合征：无任何潜在疾病的情况下，符合下述任 1 条即可诊断。

a. 符合表 5-4 中 4 条或 4 条以上，但必须含有条目 Ⅳ（组织学检查）和（或）条目 Ⅵ（自身抗体）。

b. 条目 Ⅲ、Ⅳ、Ⅴ、Ⅵ 4 条中任 3 条阳性。

② 继发性干燥综合征：患者有潜在的疾病（如任一结缔组织病）而且符合表 5-4 中的 Ⅰ 和 Ⅱ 中任一条，同时符合条目 Ⅲ、Ⅳ、Ⅴ 中任 2 条。

③ 必须除外：颈头面部放疗史、丙型肝炎病毒感染、艾滋病、淋巴瘤、结节病、移植物抗宿主病及抗乙酰胆碱药的应用（如阿托品、莨菪碱、溴丙胺肽林、颠茄等）。

2. 中医诊断　主要临床表现如下。

（1）眼：主要呈干燥性角膜炎，眼干燥发痒或疼痛，有异物感或烧灼感、视物模糊似有幕状物，畏光，角膜混浊，可见散在浸润点和小血管增生，有糜烂或溃疡，严重时角膜可穿孔，合并虹膜脉络膜炎、结膜炎时可见球结膜血管扩张、分泌物多、泪液少、少数泪腺肿大，易并发细菌、病毒和真菌感染。

（2）口腔：初起或轻度病变时，常不易为患者察觉或重视，较重时唾液少，常影响食物咀嚼和吞咽，舌红、干燥或有裂隙，活动不便，可发生溃疡，龋齿和齿龈炎常见，牙齿可呈粉末状或小块破碎掉落，口腔、唇和口角黏膜干燥破裂，有口臭。约半数病例腮腺可反复发生肿大，严重肿大时状如松鼠样脸，质地中等硬度。若腮腺质地坚硬或呈结节状，提示有肿瘤可能，颌下腺亦可肿大。

（3）皮肤：约有半数病例表现皮肤干燥，有的表面有鳞，如鱼鳞病样，有的患者诉全身性瘙痒，外生殖器、肛门、阴道等皮肤黏膜可干燥或萎缩，毛发干枯、稀疏、易脆断，有报道可发生结节性红斑、非血小板减少性紫癜、雷诺现象和血管炎等。

（4）呼吸道：鼻黏膜腺体受侵犯引起分泌物减少，发生鼻腔干燥，鼻痂形成，常有鼻出血和鼻中隔炎。欧氏管被痂皮堵塞可发生浆液性中耳炎，导致传导性聋。咽喉干燥，有声音嘶哑，痰液稠黏。可并发气管炎、支气管炎、间质性肺炎、肺纤维化、肺不张和胸膜炎，有的无临床明显肺部病变的患者经肺功能检测，可有限制性换气障碍和气体弥散能力下降。

（5）消化道：食管干燥可使吞咽困难，偶见环状软骨后食管狭窄，胃黏膜可因腺体淋巴细胞浸润增大，胃酸分泌物减少形成鹅卵石样假癌。急性或慢性复发性胰腺炎少见，对胃泌素和促胰酶素的反应有障碍，提示亚临床型胰腺炎较常见。约20%病例肝大、脾大。

（6）泌尿道：约30%病例发生肾病变，常见的为间质性肾炎。有肾小管功能缺陷，呈肾小管酸中毒，低钾软瘫有时为SS病的早期表现。尚可有肾性糖尿、氨基酸尿、磷酸盐尿和尿酸排出增多，亦有并发肾小球肾炎。

（7）淋巴结：局部或全身淋巴结可肿大。

（8）神经系统：有单发或多发性脑神经累及，以三叉神经受累多见，亦有周围神经炎报道。

（9）其他：可有局灶性肌炎和轻型复发性侵蚀性关节炎，亦可有动脉炎，累及小动脉至中等大小动脉，并引起皮肤溃疡和周围神经病变等。

继发性干燥综合征常合并结缔组织病和相关疾病，最多见的为类风湿关节炎（35%～55%），其他有系统性红斑狼疮、硬皮病、结节性多动脉炎、混合结缔组织病、慢性淋巴细胞性甲状腺炎、原发性胆汁性肝硬化、慢性活动性肝炎、糖尿病等。

3. 中医证候诊断

（1）毒热阴虚证：目赤，口干喜饮，唇焦燥渴，关节、肌肉酸痛，毛发干燥、稀少而脆、易落，兼身热恶风，偶有壮热，舌质红，苔少，脉细数。

（2）阴虚燥热证：眼干燥，渴不欲饮或饮不解渴，低热，涎腺肿大，面色㿠白，五心烦热，头晕失眠，或有干咳，或痰黏干不易咯出，舌质红，苔薄而干，或少苔，脉细数。

（3）湿热蕴阻证：涎腺肿大，口眼干燥，口苦，口臭，口中黏腻不适，口角有白色分泌物，可伴有胸闷腹胀，尿涩痛难解，或有低热，舌质红，苔白腻或黄腻，脉滑数。

（4）气阴两虚证：少气懒言，倦怠乏力，双目干涩，视物不明，口干唇燥，咽干少津，五心烦热，形体干瘦，牙齿色枯欠润，皮肤干燥发痒，关节酸痛，大便秘结，阴门干涩，舌质红边有齿痕，苔少或无苔，脉虚细且数。此证多见于干燥综合征晚期，病程较长者。

（5）痰瘀壅滞证：口鼻干燥，颈项处可触及大小不等的痰核，腮部肿硬，关节、肌肉酸痛，肢端冰冷，色泽紫暗而失红活，苔少，脉细涩。

【治疗】

1. 辨证论治

（1）毒热阴虚证

[治法] 清营解毒，养阴润燥。

[方药] 犀角地黄汤（《备急千金要方》）加减。水牛角 30g，赤芍 15g，生地黄 20g，玄参 20g，丹参 15g，石膏 30g，北沙参 15g，山药 20g，黑豆 20g，赤小豆 20g，桔梗 10g 等。

[加减] 关节、肌肉酸痛，加秦艽 15g，鸡血藤 20g，以活血通络止痛。

[中成药] 琼玉膏口服，每次 15g，每日 2 次。

（2）阴虚燥热证

[治法] 养阴清热，生津润燥。

[方药] 一贯煎（《续名医类案》）加减。生地黄 30g，石斛 15g，天花粉 12g，太子参 20g，浮小麦 20g，枸杞子 15g，墨旱莲 15g，女贞子 20g，黄柏 10g，知母 10g，山茱萸 12g，五味子 10g 等。

[加减] 干咳，加北沙参 20g，杏仁 10g，麦冬 15g，以宣肺养阴止咳。

[中成药] 玄麦甘桔胶囊口服，每次 3～4 粒，每日 3 次。

（3）湿热蕴阻证

[治法] 化湿清热，解毒通络。

[方药] 龙胆泻肝汤加减（《医方集解》）。龙胆草 6g，栀子 12g，黄芩 10g，柴胡 10g，夏枯草 15g，生地黄 15g，天花粉 10g，泽泻 15g，川木通 6g，板蓝根 20g，僵蚕 10g，甘草 10g。

[加减] 湿偏重，胸闷腹胀明显，加苍术 10g，厚朴 10g，广藿香 15g，陈皮 10g，以理气芳香化湿。

[中成药] ①龙胆泻肝丸口服，每次 9g，每日 2 次；②玄麦甘桔胶囊口服，每次 3～4 粒，每日 3 次。

（4）气阴两虚证

[治法] 益气养阴，凉血润燥。

[方药] 七味白术散（《小儿药证直诀》）加减。党参 15g，白术 10g，茯苓 15g，木

香 6g，山药 15g，生地黄 20g，白芍 15g，天冬 15g，麦冬 15g，山茱萸 12g，白花蛇舌草 15g，甘草 6g，牡丹皮 9g，赤芍 9g。

［加减］关节疼痛，加鸡血藤 15g，首乌藤 15g，秦艽 10g，以活血通络止痛；皮肤干痒，加乌梢蛇 15g，全蝎 5g，蜈蚣 5g，以搜风止痒。

［中成药］养阴清肺膏口服，每次 10～20ml，每日 3 次。

（5）痰瘀壅滞证

［治法］活血化瘀，化痰散结。

［方药］血府逐瘀汤（《医林改错》）加减。当归尾 10g，桃仁 10g，红花 5g，赤芍 15g，牡丹皮 15g，玄参 15g，土贝母 15g，山慈菇 10g，茯苓 15g，夏枯草 15g，连翘 10g，甘草 6g。

［加减］胁肋胀痛，加郁金 15g，白芍 15g，延胡索 15g，以理气舒肝止痛；颈部淋巴结硬肿，加猫爪草 15g，土鳖虫 5g，浙贝母 10g，以化痰软坚散结。

［中成药］复方丹参片口服，每次 3 片，每日 3 次。

2. **病证结合治疗**　本病目前尚无根治方法，主要目标是改善症状，控制和延缓因免疫反应引起的组织器官损害和防治继发感染。由于本病目前尚无根治方法，在中医辨证论治的基础上，治疗的主要目标是改善症状，控制和延缓因免疫反应引起的组织器官损害和防治继发感染。口干燥者应保持口腔清洁，勤漱口。可给予柠檬酸溶液或柠檬汁漱口，以刺激唾液分泌并代替部分唾液；干燥性角结膜炎可给予羟甲纤维素液等人工泪液滴眼，可减轻眼干燥症状，并预防角膜损伤。茴三硫片和溴己新（必嗽平）口服可改善眼、口、皮肤和阴道的干燥症状，增加气管和支气管黏膜的分泌，减少其黏稠度，肌肉和关节痛者可用非甾体抗炎药或口服硫酸羟基氯喹、白芍总苷胶囊、雷公藤制剂等；系统损害应根据受损器官及严重程度而进行治疗。对合并有神经系统、肾小球肾炎、肺间质性病变、肝损害、血细胞减少尤其是血小板低下、肌炎等患者，可考虑给予糖皮质激素治疗，制剂及剂量与其他结缔组织病治疗用法相同。对于病情进展迅速者可合用免疫抑制药如环磷酰胺、硫唑嘌呤等。合并恶性淋巴瘤者宜及时进行联合化疗。

3. **其他治法**

（1）代茶饮：鲜芦根 30g，甘草 10g，加水适量煎汤，代茶时时饮之，有生津润燥的功效。

（2）针刺：气海、关元、曲骨、肾俞、命门。针用补法，隔日 1 次。此法对治疗和预防阴道干涩效果良好。

（3）外涂

①唇燥、鼻干、阴门干涩可任意选用皲裂膏、生肌玉红膏、胡桃仁油、蛋黄油外涂，每日 2～3 次。

②凡见皮肤干燥发痒，选用复方蛇脂软膏等外涂患处，每日 2 次。

③维肤膏、玫芦皮疾灵各 1 支，两药混合拌匀，外涂患处，每日 2 次。适用于唇燥、鼻干、阴门干涩，皮肤干燥发痒。

第五节 多发性肌炎和皮肌炎

特发性炎症性肌病（idiopathic inflammatory myopathies，IIM）是一组横纹肌慢性非化脓性炎症性疾病。主要包括多发性肌炎（polymyositis，PM）和皮肌炎（dermatomyositis，DM），前者仅有肌肉病变而无皮肤损害，后者又称皮肤异色性皮肌炎，常具有特征性皮肤表现。临床特征是对称性四肢近端肌、颈肌、咽部肌肉无力，肌肉压痛和血清肌酶升高，可累及肺、心、关节、血管等其他脏器或组织。约 20% 合并系统性红斑狼疮、硬皮病、类风湿关节炎、干燥综合征等其他自身性疾病，亦可伴发肿瘤。病情严重者出现肺间质病变、肺部感染、呼吸肌无力，致呼吸衰竭而危及生命。本病较少见，女性发病多于男性。成人患者可死于严重的进行性肌无力、吞咽困难、营养不良及吸入性肺炎或反复肺部感染所致的呼吸衰竭，儿童患者通常死于肠道血管炎和感染。

本病属中医学中的"肌痹""痹病""痿病"等范畴。本病病位在肢体肌肉，多因风湿之邪侵于肌肤，困阻卫阳，致卫阳不能温煦；或因七情内伤，郁久化热生毒，致使阴阳气血失衡，气机不畅，瘀阻经络，正不胜邪，毒邪犯脏所致。本病初期多表现为风湿毒邪壅盛，治疗宜祛邪解毒；在中、后期则常表现为虚证，治当扶正为主，兼以祛邪。同时在各期都应加通络和营之品，以达到营血调和、经络畅达、通痹防痿之功。

【诊断】

1. 西医诊断 根据患者对称性近端肌肉乏力、疼痛和压痛，伴特征性皮肤损害如眶周中心性紫红色水肿性斑、Gottron 征和甲根皱襞僵直扩张性毛细管性红斑等症状和体征时，一般诊断不难。再结合血清肌浆酶如 CK、LDH、AST、ALT 及醛缩酶增高；24h 尿肌酸排出量增加；必要时结合肌电图的改变和病变肌肉组织病理检查，可以确诊本病。1975 年 Bohan 和 Peter 提出多发性肌炎和皮肌炎诊断标准。①肢带肌、颈屈肌对称无力，病程持续数周到数月，有（无）吞咽困难、呼吸肌受累；②肌肉活检：肌纤维坏死，炎细胞浸润，束周肌萎缩；③血清 CK 升高；④肌电图：肌源性损害；⑤皮肤改变。满足①—④四项标准，确诊为多发性肌炎；符合①—④中的三项标准，可能为多发性肌炎；满足①—⑤确诊为皮肌炎。

2. 中医诊断

（1）症状

①多发性肌炎：发病年龄多在 30 — 60 岁，病前多有感染或低热，主要表现为亚急性至慢性进展的对称性近端肌无力，在数周至数月内逐渐出现肩胛带和骨盆带及四肢近端无力，表现为蹲位站立和双臂上举困难，常可伴有肌肉关节部疼痛、酸痛和压痛，症状可对称或不对称；颈肌无力者表现抬头困难；部分患者可因咽喉部肌无力而表现为吞咽困难和构音

障碍；如呼吸肌受累，可有胸闷及呼吸困难；少数患者可出现心肌受累；本病感觉障碍不明显，腱反射通常不减低，病后数周至数月可出现肌萎缩。

②皮肌炎：发病率在儿童与成人相仿，儿童男女相当，成人女性多见。皮炎可在肌炎前或与肌炎同时出现，肌无力表现与 PM 相似，皮肤改变与肌炎的表现同在。典型的皮肤改变是面部呈蝶形分布于双侧颊部和鼻梁的紫色斑疹，在眶周、口角、颧部、颈部、前胸、肢体外侧、指节伸侧和指甲周围的红斑和水肿，尤以上睑部淡紫色的红斑和水肿最为常见，早期的充血性皮疹为红色，以后逐渐转为棕褐色，后期呈现脱屑、色素沉着和硬结。

③合并其他结缔组织病：约有 20% 的 PM、DM 患者合并红斑狼疮、类风湿关节炎、干燥综合征、风湿热和硬皮病等，约 1/4 的患者可并发恶性肿瘤如肺癌等。40 岁以上发生肌炎，尤其是皮肌炎者须高度警惕潜在恶性肿瘤的可能性，应积极寻找原发病灶，一时不能发现病灶者应定期随访，有时需数月至数年才可能被发现。

（2）体征

①多发性肌炎：肢带肌（肩胛带肌、骨盆带肌及四肢近端肌肉）和颈前肌呈现对称性软弱无力，伴肢体近端肌肉酸痛和压痛。

②皮肌炎：除有多发性肌炎的表现外，皮肤特殊性皮疹（包括上眼睑紫红色斑和以眶周为中心的紫红色斑；掌指关节伸面的 Gottron 丘疹等）。

3. 中医证候诊断

（1）急性期

①毒热炽盛证：发热，肌肉关节疼痛无力，皮肤痈疡疔毒，便干尿赤，舌红绛，苔黄厚，脉数。

②湿热蕴结证：发热，肌肉疼痛，重着无力，腹胀纳差，大便黏软不爽，小便赤，舌质红，苔黄腻，脉滑数。

（2）缓解期

①阴虚内热证：消瘦，肌肉关节疼痛痿软无力，局部皮肤暗红或不明显，心烦梦多，低热盗汗，小便黄少，大便干，舌质红，苔黄，脉细数。

②气血亏虚证：病程较久，进展缓慢，神疲，肌肉酸痛无力，不能久立，甚则肌肉渐脱，皮肤干燥，心悸气短，食少懒言，头晕自汗，失眠健忘，舌淡胖，苔白，脉细弱。

③阴阳两虚证：病程较久，肌肉酸痛无力，肢体麻木不仁，皮肤干燥，视物昏花，食少懒言，畏寒或气短，腰酸腿软，舌质淡，苔白，脉沉细。

【治疗】

1. 辨证论治

（1）急性期

1）毒热炽盛证

［治法］凉血解毒，活血止痛。

［方药］黄连解毒汤（《肘后备急方》）加减。黄芩 10g，黄连 12g，黄柏 12g，栀子 12g，赤芍 15g，牡丹皮 15g 等。

［加减］便秘，加大黄 10g 以导滞通便；血热发斑，加玄参 15g，生地黄 15g，以凉血止血；壮热，口渴，汗多，则重用石膏 30g，加金银花 15g，连翘 15g，以清热解毒祛邪；恶心、呕吐黄水，加竹茹 10g，紫苏叶 9g，以清心和胃。

［中成药］①清开灵口服液口服，每次 20 ～ 30ml，每日 2 次；②抗病毒口服液口服，每次 10ml，每日 2 ～ 3 次；③新癀片口服，每次 2 ～ 4 片，每日 3 次。

2）湿热蕴结证

［治法］清热除湿，和营通络。

［方药］宣痹汤（《温病条辨》）加减。防己 10g，杏仁 10g，滑石 15g，连翘 15g，栀子 12g，薏苡仁 30g，半夏 9g，蚕沙 10g，赤小豆 20g。

［加减］痛甚，加姜黄 15g，海桐皮 15g，以通络止痛；湿盛伴胸脘痞闷，肢重且肿，加厚朴 10g，茯苓 15g，泽泻 15g，以健脾益气，理气化湿；长夏雨季，加广藿香 15g，佩兰 15g，以芳香化浊，健脾除湿。

［中成药］①二妙丸（水丸）口服，每次 6 ～ 9 粒，每日 2 次；②清开灵口服液口服，每次 20 ～ 30ml，每日 2 次。

（2）缓解期

1）阴虚内热证

［治法］清热养阴通络。

［方药］知柏地黄汤（《医宗金鉴》）加减。知母 12g，黄柏 12g，熟地黄 18g，山茱萸 18g，山药 30g，泽泻 15g，牡丹皮 10g，茯苓 15g。

［加减］腰背酸软，肌肉瘦削较明显，加狗脊 15g，续断 15g，肉苁蓉 10g，以补肝肾，壮腰膝；病久阴损及阳，畏寒，阳痿，小便清长，舌淡，脉沉细无力，加紫河车粉 5g 以温补肾阳。

［中成药］①知柏地黄丸（水蜜丸）口服，每次 6g，每日 2 次；②六味地黄丸（浓缩丸）口服，每次 8 丸，每日 3 次。

2）气血亏虚证

［治法］气血双补。

［方药］十全大补汤（《太平惠民和剂局方》）或补中益气汤加减（《脾胃论》）。十全大补汤：白芍 12g，当归 12g，熟地黄 18g，川芎 15g，党参 30g，白术 30g，茯苓 15g，炙甘草 10g。补中益气汤：黄芪 60g，党参 30g，白术 30g，当归 12g，炙甘草 10g，升麻 9g，柴胡 9g，陈皮 9g。

［加减］面色少华，心悸气短，重用黄芪，加枸杞子 15g，龙眼肉 15g，以补气血，宁心神；少气懒言，动则气喘，重用黄芪 30g，加五味子 10g，麦冬 15g，或加西洋参 15g 以益气养阴；肌肉萎缩日久，加制马钱子 0.3g 以温阳通经。

［中成药］①人参养荣丸（大蜜丸）口服，每次 1 丸，每日 2 次；②人参归脾丸（大蜜丸）

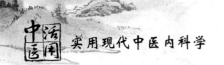

口服，每次 1 丸，每日 2 次。

3）阴阳两虚证

［治法］滋阴壮阳。

［方药］以阳虚为主可用阳和汤（《外科证治全生集》）或附子汤（《奇效良方》）加减；以阴虚为主可用六味地黄汤（《小儿药证直诀》）或大补阴丸（《丹溪心法》）加减。阳虚为主：麻黄 5g，白芥子 12g，炮姜炭 3g，甘草 6g，熟地黄 30g，鹿角胶 9g，肉桂 3g，党参 30g，白术 15g。阴虚为主：山茱萸 18g，山药 30g，熟地黄 18g，泽泻 15g，牡丹皮 10g，茯苓 15g，龟甲胶 30g，黄柏 12g，知母 12g。

［加减］阴阳两虚明显，加淫羊藿 15g，补骨脂 15g，巴戟天 12g，以温肾壮阳；肌枯肢痿，加川芎 10g，鳖甲 15g，以滋阴活血通络；兼气虚血少，加黄芪 20g，桂枝 9g，大枣 5g，以补虚通脉；兼有血瘀之象，加桃仁 10g，红花 10g，川芎 10g，以通络行瘀。

［中成药］①十全大补丸（水蜜丸）口服，每次 6g，每日 2～3 次；②人参养荣丸（大蜜丸）口服，每次 1 丸，每日 2 次。

2. 病证结合治疗

（1）活动期

①急性期：宜绝对卧床休息，给予高热量、高蛋白饮食，避免感染。活动期适当进行肢体被动运动，每日 2 次，以防肌肉萎缩。

②药物治疗：在中医辨证论治的基础上，给予药物治疗。糖皮质激素是本病的首选药物，用量多少决定于病情的严重程度，成人一般起始用量，以泼尼松为例，每日 60～120mg 或 1～1.5mg/（kg·d）；儿童用量通常较成人用量为高。病情危重如急性间质性肺炎出现呼吸衰竭时可考虑激素冲击治疗（每日 500～1000mg，3～5 天），但要密切注意防治感染。激素治疗效果不理想或出现并发症时加用免疫抑制药。最常用的免疫抑制药为硫唑嘌呤和环磷酰胺。

（2）缓解期

①待症状控制后，血清肌酶明显下降或接近正常，逐步开展锻炼。可采用按摩、推拿、水疗和透热疗法等以防止肌肉萎缩和挛缩。

②药物疗法：在中医辨证论治的基础上，给予药物治疗。当临床症状改善和血清肌酶降至正常时，激素用量可递减。激素的维持量（每日 5～15mg）常需数月甚至数年。环磷酰胺用于合并急性间质性肺炎且激素治疗效果不好时。

3. 外治法

（1）熏洗法

①湿热证：海风藤 30g，豨莶草 30g，虎杖 30g，络石藤 30g。煎水外洗，每日 1 次。

②病程日久者：透骨草 30g，桂枝 20g，红花 15g，细辛 3g，防风 15g。煎水浸洗，每日 1 次。

（2）针刺

①体针：取穴足三里、上巨虚、下巨虚、三阴交、曲池、肾俞、阳陵泉、肩髃、委中、承山穴。针用平补平泻法，主要用于病情较久者及气血不足肌肉萎缩者。

②耳针：取穴肺、脾、肾、交感、肾上腺、内分泌、皮质下、肩关节、膝、臀。每次选取 5 穴，王不留行子贴压，左、右耳交替。

第六节 结节性多动脉炎

结节性多动脉炎（polyarteritis nodosa，PAN）是一种累及肌型中、小动脉全层动脉炎症和坏死性血管炎，随受累动脉的部位不同，可仅局限于皮肤（皮肤型），也可波及多个器官或系统（系统型），以肾脏、心脏、消化及神经系统受累最常见。发病机制尚不明确，病毒感染如乙型肝炎病毒、巨细胞病毒、人类免疫缺陷病毒（HIV）与本病关系密切。病变早期可见动脉内膜下水肿、纤维素渗出、内皮细胞脱落，相继出现中层纤维素样坏死、变性及全层中性粒细胞、单核细胞、淋巴细胞浸润，可引起内弹力层断裂，可有小动脉瘤形成或内膜增厚、血栓形成、管腔狭窄导致组织缺血。随炎症逐渐吸收，纤维组织增生，出现血管壁增厚甚至闭塞。以上病理过程可在同一患者的不同部位呈多形性改变。男女均可发病，以男性多见，可分为皮肤型和系统型。

本病属中医学中的"无脉症"范畴。本病病位在肢体肌肉，本病多因素体正气虚羸，寒湿之邪外袭，血脉瘀涩所致。《素问·调经论》载"寒独留则血凝泣，凝则脉不通。"因成无脉症。病变早期多见热毒郁结，主动脉及其大分支已有病理性改变，脉呈微涩小紧之状，尚无典型之无脉症候。中期以气虚血瘀、气血虚弱或肝肾阴虚为主要表现。随着脉痹血瘀之进一步损害则主要以血瘀阻络，甚则形成癥瘕瘀痕之损害，则病属晚期。

【诊断】

1. 西医诊断　根据美国风湿病协会提出的标准（1990 年）。①体重自发病以来减少
≥ 4kg。②皮肤网状青斑。③能除外由于感染、外伤或其他原因所致的睾丸疼痛或压痛。④肌痛、无力或皮肤触痛。⑤单神经炎或多神经病。⑥舒张压 ≥ 90mmHg。⑦肌酐、尿素氮水平升高。⑧ HBsAg 或 HBsAb（+）。⑨动脉造影显示内脏动脉梗死或动脉瘤形成（除外动脉硬化、肌纤维发育不良或其他非炎症性原因）。⑩中、小动脉活检示动脉壁中有粒细胞或伴单核细胞浸润。以上 10 条中至少具备 3 条阳性者，可认为是结节性多动脉炎，其中活检及血管造影异常具有重要诊断依据。

2. 中医诊断

（1）症状：早期症状不典型，仅有低热、乏力、关节酸痛，往往被忽视或误认为其他

疾病。直至晚期动脉狭窄、阻塞，引起血液供应不足或导致高血压时，始有特征性的临床表现。因受累动脉的部位、范围和程度的不同，症状表现不一。

①上肢无脉症：本症的临床症状系由上肢、头、眼缺血所产生。当颈总动脉、无名动脉阻塞时，可产生脑、眼缺血和头部神经营养障碍，临床表现为眩晕、头痛、记忆力减退、视力减弱和一过性黑矇。严重者可有发作性昏厥、抽搐、偏瘫及昏迷。少数患者有鼻中隔穿孔、眼角膜白斑、角膜混浊、虹膜萎缩、白内障、失明、牙齿松动、头发脱落、上腭及耳郭溃疡等。当无名动脉、锁骨下动脉受累时，可见上肢乏力酸麻、发凉，易疲劳，运动后更加明显。

②下肢无脉症：本症是因下肢缺血而产生下肢肌肤发凉、麻木酸胀，容易疲劳，关节酸痛，间歇性跛行。同时由于头颈部和上肢的血压升高，及肾动脉受累，肾缺血导致肾性高血压，出现头痛、头晕、心悸等症状，甚至发生心力衰竭。

（2）体征：本病发展缓慢，动脉受累后常有侧支循环形成，故皮肤颜色、温度及营养障碍改变常不明显。

①上肢无脉症：可见单侧或双侧颈总动脉、颞动脉、腋动脉、肱动脉和桡动脉的搏动明显减弱或消失。锁骨上区或颈动脉区扪及震颤或听到收缩期杂音。胸壁及后背可见浅表动脉扩张。上肢肌肉偶有萎缩，上肢血压降低或测不出，而下肢血压升高。部分病人心率增加，左心室扩大。

②下肢无脉症：则见一侧或双侧股动脉、腘动脉、足背动脉搏动明显减弱或消失，血压明显降低或测不出，而上肢血压升高，可达 24～32/12～14kPa。在胸骨左侧、剑突下、脐上或两肩胛骨间、腋窝部可听到收缩期杂音，并有左心室增大或左侧心力衰竭的体征。

3. 中医证候诊断

（1）热毒内结证：发热或壮热，口渴欲饮，汗出，或伴有关节疼痛，身起红斑，舌红苔黄，脉数或细数。本证多见于 PAN 急性活动期，颈项部或腹部可闻及粗糙的血管杂音，肢体单侧或双侧血压偏低。

（2）阴虚内热证：午后或夜间潮热，盗汗，两颧潮热，口干咽燥，舌红少苔，脉弦细或伏而不出。本证也多见于 PAN 急性活动期，尤其是胸腹主动脉型多见。

（3）气虚血瘀证：头晕头痛，眼花耳鸣，心悸胸闷，气短神疲，面色无华，少气懒言，四肢无力，或麻痹疼痛，脉细涩或伏而不出。本证常见于稳定期，常由阳虚寒闭型演化而成，即除有气虚之证外，并见血虚之证候。

（4）阳虚寒凝证：形寒怕冷，肢体发凉，麻木疼痛，甚则青紫，舌质淡胖，苔薄白，脉沉细或无脉。本证多见于慢性炎症中间期，属相对稳定期，病变之主动脉分支已形成狭窄，导致头部和上肢缺血。

（5）气滞血瘀证：头目眩晕，头痛健忘，视力减退，时有眼前发黑或昏厥，胸闷胁痛，腹胀，失眠多梦，烦躁易怒，舌质暗紫，苔白，脉沉涩或消失。本证常见于晚期瘢痕固定期，血瘀之证甚于气虚之象，甚者可有心肾功能不全或脑血管意外而致死亡。

【治疗】

1. 辨证论治

（1）热毒内结证

［治法］清热解毒，凉血活血。

［方药］犀角地黄汤（《备急千金要方》）加减。水牛角 30g，生地黄 20g，赤芍、牡丹皮各 10g，生石膏 25g，天花粉、丹参、鸡血藤各 15g。

（2）阴虚内热证

［治法］养阴清热，活血化瘀。

［方药］青蒿鳖甲汤（《温病条辨》）加味。青蒿、鳖甲各 15g，生地黄、牡丹皮、银柴胡、石斛、地骨皮各 12g，川芎、丹参、麦冬、知母各 9g。

（3）气虚血瘀证

［治法］益气养血，通痹复脉。

［方药］黄芪桂枝五物汤（《金匮要略》）加减。黄芪 30g，桂枝、白芍、赤芍、当归各 15g，熟地黄、川芎、鸡血藤各 12g，牛膝、桑枝、秦艽各 9g。

（4）阳虚寒凝证

［治法］温阳通痹，活血化瘀。

［方药］温阳通脉汤（《陈湘君方》）加减。附子、桂枝各 12g，麻黄、黄芪、川芎、当归、丹参各 10g，细辛 6g，甘草 5g。

（5）气滞血瘀证

［治法］行气解郁，活血化瘀。

［方药］逍遥散（《太平惠民和剂局方》）加减。白芍、白术、当归各 10g，柴胡、茯苓各 12g，甘草 6g，郁金、枳实、木香各 15g，桃仁、红花、丹参、川芎各 9g。

2. 病证结合治疗　在中医辨证论治的基础上，给予药物治疗。糖皮质激素是首选药物，及早使用可改善预后，病情较轻无严重内脏损害者单用糖皮质激素即可，泼尼松 1mg/（kg•d）口服。如病情较重，激素治疗 1 个月效果不佳，或有消化道、心脏等内脏损害者需联合选用细胞毒药物，如环磷酰胺、硫唑嘌呤或甲氨蝶呤等。首推环磷酰胺，以 2mg/（kg•d）口服，如因消化道反应不能耐受者，可予静脉给药。

第七节　成人 Still 病

成人 Still 病（adult onset Still disease，AOSD）是一种病因未明的、以长期间歇性发热、一过性多形性皮疹、关节炎或关节痛、咽痛为主要临床表现，伴有周围血白细胞总数及粒细胞增高和肝功能受损、淋巴结肿大、胸膜炎等多系统受累的临床综合征，自 Wissler（1943 年）首先报道后，Fanconi（1946 年）相继描述，因其临床表现酷似败血症或感染引起的变态反应，故称为 Wissler-Fanconi 综合征。本病较少见。有认为本症是一种介于风湿热与幼年型特发性关节炎之间的变应性疾病，与幼年特发性关节炎全身型（Still 病）极相似，也有认为可能是类风湿关节炎的某个临床阶段或是其一种临床变异型。但经长期观察，大多患者不遗留关节强直、畸形等后遗症。发热是 AOSD 突出的临床症状，AOSD 的发病机制尚不明确，可能与感染、超抗原关系有某种联系。男女均可发病，以 20 － 40 岁发病率最高。

本病属中医学中的"痹病""热痹""温病"等范畴。本病病位在肢体肌肉，主因正气不足，气血阴阳亏虚，感受热邪，或风寒湿邪郁而化热，或脏腑积热，致痰热互结，经络痹阻而致。

【诊断】

1. 西医诊断　目前，国内外 AOSD 的诊断主要依据美国的 Cush 标准和日本标准（表 5-5，表 5-6）。

表 5-5　成人 Still 病诊断的 Cush 标准

必备条件	另需具备下列任何 2 项
发热≥ 39℃	血白细胞≥ 15×10⁹/L
关节痛或关节炎	皮疹
类风湿因子＜ 1 ∶ 80	胸膜炎或心包炎
抗核抗体＜ 1 ∶ 100	肝大或脾大或淋巴结肿大

表 5-6　成人 Still 病诊断的日本标准（Yamaguchi 标准）

主要条件
发热≥ 39°C 并持续 1 周以上
关节痛持续 2 周以上
典型皮疹
血白细胞≥ 10×10⁹/L
次要条件
咽痛
淋巴结和（或）脾大
肝功能异常
类风湿因子和抗核抗体阴性
排除
1. 感染性疾病（尤其是败血症和传染性单核细胞增多症）
2. 恶性肿瘤（尤其是恶性淋巴瘤、白血病）
3. 其他风湿病（尤其是多发性动脉瘤，有关节外征象的风湿性血管炎）

注：以上诊断指标中符合 5 项或以上（其中主要指标需 2 项或以上）者即可诊断为成人 Still 病

2. 中医诊断　主要临床表现如下。

（1）发热：发热为最主要表现，通常是突然发热，以弛张热多见，少数可呈稽留热或不规则热，一般在午后或傍晚时达高峰，次日早晨或上午体温降至正常。每日至少有 1 次体温升高，体温波动幅度可达 2℃以上，主要以壮热和潮热为主。

（2）关节痛：关节痛的发生率在 80% 以上，一般起病隐匿，部分病人在发热多日或数月后出现关节表现，多为关节及关节周围软组织疼痛、肿胀和压痛，合并有滑膜炎时可有渗出性关节积液。患者关节症状多发生于大关节，关节炎通常是对称性的，最常累及的是膝关节、腕关节及踝关节，其他四肢的大关节亦常受累。关节疼痛可呈游走性或固定性，关节症状与发热的关系密切，发热时关节疼痛明显，退热后关节疼痛消失，大多数不遗留关节畸形。

（3）皮疹：大多数病例均有皮疹，皮疹多在午后或发热至高峰时出现，这是本病的典型症状，具有诊断意义。典型皮疹为橙色、肉色、淡红色的斑丘疹，通常不痒，多与发热相伴，呈一过性，一般发热时明显，热退疹消。不典型的皮疹可以是固定的、瘙痒性的、慢性荨麻疹样的皮损。皮疹初起时分布广泛，以后趋于局限，主要累及四肢和躯干，也可累及颈面部，掌跖部少见。皮疹一般不痒，消失后不留痕迹。

（4）咽痛：69% 的患者出现咽部疼痛，可作为早期诊断的重要指标之一。咽痛常见于发病的初期，与发热有关。尽管部分患者咽痛症状十分明显，但是查体却很少能发现明显异常改变，常表现为咽部充血，少数扁桃体肿大，热退后咽痛多消失。

3. 中医证候诊断

（1）风湿热痹证：发热或恶寒，头痛，全身骨节、肌肉酸重疼痛，皮疹隐隐，咽部不适，咽肿，疼痛，口干微渴，舌红，苔薄白或薄黄，脉浮数。多见于成人 Still 病的早期。

（2）热毒炽盛证：寒战，高热持续不退，口干渴，咽痛，咽肿，汗多，心烦，关节疼痛甚则肿胀，四肢躯干皮肤出现红色皮疹，皮下痰核，小便黄，大便秘结，舌质红或绛，苔黄燥少津，脉洪数。多见于成人 Still 病的全身型。

（3）湿热痹阻证：关节疼痛，肿胀，灼热，皮肤红，伴寒热往来，口渴，烦闷不安，皮疹隐隐，皮下触之有痰核，肌肉酸痛，舌质红，苔黄或黄腻，脉滑数。多见于成人 Still 病的关节型。

（4）阴虚血热证：高热已退但长期低热，或午后、夜间发热，五心烦热，潮热盗汗，神疲乏力，关节疼痛，或轻度肿胀，舌红少苔或无苔，苔面干燥，脉细数。

【治疗】

1. 辨证论治

（1）风湿热痹证

［治法］清热解毒，宣散风热。

［方药］银翘散（《温病条辨》）加减。金银花 24g，连翘 12g，板蓝根 15g，大青叶

15g，薄荷 10g，黄芩 12g，竹叶 9g，桔梗 12g，秦艽 12g，甘草 9g，青风藤 30g。

（2）热毒炽盛证

[治法] 凉血解毒，清热透营。

[方药] 清瘟败毒饮（《疫疹一得》）加减。生石膏 30～90g，知母 15g，生甘草 6g，牡丹皮 15g，生地黄 30g，赤芍 15g，水牛角 30g，羚羊角粉 2g，金银花 24g，连翘 12g，青风藤 30g，柴胡 15g。

（3）湿热痹阻证

[治法] 清热通络，利湿解毒。

[方药] 小柴胡汤（《伤寒论》）合四妙散（《世医得效方》）加减。柴胡 15g，黄芩 12g，半夏 9g，苍术 10g，黄柏 12g，薏苡仁 30g，川牛膝 24g，土茯苓 30g，木防己 12g，青风藤 30g，独活、羌活各 15g。

（4）阴虚血热证

[治法] 养阴清热，凉血解毒。

[方药] 丁氏清络饮（《丁甘仁方》）加减。生地黄 30g，石斛 15g，青蒿 24g，龟甲 12g，鳖甲 12g，知母 15g，玄参 24g，牡丹皮 12g，地骨皮 15g，银柴胡 15g，白薇 15g，生甘草 12g，青风藤 30g，金银花 24g。

2. 病证结合治疗　本病如能早期诊断、合理治疗，绝大多数患者病情可以得到控制，并且减少复发。轻症者可单独采用非甾体抗炎药，疗效不佳者可合用或改用糖皮质激素。病情控制仍不佳者，可采用 MTX 等 DAMRDs 药物，难治者可使用生物制剂。

（1）非甾体抗炎药：可选用选择性或特异性 COX-2 抑制药，如双氯酚酸类、塞来昔布等药物，可起到抗炎、控制体温、减轻关节疼痛的作用，可减少糖皮质激素用量。

（2）糖皮质激素：糖皮质激素是本病最有效的药物，常用剂量为泼尼松 0.5～1.0mg/（kg·d），为避免和减少复发，应待症状完全缓解，血沉、血清铁蛋白和 C 反应蛋白等恢复正常后才开始递减剂量，以最小维持量使用 3～6 个月。部分患者对常规剂量糖皮质激素反应不佳者，可给予甲泼尼龙每日 500～1000mg，缓慢静脉滴注，连续用药 3d，必要时 1～3 周后重复给予，间隔期及冲击治疗后，采用常规剂量泼尼松或甲泼尼龙口服，待病情稳定，实验室指标改善后逐步减量，维持治疗，直至停药。

（3）免疫抑制药：严重病例尤其是应用糖皮质激素治疗效果不显著或虽有效而减量后即发者，可加用其他免疫抑制药如甲氨蝶呤（MTX）。剂量为每周口服 1 次，每次 10～15mg，临床发现合用 MTX 后，可增加疗效，减少糖皮质激素剂量。环孢素 A 有利于控制糖皮质激素的不良反应，且在部分顽固病例中具有一定的效果。来氟米特、羟氯喹、硫唑嘌呤、环磷酰胺等免疫抑制药也可采用。

第八节 贝赫切特综合征

白塞病（Behcet disease）是根据土耳其皮肤科医师 Behcet 1937 年的病例报告而命名的，又称贝赫切特综合征，是一种全身性、慢性、血管炎症性疾病。临床常以复发性口腔溃疡、生殖器溃疡和眼色素层炎为突出表现，故又称为眼、口、生殖器综合征。本综合征晚期还可累及神经系统、消化道、肺、肾、附睾等器官。其基本病理变化为皮肤黏膜、眼睛以及全身多系统血管炎，多数病例伴有不同程度的关节症状，故仍将其归于系统性血管炎范畴。本病病因尚不明确，目前认为白塞病是一种异质性疾病，与感染、免疫、遗传、环境等因素密切相关。发病年龄大多为 16 － 40 岁青壮年。

本病属中医学中的"狐惑病"范畴。本病以肝、脾、肾三脏受损为本，湿热蕴毒为标。病程短，脏腑虚象不明显，多为肝脾湿热蕴毒实证，治疗应以清肝利湿、和脾解毒为主；病程长，脏腑虚象较为突出，多为肝肾阴亏或脾肾阳虚之证，治疗应以滋补肝肾、健脾益气为主。

【诊断】

1. 西医诊断　本病主要通过临床症状及临床检测进行综合诊断。典型且有诊断意义的表现是：①口腔、皮肤、生殖器和眼部呈急性或慢性炎症；②这些部位损害的某些特点；③损害呈反复发作与缓解的慢性过程等。

急性型发作病例，各部位损害往往是同时或相继出现，表现比较完全时较易确诊、但若不注意损害特点及以后的反复发作病程，易与这些部位发病的其他疾病误判；慢性发作病例，由于各部位损害往往分别发生或因症状不典型而易造成漏诊。因此只有仔细询问病史，了解各部位的各种损害及其特点，结合长期发作与缓解的慢性病程综合分析，才能减少误诊和漏诊。尚有不少同时伴有两个部位发病病例，但却缺少 1～2 个常发部位损害如口腔黏膜溃疡、眼葡萄膜炎。有报道这些病例也有发生神经系统、消化道或大血管损害者，对这种病例需进一步随访观察。针刺反应阳性及 HLA-B5（＋），对本病诊断极有帮助。发现有红晕的结节性红斑样损害和毛囊炎样损害则高度提示本病。

目前临床较常采用的诊断标准系 1990 年国际白塞病研究组提出。①反复性口腔溃疡：包括轻型小溃疡、较重型大溃疡或疱疹样型溃疡，一年内至少反复发作 3 次；②复发性生殖器溃疡或瘢痕（尤其是男性）；③眼损害：前葡萄膜炎，后葡萄膜炎，裂隙灯检查时发现玻璃体混浊或视网膜血管炎；④皮肤损害：结节性红斑，假性毛囊炎，脓性丘疹，青春期后（未服用糖皮质激素）出现的痤疮样结节；⑤针刺反应阳性：针刺试验后 24～48 小时由医师判定的阳性反应。上述 5 条标准应为医师观察到或由患者本人提供并被确认为可靠的。诊断白塞病必须具有复发性口腔溃疡，并且至少伴有其余 4 项中的 2 项以上者。但需除外其他疾病，与本病密切相关并有助于诊断的症状有：关节痛或关节炎、皮下栓塞性静脉炎、深静脉栓塞、动脉栓塞和（或）动脉瘤、中枢神经病变、消化道溃疡、附睾炎和家族病史等。

2. 中医诊断　主要临床表现如下。

（1）一般症状：本病多呈慢性病程，间以急性发作，往往先累及一处，反复发作，经相当长的时间后会相继累及其他部位。急性发作或慢性病程中的急性表现主要是发热、头痛、乏力、食欲缺乏和关节疼痛等。热型不定。

（2）口腔溃疡：表现为复发性口腔溃疡，1年至少发作3次，且多数为首发症状。口腔溃疡好发于舌、颊黏膜、牙龈及唇等处，呈圆形或椭圆形疼痛性溃疡，直径2～10mm，境界清楚，中心为淡黄色坏死性基底，周围为鲜红色晕，可单独或成批出现。持续1～2周后消失，不留瘢痕，但亦有持续数周最后遗留瘢痕者。

（3）生殖器溃疡：约75%的患者有此症状。单发者为多，好发于龟头、阴道、阴唇和尿道口，也见于阴囊、肛周和会阴等处。男性疼痛重于女性。溃疡外观和病程与口腔溃疡类似，但发生次数较少，数目亦少。

（4）眼部病变：发生率平均50%，常见的眼部病变为虹膜睫状体炎、前房积脓、结膜炎和角膜炎，重者可发生脉络膜炎、视神经乳头炎、视网膜炎、视神经萎缩及玻璃体病变，可导致青光眼、白内障和失明。

（5）皮肤损害：①结节性红斑样损害，好发于下肢，尤以小腿的皮下结节多见，蚕豆至胡桃大，疼痛和压痛，皮肤颜色淡红、暗红、紫色不等，几个至10余个不等，病程1个月左右消失，但新损害不断出现，极少破溃；②毛囊炎样损害：见于头、面、胸、背、下肢、阴部等处，损害多少不一，反复发作，特点是顶端为小的脓头，周围红晕较宽，细菌培养阴性，抗生素治疗无效。

同形反应（针刺反应）：用生理盐水皮内注射，无菌针头皮内刺入，以及静脉穿刺等，均可于24h左右在受刺部位出现毛囊炎和脓疱，48h左右最明显，以后逐渐消退。此种反应阳性者达40%～70%，对本病诊断有价值。

口腔溃疡、眼部损害、生殖器溃疡及皮肤损害可先后发生，亦可同时或交替出现。若全程仅见1～2种症状者，临床上称为不全型。

（6）其他系统表现：还可出现关节、胃肠道、肺、心、肾、附睾及中枢神经系统等病变。

3. 中医证候诊断

（1）肝脾湿热证：起病急，病期短，头痛，羞明，口腔黏膜及外阴溃疡，小如芥，大如豆，自觉灼热疼痛，或有下肢红斑结节，潮红灼热而痛。急性期可见发热畏寒，少数有高热，心烦，汗出，关节酸痛，胸胁闷胀，纳呆，口苦咽干，妇女带下黄稠，舌质淡红，苔黄腻，脉濡数或弦数。

（2）肝气郁结证：反复发生口腔及外阴溃疡，皮肤出现红斑结节，胸胁胀满，双目干涩，视物不清，月经前或行经期加重，经色暗红，或夹血块，舌质紫暗，或瘀斑，苔少，脉细涩。

（3）肝肾阴虚证：病程日久，口腔及外阴溃疡时轻时重，头目眩晕，月经不调，遗精，口干口苦，手足心热，舌质红或红绛，少苔或无苔，脉细数。

（4）脾肾阳虚证：病程较长，乏力，少气懒言，手足不温，纳差，五更泻，下肢浮肿，月经不调，遗精阳痿，长期反复出现口腔溃疡及外阴溃疡，伴有结节性红斑，病情有遇寒加重、冬季尤甚的倾向，多种合并症相继发生，舌质淡红，苔薄白或少苔，脉细弱。

【治疗】

1. 辨证论治

（1）肝脾湿热证

[治法] 清热除湿，柔肝和脾。

[方药] 龙胆泻肝汤（《医方集解》）合五苓散（《伤寒论》）加减。柴胡 9g，黄芩 10g，栀子 10g，龙胆草 6g，泽泻 10g，茯苓 15g，猪苓 10g，生地黄 15g，川木通 6g，甘草 6g。

[加减] 溃疡难愈，加天花粉 15g，大黄 8g，以清热消肿排脓；目赤多泪，加蔓荆子 15g，蒺藜 15g，以疏风清热；眼痛较剧，加细辛 3g，延胡索 12g，以通窍止痛；前房积脓，加紫花地丁 12g，茵陈 15g，以清热解毒消肿。

[中成药] 龙胆泻肝丸口服，每次 6g，每日 2 次。

（2）肝气郁结证

[治法] 疏肝理气，活血化瘀。

[方药] 柴胡清肝饮（《症因脉治》）加减。柴胡 6g，栀子 10g，当归 8g，生地黄 12g，茯苓 12g，白芍 10g，延胡索 12g，桃仁 10g，红花 6g，赤小豆 20g，白花蛇舌草 20g，牡丹皮 12g。

[加减] 外阴溃疡并见黄白带下，加赤石脂 15g，海螵蛸 15g，金樱子 15g，煅龙骨 30g，以固涩止带；结膜炎，加菊花 15g，谷精草 10g，蝉蜕 5g，以疏风清热；月经不调或经前加重，加益母草 20g，乌药 5g，以理气活血；结节顽固难愈，加络石藤 15g，皂角刺 10g，三棱 10g，莪术 10g，以活血通络。

[中成药] 逍遥丸口服，每次 9g，每日 2 次。

（3）肝肾阴虚证

[治法] 滋补肝肾，养阴清热。

[方药] 六味地黄丸（《小儿药证直诀》）加减。生地黄 20g，山药 15g，山茱萸 15g，茯苓 15g，泽泻 15g，玄参 15g，地骨皮 15g，女贞子 15g，麦冬 15g，牡丹皮 10g，五味子 10g，甘草 6g 等。

[加减] 溃疡反复，加西洋参 10g 以益气敛疮；目赤翳肿，加菊花 15g，墨旱莲 15g，以疏风清热。

[中成药] 六味地黄丸口服，每次 9g，每日 2 次。

（4）脾肾阳虚证

[治法] 健脾补肾，益气温阳。

[方药] 四君子汤（《太平惠民和剂局方》）合金匮肾气丸（《金匮要略》）加减。党参 10g，茯苓 10g，白术 10g，陈皮 10g，甘草 10g，白芍 12g，补骨脂 12g，益智仁 12g，砂仁 6g，山药 15g，薏苡仁 15g，附子 6g 等。

[加减] 外阴溃疡日久不愈，加黄芪 20g，白及 10g，地榆 10g，以益气敛疮；足踝湿肿，加猪苓 10g，车前子 15g，五加皮 10g，以利湿消肿；腰膝酸软无力，加菟丝子 15g，续断 15g，盐杜仲 15g，以补肾健腰。

[中成药] 金匮肾气丸口服，每次 9g，每日 2 次。

2. 病证结合治疗　由于本病病因尚未完全明了，临床表现又多种多样，而且同一疗法对不同部位损害疗效反应可能不一致，故治疗方案选择宜个体化、多样化。治疗目标在于控制现有症状，防治重要脏器损害，减缓疾病进展。

（1）急性活动期应卧床休息，发作间歇期应注意预防复发，如控制口腔感染等，伴感染者应行相应治疗。

（2）有重要脏器或系统受累如眼、大血管、中枢神经系统、肺部病变以及消化道等显著炎症并伴有高热时，应及早应用足量糖皮质激素治疗，可采用甲泼尼龙每日静脉冲击疗法或中、高剂量泼尼松分次服用，待症状缓解后减量，并需维持一段时间。还可用细胞毒性药物如硫唑嘌呤、环磷酰胺、甲氨蝶呤、环孢素 A（滴眼）、干扰素（皮下或肌内注射）。

（3）口腔溃疡损害、各种皮肤损害、关节炎症等可口服中药雷公藤制剂或秋水仙碱等。严重口腔和生殖器溃疡者口服沙利度胺常有良效。也可局部外用糖皮质激素软膏和溶液制剂。

（4）皮肤结节损害及血管病变者可使用抗血小板聚集药物（阿司匹林、双嘧达莫），也可用活血化瘀、清热解毒的中药治疗，如桂枝茯苓丸加减。

（5）关节症状严重、皮肤结节红斑疼痛明显者可口服非甾体抗炎药，如布洛芬、萘普生、双氯芬酸钠或 COX-2 选择性抑制药。

（6）有结核证据的病例，如患者有结核病或有结核病史，PPD 皮试强阳性时，可试行抗结核治疗（二联或三联）至少 3 个月以上。

（7）对难治性患者，如累及眼葡萄膜、中枢神经系统，经糖皮质激素治疗无效，有个案报道应用 TNF-α 拮抗药有效。

3. 其他治法

（1）单方验方

①白塞方：附子、半夏、党参、白术、茯苓、三棱、当归尾、赤芍各 10g，肉桂、干姜、红花、甘草各 6g。水煎服。

②治惑丸：槐花、苦参各 60g，芦荟 30g，干漆 2g，木香、桃仁各 60g，青葙子、雄黄、水牛角各 30g，研细末，水泛为丸如绿豆大，滑石为衣，口服，每次 6～10g，每日 2～3 次。

③温清饮：当归、生地黄各 4g，赤芍、黄芩各 3g，黄连、黄柏各 1.5g。水煎服。

④熊胆蒙花散：熊胆粉、黄连、密蒙花、蒺藜、木贼、黄柏、淡竹叶。研细末，饭前口服，

每次 5g，每日 3 次。

（2）针刺与拔罐

①体针：取穴合谷、肺俞、内关、少冲、风池、足三里、列缺、三阴交，实证针用泻法，虚证针用补法或平补平泻法。

②在局部麻醉下，用三棱针在大椎穴进行挑刺，再以火罐拔出皮下瘀血。

（3）外用

①辨证选用青黛膏、黄连膏、金黄膏、生肌膏，外涂溃疡处，每日 1 次。

②鸡蛋黄油外搽溃疡处，每日 1 次。

③西瓜霜、锡类散或冰硼散外敷溃疡处。

④苦参 30g，千里光、鱼腥草各 60g，煎水外洗患处，每日 2 次。

⑤金银花、板蓝根各 20g，煎水 500ml，漱口用。

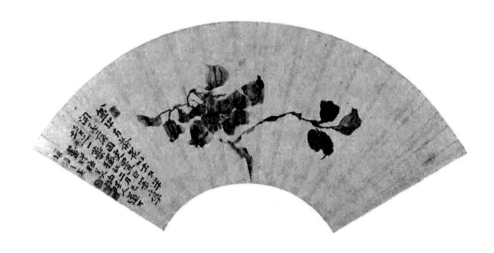

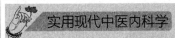

第6章　血液系统疾病

 第一节　缺铁性贫血

缺铁性贫血（iron deficiency anemia，IDA）属中医学"萎黄""血虚""虚劳""黄肿""虚损"等范畴，属于慢性虚损性疾病，中医认为血的生成与脾的关系最为密切。"血者水谷精微化生于脾""脾为气血生化之源"。脾胃受纳腐熟水谷，产生精微物质，为血的生成提供物质来源。脾虚是本病的关键。另一方面，"肾主骨生髓，藏精""髓生血""精血同源"。血之源头在于肾，肾虚精髓亏虚则血必虚少。本病病位在脾肾。

【诊断】

1. 西医诊断

（1）小细胞低色素贫血：男性 Hb＜120g/L，女性 Hb＜110g/L，孕妇 Hb＜100g/L；MCV＜80fl，MCH＜27pg，MCHC＜0.32；红细胞形态可有明显低色素表现。

（2）有明确的缺铁病因和临床表现。

（3）血清（血浆）铁＜8.95μmol/L（50μg/dl），总铁结合力＞64.44μmol/L（360μg/dl）。国内诊断缺铁的血清铁标准也有采用血清铁＜10.7μmol/L（60μg/dl），总铁结合力＞62.7μmol/L（350μg/dl）。

（4）运铁蛋白饱和度＜0.15。

（5）骨髓铁染色显示骨髓小粒可染铁消失，铁幼粒红细胞＜15%。

（6）红细胞游离原卟啉（FEP）＞0.9μmol/L（50μg/dl）（全血），或血液锌原卟啉（ZPP）＞0.96μmol/L（60μg/dl）（全血），或 FEP/Hb＞4.5μg/gHb。

（7）血清铁蛋白（SF）＜12μg/L。

国内诊断缺铁的血清铁蛋白标准也有采用＜14μg/L，或＜16μg/L。但一般都主张将 SF＜12μg/L 作为储铁耗尽，＜20μg/L 表示储铁减少。诊断非单纯性缺铁，SF 的标准可以提高到＜60μg/L。

（8）血清可溶性运铁蛋白受体（sTfR）浓度＞ 26.5nmol/L（2.25mg/L）。

（9）铁剂治疗有效。

符合上述第 1 条和 2 ～ 9 条中任何两条以上者，可诊断为缺铁性贫血。

2. 中医诊断　　中医并无缺铁性贫血诊断，可参考西医诊断依据。中医按照患者症状，从"虚劳"进行辨证论治。

3. 中医证候诊断

（1）脾胃虚弱证：面色苍白，神疲乏力，纳差，脘腹胀满，大便不通。舌淡有齿痕，苔薄腻，脉沉细。

（2）心脾两虚证：心悸头晕，神疲乏力，夜寐不安，少气懒言，食欲缺乏，毛发干枯。舌淡胖齿痕，脉濡细。

（3）肝脾血虚证：面色无华，头目昏眩，肢体麻木，筋脉拘急，纳少，腹胀。大便溏。舌淡，苔白，脉弦细弱。

（4）脾肾阳虚证：面色萎黄，形寒肢冷，喜热饮，自汗，纳差，腹胀，耳鸣眩晕，大便溏。舌淡齿痕，脉沉细。

【治疗】

1. 辨证论治

（1）脾胃虚弱证

[治法] 健脾益气补血。

[方药] 归脾汤（《济生方》）、举元煎（《景岳全书》）加减。生晒参、黄芪、当归、白芍、熟地黄、白术、甘草、大枣、阿胶、山药、桔梗、五味子、生姜、薏苡仁、砂仁、炒升麻等。

[加减] 便溏、手足冷者加干姜、肉桂；胸闷苔腻者加茯苓、苍术、薏苡仁。

[中成药] 香砂六君子丸。

（2）心脾两虚证

[治法] 健脾养心。

[方药] 归脾汤（《济生方》）。党参、黄芪、白术、熟地黄、当归、黄精、陈皮、酸枣仁、石菖蒲、远志、首乌藤、大枣等。

[加减] 腹胀者，加陈皮、枳壳；自汗加浮小麦、五味子。

[中成药] 归脾丸。

（3）肝脾血虚证

[治疗] 健脾益气，养肝补血。

[方用] 八珍汤（《瑞竹堂经验方》）。党参、白术、茯苓、黄芪、当归、白芍、熟地黄、丹参、墨旱莲、仙鹤草、桑椹子、何首乌、陈皮、大枣等。

[加减] 头晕眼花者加枸杞子、沙苑子、决明子；妇女月经少加艾叶、阿胶、益母草。

［中成药］八珍颗粒。

（4）脾肾阳虚证

［治法］健脾温肾。

［方药］实脾饮（《济生方》）联合四神丸（《证治准绳》）。黄芪、白术、茯苓、山药、陈皮、砂仁、当归、附片、桂圆肉、补骨脂、五味子、甘草。

［加减］脾虚腹胀甚者加木香、枳壳；畏寒明显者加熟附片、鹿角胶等。

［中成药］左归丸。

2. 经验治疗　单味药如下。

（1）党参：甘、平。具有补中益气、健脾益肺之功效。用于脾虚食少便溏，四肢无力，心悸，气短，口干，自汗，脱肛。党参有增强免疫力、扩张血管、降压、改善微循环、增强造血功能等作用。此外，对化疗、放疗引起的白细胞下降有提升作用。

（2）黄芪：味甘，性微温。含皂苷、蔗糖、多糖、多种氨基酸、叶酸及硒、锌、铜等多种微量元素。增强机体免疫功能、保肝、利尿、抗衰老、抗应激、降压和较广泛的抗菌作用。

（3）何首乌：味苦甘涩，性微温。具有养血滋阴、固精益肾、健筋骨之功。何首乌水煎醇沉液皮下注射，对鼠骨髓粒系祖细胞生长有促进作用。

（4）熟地黄：味甘，性微温。补血滋润，益精填髓。研究表明，熟地黄可增强 GSH-Px 活性和降低血清中 LPO 的含量，对造血干细胞和骨髓红系造血祖细胞有一定的增殖、分化作用。

（5）当归：味甘，性温。具有补血和血之功。当归多糖可通过直接和（或）间接途径激活造血微环境中的巨噬细胞、淋巴细胞等，也可刺激肌组织，促进其产生造血调控因子，进而促进功能造血干细胞粒细胞巨噬细胞集落成单位（CFU-GM）的增殖分化，刺激骨髓粒单系造血。

（6）鹿角胶：为血肉有情之品，具有温补肝肾、益精养血之功。鹿角胶富含动物蛋白质、各种氨基酸、多肽、激素、糖类等成分。药理研究表明，能促进周围血液中的红细胞，白细胞、血小板数量增加。可以显著提高鼠持续游泳时间，有明显的抗疲劳作用。

（7）大枣：大枣富含多种维生素、蛋白质、糖类及微量元素钙、铁等，具有滋阴补阳、补血之功。现代药理研究发现，大枣能使血中含氧量增强、滋养全身细胞。有研究表示，大枣提取液加小剂量铁剂治疗妊娠期缺铁性贫血，可增加铁的吸收，减少铁剂用量，降低口服铁剂的不良反应。

（8）鸡血藤：性温味苦、甘，具有补血、活血、通络。本品主要含有多种异黄酮、二氢黄酮、查耳酮、拟雌内酯类、三萜类等，鸡血藤对造血系统有明显的刺激作用。以鸡血藤为主药的"升白冲剂"或"鸡甲升白汤"治疗白细胞减少症有较好的临床疗效。也可治疗风湿性关节炎、红斑性狼疮、血小板减少、急性泄泻等症。

3. 病症结合治疗

（1）病因治疗：病因治疗对纠正贫血的效果，速度及防止其复发均有重要意义。

（2）铁剂治疗

1）口服铁剂：最常用的制剂为硫酸亚铁，富马酸铁（富血酸）。服药时忌茶，以免铁被鞣酸沉淀而不能被吸收。

2）注射铁剂：一般尽量用口服药治疗，仅在下列情况下才应用注射铁剂：①肠道对铁的吸收不良，例如胃切除或胃肠吻合术后、慢性腹泻、脂肪痢等；②胃肠道疾病可由于口服铁剂后症状加重，例如消化性溃疡、溃疡性结肠炎、节段性结肠炎、胃切除后胃肠功能紊乱及妊娠时持续呕吐等；③口服铁剂虽经减量而仍有严重胃肠道反应。常用的铁注射剂有右旋糖酐铁及山梨醇枸橼酸铁。

3）辅助治疗：加强营养，增加含铁丰富的食品。贫血者日常饮食中应注意多吃富含高蛋白、B 族维生素和维生素 C 的食品及含铁丰富的饮食。有益的水果有苹果、大枣、荔枝、香蕉等。此外还应多食用黑木耳、香菇、黑豆、芝麻等食品，益于补养生血。

第二节　再生障碍性贫血

再生障碍性贫血（aplastic anemia）是一组骨髓造血组织减少，造血功能衰竭，导致周围血全血细胞减少的综合病征。临床常表现为较严重的贫血、出血和感染。原发性再障中男性多于女性，青年多于老年。根据疾病变化速度和病情轻重，结合血象和骨髓象可将再障分为急性型和慢性型。若有致病原因如药物、化学品、辐射、感染为继发性。本病属中医学"慢性髓劳""虚劳""虚损""血证"范畴。临床多表现为面色㿠白、心悸气短、头晕乏力，脉沉细无力或沉细数。中医认为本病的发生与心、肝、脾、肾密切相关，肾精亏虚，骨髓失于充养，不能化生气血，气血不足，气虚推动血液无力则血瘀，瘀血难去，新血不生，病情缠绵，预后较差。

【诊断】

1. 西医诊断

（1）全血细胞减少，网织红细胞减少，淋巴细胞相对增多。

（2）骨髓至少 1 个部位增生减低或重度减低（如增生活跃，须有巨核细胞明显减少及淋巴细胞相对增多）。骨髓小粒非造血细胞增多（有条件者做骨髓活检，显示造血组织减少，脂肪组织增加）。

（3）能除外引起全血细胞减少的其他疾病，如阵发性睡眠性血红蛋白尿症、骨髓增生异常综合征、自身抗体介导的全血细胞减少、急性造血功能停滞、骨髓纤维化、急性白血病、恶性组织细胞病等。

（4）根据上述标准诊断为再障后，再进一步分为急或慢性型。

急性再障（亦称重型再障Ⅰ型）诊断标准。

1）临床表现：发病急，贫血呈进行性加剧，常伴严重感染、内脏出血。

2）血象：除血红蛋白下降较快外，须具备下列诸项中两项。

①网织红细胞＜1%。绝对值＜$15×10^9$/L。

②中性粒细胞＜$0.5×10^9$/L。

③血小板＜$20×10^9$/L。

3）骨髓象

①多部位（包括胸骨骨髓）增生减低，三系造血细胞明显减少，非造血细胞相对增多。

②骨髓小粒中非造血细胞相对增多。

（5）慢性再障（包括非重型再障和重型再障Ⅱ型）诊断标准：

①临床表现：发病较急性再障缓慢。贫血、感染、出血相对较轻。

②血象：血红蛋白下降速度较慢，网织红细胞、中性粒细胞及血小板减低，但达不到急性再障的程度。

③骨髓象：三系或两系减少，至少一个部位增生不良，如增生活跃，则淋巴细胞相对增多，巨核细胞明显减少；骨髓小粒中非造血细胞（如脂肪细胞等）增加。

④病程中如病情恶化，临床、血象及骨髓象与急性再障相同，则称重型再障Ⅱ型。

2. 中医诊断　中医并无再生障碍性贫血，可参考西医诊断依据。

3. 中医证候诊断

（1）热毒壅盛证：急性发热、高热，面色无华或面色赤，烦渴引饮，精神萎靡，甚至神昏吐血、便血，小便短赤，舌苔黄燥，脉急数。

（2）肾阴虚证：面色苍白、心悸气短、头晕乏力，手足心热，潮热盗汗，口干但不思饮，尿黄，舌边尖稍红，苔薄少津或少苔，脉细数。

（3）肾阳虚证：面色㿠白、心悸气短、头晕乏力，形寒肢冷，食少便溏，舌体胖大边有齿痕，苔白滑，脉沉弱。

（4）肾阴阳两虚证：面色㿠白、心悸气短、头晕乏力，时冷时热，自汗盗汗，食少纳呆，腰膝酸软，遗精滑泄，舌淡苔薄白或无苔，脉沉细无力或沉细数。

【治疗】

1. 辨证论治

（1）热毒壅盛证

[治法] 清热解毒，凉血止血。

[方药] 清瘟败毒饮（《疫疹一得》）联合犀角地黄汤（《外台秘要》）。水牛角、生地黄、牡丹皮、白芍、石膏、知母、黄芩、板蓝根、白茅根、金银花、连翘。

[加减] 若有高热、便秘者可加大黄、枳实等；若出血重者，根据不同出血部位酌加仙鹤草、

紫珠草、藕节、白及、小蓟、生地榆、侧柏叶、花蕊石等。

（2）肾阴虚证

［治法］滋阴益肾，填精益髓。

［方药］左归丸（《景岳全书》）加减。熟地黄、山茱萸、怀山药、制何首乌、女贞子、墨旱莲、菟丝子、补骨脂、仙鹤草、阿胶（烊化）等。

加减：若盗汗明显者，加青蒿、鳖甲等。

（3）肾阳虚证

［治法］温肾壮阳，填精益髓。

［方药］右归丸（《景岳全书》）加减。熟地黄、山茱萸、怀山药、制何首乌、茯苓、黄精、菟丝子、补骨脂、淫羊藿、巴戟天、锁阳、肉桂、黄芪、鹿角胶等。

［加减］若食欲缺乏，加陈皮、半夏、莱菔子、鸡内金、焦神曲等。

（4）肾阴阳两虚证

［治法］滋阴壮阳，填精益髓。

［方药］左归丸合右归丸（《景岳全书》）加减。熟地黄、山茱萸、制何首乌、女贞子、墨旱莲、补骨脂、鹿角胶、肉苁蓉、淫羊藿、怀山药、茯苓、仙鹤草、茜草、当归、鸡血藤、黄芪等。

［加减］若腰痛者，加续断、狗脊等。

2. 经验治疗

（1）经验方：补肾生血汤。制何首乌 12g，熟地黄 9g，女贞子 15g，当归 10g，菟丝子 15g，淫羊藿 15g，补骨脂 9g，党参 30g，丹参 15g，茜草 9g，阿胶（烊化）10g，鹿角胶（烊化）10g，巴戟天 15g。出血重者加蒲黄 10g，水煎至 200ml，早、晚分服，每日 1 剂，连续服用 4 周。研究表明本方可调整机体免疫功能紊乱和改善骨髓造血环境。

（2）对症处理：齿衄，明胶海绵蘸云南白药局部按压止血；鼻衄，三七粉醋调涌泉穴外敷，同时油纱条蘸云南白药堵鼻；便血，地榆槐角丸，口服；崩漏，胶艾四物汤；高热神昏，安宫牛黄丸，每次 1 丸，每日 1 次，或紫血散，每次 1 支，每日 2 次，口服；清开灵注射液 20 ～ 40ml，静脉输注每日 1 次。

3. 病症结合治疗　包括病因治疗、支持疗法和促进骨髓造血功能恢复的各种措施。慢性型一般以雄激素为主，辅以其他综合治疗；急性型预后差，上述治疗常无效，诊断一旦确立宜及早选用骨髓移植或抗淋巴细胞球蛋白等治疗。

（1）支持疗法：凡有可能引起骨髓损害的物质均应设法去除，禁用一切对骨髓有抑制作用的药物。对粒细胞缺乏者宜保护性隔离，积极预防感染。输血要掌握指征，准备做骨髓移植者，移植前输血会直接影响其成功率，尤其不能输家族成员的血。一般以输入浓缩红细胞为妥。严重出血者宜输入浓缩血小板，采用单产或 HLA 相合的血小板输注可提高疗效。反复输血者宜应用去铁胺排铁治疗。

（2）雄激素：雄激素为治疗慢性再障首选药物。常用雄激素有四类：17α- 烷基雄激素类、睾丸素酯类、非 17α- 烷基雄激素类、中间活性代谢产物。

（3）骨髓移植：骨髓移植是治疗干细胞缺陷引起再障的最佳方法，且能达到根治的目的。一旦确诊严重型或极严重型再障，年龄 < 20 岁，有 HLA 配型相符供者，在有条件的医院应首选异基因骨髓移植，移植后长期无病存活率可达 60%～80%，但移植需尽早进行，因初诊者常输红细胞和血小板，这样易使受者对献血员次要组织相容性抗原致敏，导致移植排斥发生率升高。

（4）免疫抑制药：适用于年龄大于 40 岁或无合适供髓者的严重型再障。最常用的是抗胸腺球蛋白（ATG）和抗淋巴细胞球蛋白（ALG）。不宜应用大剂量肾上腺皮质激素，以免引起股骨头无菌性坏死。疗效要 1 个月以后，有的要 3 个月以后才开始出现。现代免疫抑制药治疗严重型再障疗效已可和骨髓移植相近，但前者不能根治，且有远期并发症，如出现克隆性疾病，包括 MDS、PNH 和白血病等。

第三节　阵发性睡眠性血红蛋白尿

阵发性睡眠性血红蛋白尿（paroxysmal nocturnal hemoglobinuria，PNH）是一种少见的红细胞内在缺陷引起的慢性溶血，可伴有与睡眠相关、间隙性血红蛋白尿发生，及全血细胞减少症。本病属于中医学"虚损""黄疸"范畴，本病基本病机为素体脾肾亏虚，外感湿热，或运化不利，湿热内生。其中脾为后天之本，气血生化之源，肾为先天之本，藏精生髓，脾肾虚者则气血生化乏源，而致虚劳。

【诊断】

1. 西医诊断

（1）PNH 诊断标准

1）临床表现符合 PNH，主要为慢性血管内溶血，静脉血栓，骨髓衰竭，常见表现为贫血、黄疸、睡眠相关的间歇性血红蛋白尿。

2）实验室检查

①酸化血清溶血试验（Ham 试验）、糖水试验、蛇毒因子溶血试验、尿隐血（或尿含铁血黄素）等项试验中凡符合下述任何一种情况，即可诊断。

A. 两项以上阳性。

B. 一项阳性，但须具备下列条件：a. 两次以上阳性，或一次阳性，但操作正规、有阴性对照、结果可靠，即时重复仍阳性者。b. 有溶血的其他直接或间接证据，或有肯定的血红蛋白尿出现。

C. 能除外其他溶血，特别是遗传性球形红细胞增多症、自身免疫性溶血性贫血、葡萄糖 -6-

磷酸脱氢酶（G6PD）缺乏症所致的溶血和阵发性发冷性血红蛋白尿症等。

②流式细胞仪检查：外周血中 CD59 或 CD55 阴性中性粒细胞或红细胞＞10%（5% ~ 10% 为可疑）。

临床表现符合，实验检查结果具备第 1 项或第 2 项者皆可诊断，第 1，第 2 两项可以相互佐证。

（2）再障 -PNH 综合征的诊断：凡再障转化为 PNH，或 PNH 转化为再障，或兼有两病特征者，均属再障 -PNH 综合征为表明两病发生先后，或同时兼有两病特征而以某病为主，可将本综合征再分为四种情况：

①再障→ PNH：指原有肯定的再生障碍性贫血（再障）（而非未能诊断的 PNH 早期表现），转为可确定的 PNH，再障的表现已不明显。

② PNH →再障：指原有肯定的 PNH（而非下述的第 4 类），转为明确的再障，PNH 的表现已不明显。

③ PNH 伴有再障特征：指临床及实验室检查所见均说明病情仍以 PNH 为主，但伴有一个或一个以上部位骨髓增生低下、有核细胞减少、网织红细胞不增高等再障表现者。

④再障伴有 PNH 特征：指临床及实验室检查所见均说明病情仍以再障为主，但具有 PNH 的实验诊断结果阳性者。

2. 中医证候诊断

（1）气虚血溢证：头晕嗜睡，神疲乏力，面色苍白，或面目黄染，双下肢浮肿，舌淡边齿痕，脉沉数无力。本证多由劳累过度或饮食失调，损伤脏气，脾不统血，肾失固摄，血不循经而外溢，导致尿血。

（2）心脾两虚证：面色萎黄，下肢浮肿，心悸气短，舌淡胖苔白，脉细弱。

（3）瘀血阻络证：血红蛋白尿，舌质暗，舌体胖大，苔腻，脉细涩。

（4）湿热内蕴证：倦怠乏力，食少恶心，目黄，舌红苔黄腻，脉滑数。

【治疗】

1. 辨证论治

（1）气虚血溢证

[治法] 健脾益气，养血止血。

[方药] 归脾汤（《济生方》）加减。药物为白术、党参、炙甘草、木香、龙眼肉等。

[加减] 血红蛋白尿重者，加乌药；伴黄疸、腹胀者加茵陈、夏枯草、薏苡仁等；兼见瘀血明显者，加丹参、牛膝、川芎等活血药。

（2）心脾两虚证

[治法] 健脾益气，补血养心。

[方药] 归脾汤（《济生方》）、八珍汤（《瑞竹堂经验方》）加减。药物为党参、黄芪、白术、

炙甘草、酸枣仁、茯神、远志、大枣等。

[加减] 若兼见虚热者，加知母、麦冬、白茅根等。

（3）瘀血阻络证

[治法] 活血化瘀，益气扶正。

[方药] 血府逐瘀汤（《医林改错》）加味。药物为当归、柴胡、白芍、生地黄、熟地黄、党参、黄芪等。

[加减] 兼见肝肾阴虚者，加六味地黄汤类。

（4）湿热内蕴证

[治法] 清利湿热，补血养血。

[方药] 茵陈五苓散（《金匮要略》）加减。药物为茵陈、桂枝、茯苓、泽泻、太子参、黄芪等。

[加减] 若气阴两虚明显者，加沙参、麦冬等。

2. 经验治疗

（1）中成药

①血宝胶囊：主要成分为熟地黄、丹参、刺五加、党参、人参、当归、黄芪（炙）、枸杞子、何首乌（制）、鹿茸、牛西西、水牛角浓缩粉、漏芦、鸡血藤、附子、桂枝、仙鹤草、川芎、补骨脂、虎杖、连翘、赤芍、女贞子、牡丹皮、狗脊、紫河车、阿胶、白术（炒）、陈皮、牛髓。具有补阴培阳、益肾健脾之功。用于再生障碍性贫血，白细胞缺乏症，原发性血小板减少症，紫癜。口服，每次 4～5 粒，每日 3 次，小儿酌减。临床用本品治疗阵发性睡眠性血红蛋白尿。

②防溶灵：本品为杨梅根皮提取物，其具有抑制抗体形成、抗红细胞脂质过氧化反应作用。每次 0.75～1.5g，每日 3～4 次，口服。

（2）专家经验：邓成珊教授将本病分为缓解期、发作期辨证论治，缓解期表现为面色苍白或萎黄，气短乏力、头晕心悸，腰酸耳鸣、纳呆神疲、舌淡暗或胖嫩、脉细等。治以补益脾肾，兼以清热利湿、活血化瘀，以补肾为先，临床上用大菟丝子饮（《千金方》）和茵陈五苓散（《金匮要略》）加减。发作期表现为阵发性血红蛋白尿，治以活血祛瘀利水，临床用益母草、当归、赤芍、川芎、广木香、菟丝子、熟地黄、仙茅、淫羊藿。黄疸显著，辨证湿热偏重者治当利水，合用茵陈五苓散加减，以茵陈蒿、猪苓、泽泻等加强利湿清热退黄之力，避免造成肾功能损伤。邓教授惯用萆薢、穿山龙，现代药理研究表明二者对体液免疫、细胞免疫有明显的抑制作用。邓教授指出，溶血时体内多呈酸性环境，可用煅牡蛎、海螵蛸等制酸药。

3. 病证结合　除异基因造血干细胞移植外，尚无能根治 PNH 的方法。PNH 均需移植适应证为：①骨髓衰竭（Ret 减低、全血细胞减少，均提示干细胞功能不良）；②难治性、输血依赖性溶血性贫血；③反复危及生命的血栓栓塞事件；④＜20 岁的患者。

PNH 患者因贫血常需输血；同时控制 PNH 溶血的发生，主要阻止抗体、补体介导的溶血。临床常用糖皮质激素、雄激素、补体抑制药等。临床上补铁、补叶酸、脾切除、使用抗氧化药物等。

第四节 自身免疫性溶血性贫血

自身免疫性溶血性贫血（autoimmune hemolytic anemia，AIHA）指由各种原因刺激人体产生抗自身红细胞抗体导致红细胞破坏溶血的贫血。以根据自身抗体血清学特点分类，可分为温抗体型，即自身抗体与红细胞反应最佳温度为 37℃，抗体为 IgG 和（或）补体 C3 型；冷抗体型，即自身抗体与红细胞反应最佳温度为 0 ～ 5℃。抗体为冷凝集素（IgM 型）或冷热溶血素；兼有温冷抗体型（温冷抗体混合型）自身抗体为 IgG 温抗体和冷凝集素同存。本病属于"血虚""黄疸"范畴。多发于脾胃虚弱者，复感受湿热毒邪，病久耗伤气血。

【诊断】

1. 西医诊断

（1）临床表现：原发性者多为女性，年龄不限。临床表现除溶血和贫血外无特殊症状，半数有脾大，1/3 有黄疸和肝大。继发性者常伴有原发疾病的临床表现。

（2）实验室检查

①贫血程度不一，有时很严重，可暴发急性溶血危象。外周血涂片可见多数球形红细胞及数量不等的幼红细胞，偶见吞噬红细胞现象，网织红细胞增多。

②骨髓涂片呈幼红细胞增生象，偶见红细胞系轻度巨幼样变。

③再生障碍危象时，网织红细胞极度减少，骨髓象呈再生障碍，血象呈全血细胞减少。

④抗球蛋白试验直接试验阳性，主要为抗 IgG 和抗补体 C3 型，偶有抗 IgA 型；间接试验可阳性或阴性。

（3）诊断依据

①近 4 个月内无输血或特殊药物服用史，如直接抗球蛋白试验阳性，结合临床表现和实验室检查可确立诊断。

②如抗球蛋白试验阴性，但临床表现较符合，肾上腺皮质激素或切脾术有效，除外其他溶血性贫血特别是遗传性球形细胞增多症可诊断为抗球蛋白试验阴性的 AIHA。

2. 中医诊断 中医并无自身免疫性溶血性贫血病名，可参考西医诊断标准。

3. 中医证候诊断

（1）湿热内蕴证：白睛、皮肤发黄，尿色如茶或深如酱油，或有发热，口渴而不思饮，腰背酸痛，便干，心悸气短，头晕乏力，舌质淡，苔黄腻，脉濡数。

（2）气血两虚证：面色㿠白或萎黄，气短乏力，心悸头晕，自汗，神疲懒言，口唇色淡，兼有湿热者，白睛可有轻度发黄，舌体胖大，舌质淡，苔薄白或微黄腻，脉细。

（3）脾肾亏虚证：面色㿠白，头晕耳鸣，纳少便溏，腰膝酸软；偏于阴虚者，五心烦热，

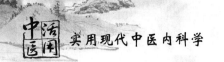

舌质红，少苔，脉细数；偏于阳虚者，怯寒肢冷，舌体胖大，边有齿痕，苔白，脉细弱。

（4）瘀血阻络证：面色晦黯，头晕乏力，腹中癥块，午后低热，或形体消瘦，毛发不荣，肌肤甲错，或肢体疼痛，或腹部刺痛，舌质淡或淡紫，苔薄，脉细涩。

【治疗】

1. 辨证论治

（1）湿热内蕴证

[治法] 清利湿热，佐以活血。

[方药] 清利湿热抗溶汤（自拟方）。茵陈、栀子、大黄（后下）、茯苓、猪苓、泽泻、柴胡、桂枝、黄芪、当归、虎杖、丹参、鸡血藤、白茅根、甘草。

[加减] 气血虚弱明显者，加党参、白芍，以补气养血；湿重者，加藿香、薏苡仁，以祛湿；热重者，加黄芩、黄连，以清热燥湿；食少腹胀者，加陈皮、炒白术，以理气健脾；瘀血征象明显者，加益母草、泽兰，以活血化瘀，利尿退黄。

（2）气血两虚证

[治法] 益气养血，补精益髓。

[方药] 益气养血抗溶汤（自拟方）。党参、黄芪、茯苓、炒白术、当归、熟地黄、白芍、川芎、阿胶（烊化）、茵陈、柴胡、虎杖、桂枝、甘草。

[加减] 余邪未净，湿热留恋而身目俱黄者，加大黄、栀子、泽泻，并加大茵陈用量以清利湿热余邪；瘀血征象明显者，加丹参、鸡血藤以养血活血；脾虚者，去阿胶，加山药、薏苡仁，以健脾益气，利水渗湿。

（3）脾肾亏虚证

[治法] 健脾益气，滋肾填精。

[方药] 补益脾肾抗溶汤（自拟方）。党参、当归、熟地黄、枸杞子、山茱萸、茯苓、炒白术、怀牛膝、山药、茵陈、柴胡、虎杖、桂枝、炙甘草。

[加减] 若气血虚弱明显者，加黄芪、阿胶，以益气养血；兼血瘀者，加鸡血藤、丹参，以养血活血；偏阴虚者，去柴胡、桂枝，加何首乌、女贞子、玄参，以滋阴补肾；五心烦热明显者，柴胡易银柴胡，加龟甲胶、生地黄，以滋阴清热凉血；偏阳虚者，加炙附子、淫羊藿、菟丝子，以温补肾阳；纳差者，加白扁豆、炒麦芽，以健脾消食；便溏者，加补骨脂、砂仁，以温补脾肾而止泻。

（4）瘀血阻络证

[治法] 活血养血，祛瘀生新。

[方药] 活血化瘀抗溶汤（自拟方）。黄芪、当归、赤芍、川芎、怀牛膝、鸡血藤、丹参、柴胡、郁金、虎杖、桂枝、大黄（后下）、炙鳖甲（先煎）、莪术、炙甘草。

[加减] 若气血虚弱明显者，加阿胶、熟地黄、党参，以补益气血；气滞症状明显者，加香附、

枳壳，以理气行滞；伴阴虚者，去柴胡、桂枝，加龟甲胶、女贞子、墨旱莲，以滋阴清热；伴阳虚者，加炙附子、淫羊藿，以温阳补肾；伴纳差者，加陈皮、炒麦芽以健脾开胃消食；兼黄疸者，加茵陈、栀子以清利湿热；腹中癥块肿大明显者，亦可加用大黄䗪虫丸（《金匮要略》方）攻补兼施，峻剂丸服，以达破血消癥、祛瘀生新之效。

2. 经验治疗

（1）中成药：生血丸。主要含党参、黄芪、当归、阿胶、川芎、白芍、枸杞子、山茱萸、紫河车、熟地黄、淫羊藿、巴戟天等，具有益气养血、健脾补肾之效，用于脾肾两虚型的血液系统疾病。

（2）单味药：①巴戟天，味辛微温，具有温肾助阳、祛风除湿、强筋健骨之效，现代药理研究表明巴戟天含有多种成分，其中巴戟天多糖能提高机体免疫力，预防和改善骨质疏松疾病的发生和病情进展，巴戟天提取物可促进骨髓基质细胞增殖。②白芍：味酸，微寒，具有补血柔肝、平肝止痛之功。现代药理表明，白芍含有单萜类物质，包括芍药苷、芍药内酯苷等，具有明确的补血作用。

3. 病证结合治疗

（1）温抗体型自身免疫溶血性贫血：病因明确者，应积极治疗原发病。

①糖皮质激素：氢化可的松，每日 400～600mg，静脉输注，3～5d 后改用强的松 1mg/（kg·d），口服，7～10d 病情改善，血红蛋白接近正常时，每周渐减强的松用量 10～15mg，直至强的松每日 20mg，定期查血红蛋白及网织红细胞计数 2～3 周，若稳定每周减强的松 2.5mg，至每日 5～10mg，或隔日应用强的松 10～20mg，维持治疗 6 个月。

脾切除：应用大剂量糖皮质激素治疗后 2 周溶血和贫血无改善；或每日需较大剂量强的松（＞15mg）以维持血象的改善；或不能耐受强的松、免疫抑制药治疗，或有禁忌证者应考虑脾切除治疗。脾切除前最好做 ^{51}Cr 红细胞寿命和扣留试验，判断切脾疗效。

免疫抑制药：对糖皮质激素及脾切除治疗不能达缓解；有脾切除禁忌证；每日需较大剂量强的松（＞15mg）维持血液学改善者。应用硫唑嘌呤每日 50～200mg；环磷酰胺每日 50～150mg。血液学缓解后，先减少糖皮质激素剂量，后减少免疫抑制药至维持剂量，维持治疗 3～6 个月。用药期间注意观察骨髓抑制等不良反应。

②大剂量静脉注射丙种球蛋白：0.4～1.0g/kg，连用 5d，对小部分 IgG 介导的免疫性溶血性贫血有一定疗效，但疗效短暂。

③血浆置换：适用于抗体滴度高、糖皮质激素治疗效果差的病人。

④输血：溶血危象或贫血严重的病人可适量输全血或洗涤红细胞。

（2）冷抗体型自身免疫性溶血性贫血：寻找潜在疾病，治疗原发病。避免寒冷刺激，注意保暖。免疫抑制药对保暖及支持治疗无效病人可应用，苯丁酸氮芥每日 2～4mg，疗程 3～6 个月（或环磷酰胺每日 100～150mg，疗程＞3 个月）。

第五节　骨髓增生异常综合征

骨髓增生异常综合征（myelodysplastic syndrome，MDS）是因造血干细胞增殖分化异常导致的造血功能障碍性疾病，其生物学特征是髓系细胞（粒系、红系、巨核系）一系或多系发育异常（或称病态造血，disorderedmaturationormyelo-dysplasia）和无效造血，可以伴有原始细胞增多。临床和血液学特征是外周血细胞一系或多系减少，骨髓有一核细胞常增多且形态异常，可伴有原始细胞增多，转化为急性髓系白血病的危险性明显增高。

本病属中医学"髓毒劳""虚劳""血证""内伤发热""癥积"范畴。大多由于先天禀赋不足，后天失养，或劳倦内伤，正气亏虚，肝气郁结；或感六淫之邪；或为接触异常射线和药物，化学毒素。三因致病。以致肝郁、脾虚、肾亏为本，气血亏虚为先，邪毒壅结。病久则由实致虚，以致虚实夹杂。因毒致瘀、毒瘀互阻、因实致虚是本病至关重要病机，既有骨髓衰竭特性又有恶性克隆存在。故治疗中应坚决贯彻解毒化瘀、去瘀生新，佐以扶正。采取"以毒攻毒"为主治法并贯穿于整个疾病始终。

【诊断】

1. 西医诊断

（1）临床表现常以贫血为主，可兼有发热或出血。初期可无症状。查体见部分患者肝、脾、淋巴结轻度肿大，少量患者有胸骨压痛、肋骨或四肢关节痛。

（2）外周血一系或多系减少。

（3）骨髓有核细胞常增多，髓系细胞一系或多系呈发育异常的病态造血形态学表现。

（4）能除外叶酸或维生素 B_{12} 缺乏、重金属中毒、微小病毒 B19 或 HIV 病毒感染、应用粒细胞集落刺激因子等引起的非克隆性血细胞发育异常。

（5）以下实验室检查结果有助于诊断本病。①骨髓组织切片显示造血细胞空间定位紊乱，或 ALIP（+）。②有非随机性 -5/5q⁻、-7/7q、+8、20q 等 MDS 常见的核型异常。③血细胞克隆性分析提示单克隆造血。④姊妹染色单体分化（SCD）试验延迟，或有其他造血细胞，细胞周期延长的证据。⑤造血细胞有 ras 或 fms 等 MDS 可有的癌基因异常。

2. 中医诊断　中医并无骨髓异常增生综合征病名，可参考西医诊断依据。

3. 中医证候诊断

（1）气阴两虚、毒瘀阻滞证：面色无华，气短乏力，自汗或盗汗，五心烦热；重者衄血或便血，或皮肤紫癜，心慌，或低热；舌淡嫩苔少，脉虚大数无力。

（2）脾肾两虚、毒瘀阻滞证：面色苍白或虚浮，纳呆便溏，腰膝酸软，畏寒怕冷，重者衄血或便血，或皮肤紫癜，心慌气短；舌淡胖苔水滑，脉沉细。

（3）热毒炽盛、毒瘀阻滞证：发热，汗出，常兼见衄血或便血，或皮肤紫斑，口干口苦，喜饮，大便干结，小便黄赤，心慌气短；舌红苔黄，脉数。

【治疗】

1. 辨证论治

（1）气阴两虚、毒瘀阻滞证

[治法] 益气养阴，解毒化瘀。

[方药] 生脉饮、大补元煎、青黄散加减。太子参、麦冬、五味子、生地黄、山茱萸、女贞子、枸杞子、白芍、天冬、黄芪、当归、青黛、雄黄等。

（2）脾肾两虚，毒瘀阻滞证

[治法] 健脾补肾，解毒化瘀。

[方药] 香砂六君子汤（《古今名医方论》）、六味地黄丸（《小儿药证直诀》）、青黄散（《仙拈集》）加减。熟地黄、山茱萸、山药、泽泻、牡丹皮、茯苓、木香、砂仁、太子参、炒白术、炙甘草等。四肢不温明显者加仙茅、淫羊藿、巴戟天等；泄泻者加炒薏苡仁、芍药、五味子、莲子肉、炒白扁豆、青黛、雄黄。

（3）热毒炽盛、毒瘀阻滞证

[治法] 清热解毒，解毒化瘀。

[方药] 人参白虎汤（《伤寒论》）、化斑汤（《温病条辨》）、青黄散（《仙拈集》）加减。生石膏、知母、人参、玄参、生地黄、蒲公英、栀子、白花蛇舌草、半枝莲、苦参、生甘草、青黛、雄黄等。

2. 经验治疗

（1）单味药

①龙眼肉：本品性味甘平，无毒，具有补益心脾、养血安神的功效。龙眼肉补益心脾之效适用于心脾二虚所致的食少体倦、头晕目眩、身体虚弱等诸证。养血安神之功适用于心慌怔忡、夜寐不安、脑力衰退及健忘失眠等。

②雄黄：辛温有毒，属于砷制剂，有研究表明有效砷浓度可以一定程度治疗恶性血液病，药典规定雄黄每日内服用量为 0.05 ～ 0.1g，不良反应以消化道反应为主。部分患者出现腹痛腹泻等不良反应。

③淫羊藿：性辛温，味甘。具有补肾阳、强筋骨之效。主要成分为淫羊藿苷，淫羊藿苷可以升高大鼠外周血象、骨髓病态造血有改善，降低骨髓细胞凋亡率。

（2）中成药

①生血合剂：主要成分为黄芪、当归、党参、白术、鸡血藤等。有研究表明，生血合剂对调控细胞因子释放作用明显，可降低干扰素、肿瘤坏死因子水平，从而改善骨髓造血功能。

②复方红豆杉胶囊：主要含有红豆杉、红参、甘草，气芳香，味苦涩。0.3g/ 粒，每次 2 粒，每日 3 次，饭后服用。可抗肿瘤和调节机体免疫力，用于中晚期肿瘤病人的治疗。紫

杉醇通过抑制微管解聚,从而达到抑制肿瘤的作用。人参皂苷和甘草甜素等可明显提高机体免疫能力,此外,甘草甜素可降低药物不良反应。

③青黄散:首先载于《奇效良方》,主要成分为青黛、雄黄,具有解毒化瘀、凉血解毒之功。有研究表明,其对 MDS 异常高甲基化及低甲基化有双重调控作用。

④复方参鹿颗粒:主要成分为红参、熟附子、肉桂、鹿角片、龟甲、菟丝子等。具有温肾益髓之功,能改善患者临床症状,升高外周血象。阻止恶性克隆在细胞周期的调控因子,延缓病情恶化,抑制 MDS 异常克隆增殖,促进细胞正常分化。

3. 病证结合

(1)支持治疗:当患者有明显贫血或伴心、肺疾病时,可输红细胞。在有出血和感染时,可输入血小板、应用抗生素。预防性输注粒细胞和血小板对 MDS 患者无明确疗效。

(2)维生素治疗:部分患者应用维生素 B_6 治疗有效,每日 200 ~ 500mg 静脉滴注,可使网织红细胞升高,输血量减少。

(3)肾上腺皮质激素:10%~ 15%的 MDS 患者,应用肾上腺皮质激素治疗后,外周血细胞计数明显上升,但皮质激素治疗带来的易感染、血糖升高等不良反应不容忽视。

(4)分化诱导药:MDS 患者恶性克隆中的某些细胞仍保留分化潜能,一些药物能诱导瘤细胞分化。目前常用的有 1,25(OH)$_2$ 维生素 D_3,每日口服 2μg,用药至少 12 周。或用维生素 D_3 30 万~ 60 万 U 肌内注射,每日 1 次,8 ~ 28 周。在用药中部分患者血象改善。该类药物可引起威胁生命的严重高血钙,故应严密监测血钙变化。13- 顺式维甲酸在体外培养中有诱导分化作用,但临床应用不理想,国内多采用全反式维甲酸 20mg 每日 3 次口服。小剂量阿糖胞苷对髓性白血病有分化诱导作用,目前已用于 MDS,特别是 RAEB 和 RAEB-T,缓解率约 30%,10 ~ 20mg/(m^2 • d)皮下注射,但小剂量阿糖胞苷对骨髓的抑制作用仍不能忽视,约 15%患者死亡与药物相关。

(5)雄激素:炔睾醇(danazol)是目前最常用的雄性激素,每日 600 ~ 800mg,持续 2 ~ 4个月,但无确切疗效。有报道认为雄性激素有加速向急性白血病转化的可能。

(6)联合化疗:MDS 对化疗耐受性低,治疗疗效差,即使获得缓解,缓解期也短。若病人年龄小于 50 岁,处于 RAEB - T 临床状态好,可酌情用常规化疗。

(7)骨髓移植:当年龄小于 50 岁,并处于 RAEB 或 RAEB-T,有 HLA 同型供者,医疗条件允许,可考虑进行同种异体骨髓移植。

第六节　白细胞减少症和粒细胞缺乏症

白细胞减少症(leukopenia)和粒细胞缺乏症(agranulocytosis)多表现为头晕乏力明显,

易外感，也有少数仅表现为指标异常，无症状。

本病属中医学"虚劳""内伤发热"等范畴。大多由于感受外邪、药毒内攻、劳逸过度、饮食失宜，以致脏腑虚弱、阴阳气血亏损所致。以脏腑阴阳气血亏虚为本，外邪、痰饮、瘀血、邪毒为标。

【诊断】

1. 西医诊断　白细胞减少症的诊断标准：由各种病因导致成人外周血白细胞数低于 $4.0×10^9$/L 时，称为白细胞减少症。儿童则参考不同年龄正常值的低限。10—12 岁低于 $4.5×10^9$/L；< 10 岁低于 $5.0×10^9$/L 时，考虑为白细胞减少症。

粒细胞缺乏症的诊断标准：当外周血中性粒细胞绝对值，成人低于 $2.0×10^9$/L，为中性粒细胞减少症。当粒细胞严重减少，低于 $0.5×10^9$/L，为粒细胞缺乏症。儿童 10—12 岁低于 $1.8×10^9$/L，< 10 岁低于 $1.5×10^9$/L，为中性粒细胞减少。

2. 中医诊断　中医并无白细胞减少和粒细胞缺乏症的病名，可参考西医诊断标准。

3. 中医证候诊断

（1）气阴亏虚证：面色苍白或萎黄，气短懒言，潮热盗汗，舌质淡，苔少或花剥，脉细弱或细数。

（2）心脾血虚证：头晕，心悸，失眠多梦，健忘，倦怠乏力，纳少便溏。舌淡，苔薄，脉细或结代。

（3）肝肾阴虚证：头晕头痛，眩晕耳鸣，腰膝酸软，两足痿弱，咽干。舌干红少津，脉弦细。

（4）脾肾阳虚症状：头晕，面色虚黄，形寒肢冷，神疲乏力，少气懒言，食少便溏，肠鸣，因受寒而加剧，腰酸尿多。舌质淡胖，苔白，脉弱。

【治疗】

1. 辨证论治

（1）气阴亏虚证

[治法] 益气养阴。

[方药] 四君子汤（《太平惠民和剂局方》）合生脉散（《医学启源》）加减。组成为党参、白术、茯苓、黄芪、沙参、麦冬、五味子、首乌、甘草、大枣。

[加减] 自汗盗汗甚者，可加糯稻根、瘪桃干，以敛汗止汗；口舌生疮，加黄连、木通、淡竹叶，以清心泄火，导热下行。

（2）心脾血虚证

[治法] 补益心脾。

[方药] 养心汤（《仁斋直指方论》）加减。组成为党参、黄芪、白术、茯苓、当归、川芎、五味子、柏子仁、酸枣仁、肉桂（后下）、半夏、甘草。

[随症加减] 胃脘胀满、呕吐嗳气者，加陈皮，以和胃降逆；腹痛即泻，手足不温者，可加炮姜、煨肉果，以温中散寒。

（3）肝肾阴虚证

[治法] 滋养肝肾。

[方药] 左归丸（《景岳全书》）加减。组成为熟地黄、枸杞子、淮山药、龟甲、牛膝、山茱萸、菟丝子、黄精、甘草。

[随症加减] 头痛、眩晕、耳鸣较甚者，加石决明、菊花、钩藤，以平肝潜阳；虚火较甚，见潮热咽痛者，加知母、地骨皮，以滋阴泻火；耳聋足痛者，加紫河车，以填补精血。

（4）脾肾阳虚证

[治法] 温补脾肾。

[方药] 黄芪建中汤（《金匮要略》）合右归丸（《景岳全书》）加减。组成为黄芪、桂枝、白芍、饴糖（烊冲）、制附片、淮山药、杜仲、淫羊藿、菟丝子、当归、鸡血藤、炙甘草。

[随症加减] 若兼见五更泄泻者，可见补骨脂、肉豆蔻、吴茱萸、五味子，以温脾暖肾，固肠止泻；若食后腹胀及呕逆者，加砂仁、半夏、陈皮，以温中和胃降逆。

2. 经验治疗

（1）单味药

①人参：人参含人参多糖，可以增强免疫功能。经临床证实，其具有显著的升高白细胞的作用，而且能够产生预防白细胞减少的效果，无不良反应。

②黄芪：黄芪能够提高机体免疫力，并能够保护骨髓以及肾上腺皮质功能提高血浆中的 cAMP 和 cGMP 的含量，临床上可以及时有效地治疗白细胞减少症。黄芪多糖能增强机体的免疫力，并可对骨髓造血功能抑制存在修复作用，增加外周血红蛋白、红细胞以及白细胞的数量，故可有效防治因临床口服抗甲状腺类西药物所致的白细胞减少等不良反应。

③女贞子：女贞子中齐墩果酸具有升高白细胞的作用。女贞子也能刺激骨髓造血功能，进而改善造血功能。

④鸡血藤：所含有的鸡血藤素、蒲公英赛酮和鸡血藤醇等成分，具有滋补血液等作用，能防治白细胞减少。

⑤补骨脂：可以显著增加白细胞和血小板数。

⑥麦冬：麦冬能促进白细胞的生成，并且升高外周血白细胞数量，还可以增强网状内皮系统功能。

（2）中成药：①地榆升白片，主要成分为地榆，具有升高白细胞作用，每次 2～4 片，每日 3 次。②归脾丸，由党参、黄芪、当归、白术、茯神、炙甘草组成，健脾益气养血，适用于气血两虚的白细胞减少患者，每次 6g，每日 3 次，口服。

（3）穴位注射：黄芪注射液、当归注射液每次 4ml，每日 1 次；足三里、血海穴位注射，左右交替。适用于气血两虚证。

3. 病证结合

（1）立即停用可能引起白细胞减少的一切药物。一旦疑有感染，应及时联合应用足量广谱抗生素。可先用氨苄青霉素及氨基糖苷类抗生素静脉滴注。如感染症状较重，也可首选头孢三代抗生素。以后根据细菌培养及药敏试验结果调整用药。

（2）促白细胞生长药物，如维生素 $B_4$10 ～ 20mg，每日 3 次，口服；维生素 $B_6$10 ～ 20mg，每日 3 次，口服；碳酸锂 20 ～ 30mg，每日 3 次，口服；氨肽素 0.1g，每日 3 次，口服；利血生10mg，每日 3 次，口服；鲨肝醇 50 ～ 100mg，每日 3 次，口服；脱氧核苷酸钠 10 ～ 20mg，每日 3 次，口服；辅酶 A100U，每日 1 次，肌内注射；ATP20mg，每日 1 次，肌内注射。

（3）造血细胞生长因子：如 GM-CSF 或 G-CSF 每日 150 ～ 300μg，皮下注射，疗程一般为 7 ～ 14d。

第七节　急性白血病

急性白血病（acute leukemia，AL）是造血干细胞的恶性克隆性疾病，发病时骨髓中异常的原始细胞及幼稚细胞（白血病细胞）大量增殖，蓄积于骨髓并抑制正常造血，广泛浸润肝、脾、淋巴结等髓外脏器。表现为贫血、出血、感染和浸润等征象。根据受累的细胞类型，AL 通常可以分为急性淋巴细胞白血病（acute lymphoblastic leukemia，ALL）和急性髓细胞白血病（acute myeloid leukemia，AML）两大类。本病属于中医学"急劳""虚劳""血证"等范畴。本病起病急，发展迅速，病情险恶，预后差。本病多为感受邪毒。

【诊断】

1. 西医诊断　根据世界卫生组织诊新标准（WHO 标准）：①血或骨髓原始粒（或单核）细胞≥ 20%，可诊断为 AML。②当患者被证实有克隆性重现性细胞遗传学异常 t(8；21)（q22；q22）、inv（16）（p13；q22）或 t（16；16）（p13；q22）以及 t（15；17）（q2；q12）时，即使原始细胞＜ 20%，也应诊断为 AML。③伴有多细胞系病态造血的 AML 及治疗相关性AML 和 MDS，分别单独划分为独立亚类。④骨髓中幼稚淋巴细胞＞ 25% 时诊断急性淋巴细胞白血病。

2. 中医诊断　中医并无急性白血病病名，可参考西医诊断标准。

3. 中医诊断标准

（1）气血亏虚、毒热凝积证：面色无华，语言低微，倦怠自汗，心悸气短，头晕目眩，失眠多梦，可见痰核、瘰疬，胁下癥积等，低热，汗出恶风，口干欲饮，咽喉肿痛等。舌体胖大，舌质淡红，舌苔薄白或薄黄，脉细弱或细数。

（2）气阴两虚、毒瘀内蕴证：面色无华，两颧潮红，语言低微，倦怠自汗，心悸气短，午后低热，咽干舌燥，或见尿血、便血，皮肤瘀斑、瘀点等，时有高热不退，口渴欲饮，大便干结，小便黄赤。舌体瘦小，舌质淡红，舌苔薄白或少苔，脉细数。

（3）阴精亏乏、毒瘀交织证：面色无华或苍白，头目眩晕，咽干舌燥，五心烦热，失眠多梦，潮热盗汗，腰膝酸软，可见痰核、瘰疬、胁下癥积等，或见尿血、便血，皮肤瘀斑、瘀点等，时有发热不退，神志不清，口舌燥烈，大便秘结。舌质绛红，舌质少或剥脱，脉细数，或细弱。

（4）肾阳虚损、痰瘀壅盛证：面目虚浮，畏寒肢冷，腰膝酸软，阳痿不举，夜尿频多，脘腹冷痛，可见痰核，瘰疬，胁下癥积等，或见鼻出血、尿血、便血，月经量多，经期延长。舌体胖大或瘦小，舌质淡红或淡白，舌苔少或无苔或光滑，脉细弱或细数。

【治疗】

1. 辨证论治

（1）气血亏虚、毒热凝积证

[治法] 补气养血，清解邪毒。

[方药] 当归补血汤（《内外伤辨惑论》）加减，药物为黄芪、当归、太子参、白芍、白术、制何首乌、制半夏、广陈皮、淮山药、炙甘草、生谷芽、生麦芽、生山楂、炒丹皮、豆蔻（后下）、景天三七、仙鹤草、小蓟、白花蛇舌草、半枝莲。

（2）气阴两虚、毒瘀内蕴证

[治法] 益气养阴，化痰解毒。

[方药] 生脉散（《医学启源》）加减。药物为太子参、白芍、白术、女贞子、炒牡丹皮、柴胡、广陈皮、木香、制半夏、夏枯草、玄参、生龙骨（先煎）、生牡蛎（先煎）、白花蛇舌草、半枝莲、三棱、莪术、大黄（后下）、炙甘草。

[加减] 头晕、腰酸者，加桑寄生、杜仲、天麻、葛根。

（3）阴精亏乏、毒瘀交织证

[治法] 温阳补肾，健脾益气。

[方药] 六味地黄汤（《小儿药证直诀》）加味，药物为人参、茯苓、白术、黄芪、山茱萸、熟地黄、山药、枸杞子、仙茅、丹参、首乌、巴戟天。

（4）肾阳虚损、痰瘀壅盛证

[治法] 滋阴补肝。

[方药] 二至丸（《中国药典》）加减，生地黄、熟地黄、牡丹皮、沙参、麦冬、山茱萸、当归、丹参、白芍、首乌、玄参、五味子、墨旱莲、女贞子。

2. 经验治疗

（1）中成药

①消癌平注射液：由乌骨藤、通关藤提取物组成，具有清热解毒、化痰软坚。临床研

究本品治疗急性白血病，效果明显，抑制白血病细胞株 NB4 细胞增殖，诱导 NB4 细胞发生 G_0/G_1 期阻滞，可降低膜电位，触发细胞凋亡过程，发挥白血病细胞作用。本品有助于提高化疗诱导缓解率。

②参附注射液：来源于古方"参附汤"，具有大补元气、益气固脱的作用，可以提高急性白血病治疗效果，增强细胞免疫功能，降低炎症因子水平和化疗不良反应。

③参麦注射液：主要含有人参皂苷、麦冬酮、麦冬皂苷等，具有养阴生津、益气固脱、大补元气的功效，在急性白血病化疗时可以促进化疗后造血功能的恢复，具有减毒增效的作用。

④生脉饮：由红参、麦冬、五味子组成，具有益气养阴扶正之功，可以增强免疫功能，改善血液循环及血液流变性，有效缓解化疗过程中的不良反应。

（2）单味中药

①砒霜：砒霜的主要成分为三氧化二砷，现代药理研究发现，其具有直接的细胞毒作用，能够与细胞组织中的巯基进行结合，以达到使含巯基酶失活的目的，进而抑制白血病细胞过多的增殖。另外，三氧化二砷还具有破坏细胞包膜的作用，从而抑制肿瘤细胞 DNA、RNA 等的合成以及克隆、增殖。实验证明，砷剂具有诱导白血病细胞分化和凋亡的双重药理作用。

②红豆杉：红豆杉的活性成分和衍生物主要为紫杉醇类，其中含氟多烯紫杉醇衍生物对急性早幼粒白血病细胞的活性具有超强抑制力，并且可降低白血病细胞的多药耐药性。

③莪术：莪术提取物为榄香烯类，具有选择性抑制白血病细胞增殖和提高免疫功能的双重效应，其主要成分为 β- 榄香烯。抗白血病作用机制研究表明，β- 榄香烯的色氨酸甲酯衍生物的凋亡诱导作用与细胞内 H_2O_2 蓄积密切相关，该作用是通过使细胞内 H_2O_2 蓄积增加，进而降低线粒体膜电位，从而激活 Capase-3 活性，发挥细胞凋亡作用而实现。

3. 病证结合　对于急性白血病患者，最紧要的是先控制住病情。患者必须住院进行化学治疗，给予高热量、高蛋白、高维生素饮食。通常要进行血液和血小板输送，以增强自然免疫功能和止血能力。患者还要接受输一些其他药品以防化学治疗过程中出现的一些不良反应如恶心、呕吐等。

ALL 型患者在医院进行几个星期的治疗便可等到满意的缓解。要控制病情，患者继续接受 1 个月或更长时间的低剂量的化学治疗和辐射治疗，以彻底清除癌细胞。

对于急性骨髓性白血病（AML）最好的办法是延长其缓愈期，能否痊愈取决于骨髓移植的成功与否，骨髓移植必须组织类型相容，遗传特点近似，通常选其家庭成员作为骨髓捐献者。

第八节　慢性白血病

慢性白血病是原发于造血组织的恶性肿瘤，分为慢性髓细胞性白血病和慢性淋巴细胞白血病。慢性髓细胞性白血病，简称慢粒（chronic myelognous leukemia，CML），是临床上一种起病及发展相对缓慢的白血病。它是一种起源于骨髓多功能造血干细胞的恶性增殖性疾病，表现为髓系祖细胞池扩展，髓细胞系及其祖细胞过度生长。慢性淋巴细胞白血病（chronic lymphocytic leukemia，CLL）表现为单克隆的 B 淋巴细胞。临床上表现为淋巴结肿大、肝大、脾大、贫血、出血、结外浸润等。

慢性白血病归属于中医学"虚劳""积聚""血证""癥瘕""温毒"的范畴。本病病机多为正气亏虚，或六淫侵袭，或七情所伤而致脏腑、气血、阴阳亏虚；邪毒直接侵犯人体，伤津耗气，以致气滞血瘀，痰湿积聚发为本病。

【诊断】

1. 西医诊断

（1）慢性期：①临床表现，无症状或有低热、乏力、多汗、体重减轻等症状。②血象，白细胞数增高，主要为中性中晚幼和杆状粒细胞，原始细胞（Ⅰ型＋Ⅱ型）为 5%～10%，嗜酸粒细胞和嗜碱粒细胞增多，可有少量有核红细胞。③骨髓象，增生明显至极度活跃，以粒系增生为主，中晚幼粒细胞和杆状核粒细胞增多。原始细胞（Ⅰ型＋Ⅱ型）＜10%。④有 Ph 染色体。⑤ CFU-GM 培养，集落或集簇较正常明显增加。

（2）加速期：具有下列之二者，考虑为本期。①不明原因的发热、贫血、出血加重和（或）骨骼疼痛；②脾进行性肿大；③非药物引起的血小板进行性降低或增高；④原始细胞（Ⅰ型＋Ⅱ型）在血和（或）骨髓中＞10%；⑤外周血嗜碱粒细胞＞20%；⑥骨髓中有显著的胶原纤维增生；⑦出现 Ph 以外的其他染色体异常；⑧对传统的抗 CML 药物治疗无效；⑨ CFU-GM 增生和分化缺陷，集簇增多，集簇与集落比值增高。

（3）急变期：具有下列之一者可诊断为本期。①原始细胞（Ⅰ型＋Ⅱ型）或原淋巴细胞＋幼淋巴细胞或原单＋幼单在外周血或骨髓中＞20%；②外周血中原始细胞＋早幼粒细胞＞30%；③骨髓中原始粒细胞＋早幼粒细胞＞50%；④有髓外浸润。

此期临床症状、体征比加速期更恶化，CFU-GM 培养呈小簇生长或不生长。

2. 中医诊断
中医并无慢性白血病病名，疾病诊断可参考西医诊断标准。

3. 中医证候诊断

（1）脾胃虚弱证：无明显症状及体征，仅在偶然中发现白细胞总数增高，且以成熟淋巴细胞为主，或有乏力、纳差、腹胀、汗出畏风表现，舌淡体胖，苔薄白，脉细或弱。

（2）气阴两虚证：乏力、心悸、自汗、面色无华，舌质淡、舌苔黄，脉细弱等气血未充之象。

（3）阴虚火旺证：临床表现形体消羸，面色不华，发热，或潮热起伏，自汗盗汗，头晕乏力，气短懒言，口干喜饮，腹胀纳差，手足心热，大便干结，瘰疬渐多，腹部痞块。舌红少津，脉细数。

（4）痰瘀互结：身瘰疬如串珠，不热不痛，按之尚软，推之能动，结节渐增，由软变硬，神疲形瘦，潮热盗汗，胁下硬块，固定不移，舌淡红苔白，脉弦滑。

（5）瘀血内结证：肝大、脾大，胁下硬块，固定不移，舌质紫暗，脉沉细涩。

（6）疫毒炽盛证：口苦，口干，大便干，小便黄，舌质红，苔黄，脉细数。

【治疗】

1. 辨证论治

（1）脾胃虚弱证

[治法] 健脾益气，佐以化痰祛瘀，清热毒。

[方药] 四君子汤（《太平惠民和剂局方》）加味，药物有党参、白术、茯苓、生甘草、白花蛇舌草、龙葵、半枝莲、陈皮、山慈菇、黄药子、赤芍、莪术。

（2）气阴两虚证

[治法] 益气养阴，补血活血。

[方药] 生脉散（《医学启源》）合当归补血汤（《内外伤辨惑论》）加味，药物有太子参、麦冬、黄芪、当归、熟地黄、生地黄、枸杞子、党参、阿胶、何首乌、墨旱莲、白花蛇舌草。

（3）阴虚火旺证

[治法] 滋阴清热。

[方药] 知柏地黄汤（《医宗金鉴》），药物有知母、地黄、西洋参、黄芪、当归、白术、枸杞子、白花蛇舌草、连翘、鳖甲等。

（4）痰瘀互结证

[治法] 软坚散结。

[方药] 柴胡疏肝散（《景岳全书》）合消瘰丸（《医学心悟》），药物有柴胡、香附、川芎、赤白芍、陈皮、牡蛎、贝母、夏枯草、昆布、胆南星、黄药子。

（5）瘀血内结证

[治法] 活血化瘀。

[方药] 血府逐瘀汤（《医林改错》），药物有桃仁、红花、丹参、赤芍、莪术、枳实、白花蛇舌草、鳖甲、蜈蚣。

（6）疫毒炽盛证

[治法] 清热解毒，凉血活血。

[方药] 清营汤（《温病条辨》）。生地黄、牡丹皮、石膏、知母、连翘、小蓟、茜草、蒲公英、白花蛇舌草。

2. 经验治疗

（1）外用

消痞散：水红花籽、芒硝各一两，樟脑、桃仁、土鳖虫各四钱，生天南星、生半夏、甲片、三棱、王不留行、白芥子、生川乌、生草乌各五钱，生附子、延胡索各三钱，研末，蜜或醋调成泥，加入冰片 1 钱，外敷脾肿大处，外用单层软皮纸盖上，用纱布扎好，再用热水袋外敷，每日换 1 次。有研究治疗慢性白血病脾肿大有效。

（2）单味中药

①雄黄：雄黄的主要成分包括三氧化二砷、亚砷酸以及硫化砷等。有研究表明雄黄有降解融合蛋白、调节与细胞信号传递、蛋白翻译合成、DNA 转录等相关基因的表达、降低端粒酶的活性、进而抑制白血病细胞增殖、诱导细胞分化和凋亡等作用。

②青黛：青黛的主要成分是靛玉红，现代药理学研究表明靛玉红是具代表性的细胞周期蛋白依赖性激酶（CDKs）的强效抑制药，主要是通过抑制白血病细胞增殖，使细胞停滞在细胞周期的 G_2/M 期，在细胞分裂周期和基因转录中发挥作用。

③补骨脂：补骨脂的主要有效成分为补骨脂素和异补骨脂素，研究表明补骨脂素加长波紫外线能诱导 NB4 细胞凋亡，异补骨脂素可抑制人急性髓系白血病 HL-60 细胞增殖，并诱导其凋亡，其机制与促进 Bax 蛋白表达和抑制 Bcl-2 蛋白表达相关。

3. 病证结合治疗

（1）慢性粒细胞白血病治疗依赖于疾病的分期、年龄和健康状况等。对于慢粒的治疗不必操之过急，白细胞计数在 $100\times10^9/L$ 以下的患者无须立刻治疗。因为循环中主要是成熟的粒细胞，其体积较原始细胞小且具有较好的变形能力，白细胞计数在 $200\times10^9/L$ 以上者需采取积极治疗措施。当前以采用细胞毒药物作化疗为主。对于那些因白细胞极度增生而出现的症状，如有阴茎异常勃起、呼吸窘迫、视物模糊、心理变态等，则应在进行急性的白细胞除去术的基础上联用骨髓抑制药进行治疗。临床上选择化学治疗、放射治疗、脾切除术、骨髓移植等。

（2）慢性淋巴细胞白血病：A 期可不治疗。B、C 期可根据临床情况选择环磷酰胺、苯丁酸氮芥等药物，也可采用联合化疗。放疗主要用于淋巴组织过度肿大者。另外，可对症治疗、控制感染。对血小板减少造成出血及重度贫血者可用激素治疗，如药物治疗无效可考虑切脾。

第九节　恶性淋巴瘤

恶性淋巴瘤（malignant lymphoma，ML）是一组起源于淋巴造血系统的恶性肿瘤的总称，其主要临床表现是无痛性淋巴结肿大，全身各组织器官均可受累。淋巴瘤患者在发现淋巴结肿大前或同时可出现发热、盗汗、消瘦、皮肤瘙痒等全身症状。根据病理、临床特点以及预后转归等将淋巴瘤分为非霍奇金淋巴瘤（non-Hodgkin's lymphoma，NHL）和霍奇金淋巴瘤（Hodgkin's lymphoma，HL）两类。

【诊断】

1. 西医诊断

（1）霍奇金淋巴瘤

1）临床表现：①无痛性淋巴结肿大；②肿大的淋巴结引起相邻器官的压迫症状；③随着病程进展，病变侵犯结外组织如肝、脾、骨、骨髓等，引起相应症状；④可伴有发热、消瘦、盗汗、皮肤瘙痒等全身症状。

2）实验室检查：①可有中性粒细胞增多及不同程度的嗜酸性粒细胞增多；②血沉增快和中性粒细胞碱性磷酸酶活性增高，往往反映疾病活跃；③在本病晚期，骨髓穿刺可能发现典型 Recd-Sternber 细胞（以下称 R-S 细胞）或单个核的类似细胞；④少数患者可并发溶血性贫血，Coombs 试验阳性或阴性。

3）病理组织学检查系诊断本病的主要依据，即发现 R-S 细胞。典型的 R-S 细胞为大多核细胞，直径 20 ～ 50μm，核仁巨大而明显；若为单核者，则称为 Hodgkin 细胞，在肿瘤细胞周围有大量小淋巴细胞、浆细胞、组织细胞等炎性细胞浸润。

（2）非霍奇金淋巴瘤

1）临床表现：①非霍奇金淋巴瘤多有无痛性淋巴结肿大。②病变常首发于结外，几乎可以侵犯任何器官和组织，常见部位有消化道、皮肤、韦氏咽环、甲状腺、唾液腺、骨、骨髓、神经系统等。分布表现为相应的肿块、压迫、浸润或出血等。③全身症状：发热、体重减轻、盗汗。

2）实验室检查：可有一系或全血细胞减少，骨髓侵犯时涂片可见淋巴瘤细胞。中枢神经系统受累时有脑脊液异常。血清乳酸脱氢酶升高可作为预后不良的指标。

3）病理组织学检查：淋巴结或受累的正常组织被肿瘤细胞破坏，恶性增生的淋巴细胞形态呈异形性，无 R-S 细胞，淋巴结包膜被侵犯。

4）流式细胞术检测 κ 或 λ 轻链、细胞遗传学方法或 FISH 发现染色体异常、PCR 测定基因重排突变等手段。

2. 中医证候诊断

（1）寒痰凝滞证：颈部、腋下、腹股沟等全身上、中、下几处或多处淋巴结肿大，或腹内有结块，推之不移，不痛不痒，皮色不变，核硬如石，不伴发热，或形体消瘦，胸闷不适，胃纳减退，或腹部作胀，大便溏。舌淡紫苔白或白滑。脉细或细滑。

（2）气滞毒瘀证：胸闷不舒、胁胀，全身多处淋巴结肿大或皮下硬结，局部疼痛有定处，小便短赤、舌质暗红，或舌有瘀点、薄黄苔、脉沉细或细弦。

（3）虚火痰结证：颈项、耳下，或腋下有多个肿核，不痛不痒，皮色不变，头晕耳鸣，或兼见口苦咽干，或黄白痰，胸腹闷胀，大便干结，小便短赤，舌质红绛苔黄，脉弦数。治疗可化痰降火，软坚散结。

（4）血瘀癥积证：形体消瘦，腹内结块，腹胀腹痛，纳呆食少，恶心呕吐，大便干结或有黑粪，舌质暗或有瘀斑苔黄，脉弦涩。

（5）血热风燥证：口干烦躁，时有发热恶寒，局部淋巴结肿大，皮疹或皮肤瘙痒血热内燥，尿少便干，毒热内盛，舌质暗红、苔黄，脉滑数。治法宜养血润燥、疏风解毒。方用清肝芦荟丸合消风散加减治疗。

（6）肝肾阴虚证：身之上、中、下几处或多处淋巴结肿大，或伴腹内结块或形体消瘦，午后潮热，口干咽燥，腰酸腿软，头晕眼花，手足心热，夜间盗汗，脉细弦或沉细略数，舌质红，薄苔或少苔，脉细数。

（7）气血双亏证：面苍唇淡、疲乏无力、纳少胃呆、面肢虚肿、心悸气短、多处淋巴结肿大、脉细弱无力、舌淡胖齿迹、薄白苔。治法：益气生血，扶正散结。

【治疗】

1. 辨证论治

（1）寒痰凝滞证

[治法] 温化寒痰，解毒散结。

[方药] 阳和汤（《外科证治全生集》）加减。熟地黄、麻黄、白芥子、肉桂、炮姜、生甘草、鹿角胶、天南星、皂刺、夏枯草、生牡蛎、白术、草河车。

[加减] 形寒肢冷者，加淡附片、干姜；胁肋胀痛者，加制香附、川楝子、制延胡索；咳嗽痰多者，加苦杏仁、百部、僵蚕、半夏。

（2）气滞毒瘀证

[治法] 行气散结、化瘀解毒。

[方药] 柴胡疏肝散（《医学统旨》）加减。柴胡、赤芍、川芎、青皮、陈皮、香附、红花、桃仁、枳壳、黄芩、夏枯草、僵蚕、姜黄、穿山甲、莪术、蚤休。

[加减] 大便干结不通畅者，加炒山栀、玄参；小便短赤者，加车前子、龙胆草。

（3）虚火痰结证

[治法] 化痰降火，软坚散结。

[方药] 自拟方，生牡蛎、玄参、土贝母、天南星、夏枯草、半夏、白术、穿山甲。

[加减] 无汗骨蒸者，加牡丹皮、黄柏、知母；衄血、吐血者，加白茅根、仙鹤草；痰多者，加陈皮、茯苓。辅助以西黄丸增强解毒散结作用。

（4）血瘀癥积证

[治法] 活血化瘀，消癥散结。

[方药] 自拟方，鳖甲、太子参、玄参、三棱、莪术、白花蛇舌草、柴胡、仙鹤草、白术、半夏、槟榔、甘草。

[加减] 便血者，加地榆炭、槐花、赤石脂。食欲缺乏者，加砂仁、厚朴。

（5）血热风燥证

[治法] 养血润燥，疏风解毒。

[方药] 四物汤（《太平惠民合剂局方》）。生地黄、当归、芦荟、白芍、玄参、麦冬、女贞子、牡丹皮、牛蒡子、防风、连翘、蝉蜕、僵蚕、白花蛇舌草。

[加减] 大便干结者，加入虎杖、瓜蒌；皮肤痒明显者，加入浮萍、豨莶草、白鲜皮、地肤子。

（6）肝肾阴虚证

[治法] 滋补肝肾，解毒散结。

[方药] 六味地黄汤（《小儿药证直诀》）。熟地黄、山茱萸、山药、牡丹皮、知母、黄柏、女贞子、土茯苓、枸杞子、蚤休、白花蛇舌草、鳖甲、生牡蛎、玄参、浙贝母、三棱。

[加减] 发热者，加青蒿、地骨皮、银柴胡。盗汗甚者，加浮小麦、五倍子、麻黄根；血虚少寐者，加炒枣仁、制黄精、鸡血藤、首乌藤。

（7）气血双亏证

[治法] 益气生血，扶正散结。

[方药] 自拟方。黄芪、当归、党参、紫河车、白术、枸杞子、熟地黄、浙贝母、白花蛇舌草、半枝莲、香附、白芍、甘草、生姜、大枣、半枝莲。

2.经验治疗

（1）夏枯草：夏枯草为唇形科夏枯草属多年生草本植物夏枯草的干燥果穗。现代药理学研究表明，夏枯草的主要活性化学成分是三萜类、甾体类、黄酮类、香豆素类等化合物，具有抗肿瘤、抗炎、抗菌、抗病毒、降血压、降血糖、调节免疫、保肝等药理作用。夏枯草具有较好的抗淋巴瘤作用，其作用机制可能与其导致 Raji 细胞蛋白质组、Jurkat 细胞蛋白质组改变及诱导细胞凋亡等有关。其诱导人 B 淋巴瘤 Raji 细胞、T 淋巴瘤 Jurkat 细胞凋亡，可能是其抗肿瘤作用的机制之一。

（2）浙贝母：文献表明，浙贝母及其制剂逆转肿瘤细胞的多药耐药性。

（3）猫爪草：猫爪草为毛茛科植物小毛茛的干燥块根，有较好的抗肿瘤作用。有研究认为，猫爪草 70% 乙醇浸膏对肿瘤坏死因子（TNF）具有较强的诱生作用；且实验表明猫爪草提取物不仅对小鼠 S180、S37、Ec 等癌株有抑制作用，还证实猫爪草皂苷及多糖体外均有抗肿瘤作用。

（4）龙葵：龙葵醇提取物含有多种抗肿瘤作用的有效药理成分，最主要成分为生物碱，具有明显的细胞毒作用和抗核分裂作用。龙葵碱能使肿瘤细胞 RNA 水平降低，DNA 水平明显增高，即 DNA 转录形成 RNA 的代谢受到抑制，蛋白质合成受阻，从而抑制肿瘤细胞的生长。

3.病证结合治疗　常用的治疗方案包括放射治疗、化疗和外科手术治疗等。根据淋巴瘤的不同类型和分期选择治疗方案。

第十节　过敏性紫癜

过敏性紫癜（anaphylactoid purpura）是一种以小血管炎为主要病变的全身性血管炎综

合征。以皮肤紫癜、消化道黏膜出血、关节肿痛和肾损伤（血尿、蛋白尿等）为主要临床表现。本病一年四季均可发生，但以冬春季发病较多。各年龄段均可发病，以学龄儿童最多见，3—14 岁为好发年龄。男孩多于女孩，男女发病比例大约为（1.4 ～ 2）：1。

本病属中医学"紫癜""紫癜风""葡萄疫""肌衄"等范畴。本病的病因尚未明确，虽然食物过敏（蛋类、乳类、豆类等）、药物（阿司匹林、抗生素等）、微生物（细菌、病毒、寄生虫等）、疫苗接种、麻醉、恶性病变等与过敏性紫癜发病有关，但均无确切证据。

【诊断】

1. 西医诊断　诊断标准参照《血液病诊断及疗效标准》第 3 版（张之南、沈悌主编，科学出版社，2007 年）。

（1）临床表现：①发病前 1 ～ 3 周常有低热、咽痛、上呼吸道感染及全身不适等症状或服食某些食物、药物等病史；②下肢大关节附近及臀部分批出现对称分布、大小不等的丘疹样紫癜为主，可伴荨麻疹或水肿、多形性红斑；③病程重可有出血性肠炎或关节痛，少数患者腹痛或关节痛可在紫癜出现前 2 周发生，常有紫癜肾炎。

（2）实验室检查：血小板计数多数正常或升高，出血、凝血时间、血块收缩时间均正常。应注意定期检查尿常规，可有镜下血尿、蛋白尿等肾损伤表现。

（3）组织学检查：受累部位皮肤真皮层的小血管周围中性粒细胞聚集，血管壁可有灶性纤维样坏死，上皮细胞增生和红细胞渗出血管外。免疫荧光检查显示血管炎病灶有 IgA 和补体 C3 在真皮层血管壁沉着。

（4）能除外其他疾病引起的血管炎：如冷球蛋白综合征、良性高球蛋白性紫癜、环形毛细血管扩张性紫癜、色素沉着性紫癜性苔藓样皮炎等，临床表现符合，特别是非血小板减少性紫癜。有可扪及性典型皮疹，能除外其他类型紫癜者，可以确定诊断，鉴别诊断确有困难的则可做病理检查。

2. 中医诊断　中医并无过敏性紫癜病名，疾病诊断可参考西医诊断标准。

3. 中医证候诊断

（1）风热伤络证：紫癜以下肢和臀部为多，可伴荨麻疹，也可见于上肢，对称分布，颜色较鲜红，大小形态不一，可融合成片，或有痒感，并可见关节肿痛、腹痛、便血、尿血等症，前驱症状多为发热、微恶风寒、咳嗽、咽红、鼻衄、全身不适、食欲缺乏等；舌质红，苔薄黄，脉浮数。

（2）血热妄行证：起病急，皮肤瘀斑密集，甚则融合成片，色鲜红或紫红；可伴发热面赤、口干渴、喜冷饮、心烦失眠、衄血、便血或大便干结，小便黄赤；舌质红，苔黄略干，脉数有力。

（3）湿热痹阻证：皮肤紫斑色黯，多见于关节周围，伴有关节肿痛灼热，尤以膝、踝关节多见，四肢沉重，肢体活动受限，可伴有腹痛、纳呆、渴不欲饮、大便不调、便血、尿血；舌质红，苔黄腻，脉滑数或弦数。

（4）阴虚火旺证：起病缓，病程长，皮肤紫癜时发时止，瘀斑色暗红，可伴低热盗汗，手足心热，心烦不宁，口燥咽干，头晕耳鸣，尿血；舌红少津，脉细数。

（5）气不摄血证：病程较长，紫癜反复发作，隐约散在，色淡，形体消瘦，面色不华，体倦乏力，头晕心悸，食少纳呆。便溏，舌淡。苔薄白，脉细弱或细沉。

【治疗】

1. 辨证论治

（1）风热伤络证

[治法] 祛风清热，凉血安络。

[方药] 银翘散（《温病条辨》）加减。常用药：金银花、连翘、牛蒡子、薄荷、荆芥、紫草、茜草、生地黄、牡丹皮等。

[加减] 若皮肤瘙痒者，加白鲜皮、牛蒡子、地肤子、浮萍、蝉蜕；咳嗽者，加桑叶、菊花、前胡；便血者，加苦参、槐花炭；腹痛者，加广木香、赤芍；尿血者，加藕节炭、白茅根、大蓟、小蓟、墨旱莲；关节肿痛者，加秦艽、防己、怀牛膝。

（2）血热妄行证

[治法] 清热解毒，凉血化斑。

[方药] 犀角地黄汤（《外台秘要》）加味。常用药：水牛角、生地黄、牡丹皮、赤芍等。

[加减] 若皮肤紫斑多者，加丹参、荆芥、忍冬藤；便血者，加生地榆、血余炭、槐花炭；腹痛者，加广木香、白芍药；尿血者，加大蓟、小蓟、白茅根、墨旱莲；关节肿痛者，加忍冬藤、海风藤、怀牛膝；便秘者，加生大黄（后下）；目赤者，加青黛、菊花。

（3）湿热痹阻证

[治法] 清热利湿，化瘀通络。

[方药] 四妙丸（《丹溪心法》）加味。常用药：黄柏、苍术、牛膝、薏苡仁、生白术、木瓜、紫草、桑枝、独活等。

[加减] 若关节肿痛、活动受限者，加赤芍、鸡血藤、忍冬藤、海风藤、牛膝；泄泻者，加葛根、黄连、马鞭草；尿血者，加小蓟、石韦、白茅根；腹痛较甚者，可配用芍药甘草汤缓急止痛。

（4）阴虚火旺证

[治法] 滋阴清热，凉血化瘀。

[方药] 大补阴丸加减。常用药：熟地黄、龟甲、黄柏、知母、牡丹皮、牛膝、蜂蜜等。

[加减] 若腰膝酸软甚者，加山茱萸、枸杞子、女贞子；尿血色红者，可另吞服琥珀粉、三七粉；低热者，加银柴胡、地骨皮以清虚热；盗汗者，加煅牡蛎、煅龙骨、五味子以敛汗止汗。

（5）气不摄血证

[治法] 健脾益气，和营摄血。

[方药] 归脾汤（《济生方》）加减。常用药：党参、黄芪、白术、当归、龙眼肉、茯神、酸枣仁、远志等。

[加减] 若腹痛便血者，加乌梅、白芍、防风炭、生地榆；出血不止者，加鸡血藤、血余炭、阿胶；兼有风邪表证者，可酌加荆芥、防风、牛蒡子等疏风解表之品，但用量不宜大，以防化燥伤阴。

2. 病证结合治疗 目前，中医药已广泛应用于紫癜的治疗中，协作组各专科均采用了辨证论治的治疗方案，其辨证分为实证和虚证两大类别，发病初期、急性期间出血属热、属实者比较多，并且多为新病，出血经常导致不同程度的瘀血内阻，应当注重清热、祛风、除湿、凉血和活血方法并用。虚证通常有阴虚火旺和气虚失摄，治疗以滋阴降火或者补气摄血为主。因为本病的病情较复杂，经常有虚实夹杂，所以根据临床实际，区别不同情况，并且依据风、湿、热、虚、瘀的轻重不同进行加减，根据病程的不同阶段选用中药汤剂、中药注射液、中成药或应用多年的院内制剂等多种治疗措施，其中疏风清热、清热解毒、滋阴降火、补气摄血、活血化瘀止血等治法成为协作组各专科目前较公认有效的几种辨证治疗方法。

西医治疗：设法除去致敏因素。单纯者可用复方芦丁、钙剂、维生素C、抗组胺药。发热及关节炎可用皮质类固醇激素，但不能阻止肾侵犯，对顽固的慢性肾炎者可加免疫抑制药。

3. 并发症治疗

（1）紫癜性肾炎

①风热夹瘀证

[治法] 祛风清热，活血化瘀。

[主方] 连翘败毒散加减。

[常用药] 当归、连翘、黄芩、麦冬、柴胡、前胡、生地黄、黄连、甘草等。加减：若皮肤瘙痒者，加白鲜皮、地肤子等；腹痛者，加木香、芍药；便血者，加生地榆、苦参、槐花炭；尿血者，加藕节炭、白茅根、大蓟、小蓟、墨旱莲。

②血热夹瘀证

[治法] 清热解毒，活血化瘀。

[主方] 犀角地黄汤加味。

[常用药] 水牛角、生地黄、赤芍、牡丹皮、玄参、栀子、黄芩、紫草、连翘、甘草等。加减：若皮肤紫斑多者，加知母、栀子、藕节炭、茜草炭、仙鹤草；鼻衄量多者，可酌加白茅根、炒蒲黄（包煎）、仙鹤草、三七粉（吞服）；齿衄者，加藕节炭；尿血者，加大蓟、小蓟；便血者，加生地榆、益母草。

③阴虚夹瘀证

[治法] 滋阴清热，活血化瘀。

[主方] 知柏地黄汤加减。

[常用药] 生地黄、牡丹皮、山茱萸、茯苓、黄柏、知母、墨旱莲、牛膝、泽兰等。加

减：若低热者，加银柴胡、青蒿、地骨皮；盗汗者，加煅牡蛎、煅龙骨、五味子；尿血者，加白茅根、小蓟、大蓟、仙鹤草；便血者，加生地榆、槐花炭。

④气阴两虚夹瘀证

［治法］益气养阴，活血化瘀。

［主方］参芪地黄汤加减。

［常用药］人参、黄芪、茯苓、生地黄、山药、山茱萸、牡丹皮、泽泻等。加减：若口干咽燥者，加玄参、石斛、玉竹等；尿血者，加炒蒲黄（包煎）、藕节炭、小蓟、大蓟；便血者，加生地榆、槐花炭等。

（2）高黏血症：紫癜患者几乎都不同程度地存在高黏血症，而紫癜肾患者的高黏血症尤为突出。值得一提的是，具有清热解毒、活血化瘀的中药，如紫花地丁、白花蛇舌草、白茅根、雷公藤、当归、赤芍、丹参、牡丹皮、生大黄、益母草、桃仁、红花，特别是紫草治疗紫癜肾的效果尤佳，它对降低毛细血管的通透性，抑制局部水肿和炎症渗出效果突出。这些研究结果提示我们，在治疗紫癜临床中，不仅在瘀血型紫癜中应使用紫草，并且在治疗其他证型紫癜中也应适当使用紫草这一有效中药。

4. 其他治法　中药注射剂：①清开灵注射液主料含胆酸、珍珠母、猪去氧胆酸、栀子、水牛角粉、板蓝根、黄芩苷、金银花，辅料为依地酸二钠、硫代硫酸钠、甘油。0.5ml/（kg·d），加入 5% 葡萄糖注射液 100 ～ 250ml 中静脉滴注，每日 1 次，疗程 4 周。用于血热妄行证。②复方丹参注射液（丹参）：0.5ml/（kg·d），加入 5% 葡萄糖注射液 100 ～ 250ml 中静脉滴注，每日 1 次，疗程 4 周。用于过敏性紫癜血热妄行证及各型紫癜性肾炎。

第十一节　单纯性紫癜

单纯性紫癜（purpura simplex）也称女性易发青斑综合征，发病以女性为主，常与月经周期有关。临床特点为皮肤细小的瘀点及大小不等的瘀斑，可于轻微创伤后出现也可自发出现，常见于下肢及臀部，反复发作，易发作于月经期，少数病人束臂试验可为阳性。

单纯性紫癜可能与毛细血管壁异常和血小板功能障碍有关，若同时服用影响血小板功能的药物可使紫癜加重。另外，激素对血管和周围组织的影响可能也参与其发病机制。本病一般对健康无明显危害，预后良好。属中医学"紫斑""血证""肌衄"等范畴。中医认为肝藏血，其所藏的血液除营养周身外，并下注血海，故有"肝司血海""女子以肝为先天"之说，意在强调肝为血脏，与肝的疏泄功能密切相关，气机调畅、血液通运，月经如期来潮，经量正常。若肝气疏泄太过，气逆化火，肝血失藏，调血失控，致血溢四肢肌肤，尤以下肢为重。

【诊断】

1. 西医诊断　①皮肤黏膜出血倾向，瘀点、瘀斑。②血小板计数正常。③出血时间和压脉带试验可能异常。④血小板功能、凝血象、纤维蛋白（原）溶解活性均正常。凡患者符合上述①②项并加其他一项者，可以诊断为本病。

2. 中医诊断　中医并无单纯性紫癜病名，可参考西医诊断。单纯性紫癜属于中医学"血证"范畴，诊断卡参考《中医内科学》血证诊断依据。

3. 中医证候诊断

（1）血热妄行证：起病急，伴发热，皮肤有赤紫瘀斑，或伴腹痛便血，月经过多等，舌红苔黄干，脉洪数。

（2）阴虚火旺证：紫斑反复发作，此起彼伏，下肢尤甚，同时伴心烦潮热，咽干盗汗，舌红苔薄，脉细数。

（3）脾气虚弱证：周身紫斑，颜色浅淡，时发时止，过劳尤甚，时有牙龈出血，同时面黄神疲，食少纳差，乏力倦怠。舌淡苔薄，脉虚无力。

（4）脾肾阳虚证：皮肤紫斑，其色隐隐，伴头晕耳鸣，肢冷畏寒，食少便溏，腰酸腿软，舌淡苔白或滑，脉沉无力。

【治疗】

1. 辨证论治

（1）血热妄行证：起病急，伴发热，皮肤有赤紫瘀斑，或伴腹痛便血，月经过多等，舌红苔黄干，脉洪数。用药可选水牛角、生地黄、紫草等。

（2）阴虚火旺证：紫斑反复发作，此起彼伏，下肢尤甚，同时伴心烦潮热，咽干盗汗，舌红苔薄，脉细数。用药可选生地黄、知母、黄柏等。

（3）脾气虚弱证：周身紫斑，颜色浅淡，时发时止，过劳尤甚，时有牙龈出血，同时面黄神疲，食少纳差，乏力倦怠。舌淡苔薄，脉虚无力。用药可选白术、黄芪、党参等。

（4）脾肾阳虚证：皮肤紫斑，其色隐隐，伴头晕耳鸣，肢冷畏寒，食少便溏，腰酸腿软，舌淡苔白或滑，脉沉无力。用药可选补骨脂、淫羊藿、肉桂等，亦可选鹿角胶、蚕沙等。

2. 病证结合治疗　本病对健康无明显影响，一般无须治疗。可用维生素C改善毛细血管通透性。

【中医预后防护】

本病的预后一般良好，不会对健康构成严重危害。紫斑较轻者，无须治疗，多可自愈。若为新病，属正盛邪实，通过正确的治疗，一般在1个月左右可获治愈。但本病多呈反复发作的过程，病程长，虚实夹杂，脏腑功能失调，故应积极治疗以免日久产生变证。

增强体质，防止外邪入侵；饮食上阴虚者应忌食辛辣；反复出血者应起居有节，勿过于劳倦，以免加重病情。因本病为自发性出血，无明显诱因，并且无明显的伴随症状，故给预防带来一定的难度。依据本病的中医发病机制，预防上应采取增强体质，起居有节，勿过劳，发病后应注意休息。

第十二节　血　友　病

血友病（hemophilia）是一组性联隐性遗传的、先天性凝血功能障碍——凝血因子缺乏或异常所导致的一种出血性疾病。临床主要表现为身体各部位的出血，皮肤黏膜的出血尤为突出，其预后较差。其临床上分为血友病 A（凝血因子Ⅷ缺陷症）和血友病 B（凝血因子Ⅸ缺陷症）两型，分别由凝血因子Ⅷ（F Ⅷ）和凝血因子Ⅸ（F Ⅸ）基因突变所致。在男性人群中，血友病 A 的发病率约为 1/5000，血友病 B 的发病率约为 1/25 000；所有血友病男性患者中，血友病 A 占 80%～85%，血友病 B 占 15%～20%。女性血友病患者极其罕见。

中医认为，本症属于中医的血证范畴。据其出血部位的不同，主要包括肌衄（紫斑）、鼻衄、齿衄等。其病机多为气虚不能摄血、血热火盛、阴虚血热，迫血妄行，或瘀血阻络所致，以健脾益气摄血、滋阴凉血、活血止血为治疗大法。

【诊断】

1. 西医诊断

（1）血友病 A

1）临床表现：①男性患者，有或无家族史。有家族史者符合性联隐性遗传规律。女性纯合子型可发生，极少见。②关节、肌肉、深部组织出血，可自发。一般有行走过久、活动用力过强、手术（包括拔牙等小手术）史。关节反复出血引起关节畸形，深部组织反复出血引起假肿（血囊肿）。

2）实验室检查：①凝血时间（试管法）重型延长；中型可正常；轻型、亚临床型正常。②活化部分凝血活酶时间（APTT）重型明显延长，能被正常新鲜及吸附血浆纠正，轻型稍延长或正常，亚临床型正常。③血小板计数、出血时间、血块收缩正常。④凝血酶原时间（PT）正常。⑤因子Ⅷ促凝活性（F Ⅷ :C）减少或极少。⑥血管性血友病因子抗原（vWF:Ag）正常，F Ⅷ :C/vWF:Ag 明显降低。

3）排除因子Ⅷ抗体所致获得性血友病 A（获得性因子Ⅷ缺乏症）。

2. 中医证候诊断

（1）气不摄血证：紫斑色紫暗淡，全身肌肉、关节散在出血，肿胀疼痛，或轻或重。

反复发生，并常伴有倦怠、心悸、气短、眩晕、食欲缺乏。面色苍白或萎黄，舌质淡白，脉弱。

（2）热盛迫血证：皮肤出现紫红色瘀斑、瘀点，紫斑形状不一，大小不等。严重者甚至会融合成片，常伴发热、口干口渴、咽干鼻干、尿黄、便秘，有的还伴有鼻衄、齿衄等症状，舌质红，苔薄黄。脉弦数或滑数。

（3）阴虚血热证：皮肤瘀斑、瘀点色红或紫红，时轻时重，并常伴头晕、乏力、心烦、手足心热，或有潮热、盗汗，舌质红，苔少，脉细数。

（4）瘀血内阻证：紫斑紫暗，肌肉、关节疼痛肿胀较重，舌有瘀斑瘀点等明显血瘀症。

【治疗】

1. 辨证论治

（1）气不摄血证：紫斑色紫暗淡，全身肌肉、关节散在出血，肿胀疼痛，或轻或重。反复发生，并常伴有倦怠、心悸、气短、眩晕、食欲缺乏。面色苍白或萎黄，舌质淡白，脉弱。

［治法］健脾养血，益气摄血。

［方药］归脾汤（《正体类要》）加减。若气血双虚可用八珍汤、人参养荣汤，偏阳虚者可用保元汤加减。

（2）热盛迫血证：皮肤出现紫红色瘀斑、瘀点，紫斑形状不一，大小不等。严重者甚至会融合成片，常伴发热、口干口渴、咽干鼻干、尿黄、便秘，有的还伴有鼻衄、齿衄等症状，舌质红，苔薄黄。脉弦数或滑数。

［治法］清解热邪，凉血消瘀。

［方药］清营汤（《温病条辨》）、犀角地黄汤、化斑汤加减。

（3）阴虚血热证：皮肤瘀斑、瘀点色红或紫红，时轻时重，并常伴头晕、乏力、心烦、手足心热，或有潮热、盗汗，舌质红，苔少，脉细数。

［治法］滋阴降火，宁络止血。

［方药］玉女煎、茜根散（《景岳全书》方）加减。

（4）瘀血内阻证：紫斑紫暗，肌肉、关节疼痛肿胀较重，舌有瘀斑瘀点等明显血瘀症。

［治法］活血化瘀。

［方药］血府逐瘀汤（《医林改错》）加减。丹参、桃仁、红花、茜草根、蒲黄、人参三七粉、云南白药等。关节肿痛明显还可用白药喷雾剂外用。或用其他散瘀止血之品外敷；若出现血尿应酌加白茅根、大小蓟、益母草；若出现腹痛则酌加白芍、甘草、五灵脂、蒲黄、延胡索、木香等缓急理气止痛；若出现便血则宜加槐花、地榆等；若关节肿痛可加牛膝、木瓜、桑枝、防己、炙乳香、炙没药等。

2. 病证结合治疗

血友病虽以出血为其主症，但出血之多少，病之轻重缓急，与其所缺乏的凝血因子活性的高低有关，故临床表现轻重不一。治当审证求因，有的放矢，若单纯依靠止血药实难奏效。一般"血证"多有实热、气虚、阴虚之分，然而从理论上说，血友病多为年轻人，正值气血方刚、机体壮盛之时，且本病出血来势急，色鲜红，应辨为实热证。至于血友病之出血是否多表现为实热证，有待今后我们在临床实践中不断观察以证实。

运用中医中药治疗血友病之出血，并非直接补充凝血因子，但事实证明可改善症状，亦能止血，且无不良反应，较之输血，病人易于接受。若能从现代药理角度，探明其机制，于指导临床辨病用药有很大价值。

（1）并发症治疗：当关节肿痛应用消肿止痛法时，要在养血的基础上，略加活血之品，以养血为主，化瘀为辅。要知益气可止痛，气壮能制痛，气微则痛剧；气行舒畅则血滞得行，疼痛得止，为"通则不痛"故也。此非用破血而是益气以行血。养血药亦有行瘀之效，因养血药其性味多温，故能行瘀。加大活血药量则助其出血，欲止血当用固摄益气法，气固则血止。气能统摄，则血内固而不外溢，此是治疗血友病的要领。

（2）血友病围手术期的处理：根据手术的部位和范围，将手术分为①大型手术，颅脑、扁桃体、消化道、泌尿道、开胸、剖腹、截肢、假瘤切除和关节置换等手术。②中型手术，关节矫形术、血肿清除术、关节镜、阑尾手术、息肉摘除术等。③小型手术，拔牙、包皮环切术、大隐静脉剥离术、表皮切割伤、轻度创伤、插管术和穿刺术等。

1）手术过程中严密做好外科止血。有抑制物的血友病患者暂缓择期手术。

2）严重出血时也可选用 rhF Ⅶa（诺其）制品。①应用剂量，剂量决定因素同血友病 A 的替代治疗。按公式计算，参考血友病 A/B 的替代治疗，围手术期视出血程度可随时增补剂量、使用次数和延长疗程。由于 F Ⅷ和 F Ⅸ的代谢半减期分别为 8～12 小时和 18～24 小时，故血友病 A 开始需要每 8～12 小时一次，血友病 B 需每 12 小时一次，以后酌情延长，直至出血停止、创面愈合和 F Ⅷ：C/F Ⅸ：C 水平达术前水平。②使用方法，制品加入注射用水中，通过带有滤器的标准输血器静脉输注；或按制品说明书推荐的方法使用。

【中医疗效评价】

1. **疗效的判定** 基于出血是否控制（如出血的范围、血肿的大小、血红蛋白、血细胞比容的稳定）和血肿引起的疼痛程度。

2. **监测** 应包括体格检查、血常规、F Ⅷ：C、F Ⅷ抑制物滴度等，在治疗的前 6 周，至少每周查 1 次。

3. **抑制物彻底清除的标准** ①F Ⅷ抑制物阴性；②F Ⅷ回收率正常（至少≥66%）；③F Ⅷ半寿期正常（至少≥6 小时）。

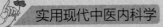

第7章　内分泌系统疾病

第一节　泌乳素瘤

泌乳素瘤是由垂体泌乳素细胞瘤分泌过量泌乳素（PRL）引起的下丘脑 - 垂体疾病中常见的一种疾病。其典型的临床表现有闭经、溢乳、不孕(育)、高泌乳素血症及垂体占位性病变。有临床症状的泌乳素微腺瘤一般不会长成大腺瘤。部分腺瘤有侵袭性，出现腺瘤增大及血PRL升高。在垂体功能性肿瘤中发生率占首位。

在古代医学中没有对泌乳素瘤的记载，根据其临床表现和发病特点，可归属于中医的"头痛""头风""脑瘤""青盲"等范畴。常见证型包括痰湿内阻、气血亏虚、脾肾阳虚、肝肾阴虚等。

【诊断】

1. **西医诊断**　参照 *Williams Textbook of Endocrinology*、垂体腺瘤临床治疗指南制定。

（1）临床表现：①激素分泌过多症候群［泌乳素（PRL）型腺瘤］，女性表现为月经紊乱或闭经，男性表现为性功能低减，部分患者可合并泌乳或触发泌乳；②肿瘤压迫垂体周围组织的症群，如头痛、视野缺损，部分患者合并其他垂体功能减低的临床表现。

（2）影像学检查：鞍区 MRI 提示垂体有占位性病变。

（3）内分泌学检查：血糖，尿糖，血清 GH、PRL、ACTH、TSH、UFC 等相应内分泌激素异常。

2. **中医诊断**　参照《中西医结合肿瘤病学》及文献各医家从以下考虑诊断：①典型的闭经 - 溢乳 - 不育三联症（男性以性欲下降和阳痿为主）和（或）肿瘤压迫症状及体征；②实验室检查，血清 PRL ＞正常值；③ MRI 扫描提示有垂体瘤的改变，有助于本病的诊断及鉴别诊断。

3. **中医证候诊断**

（1）肝气郁结证：闭经，时间不长（月经数月不行或稀少），不孕，溢乳，头晕头痛，时叹息，口干、口苦，睡眠欠安，大便质坚，小便黄，舌红苔白，脉弦。

①夹气滞证：月经量少，或久而不行，溢乳，乳汁自溢或压迫而出，乳房可胀痛，情绪低落，抑郁，两胁胀痛，下腹胀痛，舌质红，苔薄白，脉细弦。

②夹血瘀证：月经量少或有瘀块，溢乳，乳汁量少，时溢时止，两胁、乳房胀痛，舌质紫暗或有瘀斑，苔薄，脉细涩。

③夹血热症：月经闭经或数月不行，溢乳，乳汁浓稠而色黄白，乳房或乳头可有刺痛，头晕头痛，心烦，易怒，舌红苔黄，脉弦数。

（2）肾气不固证：闭经时间较长，可不孕，溢乳，乳汁外溢，或挤之有乳、色黄质清稀，腰膝酸软，头晕，耳鸣，目眩，面色晦黯，口咽干燥，五心潮热，小便黄，夜寐不安，舌红少苔，脉细数。

①夹阴虚证：月经闭经较久，溢乳，乳汁自溢，或挤之可出，色黄质稀，目眩，面色晦黯，口干咽燥，五心烦热，午后低热，舌红少苔，脉细数。

②夹阳虚证：月经闭经较久，溢乳，量少，形寒肢冷，腰膝冷痛，舌红苔白，脉细无力。

③夹血热症：月经减少而闭经，溢乳，乳汁自溢，或挤之可出，量少质稠，乳房胀痛，头晕耳鸣，小便频数，舌质红，脉薄，脉细数。

（3）脾胃虚弱证：闭经或月经量少色淡；溢乳，乳汁外溢，或挤之有乳、色淡质清稀，乳房质软；乏力倦怠，头晕，心慌，少气懒言，纳少或呆，大便不成形或便溏，舌淡苔薄或有齿痕，脉细弱。

夹痰湿型：乳汁时而溢出，色淡质清量多，月经停闭，素体肥胖，胸胁满闷，呕恶痰多，神疲乏力，白带多，色多白，舌白苔腻或有齿痕，脉滑。

【治疗】

1. 辨证论治

（1）肝气郁结证

［治法］疏肝解郁，理气活血。

［方药］加味逍遥散（《证治准绳·女科》）加减。柴胡 5g，白芍 12g，赤芍 12g，白术 12g，当归 20g，茯苓 15g，川牛膝 15g，生麦芽 100g，生甘草 6g，红花 6g，炒芡实 20g，牡丹皮 6g。

［加减］气滞者加青皮 9g，枳壳 15g，川楝子 15g；血瘀者加三棱 3g，红花 3g；血热者加黄芩 9g，栀子 12g；乳房胀痛有结节者加夏枯草 15g；月经量少、闭经加益母草 15g，川芎 6g。

［中成药］芍药甘草颗粒口服，每日 1 剂，分 2 次冲服。

（2）肾气不固证

［治法］补益肝肾，益气养阴。

［方药］知柏地黄丸（《医宗金鉴》）加减。生地黄 12g，熟地黄 12g，知母 12g，黄柏

12g，龟甲 12g，菟丝子 12g，枸杞子 15g，生麦芽 30～50g，川牛膝 15g，当归 10g，白芍 15g，山茱萸 10g，炙甘草 6g。

[加减] 阴虚加地骨皮 15g，龟甲 6g，女贞子 30g；阳虚加仙茅 6g，淫羊藿 15g；血热加地骨皮 12g；乳房胀痛加橘叶 15g，橘核 15g。

[中成药] 知柏地黄丸口服，每次 6g，每日 3 次。

（3）脾胃虚弱证

[治法] 健脾燥湿，气血双补。

[方药] 归脾汤（《济生方》）加减。党参 15g，白术 10g，黄芪 25g，山药 15g，山茱萸 15g，茯苓 15g，当归 15g，酸枣仁 15g，续断 15g，菟丝子 15g，甘草 10g，木香 6g。

[加减] 痰湿加苍术 15g，陈皮 10g；心烦者加栀子 9g，牡丹皮 12g。

[中成药] 归脾丸口服，每次 6g，每日 3 次。

2. 病证结合治疗　根据病证结合的原则，在泌乳素瘤治疗过程中，坚持以中医治疗为主，突出中医改善症状疗效，缩短疾病疗程的优势。

（1）初患初治：以减少西药用量、缩短疗程为目的。①治疗期，在上述辨证论治基础上，给予溴隐亭每次 1.25mg，每日 2 次（或依据患者情况适当调整用量），半月后（或 1 个月）复查泌乳素，待泌乳素恢复正常后，进入减药期。②减药期，在上述辨证论治基础上，给予溴隐亭小剂量维持（或依据患者情况适当调整用量），治疗 8～12 周后患者症状明显缓解，血清泌乳素维持正常者，即可进入维持量期。③维持量期，在上述辨证论治基础上，给予溴隐亭最小剂量维持（或依据患者情况适当调整用量），维持治疗 1.5～2 年，血清泌乳素维持正常者，改中成药善后。

（2）已病已治改中西医结合治疗：以缩短疗程，减毒增效为目标。①在上述辨证论治基础上，对现服用的西药量减去 1/3，治疗满 2～4 周后症状明显改善，血清泌乳素恢复正常者，进入减药期。②减药期：在上述辨证论治基础上，给予溴隐亭小剂量维持（或依据患者情况适当调整用量）。治疗 8～12 周后患者症状明显缓解，血清泌乳素维持正常者，即可进入维持量期。③维持量期：在上述辨证论治基础上，给予溴隐亭最小剂量维持（或依据患者情况适当调整用量）。维持治疗 1～2 年，血清泌乳素维持正常者，改中成药善后。

（3）愈后复发：以抗复发为目的。采用上述辨证论治方案治疗 8～12 周后，患者症状基本消失，血清泌乳素维持正常者，辨证使用中成药 6 个月。

3. 并发症治疗　泌乳：在上述辨证论治方案基础上，辨证使用以下药物。炒麦芽每日用量 30～60g，所含麦芽中含有 B 族维生素等成分，维生素 B_6 是吡哆醛 -5- 磷酸盐的前体、氨基酸的氨基转移和脱羧作用的辅酶，能促进多巴向多巴胺转化，从而加强了多巴胺的作用。而多巴胺可直接抑制腺垂体催乳素的分泌，达到回乳的目的。

4. 外治法

（1）阴道纳药法（《世界传统医学妇科学》）

①海蛤粉 25g，天花粉 25g，苦葶苈 12.5g，牙皂 12.5g，苦丁香 7.5g，红娘子 7.5g，巴豆（去油）一个，麝香少许。

[用法] 将上述用品研为细末，混匀后，消毒灭菌后，贮瓶密封以备用。同时用消毒棉球裹以药末 5g，与葱汁调和后共为丸剂，纳入阴道。候热时，先通黄水，此则行经。棉球 12 个小时后取出。

②土茯苓 12g，茜草 10g，萹蓄 6g，生地黄 5g，胡椒 3g，巴豆仁 1g。

[用法] 将上述用品共研细末，调匀后用带线的棉球裹以药后纳入阴道中，每日 1 次，12 个小时后取出，连续 5～6 次即可为 1 个疗程。

[功效主治] 活血通经。

（2）贴脐法（《世界传统医学妇科学》）

①蚕沙 30g，麝香 0.5g，黄酒适量。

[用法] 将上述二药各研细末后，以黄酒调之，将蚕沙调成膏状，取麝香末 0.25g，填入肚脐中央，再取蚕沙膏适量，贴敷于肚脐眼上，外用纱布覆盖，辅以胶布固定。每 2 天换药 1 次，连续敷药可至病愈为止。

[功效主治] 利气活血通经。

②香白芷 40g，小茴香 40g，红花 40g，当归 50g，肉桂 30g，细辛 30g，益母草 60g，延胡索 35g。

[用法] 将上述用品共水煎 2 次，使之浓缩成流浸膏状，配合以适量的 95% 乙醇乳香没药液，烘干后研磨加樟脑少许，封瓶以备用。用时每次取 9g，用黄酒调成糊状，外敷于肚脐之上，用膏药（护伤膏）固定，药干则调换 1 次，连用 3～6 次。

[功效主治] 理气通经，温经活血。

（3）涂搓法：栀子一个，雌黄 0.6g，朱砂 0.6g，麝香 0.6g，轻粉 0.3g。将上述用品共研细末，加麻油使之调匀，后以其涂抹于两眉毛之上。如效果不佳，可加黄丹 0.9g。若遇到夏季，请勿使用。还可用于辅助治疗乳汁自溢（《世界传统医学妇科学》）。

（4）淋洗法：生地黄 15g，当归 15g，赤芍 15g，桃仁 15g，五灵脂 15g，大黄 15g，牡丹皮 15g，茜草 15g，木通 15g。将上述用品加水煎汁成 500ml，淋洗肚脐，每日 1 次，每次 30 分钟，7 天为 1 个疗程。活血通经（《世界传统医学妇科学》）。

（5）热敷法：当归 120g，益母草 120g，透骨草 120g，片姜黄 120g，川芎 60g，乳香 60g，没药 60g，红花 60g，蚕沙 30g。将上述用品共研细末，混匀后分成两包，用纱布包裹，上蒸 15～30 分钟后趁热敷在小腹之上，每日 1 次，20 天为 1 个疗程（《世界传统医学妇科学》）。

5. 针灸疗法

[取穴] 百会、气海、天枢、足三里、大赫，平补平泻。不孕加子宫；闭经加血海；泌

乳加膻中；面部痤疮加行间。

　　[操作] 穴位皮肤常规消毒。采用 0.25mm×40mm 不锈钢毫针，留针 30min。隔日针刺 1 次，每周 3 次。连续治疗 3 个月。

【中医疗效评价】

　　1. 改善症状（闭经）　采用中医妇科诊断疗效标准（ZY/T001）评定。

　　2. 减少西药用量、减毒增效　以溴隐亭使用剂量变化、减药时间、停药时间计算。

　　3. 控制泌乳　与单纯西药标准治疗对比，对治疗前泌乳时间、频率、数量对比分析；进行跟踪分析。

　　4. 缩短病程　记录减药、停药时间，与单纯西药标准治疗对比。

第二节　尿　崩　症

　　尿崩症（diabetes insipidus，DI）是指精氨酸加压素（arginine vasopressin，AVP），又称抗利尿激素（antidiuretic hormone，ADH），严重缺乏或部分缺乏（称中枢性尿崩症，central diabetes insipidus，CDI），或肾对 AVP 不敏感（肾性尿崩症，renal diabetes insipidus，NDI），致肾小管重吸收水的功能障碍，从而引起多尿、烦渴、多饮与低比重尿和低渗尿为特征的一组综合征。尿崩症可发生于任何年龄，但以青少年为多见。男性多于女性，男女之比为 2∶1。

　　中医无"尿崩症"的病名，但根据其烦渴多饮、多尿的临床特征，相当于中医学的"消渴""燥证"等范畴。中医认为，排尿的正常与否，取决于肺、脾、肾、膀胱、三焦的正常与否及各脏腑间的协调关系。其中最主要的一个原因是膀胱失约，造成膀胱失约的原因主要与肾、脾、肺三脏有关。引起肾、脾、肺气虚的病因则多以禀赋不足、病后失调有关。

【诊断】

　　1. 西医诊断　参照中华医学会编著《临床诊疗指南·内分泌代谢病分册》（2005 年人民卫生出版社）诊断标准。凡有烦渴、多饮、多尿及低比重尿者应考虑本病，必要时可进行血尿渗透压测定和禁水 - 加压素试验，常可明确尿崩症的诊断，并有助于评估尿崩症的程度和分类。

　　（1）CDI 的诊断要点：①尿量多，每日可达 8～10L 或以上；②低渗尿，尿渗透压低于血浆渗透压，一般低于 20mOsm/L；尿比重低，多在 1.005 以下；③饮水不足时，常有高钠血症，伴高尿酸血症，提示 AVP 缺乏，尿酸清除减少致血尿酸升高；④应用兴奋 AVP 释放的刺激试验（如禁水试验、高渗盐水试验等）不能使尿量减少，不能使尿比重和尿渗透压显著增高；⑤应用 AVP 治疗有明显的效果，尿量减少，尿比重和尿渗透压升高。

（2）部分性 CDI 的诊断要点：①至少 2 次禁饮后，尿比重达 1.012 ～ 1.016；②禁水后尿渗透压达到峰值时的尿渗透压 / 血渗透压比值大于 1，但小于 1.5；③对加压素试验敏感。

（3）NDI 的诊断要点：①有家族史，或患者母亲怀孕时羊水过多史，或可引起继发性 NDI 的原发性疾病史；②多出生后即有症状，婴儿期有尿布更换频繁，多饮，发育缓慢或不明原因发热，儿童和成年期有多尿、口渴、多饮等症状；③尿浓缩功能减低，每日尿量明显增加，比重 < 1.010，尿渗透压低，多低于 300mOsm/L；④禁水 - 加压素试验一般无尿量减少、尿比重和尿渗透压升高，尿渗透压 / 血渗透压比值 < 1，继发性 NDI 患者除了尿浓缩功能减退外，其他肾功能亦有损害。

2. 中医诊断　参照《实用中医内科学》，从以下 3 方面考虑诊断。①具有烦渴、多饮、多尿等典型症状及体征。②实验室检查，尿量、血尿渗透压、血浆 AVP、禁水 - 加压素试验异常者。③B 超、MRI 及基因等定位检查，有助于本病的诊断及鉴别诊断。

3. 中医证候诊断

（1）肾阴亏虚证：尿频量多，浑浊如脂膏，或尿甜，腰膝酸软，乏力，头晕耳鸣，口干唇燥，皮肤干燥、瘙痒，舌红苔，脉细数。

（2）阴阳两虚证：小便频数，浑浊如膏，甚至饮一溲一，面容憔悴，耳轮干枯，腰膝酸软，四肢欠温，畏寒肢冷，阳痿或月经不调，舌苔淡白而干，脉沉细无力。

【治疗】

1. 辨证论治

（1）肾阴亏虚证

［治法］滋阴补肾，润燥止渴。

［方药］六味地黄丸（《小儿药证直诀》）加减：生地黄 12g，熟地黄 12g，枸杞子 15g，川牛膝 15g，当归 10g，白芍 15g，山茱萸 10g，炙甘草 6g。

［加减］阴虚加地骨皮 15g，龟甲 6g，女贞子 30g；阳虚加仙茅 6g，淫羊藿 15g；血热加地骨皮 12g。

［中成药］六味地黄丸口服，每次 6 粒，每日 3 次。

（2）阴阳两虚证

［治法］温阳滋阴，补肾固摄。

［方药］金匮肾气丸（《金匮要略》）加减：干地黄 24g，山药 12g，山茱萸 12g，泽泻 9g，茯苓 9g，牡丹皮 9g，桂枝 3g，附子 3g。

［加减］对消渴而症见阳虚畏寒的患者，加鹿茸粉 0.5g，以启动元阳，助全身阳气之气化。本证见阴阳气血俱虚者，则可选用鹿茸丸以温肾滋阴，补益气血。上述两方均可酌加覆盆子、

桑螵蛸、金樱子等以补肾固摄。消渴多伴有瘀血的病变，故对于上述各种证型，尤其是对于舌质紫暗，或有瘀点瘀斑，脉涩或结或代，及兼见其他瘀血证候者，均可酌加活血化瘀的方药。如丹参、川芎、郁金、红花、山楂等，或配用降糖活血方。方中用丹参、川芎、益母草活血化瘀，当归、赤白芍养血活血，木香行气导滞，葛根生津止渴。

2. 外治疗法

（1）耳针

［取穴1］脑点、交感、神门、肾、膀胱穴。每次刺2～3穴，留针20～30min或埋针。

［取穴2］肺、肾点，脑点；配穴：阳陵泉、太溪。操作：耳穴埋针，辅以维生素$B_1$50mg口服，每日2～3次。双侧阳陵泉、太溪穴注射。耳穴均取，消毒针埋针，每次取一侧，左右交替。每周2次。

（2）针灸疗法

［取穴］分3组，交替使用。第1组：肺俞、风池、风府穴；第2组：肾俞、足三里、足临泣穴；第3组：三焦俞、通里、三阴交、百会穴。

［加减］畏寒、发热、头痛者加大椎、曲池、合谷穴，清热止痛；烦渴多饮者，加中脘、合谷穴，清胃热；心悸失眠者，加心俞、神门穴，养心安神；形寒肢冷、夜尿多、便溏者加关元、命门，温肾阳。

【中医疗效评价】

1. 改善症状　采用中医证候量表评定。
2. 缩短病程　记录减药、停药时间，与单纯西药标准治疗对比。

第三节　单纯性甲状腺肿

单纯性甲状腺肿（simple goiter），是指由于各种原因阻碍甲状腺激素的合成而导致的代偿性甲状腺肿大，一般甲状腺功能正常，不伴有功能亢进或减退，甲状腺为弥漫性或多结节性肿大。多见于青年人，特别是青春期前女性更为常见，女性患病率是男性的3～5倍。可呈地方性分布，当人群单纯性甲状腺肿的患病率超过10%时，称为地方性甲状腺肿。

本病属中医学"瘿病"范畴，其发病主要为情志内伤和饮食及水土失宜，以致气、痰、瘀壅结于颈前而成瘿。本病因外感六淫之邪，侵袭人体导致营卫气血凝滞，搏结于颈部；或七情内伤，忧思郁怒，痰浊凝结；或山岗水气之冷毒致囊如瘿。暴怒伤肝，肝气不舒，导致气机不畅，气郁痰浊上逆，导致气、痰、瘀结于颈前，则肿大为瘿。

【诊断】

1. 西医诊断　本病的诊断参照《中华人民共和国中医药行业标准——中医内科》和《临床诊疗指南——内分泌及代谢性疾病分册》的单纯性甲状腺肿的诊断标准。①临床上一般无明显症状。触诊甲状腺呈弥漫性增大。甲状腺常呈现轻度、中度肿大，表面平滑，质地较软，患者无感觉或仅为异物感明显。重度肿大的甲状腺可以引起疼痛，亦有压迫症状，出现咳嗽、憋气、气促、吞咽困难或声音嘶哑等。②甲状腺功能，包括血清促甲状腺激素、甲状腺素和三碘甲状腺原氨酸，一般处于正常水平。甲状腺球蛋白水平可以增高，增高的程度与甲状腺肿的体积呈正相关。③甲状腺摄 ^{131}I 率正常或偏高，无高峰前移。④甲状腺超声检查能准确反映甲状腺的形态、大小及结构，是否有结节、液化和钙化。必要时，采用核素扫描，以评价甲状腺结节或组织是否有自主功能。⑤在缺碘地区或女性甲状腺激素生理需要增加时，发生甲状腺弥漫性肿大，病程进展缓慢。⑥可呈地方性分布，当人群单纯性甲状腺肿的患病率超过 10% 时，称为地方性甲状腺肿，常为缺碘所致。也可散发分布，称为散发性甲状腺肿，患病率约 5%，女性患病率是男性的 3 ～ 5 倍。

补充诊断：①居住在单纯性甲状腺肿的流行区。②甲状腺肿大超过本人拇指关节。③排除其他甲状腺疾病。

①②③为诊断必备依据，④⑤⑥为诊断辅助条件。

2. 中医诊断　参照《实用中医内科学》，从以下 3 方面考虑诊断：①具有甲状腺肿大的典型症状及体征。②实验室检查，血清甲状腺激素测定 FT_4、TSH、TF_3 处于正常水平。③B 超、MRI 及核素等颈部和纵隔定位检查，有助于本病的诊断及鉴别诊断。

3. 中医证候诊断

（1）气郁痰阻证：颈前正中肿大，质软不痛；颈部觉胀，胸闷，喜太息；胸胁窜痛，病情的波动常与情志因素有关，舌红苔薄白，脉弦。

（2）气滞血瘀证：颈前正中肿大，质软不痛或质韧；颈部觉胀，胸闷，喜太息；胸中刺痛、病情的波动常与情志因素有关、舌暗红或紫苔薄白、脉弦或涩。

（3）痰凝血瘀证：颈前出现肿块，按之较硬或有结节、肿块固定、经久未消、胸闷、纳差、舌暗、舌下络脉纡曲、苔薄白或白腻、脉弦或涩。

（4）肝火旺盛证：颈前轻度或中度肿大，一般柔软、光滑、烦热，容易出汗、性情急躁易怒、眼球突出、手指颤抖、面部烘热、口苦、舌质红，苔薄黄、脉弦数。

【治疗】

1. 辨证论治

（1）气郁痰阻证

［治法］化痰解郁，软坚散结。

[方药] 海藻玉壶汤（《证治准绳》）加减。海藻 15g，海带 15g，陈皮 9g，浙贝母 9g，昆布 9g，半夏 9g，青皮 9g，当归 9g，连翘 6g，川芎 6g，独活 6g，甘草 6g，黄药子 15g。

[加减] 胸闷、胁痛者，加郁金 10g，香附 15g，醋柴胡量加大用 15g。纳差、便溏者加茯苓 10g，焦白术 10g，怀山药 15g，炒麦芽 15g。胃热内盛而见多食易饥者，加石膏 15g，知母 10g。肾阴亏虚而见耳鸣、腰酸膝软者，加龟甲 10g，桑寄生 10g，怀牛膝 15g，菟丝子 10g。月经量少或经闭，加黄芪 30g，枸杞子 15g，熟地黄 10g，制何首乌 10g。

[中成药] 夏枯草片，口服，每次 6 片，每日 2 次。

（2）气滞血瘀证

[治法] 活血化瘀、消瘿散结。

[方药] 桂枝茯苓丸（《金匮要略》）加减：桂枝 15g，茯苓 12g，牡丹皮 10g，赤芍 12g，桃仁 10g，猫爪草 15g，海藻 10g，昆布 10g，皂角刺 10g，川楝子 10g，生地黄 10g，甘草 6g。

[加减] 伴有胸闷、胁痛、善太息者加郁金 10g，香附 9g，柴胡 9g，枳壳 6g；声音嘶哑者加牛蒡子 10g，射干 6g，马勃 5g；伴有结节者加三棱 10g，莪术 10g，黄药子 10g，肿节风 10g，露蜂房 9g；阴虚内热者加天冬 10g，花粉 10g，玄参 10g。

[中成药] 桂枝茯苓丸，口服，每次 6 丸，每日 2～3 次。

（3）痰凝血瘀证

[治法] 行气化痰、消瘿散结。

[方药] 四海舒郁丸（《疡医大全》）加减。海藻 30g，昆布 30g，海带 30g，海蛤粉 30g，海螵蛸粉 30g，海浮石 15g，鳖甲 15g，青皮 10g，木香 10g，黄药子 6g，甘草 5g。

[加减] 胁痛者加柴胡 9g，郁金 10g；咽部不适者加桔梗 9g，射干 12g；肝郁化火者加夏枯草 30g，牡丹皮 12g；纳差、便溏者加白术 15g，山药 12g。

[中成药] 小金丸口服，每次 4 粒，每日 3 次。

（4）肝火旺盛证

[治法] 滋阴清火，化痰软坚。

[方药] 消瘿五海饮合玉女煎（《古今医鉴》）加减。玄参 15g，浙贝母 30g，昆布 30g，香附 15g，白芷 12g，黄药子 10g，熟地黄 15g，麦冬 15g，海藻 30g，生石膏 30g，夏枯草 30g，莪术 6g，陈皮 9g。

[加减] 胁痛者加柴胡 9g，郁金 10g；咽颈不适者加桔梗 9g，射干 12g。

[中成药] 消瘿五海丸口服，每次 4 粒，每日 3 次。

2.病证结合治疗　根据病证结合的原则，在单纯性甲状腺肿治疗过程中，坚持以中医治疗为主，突出中医改善症状疗效，缩短疾病疗程的优势。

一旦发现甲状腺肿后应该立即明确甲状腺肿的原因，如果同时发现伴有甲状腺功能异常，则应进行相应的治疗；如果发现甲状腺肿为肿瘤时需要手术治疗。若甲状腺肿有十分明确的家族史，则应排除甲状腺过氧化物酶缺陷的可能性。如果甲状腺肿呈明显的地方性，则应了解环境因素，针对病因进行预防和治疗。

甲状腺肿的病因是多因素的，由于碘缺乏和碘过多都可以导致甲状腺肿，所以预防甲状腺肿也不能采取单一的"多吃海带"的方法。由于一些蔬菜生吃可能引起甲状腺肿，尤其是十字花科，如洋白菜、萝卜、椰菜等以及小米、木薯等，我们可以将蔬菜烹调煮熟后食用，破坏致甲状腺肿的物质。对经常大量食用豆制品者，可以小剂量服用甲状腺激素制剂，防止豆制品对碘的肠肝循环的影响。

3. 并发症治疗　甲状腺肿大：在上述辨证论治方案基础上，辨证使用以下中成药。

①夏枯草片（国药准字 Z20080508），每次 6 片，每日 2 次，口服。或夏枯草胶囊（国药准字 Z19991033），每次 2 粒，每日 2 次，温开水送服。

夏枯草片含有夏枯草皂苷、熊果酸、齐墩果酸等，性寒，味苦、辛，具有清肝、明目、散结、消肿、止痛之功效，用于目赤肿痛、目珠夜痛、羞明流泪、头痛眩晕、瘿瘤、乳痈肿痛等。现代临床多用于治疗甲状腺肿大、淋巴结核、乳腺增生、高血压、肺结核、急性黄疸性传染性肝炎等疾病。

②消瘿五海丸（国药准字 Z21020066），每次 1 丸，每日 2 次，口服。消瘿五海丸中含有夏枯草、海藻、海带等。其中夏枯草具有清火，散结，消肿作用。主要含有三萜及其苷类、甾醇及其苷类、黄酮类、香豆素、有机酸、挥发油及糖类等成分。对早期炎症反应有显著的抑制作用，抗炎效应与肾上腺皮质中糖皮质激素合成、分泌的加强有密切关系。

③小金丸（国药准字 Z20013119），每次 2 ～ 4 袋，每日 2 次，口服。小金丸对腺泡增生有明显的抑制作用，临床上多用于治疗腺体增生性及慢性炎症、肿瘤等。左甲状腺素联合小金丸治疗单纯性甲状腺肿明显优于单用左甲状腺素治疗，更能缩小单纯性甲状腺肿患者甲状腺重量，满足了人们对单纯性甲状腺肿治疗的要求。

④平消胶囊（国药准字 Z61021330），每次 4 ～ 8 粒，每日 3 次，口服。平消胶囊中含有郁金、马钱子粉、仙鹤草、五灵脂、白矾、硝石、干漆（制）、枳壳（麸炒）。可活血化瘀，散结消肿，解毒止痛，对毒瘀内结所致的患者具有缓解症状、缩小瘤体、提高机体免疫力的作用。

4. 外治法

（1）消瘿膏：主要组成成分包括生半夏、生天南星、黄药子、穿山甲、乳香、没药、白芷等药加工成极细末后，按规定比例加 5% 氮酮酒精液及赋形剂调制成。用时取适量（约含生药 3g）涂于纱布上，外加少许朴硝末，敷贴于甲肿体表部位，其外再以纱布包压固定，保持局部湿润，1 ～ 2 天换药 1 次。

（2）自拟甲亢膏：生大黄、栀子、青黛、贝母、山慈菇、黄药子、冰片等。上 7 味共为细末。另用夏枯草 500g，水煎 3 次，浓缩滤液至 400ml，加 95% 酒精 130ml，调制夏枯草酒液，然后和上药面共调成软膏状，贮于密闭容器中，置凉暗处，备用。每次用甲亢膏适量敷于肿大的甲状腺体处，外用油纸等固定，每晚睡前敷上，次日晨起取下，每日夜敷 1 次，连用

50 天。敷于肿大的甲状腺体上并配合中医辨证分型内服，治疗甲亢伴甲状腺肿大患者 66 例，结果有效率达 92%。

根据分型配合内服。阴虚火旺型：天王补心丹加减；气阴两虚型：生脉散加味。随证加减：若眼突者，加夏枯草 30g，石决明 30g，草决明 15g；心悸不能自安者，加黄连 10g，生龙牡（打碎，先煎）各 30g；腹泻者，加炒白术 15g，炒山药 30g；手颤抖甚者，加钩丁（后下）20g，蝉蜕 10g，全蝎（冲）10g；自汗多者，加黄芪 20g，太子参 20g，防风 10g，浮小麦 30g；低热者，加地骨皮 20g，知母 15g，白薇 20g；胸闷不舒者，加柴胡 10g，郁金 10g，香附 10g；月经量少者，加枸杞子 20g，淫羊藿 10g，赤芍 15g。

5. 针灸疗法

［选穴］人迎、水突、扶突、天突、阿是穴。配穴合谷、曲池。平补平泻。

［操作］穴位皮肤常规消毒。采用 0.25mm×40mm 不锈钢毫针，留针 30min。隔日针刺 1 次，每周 3 次。连续治疗 3 个月。

【中医疗效评价】

1. 改善症状　采用全国甲状腺疾病研讨会制定的甲状腺肿疗效评价标准及《内科学》疗效判断标准。

2. 缩短病程　记录减药、停药时间，与单纯西药标准治疗对比。

第四节　弥漫性甲状腺肿伴甲状腺功能亢进

弥漫性甲状腺肿伴甲状腺功能亢进，又称 Graves 病，是多基因、多因素的遗传性疾病，也是甲状腺功能亢进症中最常见的类型，可见于各年龄组，20—40 岁多发。本病属器官特异性自身免疫性疾病，患者体内存在体液免疫和细胞免疫的异常，以弥漫性甲状腺肿和甲状腺激素升高症候群为主要临床特征。

本病属中医学"瘿病"范畴。大多由于情志内伤，饮食及水土失宜，以致气滞、痰凝、血瘀结于颈前所致。又名瘿、瘿气、瘿瘤、瘿囊、影袋等。瘿病初起多实，其中尤以肝、心两脏阴虚阳亢（火旺）更为突出。病久则由实致虚，尤以阴虚、气虚为主，以致虚实夹杂。

【诊断】

1. 西医诊断　根据《中国甲状腺疾病诊治指南》（中华医学会内分泌学会，2008 年）、《甲亢和其他病因甲状腺毒症诊治指南》（美国临床内分泌医师协会和美国甲状腺学会，2011

年）。①症状：易激动、烦躁失眠、心悸、乏力、怕热、多汗、消瘦、食欲亢进、大便次数增多或腹泻等。②体征：心率加快，甲状腺肿大（可伴血管杂音），手震颤，甲状腺相关眼病表现，胫前黏液性水肿或类杵状指等。③实验室检查：血清促甲状腺激素（TSH）水平降低，血清游离甲状腺激素［FT_3 和（或）FT_4］、总甲状腺激素［TT_3 和（或）TT_4］水平增加，血清促甲状腺激素受体抗体（TRAb）阳性，和（或）^{131}I 摄取率升高。

2. 中医诊断　参照《实用中医内科学》，从以下3方面考虑诊断：①具有怕热多汗，心悸，易饥消瘦，急躁易怒，眼球外突及甲状腺肿大等典型症状及体征。②实验室检查，血清甲状腺激素测定 FT_4 增高，TSH 减低。③B超、MRI 及核素等颈部和纵隔定位检查，有助于本病的诊断及鉴别诊断。

3. 中医证候诊断

（1）阴虚阳亢证：颈部肿胀，眼胀眼突，畏光、迎风流泪，怕热多汗，急躁易怒，心慌，消谷善饥，心烦失眠，胁胀或手抖舌颤，大便频多，小便色黄，舌红而干，脉数有力。

此证见于甲亢初期。体征可见形体消瘦，甲状腺肿大、突眼，心率＞90/min。甲功 TT_3、TT_4、FT_3、FT_4 均升高，TSH 降低。可伴有肝功能异常、全血白细胞减少等。

（2）肝肾阴虚证：颈部肿胀，眼胀眼突，畏光、迎风流泪，五心烦热，低热颧红，胸胁胀痛，腰膝酸软，视物模糊，或见男子遗精阳痿，女子经少经闭，舌红少苔，脉弦细数。

此证见于甲亢减药期。体征可见甲状腺肿大、突眼。甲功 TT_3、TT_4、FT_3、FT_4 一般在正常范围，TSH 偏低。可伴有全血白细胞减少或贫血等。

（3）气阴两虚证：颈部肿胀，眼胀眼突，畏光、迎风流泪，神疲乏力，气短懒言，脘腹胀满或纳呆，咽干口燥，烦渴欲饮，自汗，盗汗，失眠，健忘，腰膝酸软，头晕耳鸣，五心烦热，大便干，小便黄，舌体瘦薄，苔少而干，脉虚数。

此证见于甲亢维持治疗期。体征可见甲状腺肿大、突眼。甲功基本在正常范围，TR-Ab 和 TS-Ab 阳性。

【治疗】

1. 辨证论治

（1）阴虚阳亢证

［治法］滋阴潜阳，化痰消瘿。

［方药］二至丸（《证治准绳》）合一贯煎加减（《柳州医话》）加减。墨旱莲 30g，女贞子 30g，生地黄 20g，白芍 30g，鳖甲 10g，地骨皮 30g，夏枯草 30g，浙贝母 30g，石决明 30g，甘草 15g。

［加减］急躁易怒者加龙胆草 10g；眩晕加白蒺藜 15g，薄荷 10g；突眼、目赤加草决明 15g，青葙子 15g；甲状腺肿大超过Ⅱ度，加玄参 15g。

［中成药］抑亢丸，口服，每次 25 粒，每日 3 次；甲亢宁胶囊，口服，每次 4 粒，每日 3 次。

（2）肝肾阴虚证

[治法] 滋补肝肾，化痰消瘿。

[方药] 柴胡加龙骨牡蛎汤（《伤寒论》）合二至丸（《医方集解》）加减。柴胡 10g，白芍 30g，女贞子 15g，墨旱莲 15g，生龙骨（先煎）30g，生牡蛎（先煎）30g，玉竹 15g，桑椹 30g，灵磁石（先煎）15g，炙甘草 6g。

[加减] 气虚乏力者加太子参 30g，生黄芪 15g；甲状腺肿大超过Ⅱ度，加鳖甲 15g，夏枯草 30g，橘叶 15g；失眠加炒枣仁 15g，五味子 10g，合欢皮 30g；心慌心悸加柏子仁 15g，甘松 10g；自汗、盗汗加首乌藤 30g，浮小麦 30g，仙鹤草 15g；震颤加木瓜 30g，三七粉（冲）6g。

[中成药] 逍遥丸，口服，每次 3g，每日 3 次。

（3）气阴两虚证

[治法] 益气养阴，化痰消瘿。

[方药] 生脉散（《备急千金要方》）合四君子汤（《太平惠民和剂局方》）加减。太子参 30g，生黄芪 15g，麦冬 10g，五味子 15g，生地黄 15g，炒白术 20g，茯苓 20g，生牡蛎（先煎）30g，夏枯草 15g，陈皮 10g，炙甘草 6g。

[加减] 多汗者加浮小麦 30g，瘪桃干 15g；大便溏者，去生地黄，加炒白扁豆 15g，生薏苡仁 30g；口干、渴加乌梅 15g，天花粉 15g，石斛 15g；心烦加百合 15g，炒栀子 15g；甲状腺肿大大于Ⅱ度，加白芥子 15g，浙贝母 30g。

[中成药] 生脉胶囊口服，每次 4 粒，每日 3 次。

2. 病证结合治疗　根据病证结合的原则，在甲亢治疗过程中，坚持以中医治疗为主，突出中医减毒增效、缩短疗程、抗复发的优势。

（1）初患初治：以减少西药用量、缩短疗程为目的。①治疗期，在上述辨证论治基础上，给予他巴唑每日 15mg 或丙基硫氧嘧啶每日 150mg。治疗满 4～6 周后症状明显改善，甲状腺功能 FT_3、FT_4 恢复正常者，进入减药期。②减药期，在上述辨证论治基础上，给予他巴唑每日 10mg 或丙基硫氧嘧啶每日 100mg。治疗 8～12 周后患者症状明显缓解，甲状腺功能 FT_3、FT_4 维持正常者，即可进入维持量期。③维持量期，在上述辨证论治基础上，给予他巴唑每日 5mg 或丙基硫氧嘧啶每日 10mg。维持治疗 24 周后，甲状腺功能正常，TR-Ab 和 TS-Ab 阴性后，改中成药善后。

（2）已病已治改中西医结合治疗：以缩短疗程，减毒增效为目标。①治疗期，在上述辨证论治基础上，对现服用的西药量减去 1/3，治疗满 4 周后症状明显改善，甲状腺功能 FT_3、FT_4 恢复正常者，进入减药期。②减药期，在上述辨证论治基础上，将①阶段西药量减去 1/2。治疗 8～12 周后患者症状明显缓解，甲状腺功能 FT_3、FT_4 维持正常者，即可进入维持量期。③维持量期，在上述辨证论治基础上，给予他巴唑治疗期 5mg 或丙基硫氧嘧啶治疗期 10mg。维持治疗 24 周后，甲状腺功能正常，TR-Ab 和 TS-Ab 阴性后，改中成药善后。

（3）愈后复发：以抗复发为目的。采用上述辨证论治方案治疗 8 ～ 12 周后，患者症状基本消失，甲状腺功能 FT_3、FT_4 维持正常者，TR-Ab 和 TS-Ab 阴性后，辨证使用中成药 6 个月。

3. 并发症治疗

（1）甲亢突眼：在上述辨证论治方案基础上，辨证使用以下中成药。

①抑亢丸：抑亢丸（《国药准字 Z20053261》），每次 25 丸，每日 2 ～ 3 次。

抑亢丸是由羚羊角、白芍、桑椹、天竺黄、香附、延胡索（醋炙）、玄参、黄精、黄药子、女贞子等 14 味中药制成的纯中药制剂，具有育阴潜阳、豁痰散结、降逆和中之功效。临床研究表明功能配合抑亢丸治疗的 Graves 病患者的突眼度合甲状腺肿程度可明显缓解。抑亢丸中白芍、桑椹、黄精和女贞子均有调节免疫功能、促进淋巴细胞转化的作用，增强细胞免疫和体液免疫，故可改善 Graves 病中的免疫异常，利于甲状腺功能、突眼及甲状腺肿大的恢复。

②雷公藤多苷片：雷公藤多苷片（国药准字 Z33020422），每日 15 ～ 60mg，分 3 次口服。

雷公藤具有与糖皮质激素相似的免疫抑制作用，且不良反应小，主要成分雷公藤甲素能够抑制细胞免疫和体液免疫的异常亢进，对免疫系统起调节作用，对 T 淋巴细胞增殖有明显抑制、诱导其凋亡作用。研究表明，运用雷公藤药物制剂治疗 Graves 眼病疗效确切。

③火把花根片：火把花根片（国药准字 Z20027411）口服每次 3 ～ 5 片，每日 3 次，饭后服用。火把花根为卫矛科植物，含有生物碱、内酯、萜类、酚酸类、卫矛醇。能抑制网状内皮系统的吞噬作用，能抑制炎症性的毛细血管通透性增加，减少渗出和减轻组织水肿，也能拮抗炎症因子如 IL-28、TNF-2α 的释放，同时也是一种免疫抑制药，有良好抗炎及免疫调节作用，可减轻炎性反应、抑制细胞免疫及体液免疫、减轻水肿，是治疗自身免疫性疾病的高效低毒药物。临床研究证实，火把花根片在治疗甲亢浸润性突眼确有突出优势。

④夏枯草片（胶囊）：夏枯草片（国药准字 Z20080508），每次 6 片，每日 2 次，口服。或夏枯草胶囊（国药准字 Z19991033），每次 2 粒，每日 2 次，温开水送服。夏枯草具有清火、散结、消肿作用。主要含有三萜及其苷类、甾醇及其苷类、黄酮类、香豆素、有机酸、挥发油及糖类等成分。对早期炎症反应有显著的抑制作用，抗炎效应与肾上腺皮质中糖皮质激素合成、分泌的加强有密切关系，另外夏枯草除了能抑制非特异性免疫外，对特异性免疫也表现了相当强的抑制作用。夏枯草提取物对体外培养成纤维细胞具有与地塞米松相似的抑制作用，且夏枯草作用强于浙贝母。

⑤白芍总苷胶囊：白芍总苷胶囊（国药准字 H20055058）口服，每次 2 粒，每日 2 ～ 3 次。白芍具有养血、柔肝、敛阴、收汗、缓急止痛等功效。白芍干燥根中含芍药苷、羟基芍药苷、芍药花苷等 5 种具有生理功效成分的混合物，总称白芍总苷（TGP）。为抗炎免疫调节药，具有明显的抗炎和免疫调节作用。

（2）白细胞减少症：中药在治疗甲亢合并白细胞减少症方面，疗效确切。主要是在复方中辨证使用以下中成药或单味药。

①地榆升白片：地榆升白片（《国药准字 Z20026497》）口服，每次 2～4 片，每日 3 次。地榆升白片主要成分是地榆。现代药理研究表明地榆具有免疫调节、抗氧化、抗炎等作用。多项临床研究表明地榆升白片单用或联合其他药物对多种原因导致的白细胞减少症具有显著疗效。

②单味中药

a. 人参。每日用量 10～20g。人参含人参多糖，可以增强免疫功能。经临床证实，其具有显著的升高白细胞的作用，而且能够产生预防白细胞减少的效果，无不良反应。

b. 黄芪。每日用量 15～30g。黄芪能够提高机体免疫力，并能够保护骨髓以及肾上腺皮质功能，提高血浆中的 cAMP 和 cGMP 的含量，临床上可以及时有效治疗白细胞减少症。黄芪多糖能增强机体的免疫力，并可对骨髓造血功能抑制存在修复作用，增加外周血红蛋白、红细胞以及白细胞的数量，故可有效地防治因临床口服抗甲状腺类西药所致的白细胞减少等不良反应。

c. 土党参。每日用量 10～15g。土党参含土党参多糖，有升高白细胞和骨髓造血功能的作用。

d. 女贞子。每日用量 15～30g。女贞子中齐墩果酸具有升高白细胞的作用。女贞子也能刺激骨髓造血功能，进而改善造血功能。

e. 鸡血藤。每日用量 20～30g。所含有的鸡血藤素、蒲公英赛酮和鸡血藤醇等成分，具有滋补血液等作用，能防治白细胞减少。

f. 枸杞子。每日用量 10～15g。枸杞子主要成分是枸杞多糖，具有增强免疫功能、增加外周白细胞数量等作用。

g. 补骨脂。每日用量 10～15g。可以显著增加白细胞和血小板数。

h. 苦参。每日用量 10～15g。苦参含有苦参素即氧化苦参碱。苦参素除抗病毒，抑制细菌生长，增强免疫功能外，可升高外周血白细胞数量。

i. 冬虫夏草。每日用量 2～3g，研粉冲服。冬虫夏草可以对外周血白细胞的生成产生促进作用，并提高机体的免疫力，恢复造血功能。

j. 麦冬。每日用量 10～15g。麦冬能促进白细胞的生成，并且升高外周血白细胞数量，还可以增强网状内皮系统功能。

（3）肝损害：长期口服抗甲状腺药物，容易对患者的肝功能造成损害，甲亢合并肝损害，其根本仍是对甲亢的治疗问题。甲亢出现肝损害的症状轻重程度与甲状腺激素水平也是密切相关的，除此之外，甲亢合并的肝损害，还与患者的病程、病情有关联。中药在防治肝损害方面，有明显的优势。主要是在复方中辨证使用以下中成药或单味药。

①复方甘草酸苷片：复方甘草酸苷片（国药准字 H20073723），成人每次 2～3 片，小儿每次 1 片，每日 3 次。复方甘草酸苷片具有抗炎、免疫调节、抑制肝细胞损伤、抑制病毒

增殖和对病毒灭活的作用，可用于治疗多种肝炎。研究表明配合复方甘草酸苷片可使慢性乙型肝炎患者的血清肝功能明显恢复、HBV-DNA 转阴、乙肝五项有所恢复，且安全性较好。

②水飞蓟素片：水飞蓟素片（《国药准字 H20090155》）。严重患者每次 2 片，每日 3 次。维持剂量与中等程度肝损害患者每次 1 片，每日 3 次。

水飞蓟素是天然的黄酮木脂素类化合物，系从菊科植物水飞蓟的干燥果实中提取而得到的天然活性物质，其主要成分为水飞蓟宾、异水飞蓟宾、水飞蓟宁和水飞蓟亭。本品具有对脂肪氧合酶、过氧化酶的抑制作用。临床上用于肝中毒、肝功能障碍的治疗，有抗辐射及降血脂作用。

③茵栀黄颗粒：茵栀黄颗粒（《国药准字 Z20030028》），每次 1 ～ 2 袋，每日 3 次。茵栀黄颗粒的主要成分为茵陈提取物、栀子提取物、黄芩苷、金银花提取物，清热解毒，利湿退黄。具有退黄疸和降低谷丙转氨酶的作用。用于湿热毒邪内蕴所致急性、慢性肝炎和重症肝炎（Ⅰ型）。也可用于其他型重症肝炎的综合治疗。有研究表明茵栀黄颗粒对轻度黄疸的慢性乙型肝炎患者可以降低谷丙转氨酶（ALT）、总胆红素（TBIL）的含量，且安全性较好。

④单味中药

a. 白芍。每日用量 15 ～ 30g。白芍主要提取物可降低血清谷丙转氨酶（SGPT），使肝细胞恢复正常，白芍总苷能降低模型组动物血浆 ALT、AST，从而达到保肝作用。

b. 当归。每日用量 10 ～ 15g。当归可使血清谷丙、谷草转氨酶降低，还能促进肝细胞再生，其降低转氨酶的程度与用药量呈明显的量 - 效关系。

c. 黄芪。每日用量 15 ～ 30g。黄芪能减少肝细胞坏死的同时促进肝细胞再生，还可以促进胆红素代谢。

d. 甘草。每日用量 6 ～ 50g。甘草甜素可以很好地修复肝细胞，减少肝细胞分泌的 AST 和 ALT。甘草可以降低血清转氨酶活力，促进肝细胞再生。甘草能明显降低血清中 ALT、AST、ALP 的活性，从而改善肝脏组织学形态病变。

e. 紫草。每日用量 15 ～ 30g。紫草提取物可显著降低肝组织中丙二醛的含量，促进肝细胞再生。

f. 五味子。每日用量 10 ～ 15g。五味子中的有效成分对肝病理损害有对抗作用，并有明显的降酶作用，且降酶速度快、降酶幅度大。

g. 垂盆草。每日用量 15 ～ 20g。垂盆草苷具有明显降酶及解酶作用，其降酶作用迅速而持久，垂盆草水提物、醇提物对肝损伤有保护作用，且对血清 ALT 活性影响，作用上水提物强于醇提物；对 AST 活性尤其丙二醛含量的影响方面，醇提物强于水提物。

4. 外治法

（1）甲状腺敷药疗法：黄药子 15g，生大黄 20g，僵蚕 15g，土元 20g，贯众 15g，连翘 20g，明矾 15g。共为细末，用醋、黄酒调成糊，湿敷患处。3 日换药 1 次。功能：活血化痰，清热散结。用于痰热壅盛的甲状腺肿大。

（2）突眼敷药疗法：蒲公英 30g，夏枯草 30g，薄荷 15g，红花 10g，草决明 10g，明矾 10g。煎水待温洗眼。每日 1 次。功能：清热凉血。用于甲状腺突眼。

5. 针灸疗法

（1）辨证选用针灸处方：阴虚阳亢证选太冲、太溪、气舍、间使，补泻兼施，每日 1 次。肝肾阴虚证用风池、肝俞、肾俞、合谷、天突、曲池，泻法，每次 3 穴。每日 1 次。气阴两虚证用合谷、关元、照海、天突、天鼎，补法，每日 1 次。

（2）针刺治疗甲亢突眼

［取穴］眶区穴位取睛明、上明（眉弓中点垂线上，眶上缘下凹陷中）、内睛子髎、承泣、球后；眶周穴位取丝竹空、阳白、攒竹；风池、上天柱（天柱上 0.5 寸）、太冲。甲状腺肿大者加气瘿穴（颈前近水突穴处，甲状腺肿块偏外方，视肿块大小、位置可稍有差异）、合谷、丰隆。

［操作］穴位皮肤常规消毒。采用 0.25mm×40mm 不锈钢毫针。合谷、丰隆、太冲采用提插捻转泻法；风池、上天柱采用导气法，要求针感传至同侧眼区；其余穴位不施补泻手法，留针 30min。隔日针刺 1 次，每周 3 次。连续治疗 3 个月。

（3）意外情况处理：眶区穴位易出血，起针后需用消毒干棉球按压 2min。治疗过程中，如果出血，嘱者 36h 内冰水冷敷出血部位，36h 后予以热敷。

6. 中医器械疗法　针灸治疗仪，选穴肝俞、心俞、肾俞、脾俞、内关、合谷、神门、天突、天鼎、足三里、三阴交、丰隆。每次选 5～6 个穴位，每日 1 次，每次治疗 15min。

【中医疗效评价】

1. 改善症状　采用中医证候量表和国际《甲亢症状分级量化表》评定。

2. 减少西药用量、减毒增效　以抗甲状腺药物使用剂量变化、减药时间、停药时间计算。

3. 控制突眼和甲状腺肿　采用国际《Graves 眼部改变的 NOSPECS 分级》表，计算治疗前后突眼分度。

4. 改善造血功能　与单纯西药标准治疗对比，对治疗前造血功能异常的进行疗前疗后对比分析；对治疗前造血功能正常者，进行跟踪分析。

5. 改善肝功能　与单纯西药标准治疗对比，对治疗前肝功能异常的进行疗前疗后对比分析；对治疗前肝功能正常者，进行跟踪分析。

6. 缩短病程　记录减药、停药时间，与单纯西药标准治疗对比。

第五节 亚急性甲状腺炎

亚急性甲状腺炎（subacute thyroiditis）又称为肉芽肿性甲状腺炎（gramalomatous thyroiditis）、巨细胞性甲状腺炎（giant cell thyroiditis）和 deQuervain 甲状腺炎，是一种与病毒感染有关的自限性甲状腺炎，一般不遗留甲状腺功能减退症。本病发病较急，发病前往往有明确的上呼吸道感染病史。临床表现为甲状腺局部疼痛，结节或弥漫性肿大，疼痛常向耳下、耳后或颈后部放射，吞咽或转头时疼痛加重是本病的典型性表现。

根据其临床表现，如发热、畏寒、咽喉疼痛、咀嚼和吞咽时加重、乏力、周身不适、食欲缺乏、肌肉酸痛、咽干等症状，应归属中医学的"瘿病""瘿痈""瘿瘤""瘿痛"范畴。病因主要包括内因和外因两大类，其中以内因为本，外因为标。外因主要指外感六淫邪气，内因包括情志内伤及体质因素等。本病病位在颈前，与外感之邪及七情内伤有关，病变涉及肝、肺、脾胃等脏腑。病机总属气滞血瘀、痰热互结，与"痰""瘀""虚"关系尤为密切。病理性质多属虚实夹杂，本虚标实，以实证为主。

【诊断】

1. 西医诊断　本病的诊断参照《中华人民共和国中医药行业标准——中医病症诊断疗效标准》（1994 年）和《临床诊疗指南》以及《中药新药临床研究指导原则》《甲状腺炎的诊断和治疗》《内科学》中关于亚急性甲状腺炎的诊断标准进行诊断，诊断要点如下。

（1）发病前多有上呼吸道感染史或腮腺炎病史。

（2）甲状腺肿大，伴疼痛，触痛明显，可有放射性痛，可呈弥漫性肿，也可呈结节性肿。

（3）多有咽痛、头痛、发热、畏寒、乏力、多汗或有颈部压迫感、声音嘶哑。

（4）有血清游离三碘甲状腺原氨酸，游离甲状腺素值升高而甲状腺吸 ^{131}I 率降低的分离现象。

（5）血沉（ESR）明显增快。

（6）同位素扫描甲状腺组织分布不规则或冷结节图像。

（7）细针穿刺表现为滤泡上皮退行性改变，纤维组织增生，中性粒细胞及大单核细胞浸润。

2. 中医诊断　参照《实用中医内科学》，从以下 3 方面考虑诊断。①具有咽痛、头痛、发热、畏寒、乏力、多汗或有颈部压迫感、声音嘶哑等典型症状及体征。②实验室检查，甲状腺功能异常（T_3、T_4、FT_3、FT_4、TSH 异常）、血沉增快。③B 超、MRI 及核素等颈部和纵隔定位检查，有助于本病的诊断及鉴别诊断。

3. 中医证候诊断

（1）外感风热证：恶寒发热，头痛咽痛或周身肌肉酸痛，颈部瘿肿疼痛；心悸多汗，心烦不眠，大便不畅；舌边尖红，苔薄黄或黄腻；脉浮数或弦滑脉。

（2）肝郁痰阻证：颈部瘿肿疼痛，口苦，口干欲饮；心悸多汗，大便干结；舌红苔黄；脉弦数。

（3）阴虚内热证：发热渐轻，颈前肿块质硬疼痛；乏力，五心烦热、渴饮盗汗，潮热或低热；舌体瘦，质红，少苔或无苔；脉细数。

（4）阳虚痰瘀证：颈部瘿肿，疼痛不甚或隐痛；神疲乏力，畏寒喜暖，腹胀纳呆，心悸怔忡，大便溏薄；舌体胖大，边有齿痕，苔薄白或白腻；脉沉细。

（5）兼夹证

①兼胃火上炎：口干口渴，小便黄赤，多食易饥，大便干结。

②兼浊：四肢困重，痞满，纳呆。

③兼热毒：面红，口干多饮，咽干咽痛、深红色皮疹，心烦易怒，小便黄赤，大便干结。

④兼痰：头晕，目眩，痞满，咳痰，苔腻或水滑。

⑤兼瘀：面淡而晦暗，疼痛如刺，舌紫或暗，有瘀斑，脉沉涩。

⑥兼湿：头身困重，苔腻，脉滑。

【治疗】

1. 辨证论治

（1）外感风热证

[治法] 清热解毒，通络止痛。

[方药] 普济消毒饮（《东垣试效方》）加减。柴胡10g，黄芩10g，蒲公英20g，浙贝母10g，黄连5g，连翘15g，板蓝根15g，桔梗10g，玄参10g，马勃5g，牛蒡10g，僵蚕5g，薄荷5g，甘草6g。

[加减] 胃部不适者加陈皮10g，佛手10g，香橼6g。

[中成药] 夏枯草口服液，口服，每次1瓶，每日3次。

（2）肝郁痰阻证

[治法] 理气舒郁，化痰消瘿，兼以清泄肝火。

[方药] 柴胡疏肝散（《景岳全书》）合五味消毒饮（《医宗金鉴》）加减。柴胡12g，白芍15g，枳壳12g，茯苓15g，白术10g，延胡索9g，川芎15g，丹参20g，玄参12g，山慈菇15g，陈皮9g，皂角刺12g，蒲公英15g，银花15g，连翘6g，紫花地丁15g。

[中成药] 夏连颗粒，口服，每次1袋，每日3次。

（3）阴虚内热证

[治法] 养阴清热。

[方药]自拟滋阴清热饮：生黄芪 20g，生地黄 20g，枸杞子 15g，浙贝母 15g，夏枯草 15g，牡丹皮 20g，赤芍 20g，川芎 15g，白芍 15g，黄芩 15g，板蓝根 15g，牡蛎 15g，鸡内金 10g。

　　[中成药]清热消瘿合剂，口服，每次 1 袋，每日 3 次。

　　（4）阳虚痰凝证

　　[治法]温阳健脾，益气活血化痰。

　　[方药]温脾汤（《备急千金要方》）加减。人参 10g，桂枝 6g，当归 10g，茯苓 10g，砂仁 6g，陈皮 10g，泽泻 10g，炙附子 6g，车前子 10g，干姜 6g，甘草 6g。

　　[中成药]香远合剂，口服，每次 1 袋，每日 3 次。

　　2. 病证结合治疗　　根据病证结合的原则，在亚甲炎治疗过程中，坚持以中医治疗为主，突出中医减毒增效，缩短疗程，抗复发的优势。

　　（1）初患初治：以减少西药用量、缩短疗程为目的。①治疗期，在上述辨证论治基础上，给予肾上腺素（以强的松为例），每日强的松 30mg，治疗满 2～3 周后症状明显改善，甲状腺功能恢复正常者，血沉恢复正常者，进入减药期。②减药期，在上述辨证论治基础上，给予强的松每日 20mg，每周的每日用量减少 5mg，直至停药，治疗 1～2 周后患者症状明显缓解，血沉维持正常者，即可进入维持量期。③维持量期，在上述辨证论治基础上，血沉正常者，改中成药善后。

　　（2）已病已治改中西医结合治疗：以缩短疗程，减毒增效为目标。①治疗期，在上述辨证论治基础上，对现服用的西药量减去 1/3，治疗满 2～3 周后症状明显改善，甲状腺功能恢复正常者，血沉恢复正常者，进入减药期。②减药期，在上述辨证论治基础上，将①阶段西药量减去 1/2，每周的每日用量减少 5mg，直至停药。治疗 1～2 周后患者症状明显缓解，甲状腺功能恢复正常者，血沉恢复正常者，即可进入维持量期。③维持量期，在上述辨证论治基础上，血沉正常后，改中成药善后。

　　（3）愈后复发：以抗复发为目的。采用上述辨证论治方案治疗 2～4 周后，患者症状基本消失，甲状腺功能维持正常者，血沉恢复正常者，辨证使用中成药 2 个月。

　　3. 并发症治疗　　甲状腺肿大：在上述辨证论治方案基础上，辨证使用以下中成药。夏枯草口服液，口服，适用于多型亚急性甲状腺炎，每次 10ml，每日 2 次，连续服用 2 个月为 1 个疗程。清热消瘿合剂口服（山东中医药大学附属医院药剂科），适用于肝郁痰阻型亚急性甲状腺炎，每次 20ml，每日 3 次，餐前服用，连续用药 4 周为 1 个疗程。

　　4. 外治法

　　（1）涂抹法：中药油膏。

　　①消瘿止痛膏方：香附、黄芪、白芥子、黄药子、川乌、全虫、三棱、莪术、山慈菇、露蜂房、瓦楞子等，经油炸樟丹收膏制成膏药，直径 5cm×5cm，每次 1～2 帖，贴于甲状腺硬结处，2 日一换，10 次为 1 个疗程，间隔 3～5d，再贴，结节大而硬者可加麝香 0.5g。

②金素膏：雄黄、白矾、枯矾、凡士林。每日 1 次，每次持续 12h，2 周为 1 个疗程。局部外涂金素膏后用 75% 酒精局部浸润，以保持湿度及药物的渗透性，每隔 2～3h 一次，每次换药后浸润 5～6 次。

（2）外敷法：散剂。活血散外敷。将刘寄奴、虎杖、生天南星、半枝莲、地肤子、地鳖虫、黄柏、红花诸药按 2：2：2：2：2：1：1：1 比例共研极细末过筛，再将药末与饴糖或米醋调匀成膏状。用时摊于绵纸上敷贴于颈部甲状腺部位，胶布固定。病初每日 1 次，病情缓解后改隔日 1 次至痊愈。1 周为 1 个疗程。

5. 针灸疗法

[取穴] 大椎、风池、外关、合谷、气舍、太冲，泻法。

[操作] 穴位皮肤常规消毒。采用 0.25mm×40mm 不锈钢毫针，留针 30min。隔日针刺 1 次，每周 3 次。连续治疗 3 个月。

6. 中医器械疗法　针灸治疗仪，选肾俞、肝俞、太冲、太溪、三阴交、内关、气舍等穴，用 LRL-l 型电子冷冻增热针灸治疗仪，以冷针温度 -5～10℃ 施治。

【中医疗效评价】

1. 改善症状　采用参考《中药新药治疗亚急性甲状腺炎的临床研究指导原则》制定。
2. 减少西药用量、减毒增效　以肾上腺素药物使用剂量变化、减药时间、停药时间计算。
3. 缩短病程　记录减药、停药时间，与单纯西药标准治疗对比。

第六节　慢性淋巴细胞性甲状腺炎

慢性淋巴细胞性甲状腺炎（chronic lymphocytic thyroiditis，CLT）是一种自身免疫性甲状腺疾病，亦称桥本病。其病理生理核心是自身免疫功能的紊乱。虽然对本病发病机制的研究已有多年，但其确切发病机制仍不十分明确，目前认为本病发病与自身免疫紊乱、细胞因子参与、遗传因素等有关。临床常伴随其他自身免疫疾病。慢性淋巴细胞性甲状腺炎起病隐匿，进展缓慢，早期的临床表现常不典型：在临床上，慢性淋巴细胞性甲状腺炎主要表现为甲状腺肿大，特别是在疾病的较早期。甲状腺肿大呈弥漫性，两侧对称，多一侧稍大，表面光滑或有结节，分叶状或结节性肿大，质地较硬，呈橡皮样硬度，与周围组织无粘连，多无疼痛或轻微疼痛，常有咽部不适或轻度咽下困难，有时有颈部压迫感，如呼吸困难、吞咽困难、声音嘶哑等。

慢性淋巴细胞性甲状腺炎属中医学"瘿病"范畴，其发病主要为情志内伤和饮食及水土失宜，以致气、痰、瘀、壅结于颈前而成瘿。本病因外感六淫之邪，侵袭人体导致营卫气血凝滞，搏结于颈部；或七情内伤，忧思郁怒，痰浊凝结；或山岚水气之冷毒致囊如瘿。暴怒伤肝，肝气不舒，导致气机不畅，气郁痰浊上逆，导致气、痰、瘀结于颈前，则肿大为瘿。

【诊断】

1. 西医诊断　参照《中华人民共和国中医药行业标准——中医病症诊断疗效标准》（1994年）和《中国甲状腺疾病诊治指南》，以及《中药新药临床研究指导原则》《内科学》中关于慢性淋巴细胞性甲状腺炎的诊断标准，诊断要点如下。甲状腺肿大、韧性增强，或有峡部大或不对称，或伴结节；血清过氧化物酶抗体（TPOAb）和球蛋白抗体（TGAb）阳性；甲状腺超声示弥漫性不均匀性改变，或伴峡部增厚，不同程度的、不均匀回声降低，或伴结节。甲状腺穿刺活检有确诊意义。

2. 中医诊断　参照《中西医结合肿瘤病学》及文献各医家从以下考虑诊断。①具有甲状腺肿大、韧性增强或峡部增大等症状及体征；②实验室检查，血清过氧化物酶抗体（TPOAb）和球蛋白抗体（TGAb）阳性；③B 超、MRI 及核素等颈部和纵隔定位检查，有助于本病的诊断及鉴别诊断。

3. 中医证候诊断

（1）肝气郁结证：吞咽异物感或颈部不适或颈部肿大质韧，无痛，情绪抑郁，善太息；胸闷，女子月经不调；烦躁易怒，目赤，口苦，尿黄；心慌，小便次数多；舌淡红苔白，脉弦。

（2）痰瘀互结证：颈部肿大，质韧或硬，时有刺痛，面色萎黄，咯痰不爽或体型肥胖；舌质紫黯，苔腻，脉滑或涩。

（3）气阴两虚证：神疲懒言，倦怠乏力，口渴，纳少，偶有腹胀，舌红，脉沉细。

（4）脾肾阳虚证：怕冷，腰膝酸软，便溏，小便清长，面目浮肿，皮肤厚糙，偶有乏力，腹胀，月经不调或阳痿，尿频，便干或便溏。舌淡边有齿痕，脉沉细。

（5）兼夹证

①兼胃火上炎：口干口渴，小便黄赤，多食易饥，大便干结。

②兼浊：四肢困重，痞满，纳呆。

③兼热毒：面红，口干多饮，咽干咽痛、深红色皮疹，心烦易怒，小便黄赤，大便干结。

④兼血虚：头晕，目眩，面色苍白，舌淡苔白，脉细。

⑤兼脾虚：腹胀，纳差，舌淡胖边有齿痕苔白，脉弦细。

⑥兼湿：头身困重，苔腻，脉滑。

【治疗】

1. 辨证论治

（1）肝气郁结证

[治法] 疏肝行气，散结消肿。

［方药］柴胡疏肝散（《证治准绳》）加减。黄芩 10g，牡丹皮 10g，柴胡 10g，白芍 20g，枳壳 10g，当归 10g，白术 10g，茯苓 10g，浙贝母 10g，三棱 6g，桃仁 6g，甘草 6g。

［加减］气滞甚者加郁金 10g，青皮 10g，香附 10g；邪热甚者加夏枯草 6g，龙胆草 6g；痰凝甚者加全瓜蒌 30g，山慈菇 10g；血瘀甚者加赤芍 15g，牡丹皮 15g；阴虚甚者加生地黄 15g，北沙参 15g。

［中成药］夏枯草片，口服，每次 2 粒，每日 3 次。

（2）痰瘀互结证

［治法］活血化瘀，化痰消瘿，兼以疏肝理气。

［方药］桂枝茯苓丸（《金匮要略》）加减。桂枝、茯苓、牡丹皮、白芍药、桃仁各 9g。

［加减］怕热汗出、烦躁失眠、舌红脉弦数者，加黄药子 21g，夏枯草 9g，玄参 9g；嗜睡怕冷、乏力水肿、舌淡胖、脉迟缓者，加黄芪 30g，白术 9g，山茱萸 9g；甲状腺肿大者，加海藻 21g，莪术 15g，穿山甲 12g。

［中成药］通心络胶囊口服，每次 2 粒，每日 3 次。

（3）气阴两虚证

［治法］益气养阴，散结消瘿。

［方药］参芪地黄汤（《沈氏尊生书》）加减：生黄芪、太子参、丹参各 30g，白术、茯苓、白芍、黄精、何首乌各 15g，生地黄 18g，天冬、枸杞子、玄参各 12g，夏枯草、浙贝母各 9g，大枣 20g，炙甘草 6g。

［中成药］六味地黄丸，口服，每次 6 粒，每日 3 次。

（4）脾肾阳虚证

［治法］温补脾肾，化痰软坚散结。

［方药］阳和汤（《外科证治全生集》）加减。熟地黄 10g，白芥子 10g，鹿角片 10g，麻黄 8g，肉桂 6g，黄芪 20g，党参 10g，附片 6g，雷公藤 8g，皂角刺 15g，海藻 10g。

［中成药］金水宝胶囊，口服，每次 3～6 粒，每日 3 次。

2. 病证结合治疗　根据病证结合的原则，在慢性淋巴细胞性甲状腺炎治疗过程中，坚持以中医治疗为主，突出中医减毒增效，缩短疗程，抗复发的优势。

3. 并发症治疗　肝损害。长期口服抗甲状腺药物，容易对患者的肝功能造成损害，甲亢合并肝损害，其根本仍是对甲亢的治疗问题。甲亢出现肝损害的症状轻重程度与甲状腺激素水平也是密切相关的，除此之外，甲亢合并的肝损害，还与患者的病程、病情有关联。中药在防治肝损害方面，有明显的优势。主要是在复方中辨证使用以下单味药。

（1）白芍：每日用量 15～30g。白芍主提取物对肝损伤并可降低血清谷丙转氨酶（SGPT），使肝细胞恢复正常，白芍总苷能降低模型组动物血浆 ALT、AST，从而达到保肝作用。

（2）当归：每日用量 10～15g。当归可使血清谷丙、谷草转氨酶降低，还能促进肝细胞再生，其降低转氨酶的程度与用药量呈明显的量 - 效关系。

（3）黄芪：每日用量 15 ～ 30g。黄芪能减少肝细胞坏死的同时促进肝细胞再生，还可以促进胆红素代谢。

（4）甘草：每日用量 6 ～ 50g。甘草甜素可以很好地修复肝细胞，减少肝细胞分泌的 AST 和 ALT。甘草可以降低血清转氨酶活力，促进肝细胞再生还能明显降低血清中 ALT、AST、ALP 的活性，从而改善肝脏组织学形态病变。

（5）紫草：每日用量 15 ～ 30g。紫草提取物可显著降低肝组织中丙二醛的含量，促进肝细胞再生。

（6）五味子：每日用量 10 ～ 15g。五味子中的有效成分对肝病理损害有对抗作用，并有明显的降酶作用，且降酶速度快、降酶幅度大。

（7）垂盆草：每日用量 15 ～ 20g。垂盆草苷具有明显降酶及解酶作用，其降酶作用迅速而持久，垂盆草水提物、醇提物对肝损伤有保护作用，且对血清 ALT 活性影响，作用上水提物强于醇提物；对 AST 活性尤其丙二醛含量的影响方面，醇提物强于水提物。

4. 外治法

（1）青黛外敷：将凡士林加热熔化，放置，待凡士林冷却至 50℃ 时，分次加入青黛细粉 30g，搅拌均匀，共制成 180g。在颈前甲状腺投射区域局部外敷青黛膏 18g（含青黛 3g），保持 30min，15min 后清水洗净。如出现局部皮肤过敏立即停用。每日 1 次，疗程 6 个月。

（2）隔药饼灸：把附子、肉桂、五灵脂、乳香按比例研细末，黄酒调治。取穴大椎、命门、中脘、关元、肾俞、足三里。在腧穴上垫上纱布，放置药饼，行大艾炷灸 5 壮，以局部发红为度。每日 1 次，30 日为 1 个疗程，6 个疗程后观察。

（3）愈瘿二号方外敷：夏枯草、三棱、莪术各 30g，半夏 20g，人工麝香 3g 等，双侧人迎穴局部外敷。

5. 针灸疗法　取穴：①大椎、肾俞、命门，②膻中、中脘、关元。针具选用规格为 0.25mm×25mm 的无菌针灸针，针刺前将肿大甲状腺的局部皮肤进行常规消毒，将针尖（斜向病变中心）与皮肤呈约 15° 夹角刺入皮下，进行单层包围式针刺，刺入深度为 2 ～ 5mm，留针 40min，留针期间不给予提插捻转等刺激手法，刺入的毫针数量根据肿大的甲状腺大小而定，每针间隔距离约为 10mm，每日针刺治疗 1 次，14 天为 1 个疗程，1 个疗程结束后，休息 2 天再进行下 1 个疗程，共治疗 2 个疗程。

【中医疗效评价】

1. 改善症状　采用中医证候量表和国际《中药新药临床研究指导原则》《临床疾病诊断依据与疗效判定标准》评定。

2. 改善肝功能　与单纯西药标准治疗对比，对治疗前肝功能异常的进行疗前疗后对比分析；对治疗前肝功能正常者，进行跟踪分析。

3. 缩短病程　记录减药、停药时间，与单纯西药标准治疗对比。

第七节　甲状腺功能减退症

甲状腺功能减退症（hypothyroidism，简称甲减）是由各种原因导致的低甲状腺激素血症或甲状腺激素抵抗而引起的全身性低代谢综合征，其病理特征是黏多糖在组织和皮肤堆积，表现为黏液性水肿。

中医学认为，本病应属于"虚劳""水肿""五迟"等范畴，主要病机为脾肾阳气不足，导致脏腑功能衰减而发病。概括甲减之病机关键在于一个"虚"字，病位涉及肾、脾、心、肝四脏。多数人的观点认为此"虚"以阳虚为主，又多兼夹了痰湿、水饮、瘀血等邪实，故形成了甲减本虚标实，虚实夹杂的致病特点。

【诊断】

1. 西医诊断　参照中华医学会编著《中华人民共和国中医药行业标准——中医病证诊断疗效标准》和《临床诊疗指南——内分泌及代谢病分册》中关于甲状腺功能减低症的诊断标准进行诊断，诊断要点如下。

（1）本病起病常隐匿，以轻症起始，症状不典型。病情轻重取决于激素不足的程度、速度和病程，可有乏力、困倦、畏寒、便秘、体重增加、表情淡漠、反应迟钝、脱发、声音嘶哑、食欲缺乏、眼睑和颜面水肿、皮肤干燥、结膜苍白、手掌皮肤发黄等。

（2）甲状腺体征因病因不同而各异，慢性淋巴细胞性甲状腺炎时甲状腺显著肿大，质地中、重度硬，萎缩性甲状腺炎时甲状腺不能触及。本症累及心脏表现为心脏增大和心包积液。严重者可导致黏液水肿性昏迷。

（3）血清 TSH 增高，血清 TT_3、TT_4、FT_3 和 FT_4 均可减低，但以 FT_4 为主。血清甲状腺过氧化物酶抗体（TPO-Ab）、甲状腺球蛋白抗体（TG-Ab）强阳性提示为自身免疫性甲状腺疾病，如慢性淋巴细胞性甲状腺炎（亦称桥本病）和原发性萎缩性甲状腺炎。

（4）甲状腺 ^{131}I 摄取率降低。

2. 中医诊断　参照《实用中医内科学》，从以下 3 方面考虑诊断：①具有微汗怕冷，乏力困倦，表情淡漠，食欲缺乏、颜面水肿及甲状腺肿大等典型症状及体征。②实验室检查，血清甲状腺激素测定 FT_4 降低，TSH 增高。③B 超、MRI 及核素等颈部和纵隔定位检查，有助于本病的诊断及鉴别诊断。

3. 中医证候诊断

（1）肾阳虚损证：畏寒，腰膝酸冷，小便清长或遗尿，水肿以腰以下为甚，男子阳痿滑精，女子带下清冷，宫寒不孕，面色苍白，舌淡苔白，七尺脉沉细或沉迟。

（2）脾肾阳虚证：畏寒，腰膝酸冷，纳呆腹胀，神疲乏力，嗜睡倦怠，记忆力减退，头晕目眩，耳鸣耳聋，面色苍白，便秘，男子可见遗精阳痿，女子月经量少。舌淡胖有齿痕、苔白，脉弱沉迟。

（3）心肾阳虚证：腰膝酸冷，心悸，气短、胸闷，怕冷，汗少，身倦欲寐，表情淡漠，女性月经不调、男性阳痿，舌质淡暗或青紫、苔白，八脉迟缓微沉。

（4）兼夹证

①夹瘀：甲状腺质硬，唇甲青紫，面色晦暗，舌暗，脉沉涩。

②夹痰湿：头身困重，舌苔腻或黄腻，脉滑。

③夹水：头面肢体浮肿，舌苔白滑，脉弦滑。

【治疗】

1. 辨证论治

（1）肾阳虚损证

［治法］温补肾阳。

［方药］加味肾气汤（《杂病证治新义》）加减。肉桂 3g，制附片 10g，熟地黄 10g，山茱萸 10g，淮山药 10g，云茯苓 15g，牡丹皮 10g，泽泻 10g，当归 10g，川芎 10g。

［加减］脊背冷痛甚者加黑附片 5～10g；五更泻者加用补骨脂、肉豆蔻；夜尿频多者加桑螵蛸 5g，益智仁 10～15g；眩晕加白蒺藜 15g，薄荷 10g；突眼、目赤加草决明 15g，青葙子 15g；甲状腺肿大超过Ⅱ度，加夏枯草 30g，玄参 15g。

［中成药］右归丸，口服，每次 3～6g，每日 1～2 次。

（2）脾肾阳虚证

［治法］温补脾肾。

［方药］参附汤（《重订严氏济生方》）合二仙汤（《妇产科学》）组成：仙茅 15g，淫羊藿 20g，党参 30g，制附子 10g，黄芪 50g，桂枝 15g，茯苓 25g，白术 20g，泽泻 20g，苍术 20g，生地黄 15g，川芎 9g，木香 6g，厚朴 9g，干姜 5g，炙甘草 10g。

［加减］痰湿内盛加半夏、陈皮、白芥子；伴纳差便溏、倦怠乏力症状甚者加党参、肉桂；嗜睡加石菖蒲、远志；伴咳嗽、喘息等症状者加细辛、麻黄；浮肿较甚者加茯苓、车前子；甲状腺肿大者加浙贝母、牡蛎、鳖甲；女子闭经加当归。

［中成药］人参鹿茸丸，口服，每次 3～6g，每日 1～2 次，空腹温开水送服。

（3）心肾阳虚证

［治法］温补心肾。

［方药］金匮肾气丸（《金匮要略》）加减。干地黄 24g，山药 12g，山茱萸 12g，泽泻 9g，茯苓 9g，牡丹皮 9g，桂枝 3g，附子 3g。

［加减］若畏寒肢冷者，加用肉桂以温补阳气；若夜尿多者，可加用金樱子以助固摄之功；若男子滑精、早泄者，可加莲须、龙骨、牡蛎。以固肾涩精止遗；若女子月经淋漓不尽者，

加用黄芪以补气摄血。阳虚水泛则以温阳利水的真武汤加减；痰瘀互结则以温补阳气，化痰活血的二陈汤合桃红四物汤加减。

［中成药］参附注射液，静脉滴注，始为 25μg，每日 1 次。每隔 2 周视病情逐渐增加 12.5μg，观察期间用量为 25 ～ 37.5μg。

2. **病证结合治疗** 根据病证结合的原则，在甲减治疗过程中，坚持以中医治疗为主，突出中医减毒增效，缩短疗程，抗复发的优势。

（1）初患初治：以减少西药用量、缩短疗程为目的。

①治疗期：在上述辨证论治基础上，给予小剂量优甲乐口服（随患者病情酌情予以），每日 25 ～ 50μg。治疗满 4 ～ 6 周后症状明显改善，甲状腺功能 TSH 恢复正常者，进入减药期。

②减药期：在上述辨证论治基础上，给予优甲乐逐步减量。治疗 8 ～ 12 周后患者症状明显缓解，甲状腺功能 TSH 维持正常者，即可进入维持量期。

③维持量期：在上述辨证论治基础上，给予最小剂量优甲乐维持。维持治疗 24 周后，甲状腺功能正常，TR-Ab 和 TS-Ab 阴性后，改中成药善后。

（2）已病已治改中西医结合治疗：以缩短疗程，减毒增效为目标。

①在上述辨证论治基础上，对现服用的西药量减去 1/3，治疗满 4 周后症状明显改善，甲状腺功能 TSH 恢复正常者，进入减药期。

②减药期：在上述辨证论治基础上，将①阶段西药量减去 1/2。治疗 8 ～ 12 周后患者症状明显缓解，甲状腺功能 TSH 维持正常者，即可进入维持量期。

③维持量期：在上述辨证论治基础上，给予优甲乐最小剂量维持。维持治疗 24 周后，甲状腺功能正常，改中成药善后。

（3）愈后复发：以抗复发为目的。采用上述辨证论治方案治疗 8 ～ 12 周后，患者症状基本消失，甲状腺功能 TSH 维持正常者，辨证使用中成药 6 个月。

3. **并发症治疗** 黏液性水肿的治疗如下。

①五苓胶囊：五苓胶囊，每次 2 粒，每日 3 次。五苓胶囊由泽泻、茯苓、猪苓、肉桂、白术（炒）组成。具有温阳化气、利湿行水的功效，用于阳不化气、水湿内停所致的水肿，症见小便不利、水肿腹胀、呕逆泄泻、渴不思饮。它改善细胞内水肿状态，促进细胞功能恢复，且具有双相体液调节功能、抗菌消炎、抑制结石、减少尿蛋白、改善肾功能，可有效治疗各种水肿类疾病。

②雷公藤具有与糖皮质激素相似的免疫抑制作用，且不良反应小，主要成分雷公藤甲素能够抑制细胞免疫和体液免疫的异常亢进，对免疫系统起调节作用，对 T 淋巴细胞增殖有明显抑制、诱导其凋亡作用。研究表明，运用雷公藤药物制剂治疗 Graves 眼病疗效确切。

4. **外治法**

（1）耳针疗法：神门、交感、肾上腺、皮质下、内分泌、肾，均取双侧。以上穴位可分为两组，交替使用，留针 30 分钟，每隔 10 分钟运针 1 次。

（2）艾灸疗法：艾条温灸大椎穴可治疗甲减。

5. 针灸疗法

［主穴］内关、合谷、关元、足三里、三阴交，均双侧取穴。以上穴位可分为内关、关元、三阴交与合谷、气海、足三里两组，交替使用，每日或隔日 1 次。

［配穴］肾俞、命门、脾俞、胃俞、阳陵泉、风池，留针时间宜 15～20 分钟，其间行针 2～3 次。

甲减黏液性水肿昏迷时，针刺人中、中冲、合谷、足三里及针刺耳穴心、脑、下屏尖、神门。

［操作］穴位皮肤常规消毒。采用 0.25mm×40mm 不锈钢毫针。留针 30 分钟。隔日针刺 1 次，每周 3 次。连续治疗 3 个月。

意外情况处理：眶区穴位易出血，起针后需用消毒干棉球按压 2 分钟。治疗过程中，如果出血，嘱患者 36 小时内冰水冷敷出血部位，36 小时后予以热敷。

【中医疗效评价】

1. 改善症状　参照《中药新药临床研究指导原则》、根据国家技术监督局发布《中医临床诊疗术语》制定。

2. 减少西药用量、减毒增效　以西药使用剂量变化、减药时间、停药时间计算。

3. 控制水肿　与单纯西药标准治疗对比，以患者前后症状和实验室检查前后对比。

4. 缩短病程　记录减药、停药时间，与单纯西药标准治疗对比。

第八节　原发性甲状旁腺功能亢进症

原发性甲状旁腺功能亢进（primary hyperparathyroidism，PHPT）是由于甲状旁腺激素（PTH）过度分泌所引起的钙代谢失常并以高钙血症和纤维囊性骨炎为特征的疾病。现病因不明，主要病理生理改变是甲状旁腺分泌 PTH 过多，骨钙溶解释放入血，肾小管和肠道回吸收钙的能力均加强，致使血钙升高，当血钙浓度超过肾阈时，尿钙排出，当血钙上升高于正常水平时，从肾小球滤过的钙增多，致使尿钙排量增多。PTH 使近端肾小管回吸收磷降低，尿磷排出增多，随之血磷降低，因此临床上表现为高血钙、高尿钙、低血磷和高尿磷。

中医学无原发性甲状旁腺功能亢进这一名称，但据其临床表现可归属于"郁证"范畴。本病首见《黄帝内经》。《丹溪心法·六郁》中提出："气血冲和，万病不生，一有怫郁，诸病生焉，故人身诸病，多生于郁。"情志波动，失其常度，则气机郁滞，气郁日久不愈。由气及血，变化多端，可以引起多种症状，故有"六郁"之说。即气郁、血郁、痰郁、湿郁、热郁、食郁等六种，其中以气郁为主，而后湿、痰、热、血、食等诸郁才能形成，本病发病过程符合"初伤气分，久延血分"这一郁证的发病规律。现认为本病大多由于谋虑不遂，忧思气结，郁怒不解，或悲愁恐惧等七情所伤，情志失调，使肝气郁结，心气不舒，从而肝主疏泄和心主神明的正常功能受到影响，进而导致气血阴阳失调而致病。

【诊断】

1. 西医诊断　参照日本山本通子关于甲状旁腺亢进症的诊断标准。

（1）高血钙。

（2）甲状旁腺分泌 PTH 过多表现：①血 PTH 增高至正常范围；②尿 cAMP 或肾性 cAMP 增高；③血 1,25（OH）$_2$D$_3$ 增高至正常范围；④提示 PTH 作用过度的检查所见，血磷过低，Tmp/GFR 降低，%TRP 降低。

（3）并发症状及检查所见：①X 线片呈典型的纤维性骨炎；②尿路结石；③合并多发性内分泌腺瘤病；④原发性甲旁亢的家族史。

注：（1）为诊断必须条件，具备（1）和三项中任一条者可基本确诊，不具备第 3 项，第 2 项①～④条具备越齐全，诊断正确性越高。

原发性甲状旁腺功能亢进的诊断分两步骤。第一步是定性诊断，第二步是定位诊断。如患者有典型的纤维囊性骨炎的 X 线证据，而且多次检查有高钙血症及低磷血症，可诊断为原发性甲旁亢，如患者无骨骼改变或病变不典型，而有多发性、复发性和活动性泌尿系结石，且血钙高，血磷低，亦应高度怀疑为原发性甲旁亢，若再加上尿 cAMP 增高，或血 FD-I 升高，亦可确诊为本病。若临床上高度怀疑原发性甲状旁腺功能亢进症而且触诊或辅助检查可确定甲状旁腺部位存在肿块，则此肿块可作为诊断甲状旁腺功能亢进症的有力证据，值得手术探查。对于疑诊而不典型的患者则需做更多的甲状旁腺功能检查以明确诊断。功能诊断确立后，应进行定位诊断。直径大于 10mm 的肿瘤经形态学检查多可被发现，较小的肿瘤、异位肿瘤和增生的定位较困难。必要时行甲状旁腺探查甚至纵隔探查。

2. 中医诊断　参照《实用中医内科学》，从以下 3 方面考虑诊断：①具有全身性弥漫性骨病、纳差、恶心、小便艰涩、行走困难等典型症状及体征。②实验室检查，血钙、尿钙、尿磷升高，血磷降低。③B 超、MRI 及核素等颈部和纵隔定位检查，有助于本病的诊断及鉴别诊断。

3. 中医证候诊断

（1）肝郁气滞型：胸膈痞闷，脘腹胀痛，嘈杂，嗳气呕恶，抑郁嗜睡，舌苔白腻，脉弦。

（2）寒湿困脾型：食欲缺乏，恶心呕吐，吞咽困难，排便困难，腹中剧痛，神清淡漠，甚则肢冷畏寒，舌淡苔白腻，脉沉弦紧迟。此型多见于胃肠道症状为主的患者。

（3）下焦湿热型：小便艰涩，或小便癃闭，尿有砂石，阻塞不通，小腹胀满疼痛，甚则疼痛如割，痛向大腿内侧放射，或血尿，烦渴多饮，舌苔黄腻，脉弦涩。此型以尿路感染、肾结石为主症的患者为多见。

（4）瘀血内阻型：腰背痛如针刺，疼痛有定处，压之痛甚，或行走困难，甚或卧床不起。身材矮小，或发生自发性骨折，舌紫黯或有瘀点，脉涩。多见于以骨痛等骨病理变化的患者。

（5）肾虚痹阻型：腰背四肢疼痛，易发生骨折及畸形，神疲怠倦，体弱无力，舌淡苔薄白，脉沉迟而弦。见于本病后期。

【治疗】

1. 辨证论治

（1）肝郁气滞型

［治法］疏肝和胃，行气解郁。

［方药］柴胡疏肝散（《景岳全书》）加减。柴胡 12g，枳壳 9g，香附 9g，川芎 9g，白芍 9g，甘草 3g，陈皮 12g。

［加减］气郁不畅加旋覆花 15g，郁金 9g，青皮 12g，佛手 15g，绿萼梅 6g 等，以助解郁。胸胁刺痛或板痛，舌黯或有紫斑瘀点，加丹参 15g，当归 12g，赤芍 15g，延胡索 12g，以活血通络止痛；急躁易怒，头痛目赤，加山栀子 12g，龙胆草 15g，清肝泻火。

［中成药］柴胡疏肝散，口服，每次 1 袋，每日 3 次。

（2）寒湿困脾型

［治法］健脾和中，温阳化湿。

［方药］理中丸（《伤寒论》）合平胃散（《太平惠民和剂局方》）加减。党参 15g，茯苓 15g，干姜 15g，苍白术各 15g，川朴 12g，陈皮 15g，丁香 15g，甘草 15g。

［加减］腹痛剧烈、四肢冷者，加制附子 6g，台乌药 12g。

［中成药］附子理中丸，口服，每次 1 粒，每日 3 次。

（3）下焦湿热型

［治法］利水通淋，清热泻火，化瘀止痛。

［方药］八正散（《太平惠民和剂局方》）加减。车前子 30g，木通 30g，瞿麦 20g，萹蓄 20g，栀子 12g，大黄 6g，金钱草 30g，海金沙 30g，生地黄 20g，桃仁 15g。

［加减］小便艰涩、腹痛明显可重用金钱草、海金沙、鸡内金等加强排石作用；若腰腹绞痛者，可加芍药 6g，甘草 12g，以缓急止痛。若见尿中带血，可加小蓟 30g，生地黄 15g，藕节 12g，凉血止血；若伴见寒热、口苦、呕恶者，加小柴胡汤以和解少阳；若湿热伤阴者，去大黄，加生地黄 12g，知母 15g，白茅根 30g，以养阴清热。

［中成药］八正合剂，口服，每次 15 ～ 20ml，每日 3 次。

（4）瘀血内阻型

［治法］理气止痛，活血化瘀。

［方药］身痛逐瘀汤（《医林改错》）加减。当归 9g，川芎 6g，桃仁 9g，红花 9g，没药

6g，五灵脂 6g，地龙 6g，香附 3g，牛膝 9g。

[加减] 疼痛甚者可酌加全虫 9～15g，乳香 6g，鸡血藤 30g，以活血通络，加强化瘀之力；有肾虚之象而出现腰膝酸软者，加杜仲 12g，续断 15g，桑寄生 15g，以强壮腰肾；若兼有风湿者，宜加独活 12g，金毛狗脊 15g，以祛风胜湿，而狗脊配方中牛膝更能强壮腰膝。

[中成药] 血府逐瘀丸，口服，每次 1～2 粒，每日 2 次。

（5）肾虚腰痹型

[治法] 滋阴清热，补益肝肾。

[方药] 虎潜丸（《丹溪心法》）加减。龟甲、黄柏、知母、熟地黄、锁阳、杜仲、怀牛膝、桑寄生、黄芪、甘草、鹿角胶、萆薢。

[加减] 肾阳不足明显者加桂枝 9g，细辛 9g，温阳通络。

[中成药] 金匮肾气丸，口服，每次 1 丸，每日 2 次。

2. 并发症治疗

（1）高钙血症：对于原发性甲状旁腺功能亢进者应积极手术治疗，因为其长期性和进行性的特点导致时间越长危害越大。而其中危害最大的就是高钙血症，当血钙严重升高时，甚至可以导致昏迷和心脏骤停而危及生命。

甲旁亢高血钙危象的处理：①补充生理盐水以恢复血容量及钠盐的渗透利尿作用，可使 Ca^{2+} 伴 Na^+ 排出体外，以降低血钙。②补足血容量后，静脉给呋塞米 40～100mg 或利尿酸钠 50～200mg，血清钙过高患者可以每 1～2 小时重复静脉推注。注意同时补钾及镁盐。以上 2 种方法安全有效。③使血钙下降，可每 6 小时口服中性磷酸盐溶液，每次 20～30ml，静脉注射中性磷酸盐溶液可引起致死性低血钙，应慎用。

中医可根据其呕吐、头痛、烦躁、舌淡苔白脉滑辨证施用吴茱萸汤温中补虚，降逆止呕。

（2）骨质疏松：补肾益骨灵，每次 12g，每日 3 次，饭后冲服。补肾益骨灵包含生姜等补肾之药，黄芪等补气，当归、首乌等补血养血，丹参、牡蛎等活血壮骨止痛，以上诸药相合，共收补肾益气、养血活血壮骨之效，可消除骨痛，恢复骨质，减轻症状（如乏力、肌无力等），促进血钙、血磷恢复正常。

3. 外治法

（1）气功：选太极拳、八段锦等，移情怡性，以达"变精化气"之功。

（2）熨法：肉桂 30g，吴茱萸 90g，生姜 120g，葱头 30g，花椒 60g。上药共炒热，以布包裹，熨痛处，冷则炒热。

（3）耳针：取肝、肾、甲状腺、内分泌等。以王不留行子贴压，7 次为 1 个疗程。

4. 针灸治疗 肝俞、肾俞、风池、百合、神庭、行间、侠溪、丰隆、神门，平补平泻法，留针 30min，每日 1 次，10 次为 1 个疗程。

【中医疗效评价】

1. 改善症状　采用中医证候量表评定。

2. 控制高钙血症　以西药使用剂量变化、减药时间、停药时间计算。

3. 改善骨质疏松　与单纯西药标准治疗对比，对治疗前症状改变，骨密度变化对比分析。

4. 缩短病程　记录减药、停药时间，与单纯西药标准治疗对比。

第九节　原发性甲状旁腺功能减退症

甲状旁腺功能减退症指的是由于甲状旁腺分泌 PTH 不足或靶组织对 PTH 抵抗或合成异常的 PTH 等引起的疾病。其临床特点是低血钙、高血磷和神经肌肉兴奋性增加。原发性甲状旁腺功能减退症一般根据发病年龄又可分为幼年发病与晚发型两类。幼年发病者均为常染色体隐性遗传，这种类型的甲状旁腺功能减退症又称为"多发性内分泌缺陷、自身免疫及念珠菌病综合征"（简称 MEDAC 综合征），其血中可测到甲状旁腺及肾上腺组织的特异性抗体；晚发型甲状旁腺功能减退症为散发性，病人血中无腺体抗体，腺体的破坏原因不明。

中医无甲状旁腺功能减退症的病名，但根据甲状旁腺功能减退症手足搐搦的突出症状，可将其归属于中医学的"痉病"范畴。此病病机早期多是肝失疏泄，经络不利或阴血不足，筋脉失养。晚期多由脾肾之虚而致筋脉失养，风气内动或阳虚无以温煦与通达四肢而致。但其实质都是本虚标实。其虚，主要是气血两虚；其实，除风之外，还夹痰瘀、火等。气虚则神疲乏力，精神抑郁；血虚则经脉亏虚，体失滋养，故见手足麻木，皮肤干燥，毛发脱落；血不养经脉则见刺痛；久病阴虚，阴损及阳，或亡血竭气，损及阴阳，筋脉失濡致肌肉挛急、强直。

【诊断】

1. 西医诊断　参照中华医学会编著《临床诊疗指南·内分泌代谢病分册》诊断标准。①血清钙：一般可降低至 $1.00 \sim 2.13$ mmol/L。②血清磷：升高，一般 $1.45 \sim 3.88$ mmol/L；儿童 > 0.26 mmol/L，可以确诊。③血清 iPTH：对甲状旁腺功能减退症的诊断十分重要。若测定 iPTH 的技术"足够"敏感，可测出大量正常人的血清 iPTH，而对于血清中测不出 iPTH 的人，可诊断为甲状旁腺功能减退症。低血镁引起的功能性甲状旁腺功能减退症患者的血清 iPTH 值也很低，甚至测不出，但这些患者的血镁也低，而且用镁盐治疗之后；血清钙及血清 iPTH 均可恢复到正常水平。④X 线检查：可见骨骼密度正常或轻度增加，软组织可有钙化，基底节、尾核和苍白球钙化较明显，而齿状核较轻。

2. 中医诊断　参照《实用中医内科学》，从以下 3 方面考虑诊断。①具有手足搐搦、癫痛、骨骼疼痛、恶心、食欲差等典型症状及体征。②实验室检查，血钙降低、血清磷升高、血清 iPTH 异常。③B 超、MRI 及核素等颈部和纵隔定位检查，有助于本病的诊断及鉴别诊断。

3. 中医证候诊断

（1）肝郁络阻证：情绪忧郁，心烦易怒，胁肋疼痛，夜寐不安，手足拘急，舌苔薄，脉弦。

（2）血虚不荣证：面色苍白，唇甲淡白，爪甲色淡，头晕目眩，心悸失眠，项背强急，肌肉瞤动或抽搐，四肢麻木或刺痛，自汗失眠。妇女月经稀少。色淡甚或闭经。舌质淡，脉细无力。

（3）脾虚风动证：手足搐搦，肌肉痉挛，甚则癫痫发作。可常见呕吐，恶心，痰鸣，苔白腻，舌震颤，舌体胖，脉沉弦而缓。

（4）肝肾阴亏证：头晕目眩，肌肉痉挛，手足抽搐，项背强急，头发脱落，肌肤甲错，指甲薄脆，齿生迟缓，潮热盗汗，五心烦热，虚烦少寐，舌红或红绛少津，舌苔薄，脉沉缓或细数。

（5）阴阳两虚证：手足抽搐或角弓反张，面色㿠白，皮肤粗糙，毛发脱落，形寒肢冷，指（趾）甲脆软甚或脱落，神志萎靡，甚或记忆力减退，舌淡、苔少，脉沉细或沉微等。

【治疗】

1. 辨证论治

（1）肝郁络阻证

[治法] 疏肝和络。

[方药] 柴胡疏肝散（《景岳全书》）加减。柴胡、香附、当归、白芍、川芎、首乌藤、红花、郁金、枳壳、青皮。

[中成药] 柴胡疏肝散，口服，每次 1 袋，每日 3 次。

（2）血虚不荣证

[治法] 养血补血，行气活血。

[方药] 四物汤加味（《太平惠民和剂局方》）加减。熟地黄、当归、川芎、丹参、鸡血藤、白芍、黄芪、天麻、地龙。

[加减] 若见肌肉瞤动或抽搐，可加豨莶草、桑枝、钩藤。血虚甚者，加制何首乌、枸杞子、鸡血藤，增强补血养肝的作用；胁痛，加丝瓜络、郁金、香附，理气通络。

（3）脾虚风动证

[治法] 健脾息风。

[方药] 醒脾散（《中医内科辨病治疗学》）加减。党参、黄芪、白芍、甘草、全蝎、白附子、茯苓、莲子、白术、天麻、木香、煅龙骨、煅牡蛎。

[加减] 痰热明显者，加人工牛黄（冲服）、白僵蚕；风痰盛者，加天南星、竹沥、蜈蚣等。

（4）肝肾阴亏证

［治法］滋补肝肾，潜阳息风。

［方药］大定风珠（《温病条辨》）加减。白芍、阿胶、龟甲、熟地黄、鳖甲、生牡蛎、麦冬、五味子、茯神、龙骨、炙甘草。

［加减］神志不清加石菖蒲、远志；虚烦不寐，加酸枣仁、柏子仁，养心安神；手足挛急重者，加钩藤、全蝎，平肝息风止痉；潮热盗汗者，加白薇敛阴止汗。

（5）阴阳两虚证

［治法］滋阴补阳。

［方药］右归丸（《景岳全书》）加减。熟地黄、山药、枸杞子、山茱萸、甘草、肉桂、杜仲、人参、附子。

［加减］若阴虚偏甚者，加鳖甲、龟甲滋阴息风；若神情萎靡，记忆力减退者，加远志、益智仁，养心安神益智；若手足挛急发作频繁者，加钩藤、全蝎，以息风止痉。

［中成药］右归丸口服，每次 1 丸，每日 3 次。

2. 并发症治疗　肾结石：使用维生素 D，会引起高血钙及高尿钙症，高尿钙症可导致肾结石。PTH 缺乏时肾小管中钙的回吸收减少，使尿钙排出增多，故宜定期查 24h 尿钙。

第十节　库欣综合征

库欣综合征（Cushing 综合征，Cushing syndrome）为各种病因造成肾上腺分泌过多糖皮质激素（主要是皮质醇）所致病症的总称，其中最多见者为垂体促肾上腺皮质激素（ACTH）分泌亢进所引起的临床类型，称为库欣病（Cushing 病，Cushing disease）。库欣综合征又称皮质醇增多症或柯兴综合征。1912 年，由 Harvey Cushing 首先报道。本征是由多种病因引起的以高皮质醇血症为特征的临床综合征，主要表现为满月脸、多血质外貌、向心性肥胖、痤疮、紫纹、高血压、继发性糖尿病和骨质疏松等。

中医学中库欣综合征属于"水肿""肾虚"等范畴。肝肾阴虚或气阴两虚在本病中表现尤为突出，湿热、血瘀亦是本病发病机制的重要环节，病本皆属虚，病标多夹邪。糖皮质激素在中医认为乃阳刚之品，大剂量使用会致阴损阳亢，产生阴虚火旺的证候。

【诊断】

1. 西医诊断　参照《库欣综合征诊断标准》2011 年诊断标准：皮质醇症的诊断分三个方面：确定疾病诊断、病因诊断和定位诊断。①确定疾病诊断：主要依典型的临床症状和体征。如向心性肥胖、紫纹、毛发增多、性功能障碍、疲乏等。加上尿 17- 羟皮质类固醇排出量显著增高，小剂量氟美松抑制试验不能被抑制和血 11- 羟皮质类固醇高于正常水平并失去昼夜变化节律即可确诊为皮质醇症。早期轻型的病例应与单纯性肥胖相鉴别。②病因诊断：即区别是由肾上腺皮质腺瘤、腺癌、垂体肿瘤引起的皮质增生、非垂体肿瘤或异源性 ACTH 分泌肿瘤引起的皮质增生。③定位诊断：主要是肾上腺皮质肿瘤的定位，以利手术切除。但定位的同时，也常解决了病因诊断。

2. 中医诊断　参照《实用中医内科学》，从以下 3 方面考虑诊断：①具有向心性肥胖、紫纹、毛发增多、疲乏等典型症状及体征。②实验室检查，血清皮质醇异常。③B 超、MRI 及核素等颈部和纵隔定位检查，有助于本病的诊断及鉴别诊断。

3. 中医证候诊断

（1）湿热瘀结证：形体丰满，面部潮红，形如满月，皮肤绷紧或生痤疮，头晕昏沉，心烦失眠，易饥多食，脘腹满闷，肢体沉重，腰骶酸痛，大便干结，经少经闭，毳毛增多，唇须隐现，舌红，苔黄厚腻，脉滑数。

（2）郁热痰瘀证：形体丰满，胸闷腹满，皮肤紫纹，溲少便干，头晕头沉，口苦咽干，神疲嗜睡，神情困顿，情绪不稳定，急躁易怒，眠差多梦，嗳气太息，经少经闭，不孕不育，舌暗红，苔腻略黄有沫，脉弦滑。

（3）阴虚内热证：颜面潮红，五心烦热，健忘失眠，口燥咽干，腰膝酸软，月经不调，便干尿赤，舌红，少苔或薄黄苔，脉细数。

（4）肾亏阳虚证：腰膝酸软，头目眩晕，耳聋耳鸣，男子遗精盗汗，性欲减退，精子生成减少，女性月经减少或停经，或虚火上炎而见骨蒸潮热，手足心热，或消渴，或虚火牙痛等，舌红，少苔，脉细数。

【治疗】

1. 辨证论治

（1）湿热瘀结证

[治法] 清热泻实，除湿祛瘀。

[方药] 桃核承气汤（《伤寒论》）合茵陈蒿汤（《伤寒论》）加减。大黄 6 ～ 9g，桃仁 12g，红花 12g，丹参 15g，虎杖 12g，茵陈 12g，厚朴 9g，枳实 9g，草决明 15g，泽泻 15g，何首乌 15g，黄精 15g。

[加减] 兼有阳亢肝旺、头晕眠差者，可加磁石 25g 先煎。兼阴虚心火旺、心烦不宁、口舌生疮、小便黄赤者，可加生地黄 15g，莲心 6g，竹叶 6g；心烦、失眠者，加远志 12g，炒枣仁 15g。兼有皮肤紫纹者，可加当归 10g，川芎 12g。

（2）郁热痰瘀证

[治法] 解郁清热，化痰祛瘀。

[方药] 小柴胡汤（《伤寒论》）、枳实消痞丸（《兰室秘藏》）、温胆汤（《三因极一病证方论》）

加减。柴胡 12g，黄芩 9g，枳实 10g，厚朴 10g，沙参 15g，白术 10g，法半夏 12g，陈皮 9g，茯苓 12g，泽泻 15g，丹参 15g，山楂 12g，何首乌 12g，荷叶 6g。

[加减] 大便干结，可加熟大黄 6 ～ 9g，草决明 15g；伴高血压、头痛头晕者，可加川芎 15g，桑叶 10g，菊花 10g，槐米 12g，或加炒莱菔子 15 ～ 30g；胸闷气郁者，可加香附 9g，紫苏梗 6g，香橼 6g，佛手片 6g；兼有虚象，症见腰膝酸软、下肢乏力者，可加当归 8g，牛膝 15g，木瓜 15g，杜仲 10g，薏苡仁 25g；兼肝肾阴虚者，加黄精 20g，生地黄 15g，白芍 25g；伴有湿热下注、会阴瘙痒者，可加地肤子 25g，苦参 10g。

皮质醇增多症主见满月脸、水牛背之向心性肥胖，常有痰湿、郁热互结之象，治法当解郁清热和化痰法同用。此型尤多见于平素痰湿较盛或少阳肝郁体质性情抑郁者。

（3）阴虚内热证

[治法] 清泻内热，滋阴益肾。

[方药] 知柏地黄丸（《小儿药证直诀》）、大补阴丸（《丹溪心法》）加减。知母 12g，黄柏 12g，桑叶 9g，菊花 9g，牡丹皮 12g，生地黄 24g，枸杞子 12g，山茱萸 12g，黄精 20g，丹参 15g，茯苓 9g，泽泻 15g。

[加减] 阴虚肝旺、高血压、头晕头痛者，应加用珍珠母 15g，石决明 15g，黄芩 9g，槐米 12g，川、怀牛膝各 15g，夏枯草 15g 或用建瓴汤化裁；口苦咽干、胸胁苦满者，可加柴胡 12g，黄芩 9g，枳壳 9g；皮肤紫纹明显者，加桃仁 10g，红花 10g，紫草 15g，茜草 15g；若兼胃火内壅、大便秘结者，可加生大黄 6g，全瓜蒌 15g。

阴虚火旺型多见于皮质醇增多症有少阴阴虚体质的患者及女子男性化的病人，也可见于服用激素过多导致医源性皮质醇增多症的初期病人。

（4）肾亏阳虚证

[治法] 补肾温阳。

[方药] 真武汤（《伤寒论》）、桂附八味丸（《金匮要略》）、参苓白术散（《太平惠民和剂局方》）、苓桂术甘汤（《金匮要略》）加减。附子 6g，炙黄芪 20g，党参 15g，白术 12g，茯苓 15g，陈皮 8g，薏苡仁 20g，大腹皮 10g，干姜 6g，大枣 4 枚，炙甘草 6g。

[加减] 形寒怯冷明显者，可加肉桂 3 ～ 6g，鹿茸 6g；阴阳两虚者，则加黄精 10g，麦冬 10g，生地黄 25g；阳虚见有自汗者，加龙骨、牡蛎各 20g；阳痿不举者加淫羊藿 10g，仙茅 10g，巴戟天 10g；经少、经闭者加当归 10g，熟地黄 15g；紫纹隐现者加丹参 20g，川芎 12g；兼腹满便秘者，加木香 6g，槟榔 6g，以理气为主，不可妄投大黄等峻下之剂。

2. 并发症治疗

（1）高血压：在上述辨证论治方案基础上，辨证使用中成药。六味地黄丸：六味地黄丸（国药准字 Z11020056），每日 2 丸，分 2 次口服。六味地黄丸对大鼠肾动脉狭窄性高血压，有明显降压及改善肾功能的作用。实验还证明，其对动物神经源性高血压亦有降压作用。熟地黄对肾上腺皮质功能亢进有抑制作用，泽泻有显著的利尿、降低血糖及胆固醇作用，茯苓、

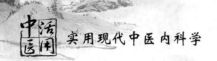

牡丹皮均有镇静作用，故此药可降压、去脂、利尿、镇静、降血糖。

（2）全身及神经系统变化：常表现为肌无力，下蹲后起立困难。常有不同程度的精神、情绪变化，如情绪不稳定、烦躁、失眠，严重者精神变态，个别可发生类偏狂。通心络胶囊：通心络胶囊（国药准字 Z19980015），每次 3 粒，每日 3 次，1 周后通心络胶囊为每次 5 粒，每日 3 次。通心络通过抗凝，抑制血小板聚集，降低血浆黏度，改善微循环，从而改善肾上腺皮质的内环境，抑制肾上腺皮质弥漫性增生，尤其是抑制了束状带细胞的增生肥大，从而使肾上腺皮质的分泌功能渐趋正常。

3. 外治法　知热感测定：于患者指趾末端十二经井穴处以线香火距穴位皮肤 1～2mm 均匀移动烘烤，同时默记香火移动至患者有痛或热感时的次数，即表示该经穴的知热感敏感度。经逐一测完各经井穴并记录结果，然后左右对比，凡左右同名经热感相差 1 倍以上，即可认为该经平衡失调，应考虑为病经。知热感迟钝的一侧（香火移动次数多）为虚，较敏感一侧（香火移动次数少）为实。经上述方法测出主要病经后，即在背部取该病经的腧穴，酌用维生素 B_1、维生素 B_6、维生素 B_{12} 或当归注射液、红花注射液等，按"虚侧补、实侧泻"的手法，以 5 号针向脊椎方向85°度角刺入，当出现麻胀感时，左右腧穴各注入药液 1ml，虚侧以缓慢手法推药，实侧快速推药。

【中医疗效评价】

1. 改善症状　采用中医证候量表《中药新药临床研究指导原则》评定。
2. 控制血压　与单纯西药标准治疗对比，对治疗前血压变化疗后对比分析。
3. 改善全身及系统变化　患者治疗前后症状对比分析。
4. 缩短病程　记录减药、停药时间，与单纯西药标准治疗对比。

第十一节　嗜铬细胞瘤

嗜铬细胞瘤是一种来源于神经嵴，具备内分泌功能的肿瘤，可分为肾上腺嗜铬细胞瘤（pheochromocytoma，PHEO）及异位嗜铬细胞瘤即副神经节瘤（paraganglioma，PGL）。嗜铬细胞瘤起源于肾上腺髓质、交感神经节或其他部位的嗜铬组织，是内分泌性高血压的重要原因，并在众多高血压人群中占有相当的比例。这种瘤持续或间断地释放大量儿茶酚胺，引起持续性或阵发性高血压和多个器官功能及代谢紊乱。手术治疗是唯一根治性治疗，效果肯定，在术前使用 α 受体阻断药及扩容治疗成为标准后，其死亡率基本为零。

中医学认为嗜铬细胞瘤归属"头痛""眩晕""厥症"等范畴，"厥者，逆也，气逆则乱，故忽而眩仆脱绝，是名为厥"。故阴阳失调，气机逆乱是中医学对本病发生原因的认识。本病在稳定期主要表现为肝肾不足或阴虚火旺之证。《伤寒论》载："凡厥者，阴气不相顺接，便为厥，厥者，手足逆冷是也。"《素问·生气通天论》载："大怒则形气绝、而血菀于上，使人薄厥。"根据嗜铬细胞瘤头痛、头晕、发作性加重伴汗出、心悸，甚而全身大汗、四肢厥冷、肢体抽搐、神志不清及意识丧失等临床表现，可将其归属于中医学"头痛""眩晕""厥证"等证候范畴。

【诊断】

1. 西医诊断　参照中华医学会编著《临床诊疗指南·内分泌代谢病分册》诊断标准：本病因其多变的临床表现、影像学和病理特征，难以准确诊断。主要根据临床表现对可疑病人的筛查、定性诊断、影像解剖和功能定位诊断等，对于有遗传倾向者尚需基因筛查。

（1）定性诊断：嗜铬细胞瘤的诊断是建立在血、尿儿茶酚胺及其代谢物测定的基础上的。

（2）定位诊断：利用各种影像学检查可协助对嗜铬细胞瘤进行定位，来指导治疗。

①B超：可以检出肾上腺内直径＞2cm的肿瘤，一般瘤体有包膜，边缘回声增强，内部为低回声均质。如肿瘤较大，生长快时内部有出血、坏死或囊性变，超声表现为无回声区。但B超对于过小或是肾上腺外一些特殊部位的肿瘤（如颈部、胸腔内等）不能显示。

②CT：是目前首选的定位检查手段。嗜铬细胞瘤在CT上多表现为类圆形肿块，密度不均匀，出血区或钙化灶呈高密度，增强扫描时肿瘤实质明显强化，而坏死区无或略有强化。CT诊断肾上腺内嗜铬细胞瘤的敏感性达到93%～100%，但特异性不高，只有70%。对于肾上腺外嗜铬细胞瘤，如腹腔内小而分散的肿瘤不易与肠腔的断面相区分，因此有可能漏诊。

③MRI：在MRI的T_1加权像实性肿瘤强度类似肝实质，T_2加权像信号较高。坏死、囊变区在T_1像呈低信号，在T_2像为高信号。MRI诊断嗜铬细胞瘤的敏感性及特异性与CT相似，其优势在于是三维成像，有利于观察肿瘤与周围器官与血管的解剖关系。

④同位素 [131]I 标记间碘苄胍扫描：间碘苄胍是去甲肾上腺素的生理类似物，可被摄取和贮存于嗜铬细胞瘤内，经同位素 [131]I 标记后，能显示瘤体。

2. 中医诊断　参照《实用中医内科学》，从以下3方面考虑诊断。①具有头痛、头晕，发作性加重伴汗出、心悸，甚而全身大汗、四肢厥冷、肢体抽搐、神志不清及意识丧失等典型症状及体征。②实验室检查，血、尿儿茶酚胺及其代谢异常。③B超、MRI及核素等颈部和纵隔定位检查，有助于本病的诊断及鉴别诊断。

3. 中医证候诊断

（1）肝肾亏虚证：头晕耳鸣，五心烦热，潮热盗汗，少寐健忘，腰酸腿软，形体虚弱消瘦，心悸，心动过速，口干，舌红少苔，脉细数。相当于本病发作的间隙期。

（2）寒厥型：手足厥冷，皮肤苍白，颜面尤甚，大汗淋漓，头晕或剧烈头痛，心慌，震颤，四肢麻木或有针刺感，气促，胸闷，呼吸困难，精神紧张，焦虑，恶心呕吐，瞳孔散大，视物模糊，处于濒死状态，舌淡，苔白，脉沉细无力。相当于本病的发作期。

【治疗】

1. 辨证论治

（1）肝肾亏损证

[治法] 滋补肝肾。

[方药] 六味地黄丸（《小儿药证直诀》）加减。生地黄、山茱萸、山药、茯苓、牡丹皮、泽泻、墨旱莲、女贞子、煅龙骨、煅牡蛎、龟甲。

[加减] 阴虚火旺明显者可加知母、黄柏。

[中成药] 六味地黄丸，口服，每次 6 粒，每日 3 次。

（2）寒厥证

[治法] 温经散寒，回阳救逆。

[方药] 四逆汤（《伤寒论》）加味。炮附片 9 ～ 12g，干姜 9 ～ 12g，甘草 12g，人参 15g 等。

2. 并发症治疗　高血压：中药在治疗嗜铬细胞瘤合并高血压方面，疗效确切。主要是在复方中辨证使用以下单味药。

①黄芩：降压机制可能主要通过抑制血管运动中枢而使血压下降，直接扩张血管作用也与降压有关，还可能作用于血管感受器，反射性地引起血压下降。此外，黄芩对实验动物表现明显的镇静作用。这种镇静作用可能也是导致高血压患者服用黄芩制剂后自觉症状显著好转的原因之一。

②臭梧桐：臭梧桐制剂给动物静脉注射后可出现两个阶段的降压作用，第一阶段降压作用于注射后立即发生，作用强而短，与直接扩张血管和阻断自主神经节有关，可能尚有反射作用参与。第二阶段降压作用多在注射后 30 ～ 45min 出现，作用温和而持久，可能是通过中枢抑制而引起部分内脏血管的扩张而导致降压。此外与某些内感受器也有一定的关系。

③野菊花：降压机制可能是由于其抗肾上腺素的作用以及扩张外周血管所致，也可能与抑制血管运动中枢有关。

④葛根：动物实验观察到，葛根水煎剂和酒浸剂具有温和的降压作用及降低去甲肾上腺素升压反应和乙酰胆碱降压反应的作用，总黄酮能扩张脑和外周血管。高血压患者静脉注射葛根素后，血浆中儿茶酚胺含量降低。

⑤黄瓜藤：动物实验观察到黄瓜藤有明显的降压作用，且无明显快速耐受性现象。其降压作用可能与其直接扩张周围血管，使血管周围阻力降低，和减慢心率，使心输出量减少等作用有关。黄瓜藤的成分比较复杂，经化学成分预试证明其中含有生物碱、黄酮苷、香豆素和无机离子等。其有效降压成分尚待进一步阐明。

⑥钩藤：钩藤降压作用主要是通过抑制心血管运动中枢、阻滞交感神经及其神经节等方面来实现的。

⑦罗布麻叶：罗布麻叶的降压原理可能是多方面的，从陕西冠心病防治协作组的药理实

验来看，其降压作用与组胺有关。可能是应用罗布麻叶后，引起某些组织释放组胺或直接作用于组胺受体，使血管扩张，血压下降。另外，扩张周围血管减慢心率等作用亦可能是罗布麻叶降压作用的部分原因。罗布麻黄酮苷实验证明亦有降压作用，但似乎不如罗布麻叶降压作用大，且易发生快速耐受现象，因此初步认为黄酮苷可能不是罗布麻叶降压作用的唯一成分。

3. **外治疗法**

（1）耳尖放血：双侧耳尖穴，用三棱针或 6 号注射针点刺，每侧穴位放血 8～10 滴，治疗完毕 15 分钟后，复查血压。

（2）穴位贴敷：采用可乐定透皮控释贴片，贴敷部位选择膻中、心俞、厥阴俞穴。每周给药 1 次，贴敷一个穴位。

（3）气功治疗：采用放松功为主的静气功。每周 5～6 次，每次 1 小时左右的静气功练习。

（4）穴位埋线：取穴血压点、肝俞、心俞、肾俞、足三里。

4. **针灸疗法** 实证取风池、肝俞、肾俞、中脘、内关、丰隆、解溪，用泻法；虚证取脾俞、肾俞、关元、足三里，用补法。

【中医疗效评价】

1. **改善症状** 参考《中药新药临床研究指导原则》中的原则，根据临床症状、体征的变化评定。

2. **控制血压** 患者前后血压变化治疗前后对比。

3. **缩短病程** 记录减药、停药时间，与单纯西药标准治疗对比。

第十二节 慢性肾上腺皮质功能减退症

慢性肾上腺皮质功能减退症是各种原因引起肾上腺皮质分泌功能低下的疾病，从病因上可分为原发性和继发性肾上腺皮质功能减退症。原发性慢性肾上腺皮质功能减退症（primary chronic adrenocortical hypofuction），又称 Addison 病，由于双侧肾上腺的绝大部分被毁所致。继发性者由下丘脑 - 垂体病变引起。确诊后应予以激素替代治疗，遇上感染等，应及时加大肾上腺皮质激素剂量，禁止擅自停药。临床以进行性贫血、皮肤褐色色素沉着、肌肉无力、极度衰弱、血压降低等为特征。

在中医学中无慢性肾上腺皮质功能减退症的病名，但根据临床表现，归属"黑疸"范畴，从整体而论，与"女劳疸""虚劳"等病也有类似之处。清•张仲华《爱庐医案》中之"黑疸"病案，其症见"肌肤舌质尽黑，手指肤间俱暗"，酷似 Addison 病症状。结核在中医被称之为"痨病"。因于结核者，由于痨虫蚀于肾上腺，乃损于肾，则骨痿不能起，而见倦怠无力之症，故也有人据此定名为中医"痿证"者。房劳过度，或谋略太过，内伤烦劳者，精气内耗，人体气血阴阳受伤，可见面色黧黑，形体消瘦，神疲乏力，故又名"女劳疸"。总以肾精不足为发病基础，以肾阳不足、命门火衰为病机关键。所以，临床上肾阳虚症状最为常见，病久则可由肾及脾，而致脾肾阳虚，多脏同病。

【诊断】

1. 西医诊断　参照《临床内分泌学》和 2013 年《原发性皮质功能减退症》欧洲共识：典型的临床表现以及血尿常规和生化测定可为本病的诊断提供线索，但确诊依赖皮质醇与ACTH 的实验室检查值。①特征性皮肤色素沉着，全身虚弱，头晕，食欲减退，消瘦，低血压，直立性晕厥，心脏缩小，女性腋毛和阴毛稀少或脱落，结核者可有低热，盗汗；②低血钠、高血钾、低血糖、葡萄糖耐量试验呈低平曲线；③血浆皮质醇及 24h 尿游离皮质醇降低：24h 尿游离皮质醇可避免血皮质醇的昼夜节律及上下波动，更能反映肾上腺皮质功能的实际情况；④血浆 ACTH 明显增高；⑤肾上腺 CT 可发现病变。

2. 中医诊断　参照《实用中医内科学》，从以下 3 方面考虑诊断：①具有特征性皮肤色素沉着、头晕乏力、纳差、消瘦等典型症状及体征。②实验室检查，血钠偏低、血钾偏高、低血糖、血浆皮质醇偏低。③B 超、MRI 及核素等颈部和纵隔定位检查，有助于本病的诊断及鉴别诊断。

3. 中医证候诊断

（1）肾阳不足证：头晕眼花，耳鸣体倦，面色㿠白，腰膝酸软，体重减轻，畏寒肢冷，阳痿，性欲淡漠，舌胖淡白，苔薄白水滑，脉沉细。

（2）脾肾阳虚证：面色黧黑无华，头晕神疲乏力，纳呆脘腹胀满，间或恶心呕吐，大便次频质溏，形体消瘦软弱，四肢色黧欠温，腰腿酸软无力。男子阳痿滑精，女子月经不调，腋毛、阴毛脱落，舌质淡暗，苔薄，脉沉濡细。

（3）肝肾阴虚证：面色晦暗，午后两颧发赤，目眶黧黑，皮肤干燥色枯，发枯不泽或脱发，形体明显消瘦，精神萎靡不振，间或烦躁易怒，夜间潮热盗汗，失眠多梦，头晕目花，软弱无力。男子遗精，女子经少，舌质暗红或绛，舌苔薄少，脉沉细弦涩。

（4）气血阴阳俱虚证：面部黧黑，两手晦暗，精神不振，倦怠无力，少气懒言，畏寒肢冷，腰膝酸软，阳痿不举，下肢微浮，舌质紫暗，舌苔薄白，脉沉细弱。

【治疗】

1. 辨证论治

（1）肾阳不足证

[治法] 温肾壮阳。

[方药] 右归丸（《景岳全书》）合桂附八味丸（《金匮要略》）加减。炙附子 6g，党参

10g，肉桂 6g，黄芪 30g，熟地黄 15g，怀山药 10g，茯苓 10g，丹参 20g，补骨脂 10g，鹿角胶 15g，杜仲 10g，甘草 10g。

[加减] 肤黯干枯之症，加肉苁蓉 10g，菟丝子 10g，韭菜子 15g。腰酸步履艰难者，加川、怀牛膝各 15g，蜈蚣 1 条。性欲减退者可酌加鹿茸 5g，海马 6g 等血肉有情之品，配合淫羊藿 15g，仙茅 12g 等补肾壮阳。纳谷欠馨者，可加白术、焦三仙、鸡内金各 10g；色素沉着较明显者，可加枸杞子 15g。

[中成药] 右归丸口服，每次 1 丸，每日 2 次。

本型是 Addison 病的基本证型，用糖皮质激素分泌不足者尤为典型，以肢软乏力、面色黧黑为主要表现。

（2）脾肾阳虚证

[治法] 补肾健脾，益气温阳。

[方药] 以补中益气汤（《内外伤辨惑论》）或黄芪建中汤（《金匮要略》）合桂附八味丸（《金匮要略》）加减。党参 10g，黄芪 30g，白术 10g，黄精 10g，鸡血藤 25g，当归 10g，蒲黄 10g，鸡内金 10g，山茱萸 10g，肉苁蓉 10g，鹿衔草 10g，甘草 10g。

[加减] 若阳虚明显者，加附子 6g，肉桂 6g；如伴恶心呕吐者，加姜半夏 9g，竹茹 6g；伴呃逆者加柿蒂 10g，旋覆花 5g；腹胀者加枳壳 8g，厚朴 8g，木香 4g；若有腹痛者，加延胡索 10g，川楝子 10g，白芍 25g；腹泻者可加砂仁 6g，肉豆蔻 9g，神曲 10g，焦山楂 10g；伴脱肛中气下陷者，可加升麻 6g，柴胡 6g，禹余粮 10g。

本证是 Addison 病中肠胃型的主要表现，常以食欲缺乏为早期症状，较重者可伴有腹痛，容易误诊为溃疡病等消化系统疾病，待出现色素沉着、低血压始可确诊为本病。

（3）肝肾阴虚证

[治法] 滋肾柔肝，养阴清热。

[方药] 以一贯煎（《续名医类案》）、补肝汤（《医学六要》）、左归丸（《景岳全书》）、杞菊地黄丸（《麻疹全书》）加减。沙参 10g，麦冬 10g，山茱萸 10g，黄精 20g，生地黄 20g，枸杞子 15g，楮实 10g，鹿衔草 10g，龟甲 20g，鳖甲 20g，生蒲黄 10g，银柴胡 10g，胡黄连 10g。

[加减] 阳虚神疲力乏、形寒纳呆者，应加肉苁蓉 10g；目眩者加天麻 10g，青葙子 10g；烦躁心悸者，加灵磁石 25g，酸枣仁 15g，五味子 9g；失眠多梦者，加朱砂面（冲）1g，酸枣仁 15g。在 X 线片中见有肾上腺区结核钙化病灶者，可加百部 12g，夏枯草 15g，以抗痨散结。

本型常系肾上腺结核患者的临床表现，以阴虚内热为其主要见证，尤以阴虚之证更为明显，这既是其结核病理变化的外在表露，实质上也是皮质激素分泌不足、肾精不足的征象，治当滋肾柔肝，兼顾清其虚热；本型在治疗过程中，其虚热之症可渐次消退，阳虚之症相对可渐有所现，则原方可去银柴胡、胡黄连等清虚火之品，加肉苁蓉、菟丝子各 10g，以增加补阳之力。在阴虚之症续有消减之际，则可用参、芪以易沙参、麦冬。若阳虚之症已占主导地位，则可按阳虚论治，或再增桂、附等温阳之药。

（4）气血阴阳俱虚证

[治法] 温阳益气，滋阴养血，活血化瘀。

[方药] 以右归丸（《景岳全书》）、十全大补丸（《活人方》）、八珍汤（《瑞竹堂经验方》）、归脾汤（《正体类要》）加减。党参 10g，黄芪 30g，鹿衔草 15g，鸡血藤 15g，龙眼肉 30g，当归 10g，川芎 10g，白芍 10g，何首乌 10g，桂枝 10g，鹿角片 9g，龟甲 25g，生蒲黄 10g，甘草 10g。

[加减] 若气虚明显者，可投红参以易党参，以大补元气；阳虚明显者，加附子 6g，肉桂 6g，温阳补肾；血虚明显者，加阿胶 10g，丹参 15g，鸡血藤 25g；妇女经少者，可加益母草 12g，香附 12g，桑寄生 15g；有血瘀见症者，主以温通为法，可用桂枝、韭子、牛膝、蜈蚣等为佐。气虚阳陷、血压偏低者，重用人参、黄芪，加柴胡 5g，升麻 5g，枳壳、枳实各 12g，山茱萸 30g，用升陷汤加味可益气升阳固脱；心肾阳虚、心动过缓者，可加附子 6g，麻黄 9g，细辛 3g，用麻黄附子细辛汤可温阳复脉。

临床应用本型大都系 Addison 病，常是在脾肾阳虚的基础上，形成全身气血阴阳俱虚，尤以气虚之表现明显。由于气虚失运，可有血瘀的征象。此血亏、血瘀都是在继发于阳虚的病理基础上，所以治疗以补气温阳为主，但不宜过分温燥。

2. 病证结合治疗　激素替代疗法矫正代谢紊乱是现代医学治疗肾上腺皮质功能减退症的主要手段，以此达到维持患者生命的目的。根据病证结合的原则，在慢性肾上腺皮质减退治疗过程中，坚持以中医治疗为主，突出中医减毒增效，缩短疗程，抗复发的优势。

（1）初患初治：以减少西药用量、缩短疗程为目的。

①治疗期：在上述辨证论治基础上，给予氢化可的松 20～30mg 或可的松 25～37.5mg。治疗满 4～6 周后症状明显改善，血清皮质醇恢复正常者，进入减药期。

②减药期：在上述辨证论治基础上，逐渐减量，氢化可的松 15～20mg 或相应量可的松。治疗 8～12 周后患者症状明显缓解，实验室指标维持正常者，即可进入维持量期。

③维持量期：在上述辨证论治基础上，氢化可的松 15～20mg 或相应量可的松。维持治疗 24 周后，实验室指标正常，改中成药善后。

（2）已病已治改中西医结合治疗：以缩短疗程，减毒增效为目标。

①在上述辨证论治基础上，对现服用的西药量减去 1/3，治疗满 4 周后症状明显改善，实验室指标恢复正常者，进入减药期。

②减药期：在上述辨证论治基础上，将①阶段西药量减去 1/2。治疗 8～12 周后患者症状明显缓解，实验室指标维持正常者，即可进入维持量期。

③维持量期：在上述辨证论治基础上，给予氢化可的松 15～20mg 或相应量可的松。维持治疗 24 周后，实验室指标正常，改中成药善后。

（3）愈后复发：以抗复发为目的。采用上述辨证论治方案治疗 8 ～ 12 周后，患者症状基本消失，实验室指标维持正常者，辨证使用中成药 6 个月。

3. **外治疗法**　针灸治疗，随临床主要症状可选用体针，并配合头皮针和耳针选取相应的穴位改善症状。①脾虚型：脾俞、胃俞、足三里、百会，补法或灸法，呕吐加内关。②肾虚型：肾俞、气海、关元、大椎、膈俞、三阴交，补法或加灸。

【中医疗效评价】

1. **改善症状**　采用中医证候量表《中药新药临床研究指导原则》评定。

2. **减少西药用量、减毒增效**　以西药使用剂量变化、减药时间、停药时间计算。

3. **缩短病程**　记录减药、停药时间，与单纯西药标准治疗对比。

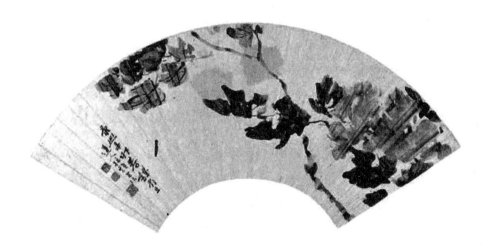

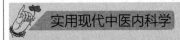

第8章　代谢性疾病

第一节　低　血　糖

低血糖症（hypoglycemia）是一组多种病因引起的以静脉血浆葡萄糖（简称血糖）浓度过低，临床上以交感神经兴奋和脑细胞缺糖为主要特点的综合征。非糖尿病患者低血糖症的诊断标准为血糖＜2.8mmol/L；接受药物治疗的糖尿病患者只要血糖水平≤3.9mmol/L 即视为低血糖。

中医学将此病归属于"惊悸""眩晕""健忘"等范畴，大多由于饮食不节、损伤脾胃、禀赋薄弱、体质不强、情感失调、烦劳过度、大病、久病、失于调理所致。本病病位与肝、脾、心、肾四脏密切相关，主要与谷不入胃，或脾虚谷入不化有关。此病本虚标实，虚多实少，本为阳气精血不足，标为气郁、痰阻、湿热、瘀血所致，本虚者治疗应以补益为主，标实者气郁则开之，痰着化之，湿热当清热利湿，瘀血当以活血化瘀为治。

【诊断】

1. 西医诊断　参照 2017 年中华医学会糖尿病学分会《中国 2 型糖尿病防治指南》，糖尿病低血糖诊断如下。接受药物治疗的糖尿病患者只要血糖水平≤3.9mmol/L 即视为低血糖；非糖尿病患者低血糖症的诊断标准为血糖＜2.8mmol/L。

低血糖分类：①严重低血糖，需要他人帮助，常有意识障碍，低血糖纠正后神经系统症状明显改善或消失；②症状性低血糖，血糖≤3.9mmol/L，且有低血糖症状；③无症状性低血糖，血糖≤3.9mmol/L，但无低血糖症状。此外，部分患者出现低血糖症状，但没有检测血糖（称可疑症状性低血糖），也应及时处理。

2. 中医诊断　中医古籍没有"低血糖"病名，但可见低血糖临床表现的论述。如《灵枢·决气》云："腠理发泄，汗出溱溱，是谓津。津脱者，汗大泄。"《罗氏会约医镜》指出"汗本血液，属阴，阴亡阳随之而走，此危证也"。其病位在心、肝、脾、肾。心主血脉，肝藏血，脾为气血化生之源，心之气血不足，心失所养，心脉运行不畅，可见心悸。消渴日久，气阴两虚，卫外不固，气虚不能外护，阴虚不能内守，气阴亏虚，阴随气脱加之化源不足，阳气日衰，不能敛阴可见汗出、亡阳等症。肾主藏精，肝肾阴虚，精血亏虚，以致水不涵木，风阳内扰，筋脉失养，故可见颤动振掉。因此在治疗上可以"心悸""颤证""亡阳"论治。

3. 中医证候诊断

（1）痰浊内阻证：眩晕、头重如蒙，心慌、胸闷、恶心，苔白腻、脉濡滑。

（2）肝气郁结证：突然昏仆，呼吸气粗，喉中痰鸣，四肢厥冷，平素精神抑郁，苔薄白，脉伏或弦。

（3）脾气虚证：饮食减少，倦怠乏力，心悸，气短，大便溏薄，舌淡、苔薄白，脉微弱。

（4）心脾两虚证：心悸，头晕，面色不华，倦怠乏力，手颤，舌质淡，脉弦细弱。

（5）肝肾阴虚、髓海不足证：眩晕，耳鸣，健忘，腰酸或口干，咽痛颧红，舌红，少津，脉沉细，或面色苍白，畏寒肢冷，下利清谷，苔白，脉沉迟。

【治疗】

1. 辨证论治

（1）痰浊内阻证

[治法] 祛痰、除湿、健脾。

[方药] 半夏白术天麻汤（《脾胃论》）加减。法夏 9g，白术 15g，天麻 10g，陈皮 12g，甘草 6g，茯苓 15g，薏米 20g。水煎服，每日 1 剂。

（2）肝气郁结证

[治法] 疏肝理气。

[方药] 急则用五磨饮子（《医方考》），平时可常服理气达郁，调和肝脾之剂。乌药 12g，沉香 3g，枳实 10g，木香 10g，陈皮 12g。水煎服，每日 1 剂。

（3）脾气虚证

[治法] 健脾益气。

[方药] 四君子汤（《太平惠民和剂局方》）加减。党参 15g，白术 15g，甘草 6g，黄芪 20g，山药 30g，白扁豆 20g。水煎服，每日 1 剂。

（4）心脾两虚证

[治法] 健脾养血宁心。

[方药] 归脾汤（《济生方》）加减。党参 15g，白术 15g，黄芪 20g，当归 12g，甘草 6g，茯神 6g，远志 12g，酸枣仁 15g，木香 9g，龙眼肉 12g。水煎服，每日 1 剂。

（5）肝肾阴虚、髓海不足证

[治法] 滋补肝肾。

[方药] 左归丸（《景岳全书》）加减。山药 30g，熟地黄 20g，山茱萸 12g，枸杞子 15g，杜仲 15g，牛膝 12g，肉苁蓉 15g，五味子 12g。水煎服，每日 1 剂。

2. 病证结合治疗　根据病证结合的原则，在低血糖治疗过程中，应本着"急则治其标，缓则治其本"的原则，低血糖发作时要绝对卧床休息，迅速补充葡萄糖是决定预后的关键。及时补糖将使症状完全缓解；而延误治疗则出现不可逆的脑损害。因此，应强调在低血糖发作的当时，立即给予任何含糖较高的物质。重症者应注意勿使食物吸入肺中，引起吸入性肺炎或肺不张。糖尿病患者血糖低于≤ 3.9mmol/L，即需要补充葡萄糖或含糖食物。严重的低血糖需要根据患者的意识和血糖情况给予相应的治疗和监护。意识清楚者可口服 15 ～ 20g 糖类食品（葡萄糖为佳），意识不清者给予 50% 葡萄糖 20 ～ 40ml 静脉注射或胰高血糖素 0.5 ～ 1mg 肌内注射。每 15 分钟监测 1 次血糖，意识清楚者若血糖仍≤ 3.0mmol/L，再给予葡萄糖口服或静脉注射，意识不清者若血糖仍≤ 3.0mmol/L，应继续予 50% 葡萄糖 60ml 静脉注射。经治疗血糖在 3.9mmol/L 以上，但距离下次就餐时间大于 1 小时，应予含淀粉或蛋白质食物。经上述处理血糖仍未恢复者应予静脉注射 5% 或 10% 的葡萄糖或加用糖皮质激素。注意长效胰岛素及磺脲类药物所致低血糖不易恢复，可能需要长时间葡萄糖输注，意识恢复后至少监测血糖 24 ～ 48 小时。低血糖已纠正后，要了解发生低血糖的原因，调整用药，可使用动态血糖监测，同时注意低血糖症诱发的心、脑血管疾病。建议患者经常自己监测血糖，以避免再次发生低血糖。

中医治疗疾病具有较强的针对性和灵活性，适应个体化治疗的需求，在防治糖尿病低血糖症方面有其独特的优势，在其生命体征较为平稳时，积极使用中药辨证论治。

【中医疗效评价】

1. 改善症状　采用中医证候量表和《低血糖各阶段分级》评定。
2. 减少低血糖复发率　与单纯西药标准治疗对比，对治疗后进行跟踪分析。
3. 提高患者的生活质量　与单纯西药标准治疗对比，对治疗后进行跟踪分析。
4. 缩短病程　记录减药、停药时间，与单纯西药标准治疗对比。

第二节　糖　尿　病

糖尿病是一种常见的内分泌代谢性疾病，其基本生理病理的改变是由于胰岛素分泌绝对或相对不足，或伴有外周组织对胰岛素不敏感，引起以糖尿病代谢紊乱为主，包括脂肪和蛋白质代谢紊乱的全身性疾病。它的主要特点是高血糖和糖尿，临床表现为多尿、多饮、多食、消瘦、衰弱等症状。糖尿病是一种慢性疾病，病变过程中容易并发酮症酸中毒、糖尿病高渗性昏迷等急性病变，并发心血管、肾、视网膜及神经等慢性病变更是普遍。由于当今许多传染病、感染性疾病得到控制，而糖尿病发病率高，其死亡率、致残率亦高，故在发达国家已将其列为继心血管疾病及肿瘤之后的第三大疾病。

中医学称糖尿病为"消渴病",亦有"消瘅""肺消""三消""消中""上消""中消""下消"等名称,但以"消渴病"命名最为通用。

【诊断】

1. 西医诊断 参照《中国2型糖尿病防治指南》2017年版,糖尿病的临床诊断应依据静脉血浆血糖而不是毛细血管血的血糖检测结果,若无特殊提示文中所提到的血糖均为静脉血浆葡萄糖水平值。血糖的正常值和糖代谢异常的诊断切点主要依据血糖值与糖尿病特有的慢性并发症和糖尿病发生风险的关系来确定。目前常用的诊断标准和分类有WHO(1999年)标准和ADA(2003年)标准。指南采用WHO(1999年)糖尿病诊断糖代谢状态分类标准和糖尿病的分型体系,FPG或75gOGTT的2h血糖值可单独用于流行病学调查或人群筛查。但我国资料显示仅查FPG的漏诊率较高,理想的调查是同时检查FPG及OGTT后2h血糖值OGTT,其他时间点血糖不作为诊断标准,建议已达到糖调节受损的人群,应行OGTT检查。

糖尿病诊断标准:①典型的糖尿病症状(多饮、多尿、多食、体重下降)加上随机血糖检测≥11.1mmol/L或加上②FPG检测≥7.0mmol/L或加上③葡萄糖负荷后2h检测≥11.1mmol/L。无糖尿病症状者,改日重复检查。

空腹状态指至少8h未进食热量,随机血糖指不考虑上次用餐时间,一天中任意时间的血糖,不能用来诊断空腹血糖受损或糖耐量异常。

2. 中医诊断 中医古籍中并未有"糖尿病"病名,但其与"消渴"关联密切,遂参照《实用中医内科学》,消渴是指因禀赋不足、饮食失节、情志失调及劳欲过度等导致肺、胃(脾)、肾功能失调,出现阴虚燥热,久则气阴、阴阳两虚或兼血瘀所引起的以多饮、多食、多尿、形体消瘦,或尿有甜味为特征的病证。

3. 中医证候诊断

(1)肺燥津亏证:口舌干燥,烦渴多饮,尿量频多,舌边尖红,苔薄黄少津,脉洪数。

(2)胃热炽盛证:多食易饥,口渴,尿多,形体消瘦,大便干燥,舌苔黄燥,脉滑实有力。

(3)脾气亏虚证:能食口渴,或饮食减少,或见便溏,身体肥胖而不耐劳累,或逐渐消瘦,精神不振,四肢乏力,舌淡胖,苔白而干,脉弱。

(4)气阴两虚证:口渴多饮、多食善饥、尿量频多等症状不显,而见困倦乏力,动则神疲气短,汗多,形体渐瘦,而烦热,或大便不实,苔薄黄,舌质嫩红或胖大,脉细无力或略数。

(5)肾阴亏虚证:尿频尿多,浑浊如脂膏,或尿甜,腰膝酸软,乏力,头晕耳鸣,五心烦热,口干唇燥,皮肤干燥,瘙痒,舌红,苔少,脉细数。

(6)阴阳两虚证:小便频数,浑浊如膏,甚则饮一溲一,面容憔悴,耳轮干枯,腰膝酸软,四肢欠温，畏寒怕冷，阳痿或月经不调，舌淡，苔白而干，脉沉细无力。

（7）瘀血内阻证：病程日久，舌质紫暗，或舌有瘀点、瘀斑，舌下脉络粗大纡曲，脉细涩或结代。或时发胸中刺痛，心悸，或头痛，眩晕，耳鸣，甚或半身不遂。

（8）并发症

①疮痈：消渴易并发疮痈，反复发作或久久难愈，甚则高热神昏，舌红苔黄，脉数。

②白内障、雀目、耳聋：初期视物模糊，渐至昏蒙，直至失明；或夜间不能视物，白昼基本正常；也可以出现暴盲。或见耳鸣耳聋，逐渐加重。

③厥证（气虚）：因饥饿、劳累过度，可出现神疲气短，心悸汗出，面色苍白，四肢不温，口干口渴，脉象虚数，严重者神昏倒地，发生气厥虚证。

【治疗】

1. 辨证论治

（1）肺燥津亏证

［治法］清热润燥，生津止渴。

［方药］消渴方（《丹溪心法》）加减。天花粉30g，黄芩15g，黄连15g，生地黄30g，知母15g，藕汁15g。

［加减］口燥甚，加麦冬、葛根以养阴生津；肺胃热盛者，心烦、渴而引饮，舌苔黄燥，脉洪大，或兼善饥，便结，加生石膏；热伤肺阴，兼见心烦口渴，咽燥鼻干，或潮热盗汗，颧赤，微咳少痰，气短，呼吸不畅，或见胸闷不舒，加天冬、麦冬、沙参；燥热耗气，气短懒言，乏力困倦，动则汗出，加太子参、黄芪。

（2）胃热炽盛证

［治法］清胃泻火，养阴增液。

［方药］玉女煎（《景岳全书》）加减。生石膏30g，知母15g，生地黄30g，麦冬15g，川牛膝15g，黄连15g，栀子10g。

［加减］胃热肠燥，大便秘结，渴饮喜冷，胃中痞满嘈杂，烦躁昏闷，口干唇焦，或口舌溃烂，牙龈肿痛，苔黄燥，脉滑数，可用增液承气汤润燥通腑，增水行舟，待大便通畅后，再转上方治疗；肝胃郁热，因恚怒而诱发加重，烦躁易怒，失眠多梦，口干口苦，胁肋胀满，脉弦劲有力者，加牡丹皮、栀子、夏枯草。

（3）脾气亏虚证

［治法］健脾益气，升清止渴。

［方药］七味白术散加减（《小儿药证直诀》）。党参20g，白术15g，茯苓15g，甘草10g，木香10g，藿香10g，葛根15g。

［加减］若因过用苦寒攻下，致脾胃寒湿、阳气衰微者，加干姜、肉桂；若兼情志抑郁，烦躁易怒，因情志波动而使病情加重，胸胁胀满，或大便溏薄，脉弦，证属肝郁脾虚者，加柴胡、

香附、白芍等。

（4）气阴两虚证

［治法］益气养阴，润燥生津。

［方药］玉液汤（《医学衷中参西录》）加减。黄芪 30g，葛根 15g，山药 10g，知母 15g，天花粉 30g，五味子 15g，鸡内金 15g。

［加减］脾虚明显，食少腹胀，困倦乏力明显者，加人参、白术、白豆蔻仁、谷麦芽等，以加强健脾运化之功；若肾气亏虚，小便清长，夜尿频多，腰膝酸软，加黄精、菟丝子、桑寄生、益智仁、芡实等以补肾固涩。

（5）肾阴亏虚证

［治法］滋阴补肾，润燥止渴。

［方药］六味地黄丸（《小儿药证直诀》）加减。熟地黄 30g，枸杞子 15g，山茱萸 15g，山药 30g，茯苓 15g，泽泻 15g，牡丹皮 15g。

［加减］阴虚火旺而烦躁、五心烦热、盗汗、失眠、遗精者，可加知母、黄柏，滋阴泻火；肾气虚失于固摄、尿量多而浑浊，加益智仁、桑螵蛸、五味子等，益肾缩泉；气阴两虚，伴见困倦，气短乏力，舌质淡红，可加人参、黄芪、黄精等，补益正气；肾阴久亏，水不涵木，肝阳上亢，表现为头痛眩晕，视物昏花，口渴多饮，烦躁失眠，颜面浮红，脉弦，宜滋养肝肾，潜阳息风，可选用镇肝熄风汤加减。

（6）阴阳两虚证

［治法］温阳益阴，补肾固摄。

［方药］金匮肾气丸（《金匮要略》）加减。熟地黄 30g，山茱萸 30g，山药 30g，茯苓 15g，制附子 10g，肉桂 10g，菟丝子 15g，桑螵蛸 15g。

［加减］以肾阳虚为主，症见口干多饮、尿频量多、畏寒肢冷、面色㿠白、脉象沉迟弱者，酌加鹿茸粉 0.5g 冲服，以启动元阳，助全身阳气之气化；肾阳亏虚，水失所主，肢体浮肿，小便不利，加猪苓、泽泻；阳虚水停，水饮上凌心肺，症见肢体浮肿，心悸喘促，不能平卧，加葶苈子、五加皮、炒紫苏子。

（7）瘀血内阻证

［治法］活血化瘀。

［方药］桃红四物汤（《医宗金鉴》）加减。川芎 15g，赤芍 15g，桃仁 10g，红花 15g，丹参 15g，郁金 10g，益母草 15g，泽兰 15g，生地黄 30g，当归 15g。

［加减］病久痼疾，瘀滞难化，正气尚盛者，可酌情选加地鳖虫、地龙、水蛭、穿山甲等虫类药破瘀通络；兼有痰浊，痰瘀互结，症见眩晕健忘、胸闷或时有胸痛、舌苔黄腻者，加法半夏、竹茹、胆南星、石菖蒲。

（8）并发症治疗

1）疮痈

[治法] 清热解毒。

[方药] 五味消毒饮（《医宗金鉴》）、黄芪六一散加减。神昏谵语者,加用安宫牛黄丸（《温病条辨》）。

2）白内障、雀目、耳聋

[治法] 滋补肝肾,益精养血。

[方药] 杞菊地黄丸（《麻疹全书》）、羊肝丸（《肘后备急方》）、磁朱丸（《备急千金要方》）加减。

3）厥证（气虚）

[治法] 益气养阴固脱。

[方药] 急服独参汤（《十药神书》）、生脉散（《医学启源》）。

2. 病证结合治疗　根据病证结合的原则,在糖尿病治疗过程中,坚持中西医结合治疗,突出中医防治合并症、解毒增效,治未病的优势。在上述辨证论治的基础上,进行以下干预:

由于糖尿病的病因和发病机制尚未完全阐明,目前仍缺乏病因治疗。近年循证医学的发展促进了糖尿病的治疗观念的进步,糖尿病的控制已从传统意义上的治疗转变为系统管理,最好的管理模式是以患者为中心的团队式管理。综合治疗应包括:

（1）糖尿病健康教育:每位糖尿病患者一旦诊断即应接受糖尿病教育。教育的目标是使患者充分认识糖尿病,并掌握糖尿病的自我管理能力,糖尿病教育可以是大课堂式、小组式或个体化,内容包括饮食、运动、血糖监测和自我管理能力的指导,小组式或个体化形式的针对性更强,更易于个体化。这样的教育和指导应该是长期和随时随地进行的,特别是当血糖控制较差需调整治疗方案或因出现并发症需进行胰岛素治疗时,具体的教育和指导是必不可少的。教育应尽可能地标准化和结构化,为患者提供优质和连续的教育。任何为患者提供的教育项目最好应获得认证并定期进行项目的评估和审计。

（2）医学营养治疗:糖尿病及糖尿病前期患者均需要接受个体化医学营养治疗。由熟悉糖尿病治疗的营养师或综合管理团队包括糖尿病教育者指导下完成,应在评估患者营养状况的情况下设定合理的质量目标,控制总能量的摄入,合理均衡分配各种营养素,达到患者的代谢控制目标,并尽可能满足个体饮食喜好,针对超重或肥胖者推荐适度减重,配合体育锻炼和行为改变,有助于维持减重效果。

医学营养治疗的目标:①维持合理体重。超重、肥胖患者减重的目标是36个月减轻体重的5%～10%。消瘦者应通过合理的营养计划恢复并长期维持理想体重。②提供均衡营养的膳食。③达到并维持理想的血糖水平,降低 HbA1c 水平。④减少心血管疾病的危险因素,包括控制血脂异常和高血压。⑤减轻胰岛素抵抗,降低胰岛细胞负荷。

（3）运动治疗:运动锻炼在糖尿病患者的综合管理中占重要地位。规律运动可增加胰岛素敏感性。有助于控制血糖,减少心血管危险因素,减轻体重,提升幸福感,而且对糖尿病高危人群一级预防效果显著。流行病学研究结果显示:规律运动8周以上可将2型糖尿病患者 HbA1c 降低 0.66%。坚持规律运动 12 ～ 14 年的糖尿病患者病死率显著降低。糖尿病患者运动时应遵循的原则，运动治疗应在医师指导下进行、运动前要进行必要的评估，特别是心肺功能和运动功能的医学评估如运动负荷试验等。

（4）戒烟：吸烟有害健康，吸烟与肿瘤、糖尿病大血管病变、糖尿病微血管病变、过早死亡的风险增高相关。研究表明新发糖尿病患者戒烟有助于改善代谢指标，降低血压和白蛋白尿。应劝诫每一位吸烟的糖尿病患者停止吸烟或停用烟草类制品。对患者吸烟状况以及尼古丁依赖程度进行评估，提供短暂咨询，戒烟热线，必要时加用药物等帮助戒烟。

（5）降糖药物治疗

1）口服降糖药

①双胍类：目前临床上使用的双胍类药物主要是盐酸二甲双胍。双胍类药物的主要药理作用是通过减少肝脏葡萄糖的输出和改善外周胰岛素抵抗而降低血糖。

②磺脲类药物：磺脲类药物属于胰岛素促泌药。主要药理作用是通过刺激胰岛 B 细胞分泌胰岛素，增加体内的胰岛素水平而降低血糖。消渴丸是含有格列本脲和多种中药成分的固定剂量复方制剂，消渴丸的降糖效果与格列本脲相当。与格列本脲相比，消渴丸低血糖发生的风险低，改善糖尿病相关中医症候的效果更显著。

③ TZDs：主要通过增加靶细胞对胰岛素作用的敏感性而降低血糖。目前在我国上市的 TZDs 主要有罗格列酮和吡格列酮。

④格列奈类药物：为非磺脲类胰岛素促泌药。我国上市的有瑞格列奈、那格列奈和米格列奈。本类药物主要通过刺激胰岛素的早时相分泌而降低餐后血糖。

⑤ α- 葡萄糖苷酶抑制药：α- 葡萄糖苷酶抑制药通过抑制糖类在小肠上部的吸收而降低餐后血糖。适用于以糖类为主要食物成分和餐后血糖升高的患者。国内上市的 α- 葡萄糖苷酶抑制药有阿卡波糖、伏格列波糖和米格列醇。

⑥ DPP-4 抑制药：DPP-4 抑制药通过抑制 DPP-4 而减少 GLP-1 在体内的失活，使内源性 GLP-1 的水平升高，GLP-1 以葡萄糖浓度依赖的方式增强胰岛素分泌，抑制胰高血糖素分泌。

2）GLP-1 受体激动药：GLP-1 受体激动药通过激动 GLP-1 受体而发挥降低血糖的作用。GLP-1 受体激动药以葡萄糖浓度依赖的方式增强胰岛素分泌，抑制胰高血糖素分泌，并能延缓胃排空，通过中枢性的食欲抑制来减少进食量。

3）胰岛素：胰岛素治疗是控制高血糖的重要手段。1 型糖尿病患者需依赖胰岛素维持生命，也必须使用胰岛素控制高血糖并降低糖尿病并发症的发生风险。2 型糖尿病患者虽不需要胰岛素来维持生命，但当口服降糖药效果不佳或存在口服药使用禁忌时，仍需使用胰岛素，以控制高血糖并减少糖尿病并发症的发生危险。在某些时候，尤其是病程较长时胰岛素治疗可能是最主要的甚至是必需的控制血糖措施（图 8-1）。

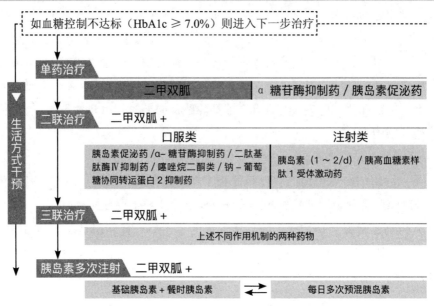

图 8-1　2 型糖尿病高血糖治疗路径

3. **手术治疗糖尿病**　肥胖是 2 型糖尿病的常见并发症，肥胖与 2 型糖尿病发病及心血管病变发生的风险增加显著相关。尽管肥胖伴 2 型糖尿病的非手术减重疗法（如控制饮食、运动、药物治疗）能在短期内改善血糖和其他代谢指标，但在有些患者中，这些措施对长期减重及维持血糖良好控制的效果并不理想。2009 年 ADA 在 2 型糖尿病治疗指南中正式将减重手术列为治疗肥胖伴 2 型糖尿病的措施之一。2011 年 IDF 也发表立场声明：正式承认减重手术可作为治疗伴有肥胖的 2 型糖尿病的方法，2011 年 CDS 和中华医学会外科学分会也就减重手术治疗 2 型糖尿病达成共识，认可减重手术是治疗伴有肥胖的 2 型糖尿病的手段之一，并鼓励内外科合作共同管理实施减重手术的 2 型糖尿病患者。

4. **外治法**

（1）糖尿病周围神经病变中药熏洗疗法：用中药消痹方外用熏洗。细辛、桂枝、桃仁、红花、海风藤、络石藤、牛膝、当归各 50g，散剂，每次用量为 100g，36 ～ 37℃恒温熏洗双足 20min，每日 2 次。治疗前后糖尿病周围神经病变症状均有改善，在肢体无力、局部发凉等症状改善方面，取得较好的临床疗效，是治疗糖尿病周围神经病变的一种较好的辅助治疗手段。

（2）糖尿病皮肤溃疡中药油剂外敷：溃疡油组成以大黄、川芎、白芷 3 药按比例粉碎后调匀，加入麻油调成糊状。能有效缩短皮肤愈合时间，促进皮肤疮疡恢复。

（3）推拿疗法：推拿疗法具有平衡阴阳、疏通经络、行气活血、理筋整复、调理脏腑等作用，可改善糖尿病周围神经病变患者的自觉症状及神经传导速度。司世雷采用穴位按摩疗法，周晖等采用中医循经点穴疗法，于兆华等采用推拿捏脊点穴疗法，其结果都显示推拿疗法治疗糖尿病性周围神经病变效果优于单纯的西药治疗。

5. 针灸疗法

（1）基本治疗

[治法] 养阴生津，清热润燥。取相应脏腑背俞穴及足太阴、足少阴经穴为主。

[主穴] 肺俞、脾俞、肾俞、胃脘下俞、太溪、三阴交。

[配穴] 肺燥津伤配太渊、少府；胃热津伤配内庭、地机；肾阴亏虚，配太冲、复溜；阴阳两虚，配关元、命门。视物模糊，配睛明、光明；口干，配金津、玉液；大便秘结，配天枢；皮肤瘙痒，配曲池、血海；上肢疼痛、麻木，配曲池、合谷；下肢疼痛、麻木，配风市、阳陵泉、解溪。

（2）其他治疗：①耳针法，取胰胆、肺、胃、内分泌，毫针刺或埋针法、压丸法。②穴位注射法，取肺俞、脾俞、胃俞、肾俞、心俞、三焦俞，每次选 2 穴，用当归或黄芪注射液或小剂量胰岛素，每穴 0.5 ～ 1.0ml，隔日 1 次。

【中医疗效评价】

1. 改善症状　采用中医证候量表和《甲亢糖尿病症状分级量化表》评定。

2. 减少西药用量、减毒增效　以降糖药物使用剂量变化、减药时间、停药时间计算。

3. 控制糖尿病前期的发展，未病先防，未病先治　与单纯西药标准治疗对比，对血糖值进行跟踪分析。

4. 改善造血功能　与单纯西药标准治疗对比，对治疗前造血功能异常的进行疗前疗后对比分析；对治疗前造血功能正常者，进行跟踪分析。

5. 改善肝功能　与单纯西药标准治疗对比，对治疗前肝功能异常的进行疗前疗后对比分析；对治疗前肝功能正常者，进行跟踪分析。

6. 减缓糖尿病合并症　与单纯西药标准治疗对比，对治疗前糖尿病合并症的进行疗前疗后对比分析；对治疗前无糖尿病合并症者，进行跟踪分析。

 第三节　糖尿病酮症酸中毒

糖尿病酮症酸中毒（diabetic ketoacidosis，DKA）是由于胰岛素不足和升糖激素不适当升高引起的糖、脂肪和蛋白代谢严重紊乱综合征，临床以高血糖、高血酮和代谢性酸中毒为主要表现。1 型糖尿病有发生 DKA 的倾向；2 型糖尿病亦可发生 DKA，常见的诱因有急性感染、胰岛素不适当减量或突然中断治疗、饮食不当、胃肠疾病、脑卒中、心肌梗死、创伤、手术、妊娠、分娩、精神刺激、应用某些药物如糖皮质激素等。DKA 是糖尿病的急性并发症，病情急重，需积极救治。

中医并无 DKA 病名，根据该病的临床表现可归属于中医学"消渴病""消瘅""厥证""脱证"等范畴。DKA 的发生发展基于消渴病阴虚燥热的基本病机，与外邪侵袭、饮食不节、劳逸失衡、情志过极因素相关。失治误治，病邪由浅及深，病情由轻渐重，DKA 病机逐渐由上焦肺胃热盛为主，逆传上焦心包或下传肝肾，出现厥脱之证。

【诊断】

1. 西医诊断　参考《中国 2 型糖尿病防治指南》（2017 年版）和《中国 2 型糖尿病防治指南》（2013 年）糖尿病酮症酸中毒（DKA）的诊断条件如下：①病史：有糖尿病病史，或发病过程中诊断为糖尿病；②临床表现：DKA 分为轻度、中度和重度。仅有酮症而无酸中毒称为糖尿病酮症；轻、中度除酮症外，还有轻至中度酸中毒；重度是指酸中毒伴意识障碍（DKA 昏迷），或虽无意识障碍，但血清 HCO_3^- < 10mmol/L。主要表现有多尿、烦渴多饮和乏力症状加重；失代偿阶段出现食欲减退、恶心、呕吐，常伴腹痛、头痛、烦躁、嗜睡等症状，呼吸加深加速，呼气中有烂苹果味（丙酮气味）；病情进一步发展，出现严重脱水现象，尿量减少、皮肤黏膜干燥、眼球下陷、脉快而弱、血压下降、四肢厥冷；到晚期，各种反射迟钝甚至消失，终至昏迷。③理化检查：DKA 最关键的诊断标准为血酮值，血酮 ≥ 3mmol/L 或尿酮体阳性，血糖 > 13.9mmol/L 或已知为糖尿病患者，血清 HCO_3^- > 18mmol/L 和（或）动脉血 pH > 7.3 时可诊断为糖尿病酮症，而血清 HCO_3^- < 18mmol/L 和（或）动脉血 pH < 7.3 即可诊断为 DKA。如发生昏迷可诊断为 DKA 伴昏迷。

2. 中医诊断　中医并未有"糖尿病酮症酸中毒"病名，其诊断可参考上述西医诊断标准。

3. 中医证候诊断

（1）肺胃热盛证：烦渴引饮，渴喜冷饮，饮难解渴，随饮随消，肢体倦怠，乏力纳差，口中味浊等。舌暗红，苔白腻或黄腻，脉细数或滑数。

（2）浊毒阻滞证：口焦唇燥，大渴引饮，皮肤干瘪，精神萎靡，昏沉欲睡，脘腹胀满，食欲缺乏，恶心呕吐，时有腹痛，大便秘结，口气臭秽等。舌干红，苔垢而燥，脉沉细或滑数。

（3）浊毒闭窍证：口干微渴，呼吸深大，食欲缺乏，恶心呕吐，口气臭秽，重者甚至发生障碍，或烦躁不安，或淡漠嗜睡，甚或昏迷不醒。舌暗红或绛红，苔黄腻而燥，或灰黑，脉细数。

（4）阴虚风动证：疲倦乏力、昏昏欲睡、耳鸣眼花、手足蠕动，甚或瘛疭、抽搐。舌红绛少苔，脉虚细数。

（5）脱阴亡阳证：患者高热，汗多而黏，渴喜冷饮，口唇焦干，皮肤干瘪；或见面色苍白，冷汗淋漓，神志昏蒙，呼吸低微，气短不续，四肢逆冷，目合口开，撒手遗尿，舌淡黯无津，脉微细欲绝。

【治疗】

1. 辨证论治

（1）肺胃热盛证

[治法] 清泄肺胃，生津止渴。

[方药] 白虎汤（《伤寒论》）合玉女煎（《景岳全书》）加减。生石膏（先煎）20g，知母 15g，生地黄 30g，麦冬 15g，川牛膝 15g，太子参 15g，粳米 10g，甘草 10g。

[加减] 上述二方，一重泄肺，一重清胃，诚可谓双管齐下，与病机高度契合，但临证时不必拘泥于此二方，《丹溪心法》消渴方、《医学衷中参西录》玉液汤均可使用。

（2）浊毒阻滞证

[治法] 清热导滞，解毒化浊。

[方药] 增液承气汤（《温病条辨》）合黄连温胆汤（《六因条辨》）加减。玄参 15g，生地黄 30g，麦冬 15g，生大黄（后下）6g，芒硝（分冲）15g，黄连 10g，茯苓 15g，半夏 9g，陈皮 15g，枳实 10g，竹茹 15g，生姜 3 片。

[加减] 若烦渴甚者，仍可加用生石膏、知母；出现腹痛有瘀血征象者，加用桃仁、赤芍、木香等理气活血之品；若湿象明显重于热象，治宜芳香化浊，加用藿香、佩兰、石菖蒲等芳香辟秽、开窍醒脾之类。若热重于湿，则可选用黄连解毒汤合增液汤加减。黄连解毒汤能清热泻火，治邪热炽盛，充斥于三焦。但苦寒之品易于化燥伤阴，且本症阴液已伤，故黄芩、黄连、黄柏、栀子通常只选 2～3 味，且用量控制在 6～10g，以达清热救阴之效即可。增液汤甘寒养阴，若不伴痰湿之症，用量宜大。

（3）浊毒闭窍证

[治法] 清营解毒，开窍醒神。

[方药] 菖蒲郁金汤（《温病全书》）合安宫牛黄丸（《温病条辨》）加减。人工体外培养牛黄 100g，水牛角粉 200g，郁金 100g，黄芩 100g，玄参 100g，黄连 100g，山栀子 100g，生石膏 200g，石菖蒲 100g，甘草 100g。

[加减] 若热极生风，当加用柔肝、息风止痉药物，如白芍、羚羊角、钩藤等。若火热炽盛，渐入营血，在叶天士卫气营血理论指导下，"入营犹可透热转气"，故药中可加入银花、连翘、竹叶；"入血恐耗血、动血，直需凉血、散血"，此种情况下则加生地黄、牡丹皮、赤芍等。

（4）阴虚风动证

[治法] 育阴潜阳，柔肝息风。

[方药] 复脉汤（《伤寒论》）、大定风珠（《温病条辨》）加减。生地黄 30g，白芍 15g，麦冬 15g，五味子 15g，炙甘草 30g，生牡蛎 30g，龟甲 30g，鳖甲 30g，阿胶（烊化）15g，鸡子黄 2 枚。

[加减]《医学衷中参西录》中镇肝熄风汤亦可供选择使用。

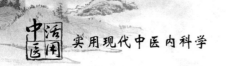

（5）脱阴亡阳证

［治法］益气养阴，回阳救逆。

［方药］生脉散（《温病条辨》）和参附汤（《医宗金鉴》）加减。人参30g，制附子10g，麦冬15g，五味子15g。

2.病证结合治疗　根据病证结合的原则，在酮症酸中毒治疗过程中，以持续小剂量胰岛素，补液治疗为主，但传统医学的作用不可忽略，在DKA的救治过程中也做出了不断探索。

（1）病情较轻浅时，可口服中西药物治疗：轻度DKA不伴有酸中毒，仅为糖尿病酮症，此时并非胰岛素的绝对适用证。①糖尿病教育，饮食指导，口服磺脲类和（或）双胍类降糖药，对于感染严重者给予抗炎治疗，并予口服参味降糖丹（太子参、麦冬、五味子、黄芪、山药、苍术、玄参、丹参、葛根、黄精、杜仲、地骨皮），每次9g，每日3次，2周为1个疗程。②常规进行糖尿病教育，已用口服降糖药或注射胰岛素的病人继用，或根据血糖情况适当调整，合并感染者给予抗生素治疗，中药予天王补心丹加减（生地黄、五味子、当归、天冬、麦冬、柏子仁、酸枣仁、太子参、玄参、丹参、茯苓、远志、黄芪、葛根、桑枝），于第1周、第2周检查空腹血糖、尿分析、血生化。

（2）中重度DKA出现酸中毒时，胰岛素联合中药制剂可有效提高治疗效率。对单有酮症者，需补充液体和胰岛素治疗，持续到酮体消失。

①补液：补液治疗能纠正失水，恢复血容量和肾灌注，有助于降低血糖和清除酮体，补液速度应先快后慢，并根据血压、心率、每小时尿量及周围循环状况决定输液量和输液速度。

②胰岛素：一般采用小剂量胰岛素静脉滴注治疗方案，开始以0.1U/（kg·h），如在第1个小时内血糖下降不明显，且脱水已基本纠正，胰岛素剂量可加倍。每1～2h测定血糖。根据血糖下降情况调整胰岛素用量。当血糖降至13.9mmol/L时，胰岛素剂量减至0.05～0.10U/（kg·h），可在此基础上用五味消毒饮（金银花10g，连翘10g，蒲公英15g，紫花地丁15g，黄连10g，葛根15g，白花蛇舌草20g，生大黄10g）口服，每日1剂。

③纠正电解质紊乱和酸中毒：在开始胰岛素及补液治疗后，患者的尿量正常，血钾低于5.2mmol/L即可静脉补钾。治疗前已有低钾血症，尿量40ml/h时，在胰岛素及补液治疗同时必须补钾。严重低钾血症可危及生命，应立即补钾。当血钾升至3.5mmol/L时，再开始胰岛素治疗，以免发生心律失常、心脏骤停和呼吸肌麻痹。血pH在6.9以下时，应考虑适当补碱，直到上升至7.0以上。可另用黄芪注射液（豆科植物蒙古黄芪或膜荚黄芪的干燥根经提取制成的灭菌水溶液）50ml加入0.9%氯化钠注射液250ml静脉滴注，每日1次。

④去除诱因和治疗并发症：如休克、感染、心力衰竭和心律失常、脑水肿和肾衰竭等在上述治疗基础上配合中药汤剂。麦冬10g，太子参20g，五味子10g，黄芪24g，山药20g，玄参12g，丹参20g，葛根20g，黄精20g，杜仲10g，地骨皮20g。恶心、呕吐加陈皮、瓜蒌，燥热亢盛加黄连、黄芩；血瘀者加当归、赤芍，口服。

⑤预防：保持良好的血糖控制，预防和及时治疗感染及其他诱因，加强糖尿病教育，

促进糖尿病患者和家属对 DKA 的认识，是预防 DKA 的主要措施，并有利于本病的早期诊断和治疗。

3. 其他治疗

（1）电针疗法：采用电针与西医结合抢救重度 DKA 患者，取百会、人中穴行电针刺激，成功缩短了病人昏迷时间。

（2）耳针配合中药疗法：辨证予天王补心丹加减加以耳穴压豆，主穴为胰、内分泌；辅穴为肾、三焦、耳迷根、神门、心、肝，有效降低血糖，减少酮体的生成，改善血液的高黏凝聚状态，增强红细胞变形能力。

【中医疗效评价】

1. 改善症状，提高疗效　采用中医证候量表评定。

2. 血糖控制、尿酮体消失及酸中毒纠正时间短　记录血糖，尿酮体值，与单纯西药标准治疗对比。

3. 缩短住院时间　记录减药、停药、住院时间，与单纯西药标准治疗对比。

第四节　高渗性非酮症高血糖昏迷

糖尿病高渗性昏迷又称高渗性非酮症性糖尿病昏迷，是糖尿病的急性并发症之一。临床以严重高血糖而无明显酮症酸中毒、血浆渗透压显著升高、脱水和意识障碍为特征。起病常比较隐匿，典型的糖尿病高渗性昏迷主要有严重失水和神经系统两组症状体征。多见于老年 2 型糖尿病患者，常见的诱因有急性感染、心肌梗死、使用糖皮质激素及利尿药等。发生率虽低于 DKA，但病情危重、并发症多，病死率高于 DKA，故应早期诊治。

【诊断】

1. 西医诊断　参照 2013 年和 2017 年中华医学会糖尿病学分会《中国 2 型糖尿病防治指南》及 2012 年《中国高血糖危象诊断与治疗指南》，糖尿病合并高渗性昏迷诊断条件如下：①病史：有糖尿病病史或发病过程中诊断为糖尿病。②临床表现：患者最初表现为多尿、多饮，但多食不明显或食欲减退；渐出现严重脱水和进行性意识障碍，反应迟钝、淡漠嗜睡，逐渐陷入昏迷、抽搐，晚期尿少甚至尿闭。③实验室检查诊断参考标准：血糖 ≥ 33.3mmol/L；有效血浆渗透压 ≥ 320mOsm/L；动脉血 pH ≥ 7.3 和（或）血清 HCO_3^- ≥ 18mmol/L；尿糖呈强阳性，尿酮体阴性或弱阳性。

2. 中医诊断　中医并未有"糖尿病高渗性昏迷"病名，其诊断可参考上述西医诊断。

3. 中医证候诊断

（1）肺燥津枯型：口干咽燥，烦渴引饮，渴欲冷饮，皮肤干瘪无弹性，小便频数、量多，大便秘结，舌红少津苔薄黄，脉细数。

（2）痰浊中阻证：倦怠嗜睡，恶心呕吐，脘痞纳呆，口甜或口臭，烦渴欲饮，四肢重着，头晕如蒙，舌红苔黄腻，脉滑数。

（3）热极津亏、闭阻清窍证：高热昏蒙，烦躁谵语，或昏睡不语，便干溲赤，口唇干裂，皮肤干燥，或痉挛抽搐。舌红绛苔黄燥，脉弦细数。

（4）热入心包证：神识昏蒙，或有谵语，甚则昏迷，咽部异物感如痰壅，呼吸气粗，或见手足抽搐，四肢厥冷，舌绛少苔或苔黄燥，脉细数。

（5）阴虚风动证：手足蠕动，强痉抽搐，头晕目眩，或口噤不开，躁动不安，或神志昏迷，大便秘结，舌红绛苔黄或无，脉弦数或细。

（6）阴脱阳亡证：面色苍白，目闭口开，大汗不止，手撒肢冷，甚至二便自遗，脉微欲绝。

【治疗】

1. 辨证治疗

（1）肺燥津枯证

[治法] 清肺润燥，生津止渴。

[方药] 白虎汤（《伤寒论》）合消渴方（《丹溪心法》）加减。生石膏 20g，知母 10g，生地黄 15g，麦冬、天花粉、黄芩各 10g，甘草 6g，藕汁 50ml。

[加减] 气虚汗多者可加人参；大便秘结可入增液承气汤。

（2）痰浊中阻证

[治法] 芳香化浊，和胃降逆。

[方药] 温胆汤（《三因极一病证方论》）合藿香正气散（《太平惠民和剂局方》）加减。半夏 10g，陈皮 6g，茯苓 12g，枳实、竹茹、藿香、川厚朴各 10g，甘草 6g。

[加减] 便秘者可合增液承气汤。

（3）热极津亏、闭阻清窍证

[治法] 滋阴清热，开窍醒神。

[方药] 羚角钩藤汤（《通俗伤寒论》）加减。羚羊角粉（冲服）1g，大黄 6g，钩藤、桑叶、菊花、莲心、牡丹皮、赤芍、连翘各 9g，生地黄、麦冬各 12g，玄参 15g，银花、天花粉各 30g。

（4）热入心包证

[治法] 清热凉营，豁痰开窍。

[方药] 清营汤（《温病条辨》）加味。生地黄 15g，玄参、麦冬、金银花各 10g，竹叶心 6g，连翘 10g，丹参 15g，川黄连 6g，石菖蒲 10g，水牛角（先煎）30g。

[加减] 热入心包，昏迷不醒者加服安宫牛黄丸或紫雪丹、至宝丹，灌服或者鼻饲，以

加强清心火，开窍醒神的作用；痰浊蒙蔽清窍，见嗜睡者加用苏合香丸。

（5）阴虚风动证

[治法] 滋阴清热，平肝息风止痉。

[方药] 羚羊钩藤汤（《通俗伤寒论》）合黄连阿胶汤（《伤寒论》）加减。钩藤 10g，生地黄 15g，白芍 10g，黄连 6g，鸡子黄 1 枚，甘草 6g，阿胶 10g，山羊角（先煎）30g。

[加减] 躁动不安加生龙蛎息风潜阳，镇静；口噤不开、肢体强痉可加用至宝丹清凉开窍。

（6）阴脱阳亡证

[治法] 益气养阴，回阳固脱。

[方药] 生脉饮（《医学启源》）合参附汤（《圣济总录》）加减。人参 10g，制附片 6g，五味子 10g，生龙蛎各（先煎）30g，麦冬 10g，山茱萸 10g。或四逆加人参汤加味。人参 15g，山茱萸、附子、干姜、麦冬、五味子各 9g，白芍 30g，炙甘草 6g。

[加减] 四肢厥逆者加干姜、甘草；大汗不止者加黄芪，助人参补气固脱之力；若阳渐复苏，则可见四肢虽冷而面赤，虚烦不安，是真阴耗竭，虚阳浮越于外的表现，可选用地黄饮子峻补真阴，温肾扶阳。

2. 病证结合治疗　根据病证结合的原则，在治疗过程中，以现代医学急救为主，主要包括积极补液、纠正脱水、小剂量胰岛素静脉输注控制血糖纠正水、电解质和酸碱失衡以及去除诱因和治疗并发症，但中医辅助治疗，帮助康复优势较大。

由于严重失水，患者血液呈高凝状态，迅速补液、扩容、纠正高渗状态抢救成功的关键，尽早平稳降低血糖、血浆渗透压。积极治疗原发病、诱因及并发症，及早治疗诱因和并发症为抢救本症的关键之一，严重并发症给治疗带来困难，可能是致死的重要原因，必须引起重视。糖尿病高渗性昏迷最常见的并发症是感染，应根据感染部位，选择相应抗生素；有休克、脑水肿、肺水肿、心力衰竭时，应分别给予对症处理。而且考虑到糖尿病高渗性昏迷患者形成血栓的机制为大量脱水致血液黏稠度增高、血流速度减慢，属中医"瘀血内阻"范畴，故对患者采用活血化瘀法，使用大剂量的复方丹参液静脉点滴以活血通络，防止血栓形成。结果显示，患者无血管栓塞，也未见明显出血及皮疹等不良反应。

（1）补液：严重失水、高渗状态为本症的特点，故静脉补液的目的主要在于补充血容量和纠正高渗状态，其原则与糖尿病酮症酸中毒相似，但补液量比酮症酸中毒多。在高度怀疑糖尿病高渗性昏迷之后，实验室检查结果尚未回报之前，需静脉输入生理盐水。对高渗脱水的患者，生理盐水为低渗液。当患者化验回报后，根据结果，进行进一步的补液治疗。

①血糖 > 33.3mmol/L，血钠 > 150mmol/L，血渗透压 > 330mmol/L，血压正常，应给予低渗液，如 0.45% 氯化钠，直至渗透压降至 325mmol/L 以下为止；对血压低而血钠高的患者，先输低渗液，速度不宜过快，同时给予输血。

②休克患者应给予等渗液，即等渗盐水，尽快扩张微循环，补充血容量，纠正血压。

③当血浆渗透压＜330mmol/L时，改用等渗液；当血糖降至＜13.9mmol/L时，应改用5%葡萄糖液或5%葡萄糖盐水。

另外，补液速度不宜过快，速度及每日总量常因患者自身因素，如心血管及脑血管条件、血压、脉率、尿量以及年龄等限制而不能达到预计使用量，致治疗时间延长，增加各种并发症的发生概率，如脑水肿、肺水肿。补液量可按病人体重的10%～15%估计，应在2～3天逐渐补足，切不可过急，一般第1天补给失水量的50%。根据一般临床经验，可于开始2小时内快速补液1000～2000ml，之后每2～4h补充1L，或4h内补入总失水量的1/3，12小时内补入1/2，第1天补液总量一般3000～5000ml。当充分补液后收缩压仍小于80mmHg时，宜输血浆或全血200～400ml。若充分补液4～6h后患者仍无尿，可试用呋塞米40～80mg以观察是否有肾功能不全。补液过程中应密切观察患者心肺功能和尿量，心脏病患者，尤其是老年人，应做中心静脉压监护。对于能吞咽的或已插鼻饲管的病人，从胃肠道大量补液是比较安全的。

（2）透析治疗：血液透析治疗，可排出机体中一部分多余的Na^+，在快速大量补充液体的同时，避免补入过量钠、氯，降低尿素氮，迅速缓解血清的高渗状态，从而缩短病程，使患者尽早恢复清醒，最终可以减少并发症、病残率及病死率的发生。胡斌等在临床中对糖尿病高渗性昏迷的6例患者于入院后1～3h进行血液透析，有良好的效果，未发生不良反应。临床中选用碳酸氢盐透析，首量肝素10～20mg，每30min追加5～10mg，下机前1小时停止追加，血流量200～250ml/min，透析液流量为500ml/min，透析液钠浓度为135mmol/L，每次透析时间2～3h，若第2日血清钠仍高于正常且意识不清，则再次透析，透析过程中严密监测血压、心律、心率，以防止大的波动。透析后应用常规药物降糖、抗感染以及营养支持。

（3）胰岛素的应用：本症对胰岛素比较敏感，应用胰岛素量不宜大，比酮症酸中毒用量要少，否则血糖下降太快易引起脑水肿，导致死亡。病情严重者（血糖＞33.30mmol/L），首次冲击量静脉推注，成人8～12U，儿童0.25U/kg，可采用小剂量胰岛素静脉滴注，可将胰岛素加入生理盐水中，一般可按血糖每增高5.55mmol/L给普通胰岛素8U，每小时2～6U等速静脉滴注。第1天剂量多在50～70U以下。治疗中每2～3h测血糖、尿糖、血钾、钠、氯。当血糖降至13.9mmol/L或血浆渗透压降至320mmol/L时，开始补糖，胰岛素改为每2～6g糖给1U且为皮下注射，使血糖保持在11.1mmol/L左右，尿糖保持在"＋"以下直至病人能进食为止，改为常规胰岛素治疗。一般认为，2型糖尿病高渗性昏迷患者病情恢复后如无其他慢性合并症往往不再依赖胰岛素。

（4）补钾：在用胰岛素治疗后，血钾常常降低。故血钾＜4.0mmol/L或血钾4.0～5.0mmol/L而有尿的患者，应补液并及时补钾，最好尿量大于50ml/h，开始补钾。对无尿或高血钾者应暂缓补钾，以后根据具体情况而定。补钾速度为每小时15～20mmol/L（相当于氯化钾1.0～1.5g），24h总量一般不超过200mmol/L（相当于氯化钾15g）。补钾过程中应密切关注尿量，并心电监护。

（5）其他治疗：积极消除诱因和治疗并发症是极其重要的。对合并感染者需选较有效的抗生素治疗，并加强对昏迷病人的护理，伴心脏病或高龄者，应测中心静脉压。乏氧者吸氧，昏迷者应插入胃管，尤其胃扩张和呕吐者。而且，通常情况下糖尿病高渗性昏迷的患者是不需要补碱的，但一旦患者有酸中毒现象（pH < 7.1）或 HCO_3^- < 5mmol/L，应给患者注射用水稀释 100ml 的 5% 碳酸氢钠溶液，使酸碱平衡。并且加用醒脑静注射液的治疗抢救可显著提高治愈率和总有效率。

【中医疗效评价】

1. 改善症状　采用中医证候量表评定。
2. 减少更严重的并发症的发生　与单纯西药标准治疗对比，进行疗前疗后对比分析。
3. 减低死亡率　与单纯西药标准治疗对比，进行疗前疗后对比分析。
4. 缩短病程　记录减药、停药时间，与单纯西药标准治疗对比。

第五节　原发性骨质疏松症

骨质疏松症（osteoporosis，OP）是一种以骨量降低和骨组织微结构破坏为特征，导致骨脆性增加和易于骨折的代谢性骨病。按病因可分为原发性和继发性两类。继发性 OP 的原发病因明确，常由内分泌代谢疾病（如性腺功能减退、甲亢、甲旁亢、库欣综合征、1 型糖尿病等）或全身性疾病引起。Ⅰ 型原发性 OP 即绝经后骨质疏松症，发生于绝经后女性。Ⅱ 型原发性 OP 即老年性 OP，见于老年人。

骨质疏松症是现代医学病名，中医古籍中无明确记载，然而根据其临床所表现出的症状，大致与中医文献所记载的"骨痿""骨枯""骨痹""骨极"相类似。"骨痿"最早见于《黄帝内经》。《素问·痿论》载："肾气热，则腰脊不举，骨枯而髓减，发为骨痿。"《灵枢·经脉》载"足少阴气绝则骨枯"。《素问·长刺节论》载"病在骨，骨重不举，骨髓酸痛，寒气至，名曰骨痹"。《备急千金要方·骨极》载："骨极者，主肾也，肾应骨，骨与肾合……若肾病则骨极，牙齿苦痛，手足疼，不能久立，屈伸不利，身痹脑髓酸，以冬壬癸日中邪伤风为肾风，风历骨，故曰骨极。"故骨质疏松症在中医学中当属"骨痿""骨痹"等范畴。

【诊断】

1. 西医诊断　参照《原发性骨质疏松症最新诊疗指南》（2017）。骨质疏松症的诊断主要基于 DXA 骨密度测量结果和（或）脆性骨折。

（1）基于骨密度测定的诊断：DXA 测量的骨密度是目前通用的骨质疏松症诊断指标。对于绝经后女性、50 岁及以上男性，建议参照 WHO 推荐的诊断标准，基于 DXA 测量结果：骨密度值低于同性别、同种族健康成人的骨峰值 1 个标准差及以内属正常；降低 1～2.5 个标准差为骨量低下（或低骨量）；降低 ≥ 2.5 个标准差为骨质疏松；骨密度降低程度符合骨质疏松诊断标准，同时伴有一处或多处脆性骨折为严重骨质疏松。骨密度通常用 T- 值（T-Score）表示，T- 值 =（实测值－同种族同性别正常青年人峰值骨密度）/ 同种族同性别正常青年人峰值骨密度的标准差。基于 DXA 测量的中轴骨（腰椎 $_{1-4}$、股骨颈或全髋）骨密度或桡骨远端 1/3 骨密度对骨质疏松症的诊断标准是 T- 值 ≤ -2.5。

（2）基于脆性骨折的诊断：脆性骨折是指受到轻微创伤或日常活动中即发生的骨折。如髋部或椎体发生脆性骨折，不依赖骨密度测定，临床上即可诊断骨质疏松症。而在肱骨近端、骨盆或前臂远端发生的脆性骨折，即使骨密度测定显示低骨量（-2.5 < T- 值 < -1.0），也可诊断骨质疏松症。

2. 中医诊断　参照《中医内科学》，症见腰脊不能举伸，下肢痿弱。《素问·痿论》载："肾主身之骨髓，……肾气热，则腰脊不举，骨枯而髓减，发为骨痿。"又载："有所远行劳倦，逢大热而渴，渴则阳气内伐，内伐则热舍于肾。肾者，水脏也。今水不胜火，则骨枯而髓虚，故足不任身，发为骨痿。"

3. 中医证候诊断

（1）肾精亏虚证：肾阳虚者腰背疼痛，腰膝酸软，受轻微外力或未觉明显外力可出现胸、腰椎压缩骨折，驼背弯腰，畏寒喜暖，小便频而夜尿多；肾阴虚者除有腰背疼痛，腰膝酸软，易发生骨折等症外，常有手足心热，咽干舌燥。

（2）正虚邪侵：骨痛，腰背疼痛，腰膝酸软，易发生骨折。由其他疾病继发或药物因素诱发本病的，兼有原发疾病症状和诱发本病药物的并发症。

（3）先天不足：青少年期以背部下端、髋部和足部的隐痛开始，逐渐出现行走困难。常见膝关节、踝关节和下肢骨折。胸腰段脊柱后凸、后侧凸、鸡胸。头到耻骨与耻骨到足跟的比例小于 1.0，身高变矮，长骨畸形，跛行。最终胸廓变形可影响心脏与呼吸。成人期以腰背疼痛为主，脊柱椎体压缩性骨折，楔形椎、鱼椎样变形，日久则脊椎缩短。除脊椎椎体外，肋骨、耻骨、坐骨骨折也可以发生。

【治疗】

1. 辨证治疗

（1）肾精亏虚证

[治法] 补肾填精。

[方药] 左归丸（《景岳全书》）加减。熟地黄 30g，山药 30g，枸杞子 15g，山茱萸

15g，牛膝 15g，菟丝子 15g，鹿角胶 20g，龟甲 15g，淫羊藿 10g，鹿衔草 15g。

（2）虚证邪侵证

［治法］扶正固本。

［方药］鹿角胶丸（《医学正传》）加减。鹿角胶 500g，鹿角霜、熟地黄各 250g，当归身 120g，人参、川牛膝、菟丝子、白茯苓各 60g，白术、杜仲各 60g，虎胫骨（酥炙）、龟甲（酥炙）各 30g。

（3）先天不足

［治法］填精养血，助阳益气。

［方药］龟鹿二仙胶汤（《医便》）加减。龟甲 30g，鹿角胶 30g，人参 15g，枸杞子 15g。

2. 病证结合治疗　根据病证结合治疗原则，在治疗过程中，以中医为主，突出中医优势，在辨证论治的基础上，进行以下干预治疗。

（1）一般治疗：改善营养状况，补充适量蛋白质，多进食富含异黄酮类食物。补充钙剂和维生素 D，加强运动，纠正不良生活习惯和运动行为偏差，避免使用致骨质疏松症药物，对症治疗。

（2）特殊治疗

1）性激素补充治疗。①雌激素补充治疗：主要用于 PMOP 的预防，有时也可作为治疗方案之一。雌激素补充治疗原则是确认患者雌激素缺乏的证据；优先选用天然雌激素制剂；青春期及育龄期妇女的雌激素用量应使血雌二醇的目标浓度达到中、晚期卵泡水平；绝经后 5 年内的生理补充，治疗目标浓度为早卵泡期水平；65 岁以上的绝经后妇女使用时选择更低的剂量。常用的制剂和剂量为微粒化 17-β- 雌二醇或雌二醇每日 1 ～ 2mg；炔雌醇每日 10 ～ 20μg；替勃龙每日 1.25 ～ 2.5mg；尼尔雌醇每日 1 ～ 2mg；雌二醇皮贴剂每日 0.05 ～ 0.1mg。②雄激素补充治疗：用于男性骨质疏松症的治疗。天然的雄激素主要有睾酮、雄烯二酮及二氢睾酮。雄激素对肝有损害，并常常导致水、钠潴留和前列腺增生，因此长期治疗宜选用透皮制剂。

2）选择性雌激素受体调节（SERM）和选择性雄激素受体调节（SARM）。选择性雌激素受体调节主要适用于 PMOP 的治疗，增加 BMD，降低骨折发生率，但偶可导致血栓栓塞性病变。选择性雄激素受体调节具有较强的促合成代谢作用，有望成为治疗老年男性 OP 的理想药物。

3）双膦酸盐：双膦酸盐抑制破骨细胞生成和骨吸收，主要用于骨吸收明显增强的代谢性骨病，亦可用于高转换型原发性和继发性 OP、高钙血症危象和骨肿瘤的治疗，对类固醇性 OP 也有良效；但老年性 OP 不宜长期使用，必要时应与 PTH 等促进骨形成类药物合用。常用的双膦酸盐有依替膦酸二钠、帕米膦酸钠及阿仑膦酸钠。

4）降钙素：降钙素为骨吸收的抑制药，主要适用于高转换型 OP；OP 伴或不伴骨折；变形性骨炎；急性高钙血症或高钙血症危象。主要制剂有鲑鱼降钙素、鳗鱼降钙素及降钙素鼻喷剂。

5）PTH：小剂量 PTH 可促进骨形成，增加骨量。对老年性 OP、PMOP、雌激素缺乏的年轻妇女均有治疗作用。

6）其他药物：包括小剂量氟化钠、GH 和 IGF-1。

3. 外治法　推拿疗法通过指力以原发性骨质疏松症患者的脊椎为中心点，顺势按摩。每节 15min，推拿 2 节。促进骨骼血气运行刺激血液循环达治疗效果。

4. 针灸疗法

（1）单纯针刺：髓会悬钟穴透刺，配合三阴交、肾俞、命门穴；脾俞、肾俞、大杼、足三里、悬钟、太溪。

（2）温针：取穴大杼、肾俞、悬钟，治疗后结果显示温针治疗绝经后骨质疏松疼痛疗效显著，促进骨形成。

（3）埋线：取穴肾俞、脾俞、足三里，每 2 周埋线 1 次，埋线疗法能显著升高绝经后骨质疏松症患者雌二醇水平，降低其血碱性磷酸酶、白介素 -6 及尿 Ca/Cr，抗骨质疏松作用明确。

【中医疗效评价】

1. 改善症状　采用中医证候量表和《骨质疏松症常见中医定性证候轻重程度量化》评定。

2. 减少西药用量、减毒增效　以对症治疗药物使用剂量变化、减药时间、停药时间计算。

3. 改善肝功能　与单纯西药标准治疗对比，对治疗前肝功能异常的进行疗前疗后对比分析；对治疗前肝功能正常者，进行跟踪分析。

4. 缩短病程　记录减药、停药时间，与单纯西药标准治疗对比。

第六节　肥　胖　症

肥胖症（obesity）指体内脂肪堆积过多和（或）分布异常、体重增加，是遗传因素、环境因素等多种因素相互作用所引起的慢性代谢性疾病。超重和肥胖症在全球流行，已成为严峻的公共卫生危机之一。

肥胖就中医而言，是吃多动少，加上先天不足所产生的代谢性疾病。其原因是脾、胃、肝、肾及心、肺等脏腑运化疏泄失调，使水湿津液之输布发生障碍，形成痰湿聚于机体而肥胖。古代中医并无"肥胖症"的病名记载，根据临床表现，本症应属于"痰证""痰湿""膏人""脂人""肥人""肥满"等范畴。

【诊断】

1. 西医诊断　参照《内科学》第 8 版肥胖症诊断标准，根据所测指标与危险因素和病死率的相关程度，并参照人群统计数据而建议，目前国内外尚未统一。2003 年《中国成人超重和肥胖症预防控制指南（试用）》：$BMI \geq 24kg/m^2$ 为超重，$\geq 28kg/m^2$ 为肥胖；男性腰围 $\geq 85cm$ 和女性腰围 $\geq 80cm$ 为腹型肥胖。2010 年中华医学会糖尿病分会建议代谢综合征中肥胖的标准定义为 BMI 值 $\geq 25kg/m^2$。应注意肥胖症并非单纯体重增加，若体重增加是肌肉发达，则不应认为肥胖；反之，某些个体虽体重在正常范围，但存在高胰岛素血症和胰岛素抵抗，有易患 2 型糖尿病、血脂异常和冠心病的倾向，因此应全面衡量。用 CT 或 MRI 扫描腹部第 4～5 腰椎间水平计算内脏脂肪面积时，以腹内脂肪面积 $\geq 100m^2$ 作为判断腹内脂肪增多的切点。

2. 中医诊断　参照《中医内科学》第 2 版肥胖诊断。①体重超出标准体重 20% 以上；或体重质量指数超过 24 为肥胖，排除肌肉发达或水分潴留因素。②初期轻度肥胖，仅体重增加 20%～30%，常无自觉症状；中重度肥胖常见伴随症状，如神疲乏力、少气懒言、气短气喘、腹大胀满等。测定腹部脂肪、垂体功能、甲状腺功能、雌二醇、睾酮、肾上腺皮质激素及超声、CT、心电图、肝、肾功能检查等，有助于明确本病诊断。

3. 中医证候诊断

（1）胃热滞脾证：多食，消谷善饥，形体肥胖，脘腹胀满，面色红润，心烦头晕，口干口苦，胃脘灼痛，嘈杂，得食则缓。舌红苔黄腻，脉弦滑。

（2）痰热内盛证：形体肥胖，身体沉重，肢体困倦，惑伴脘痞胸满，或伴头晕，口干而不欲饮，大便稀少，或多日不排。舌质淡或舌体胖大，苔白腻或白滑，脉滑。

（3）脾虚湿盛证：肥胖臃肿，神疲乏力，身体困重，胸闷脘胀，四肢轻度浮肿，晨轻暮重，劳累后明显，饮食如常或偏少，有暴饮暴食史，小便不利，便溏或便秘。舌淡胖，边有齿印，苔腻白滑，脉濡细。

（4）脾肾阳虚证：形体肥胖，颜面虚浮，面色㿠白，神疲乏力，腹胀便溏，自汗，动则更甚，畏寒肢冷，下肢浮肿，尿昼少夜频。舌淡胖，苔薄白，脉沉细。

【治疗】

1. 辨证论治

（1）胃热滞脾证

[治法] 清胃泻火，佐以消导。

[方药] 小承气汤（《伤寒论》）合保和丸（《丹溪心法》）加减。酒大黄 6g，连翘 15g，黄连 15g，枳实 15g，厚朴 10g，山楂 10g，神曲 10g，莱菔子 10g，陈皮 10g，半夏 9g，茯苓 15g。

[加减]肝胃郁热加柴胡、黄芩、栀子;肝火致便秘者,加更衣丸;食积化热,内阻肠胃,脘腹胀满,大便秘结,苔黄腻,可用枳实导滞丸或木香槟榔丸;风火积滞壅积肠胃,表里俱实者,可用防风通圣散。

（2）痰湿内盛证

[治法]燥湿化痰,理气消痞。

[方药]导痰汤(《太平惠民和剂局方》)加减。茯苓15g,白术15g,泽泻15g,猪苓15g,薏苡仁30g,半夏9g,陈皮10g,胆南星10g,枳实10g,苍术15g,佩兰15g。

[加减]湿邪偏盛加苍术、薏苡仁、车前子;痰湿化热,心烦少寐,纳少便秘,舌红苔黄,脉滑数,加竹茹、浙贝母、黄芩、黄连、瓜蒌仁;痰湿郁久,壅阻气机,痰瘀交阻,舌黯或有瘀斑,加当归、赤芍、川芎、桃仁。

（3）脾虚湿盛证

[治法]健脾益气渗湿。

[方药]参苓白术散(《太平惠民和剂局方》)加减。党参20g,白术15g,黄芪30g,山药20g,茯苓15g,莲子10g,白扁豆10g,薏苡仁30g,陈皮10g,砂仁10g,桔梗10g。

[加减]脾虚水停,肢体肿胀明显,加大腹皮、桑白皮、木瓜,或合五皮饮;腹胀便溏加厚朴。陈皮、木香理气消胀;腹中畏寒加肉桂、干姜温中散寒。

（4）脾肾阳虚证

[治法]温补脾肾,利水化饮。

[方药]真武汤合苓桂术甘汤(《伤寒论》)加减,制附子10g,桂枝10g,茯苓15g,白术10g,薏苡仁30g,白芍15g,甘草10g,生姜3片。

[加减]气虚明显,气短,自汗,加人参、黄芪;水湿内停,尿少浮肿,加五苓散或泽泻、猪苓、大腹皮;畏寒肢冷,加补骨脂、仙茅、淫羊藿、益智仁温肾祛寒;瘀血阻滞加当归、赤芍、川芎、泽兰。

2.病证结合治疗　根据病证结合的原则,在肥胖症治疗过程中,坚持以合理膳食、适当运动治疗为主,突出中医防治合并症,缩短疗程的优势。要在辨证论治的基础上进行以下干预治疗。

（1）通过宣传教育使病人及其家属对肥胖症及其危害性有正确的认识,从而配合治疗、采取健康的生活方式、改变饮食和运动习惯,自觉地长期坚持是肥胖症治疗首位及最重要的措施。

（2）饮食控制。控制进食总量,采用低热卡、低脂肪饮食,避免摄入高糖类食物。对肥胖患者应制订能为之接受、长期坚持下去的饮食方案,使体重逐渐减轻到适当水平,再继续维持。制订饮食方案必须个体化,使所提供的热量达到一定程度的负平衡。热量过低患者难以坚持,而且可引起衰弱、脱发、抑郁甚至心律失常,有一定的危险性。一般所谓低热量饮食指62～83kJ（15～20kcal）/（kg·d）,极低热量饮食指＜62kJ（15kcal）/（kg·d）。

极少需要极低热量饮食，而且不能超过 12 周。饮食的合理构成极为重要，须采用混合的平衡饮食。

（3）体力活动和体育锻炼与饮食控制相结合，并长期坚持，可以预防肥胖或使肥胖病人的体重减轻。必须进行教育并给予指导，运动方式和运动量应适合患者的具体情况，有心血管并发症和肺功能不好的患者须更为慎重。应进行有氧运动，循序渐进。

（4）药物治疗对严重肥胖患者可应用药物减轻体重，然后继续维持。但临床上如何更好地应用这类药物仍有待探讨，用药可能产生药物不良反应及耐药性，因而选择药物治疗的适应证必须十分慎重，根据患者的个体情况衡量可能得到的益处和潜在的危险（利弊得失），以做出决定。

国际肥胖特别工作组 2000 年关于亚太地区肥胖防治指导意见：药物治疗只能作为饮食控制与运动治疗肥胖的辅助手段。有以下情况时可考虑药物治疗。①明显的饥饿感或食欲亢进导致体重增加；②存在相关疾病或危险因素，如 IGT、血脂异常、高血压等；③存在肥胖相关性疾病，如严重的骨关节炎、睡眠阻塞性通气障碍、反流性食管炎等。以下情况不宜使用减肥药物：①儿童；②原先有过该类药物不良反应者；③孕妇及乳母；④正在服用其他选择性血清素再摄取抑制药的病人。

目前获准临床应用的减肥药物只有奥利司他和西布曲明，但仍需长期追踪及临床评估。奥利司他（orlistat）是胃肠道脂肪酶抑制药。使食物中脂肪吸收减少 30%，促进能量负平衡从而达到减肥效果。推荐剂量为 120mg，每日 3 次，进餐时服药。不被胃肠道吸收，可见轻度消化系统不良反应，如肠胃胀气、大便次数增多和脂肪便等。西布曲明（sibutramine，β- 苯乙胺）是中枢神经作用药物。抑制下丘脑去甲肾上腺素和血清素的再摄取，减少摄食，降低体重；还具有产热作用，可能与其间接刺激中枢交感传出神经、激活褐色脂肪组织中的 β_3 肾上腺素能受体，导致其中葡萄糖利用增高有关。剂量为 10 ~ 30mg，每日 1 次，早餐时服药。本药的不良反应包括食欲降低、便秘、口干、失眠、轻中度血压增高和心率增快等，需给予监测，有心血管并发症者慎用或不用。

（5）外科治疗。空回肠短路手术、胆管胰腺短路手术、胃短路手术、胃成形术、迷走神经切断术及胃气囊术等，可供选择。手术有效（指体重降低＞ 20%）率可达 95%，死亡率＜ 1%，不少患者可获得长期疗效，术前并发症可不同程度地得到改善或治愈。但手术可能并发吸收不良、贫血、管道狭窄等，有一定的危险性，仅用于重度肥胖、减肥失败又有严重并发症，而这些并发症有可能通过体重减轻而改善者。术前要对患者的全身情况做出充分估计，特别是糖尿病、高血压和心肺功能等，给予相应的监测和处理。

（6）肥胖症的预防。肥胖应以预防为主，应使人们认识到其危险性而尽可能地使体重维持在正常范围内。预防肥胖症应从儿童时期开始。

3. 外治法

（1）单纯推拿治疗：一指禅推法、肘推法、揉法等疏经活络、激发经气；直推法、捏法（分捏督脉与捏任脉）、旋推法、拿法等泻阴经、补阳经；摩法、擦法、蝶旋法、抖腹法等消脂、排脂。脾肾阳虚型加擦肾俞、命门，掌击大椎，擦督脉（由下而上，单方向），按揉百会；胃肠热结型加推下七节骨（位于第 4 腰椎至尾椎骨骨端成一线），振小腹，按揉三阴交、阴陵泉；寒湿困脾型加按揉三阴交、阴陵泉，捏脊，擦督脉，摩腹，指振中脘；肝郁气滞型加按揉太冲、期门、太阳，擦胁肋；阴虚内热型加按揉太溪、三阴交、阴陵泉，捏脊。

（2）推拿配合中药治疗：术者以揉、摩、震颤、掌按法为主从头至脚循经推拿，点百会、太阳、中府、曲池、合谷、腹结、大横、中脘、天枢、关元、水道、髀关、足三里、三阴交、解溪、水泉等穴。腹部按摩时加外用减肥膏（主要成分为大黄、丹参）。

4. 针灸治疗

（1）基本治疗：健脾祛湿，化痰消脂。取任脉、足阳明、足太阴经穴为主，中脘、天枢、曲池、阴陵泉、丰隆、太冲。胃肠积热者配曲池、内庭；脾胃虚弱者配脾俞、足三里；肾阳亏虚者配肾俞、关元；心悸者配神门、内关；胸闷者配膻中、内关；嗜睡者配照海、申脉；腹部肥胖者配归来、下脘、中极；便秘者配支沟；性功能减退者配关元、肾俞；下肢水肿者配三阴交、水分。

（2）其他治疗

①耳针法：取口、胃、脾、肺、肾、三焦、内分泌、皮质下，每次选用 3～5 次，可用电针。

②皮肤针刺法：根据基本治法处方取穴，加局部阿是穴，用皮肤针叩刺。实证重刺激；虚证中刺激。

③电针法：根据基本治疗处方取穴，选 2～3 对腧穴，疏密波，强刺激，每次治疗 20～30min。

5. 中医器械疗法　针灸治疗仪。选穴中脘、天枢、曲池、阴陵泉、丰隆、太冲。每次选 5～6 个穴位，每日 1 次，每次治疗 15min。

【中医疗效评价】

1. 改善症状　采用中医证候量表评定。

2. 减少西药用量、减毒增效　以减肥药物使用剂量变化、减药时间、停药时间计算。

3. 改善心脏功能　与单纯西药标准治疗对比，对治疗前心脏功能异常者进行疗前疗后对比分析；对治疗前心脏功能正常者，进行跟踪分析。

4. 改善肝功能　与单纯西药标准治疗对比，对治疗前肝功能异常者进行疗前疗后对比分析；对治疗前肝功能正常者，进行跟踪分析。

5. 减少复发　与单纯西药标准治疗对比，对治疗后患者进行追踪分析。

第七节 血脂紊乱

血脂异常（dyslipidemia）指血浆中脂质量和质的异常，通常指血浆中胆固醇和（或）三酰甘油升高，也包括高密度脂蛋白胆固醇降低。由于脂质不溶于或微溶于水，在血浆中与蛋白质结合以脂蛋白的形式存在，因此，血脂异常实际上表现为脂蛋白异常血症。血脂异常以及与其他心血管风险因素相互作用导致动脉粥样硬化，增加心脑血管病的发病率和死亡率。防治血脂异常对提高生活质量、延长寿命具有重要意义。

中医学对血脂异常早已有深刻认识，认为"膏""脂"与血脂同类。大多数中医学者认为痰浊、瘀血为血脂异常的主要致病因素，且近年来研究表明痰瘀体质与血脂异常有密切联系，痰瘀体质是血脂异常的危险体质，影响着血脂异常的病理变化、证候类型、转归及预后。

【诊断】

1. 西医诊断　目前我国沿用《中国成人血脂异常防治指南（2016）》血脂水平分层标准（表8-1）。

表 8-1 《中国成人血脂异常防治指南（2016）》血脂水平分层标准 [mmol/L(mg/dl)]

分层	TC	LDL-C	HDL-C	非-HDL-C	TG
理想水平		＜ 2.6（100）		＜ 3.4（130）	
合适水平	＜ 5.2（200）	＜ 3.4（130）		＜ 4.1（160）	＜ 1.7（150）
边缘升高	≥ 5.2（200）且 ＜ 6.2（240）	≥ 3.4（130）且 ＜ 4.1（160）		≥ 4.1（160）且 ＜ 4.9（190）	≥ 1.7（150）且 ＜ 2.3（200）
升高	≥ 6.2（240）	≥ 4.1（160）		≥（190）	≥ 2.3（200）
降低			＜ 1.0（40）		

注：TC. 总胆固醇；LDL-C. 低密度脂蛋白胆固醇；HDL-C. 高密度脂蛋白胆固醇；非-HDL-C. 非高密度脂蛋白胆固醇；TG. 三酰甘油

2. 中医诊断　血脂异常属于中医的"痰浊""血瘀""眩晕"等范畴。中医学认为因虚致实或肝脾失调是其主要病机。临床主要参考西医高脂血症诊断标准。

3. 中医证候诊断

（1）痰浊阻遏证：形体肥胖，头重如裹，胸闷，心悸，失眠，口淡，食少呕恶，痰涎壅盛，肢麻沉重，舌胖苔滑腻，脉弦滑。

（2）气滞血瘀证：胸胁胀闷，走窜疼痛，心前区刺痛，舌尖边有瘀点或瘀斑，脉沉涩。

（3）脾肾阳虚证：畏寒肢冷，眩晕，倦怠乏力，便溏，舌淡质嫩，苔白，脉沉细。

（4）肝肾阴虚证：眩晕耳鸣，腰酸膝软，五心烦热，口干，健忘，失眠，舌质红，少苔，脉细数。

【治疗】

1. 辨证论治

（1）痰浊阻遏证

［治法］燥湿祛痰。

［方药］二陈汤（《太平惠民和剂局方》）合胃苓汤（《丹溪心法》）加减。陈皮15g，半夏9g，茯苓15g，苍术15g，厚朴10g，甘草10g。

（2）气滞血瘀证

［治法］活血化瘀。

［方药］血府逐瘀汤（《医林改错》）加减。当归15g，生地黄30g，桃仁10g，红花15g，赤芍15g，连翘15g，柴胡15g，川芎10g，牛膝15g，桔梗15g，甘草10g。

（3）脾肾阳虚证

［治法］健脾益肾。

［方药］附子理中汤（《太平惠民和剂局方》）合苓桂术甘汤（《伤寒论》）加减。制附子10g，干姜10g，茯苓15g，桂枝10g，白术10g，甘草10g。

（4）肝肾阴虚证

［治法］滋补肝肾。

［方药］杞菊地黄丸（《医级》）加减。枸杞子10g，菊花15g，生地黄30g，牡丹皮15g，山茱萸15g，茯苓15g，山药20g。

2. 病证结合治疗　依据病证结合治疗原则，在治疗过程中，要发挥中医治疗优势，要在辨证论治的基础上进行以下干预治疗。

（1）一般治疗：保持健康的生活方式是维持健康的血脂水平和控制血脂异常的重要措施。主要包括减少饱和脂肪、反式脂肪和胆固醇的摄取，增加 n-3 脂肪酸、黏性纤维、植物固醇、甾醇的摄入，减轻体重，增加体力活动。进行调脂药物治疗时，应将降低 LDL-C 作为首要目的。

（2）药物治疗：在生活方式干预的基础上使用他汀类药物。①有明确的心血管疾病，LDL-C 的控制目标是 < 1.8mmol/L；②无心血管疾病，但年龄超过 40 岁并有一个或多个心血管疾病危险因素者，LDL-C 的控制目标是 LDL-C < 2.6mmol/L；③对低风险患者，如无明确心血管疾病且年龄在 40 岁以下，如果患者 LDL-C > 2.6mmol/L 或具有多个心血管疾病危险因素，在生活方式干预的基础上，应考虑使用他汀类药物治疗。LDL-C 的控制目标是 < 2.6mmol/L。如果最大耐受剂量的他汀类药物未达到上述治疗目标或 LDL-C 水平稍高于 2.6mmol/L 而具有他汀类药物适应证的患者，采用他汀类药物将 LDL-C 从基线降低 30% ～ 40% 也可带来明显的心血管保护作用。若 TG 超过 11.1mmol/L，可先在生活方式干

预的基础上，使用降低 TG 的药物，如贝特类、烟酸或鱼油，以减少发生急性胰腺炎的风险。

3. **外治法**　推拿法取穴内关、三阴交、涌泉、中脘、天枢、气海、足三里、天突、膻中、脾俞，做顺时针方向摩擦，每穴揉 30 次，每日 2～3 次。

4. **针灸疗法**

（1）基本治疗：健脾益肾，利湿化痰。取穴内关、郄门、间使、神门、通里、合谷、曲池、乳根、足三里、丰隆、阳陵泉、肺俞、厥阴俞、心俞、督俞、三阴交、太白、公孙、太冲、曲泉、中脘、鸠尾、膻中。每次辨证选取 3～5 穴，每日针 1 次，留针 20～30min，10 天为 1 个疗程，休息 2～5d 后可行第 2 个疗程，共 1～4 疗程。

（2）其他疗法：取穴饥点、口、脾、内分泌、肾、直肠下等穴或敏感点。用短毫针刺或用王不留行子或白芥子取穴。2d 换药 1 次，休息 2 天为 1 周期，7 个周期为 1 个疗程。

5. **中医器械疗法**　针灸治疗仪：选穴内关、郄门、间使、神门、通里、合谷、曲池、乳根、足三里、丰隆、阳陵泉、肺俞、厥阴俞、心俞、督俞、三阴交、太白、公孙、太冲、曲泉、中脘。每次选 5～6 个穴位，每日 1 次，每次治疗 15min。

【中医疗效评价】

1. **改善症状**　采用中医证候量表评定。

2. **减少西药用量、减毒增效**　以降脂药物使用剂量变化、减药时间、停药时间计算。

3. **改善心脏功能**　与单纯西药标准治疗对比，对治疗前心脏功能异常的进行疗前疗后对比分析；对治疗前心脏功能正常者，进行跟踪分析。

4. **改善肝功能**　与单纯西药标准治疗对比，对治疗前肝功能异常的进行疗前疗后对比分析；对治疗前肝功能正常者，进行跟踪分析。

5. **缩短病程**　记录减药、停药时间，与单纯西药标准治疗对比。

第八节　高尿酸血症与痛风

高尿酸血症（hyperuricemia）属于代谢性疾病，与高脂血症、肥胖、胰岛素抵抗等因素密切相关。高尿酸血症是嘌呤代谢障碍所致的代谢性疾病，与糖尿病和代谢异常综合征密切相关，其主要原因是尿酸生成过多或肾排泄减少。高尿酸血症属于中医"痹症"范畴，为本虚标实之证。

【诊断】

1. 西医诊断　高尿酸血症诊断标准：正常嘌呤饮食状态下，非同日 2 次空腹血尿酸水平，男性＞ 420μmol/L，女性＞ 360μmol/L。高尿酸血症患者低嘌呤饮食 5 天后，留取 24h 尿检测尿尿酸水平，根据血尿酸水平和尿尿酸排泄情况分为三型。①尿酸生成过多型，即尿酸清除率（Cua）/ 肌酐清除率（Ccr）＞ 10%；②尿酸排泄不良型，即尿酸清除率（Cua）/ 肌酐清除率（Ccr）＜ 5%；③混合型，即尿酸清除率（Cua）/ 肌酐清除率（Ccr）为 5% ～ 10%。尿酸清除率（Cua）= 尿尿酸 × 每分钟尿量 / 血尿酸。

1977 年美国风湿病学会急性痛风性关节炎分类标准：关节滑液中有特异性尿酸盐结晶，或用化学方法或偏振光显微镜证实痛风石中含尿酸盐结晶，或具备以下 12 项（临床、实验室、X 线表现）中 6 项：①急性关节炎发作＞ 1 次；②炎症反应在每日内达高峰；③单关节炎发作；④可见关节发红；⑤第 1 跖趾关节疼痛或肿胀；⑥单侧第 1 跖趾关节受累；⑦单侧跗骨关节受累；⑧可疑痛风石；⑨高尿酸血症；⑩不对称关节内肿胀（X 线证实）；⑪无骨侵蚀的骨皮质下囊肿（X 线证实）；⑫关节炎发作时关节滑液微生物培养阴性。

2. 中医诊断　中医并无高尿酸血症和痛风病名，诊断主要参考西医诊断标准。痛风属于中医"痹症"范畴，诊断可参考《中医内科学》。

3. 中医证候诊断

（1）肝肾阴虚证：食多易饥，常多肉食，腰膝酸软，疲乏无力，头晕目眩，急躁易怒，记忆力减退，烦热多汗，双目干涩，视物模糊，大便秘结，或有关节肿痛，痛在大趾，活动不利，可有局部灼热、红肿，或有小便灼热疼痛，腰腹绞痛，舌红苔黄，脉弦细数。

（2）脾肾气虚证：气短，乏力，腰酸，夜尿频多，或下肢水肿，尿浊如脂，阳痿，头晕耳鸣，大便溏泄，小便清长，舌淡胖，苔薄白或嫩，脉沉细或细弱无力。

（3）阴阳两虚证：腰腿酸痛，神疲乏力，怕冷怕热，手足心热而手足背冷，舌胖有裂，舌苔黄白，脉滑细数。

（4）湿热中阻证：胸脘腹胀，纳饮不香，时有恶心，身倦头涨，四肢沉重，大便秘结，舌胖嫩红，苔黄腻，脉弦滑数。

（5）气滞湿阻证：胸胁脘腹胀闷，肢体困重，形体肥胖、多食、易疲劳，舌苔厚腻，脉象弦或略滑。

（6）肝胃郁热证：脘腹痞满，胸胁胀闷，面色红赤，形体偏胖，腹部胀大，心烦易怒，口干口苦，大便干，小便色黄，舌质红，苔黄，脉弦数。

（7）脾虚痰浊证：腹胀痞满、肢体乏力、食少便溏、呕逆，舌苔腻或脉滑。

（8）痰瘀互结证：局部肿块刺痛，胸脘腹胀，头身困重，或四肢倦怠，舌质暗、有瘀斑，脉弦或沉涩。

（9）气阴两虚证：神疲乏力，气短，咽干口燥，多饮，自汗，大便干结，舌质淡红，少苔，脉沉细无力或细数。

【治疗】

1. 辨证论治

（1）肝肾阴虚证

［治法］益气养阴，兼补肝肾，佐以清热。

［方药］益气养阴汤（验方）送服杞菊地黄丸或石斛夜光丸。黄精 15g，生地黄 30g，枸杞子 15g，墨旱莲 15g，女贞子 15g，枳壳 10g，黄连 10g，首乌 15g，牡丹皮 15g，赤芍 15g，茵陈 15g，秦艽 15g，木瓜 15g，车前子 15g，川牛膝 15g 等。

（2）脾肾气虚证

［治法］补脾益肾。

［方药］四君子汤（《太平惠民和剂局方》）合右归丸（《景岳全书》）加减。党参 20g，白术 10g，茯苓 15g，黄芪 30g，山药 30g，山茱萸 15g，熟地黄 30g，菟丝子 15g，枸杞子 15g，肉桂 10g。腰膝酸痛加炒杜仲、补骨脂；下肢水肿加茯苓皮、大腹皮；畏寒肢冷加桂枝、生姜。

（3）阴阳两虚证

［治法］调补阴阳。

［方药］调补阴阳汤（验方）送服金匮肾气丸。调补阴阳汤：党参 20g，当归 15g，生地黄 30g，金樱子 15g，芡实 15g，墨旱莲 15g，女贞子 15g，黄连 15g，狗脊 10g，川续断 10g，川牛膝 10g，萆薢 15g，秦艽 15g，生鹿角片 10g 等。

（4）湿热中阻证

［治法］清热利湿。

［方药］平胃散（《太平惠民和剂局方》）合茵陈蒿汤（《伤寒论》）加减。苍术 15g，厚朴 10g，茵陈 15g，栀子 10g，大黄 6g。

［加减］若湿热下注，症见便秘，腰腿沉重，小便不爽，舌胖嫩红，苔黄白厚腻，脉弦滑数者。四妙散加减。苍术、黄柏、川牛膝、狗脊、木瓜、萆薢、川续断、茵陈、栀子、生大黄等。

（5）气滞湿阻证

［治法］行气化湿。

［方药］四逆散（《伤寒论》）合平胃散（《太平惠民和剂局方》）加减。柴胡 10g，陈皮 15g，赤芍 15g，半夏 9g，茯苓 15g，厚朴 10g，枳实 15g，苍术 15g，泽泻 15g，荷叶 10g，神曲 10g。

［加减］胃脘灼痛加生石膏、黄连；两胁灼热、胀痛加决明子、夏枯草；便秘加生大黄；兼有瘀血加丹参、郁金。

（6）肝胃郁热证

［治法］开郁清热。

[方药] 大柴胡汤加减。柴胡 10g，黄芩 15g，半夏 9g，枳实 10g，白芍 15g，大黄 6g，生姜 3 片。

[加减] 痰湿加化橘红、陈皮、茯苓；膏脂秽浊蓄积加五谷虫、红曲、生山楂；瘀血内阻加水蛭粉、桃仁。

（7）脾虚痰浊证

[治法] 健（运）脾化痰。

[方药] 六君子汤（《医学正传》）加减。人参 20g，白术 10g，茯苓 15g，陈皮 15g，半夏 9g，炙甘草 10g。

[加减] 呕吐、不思饮食加生姜、砂仁、木香；胸腹胀满加苍术、厚朴。

（8）痰瘀互结证

[治法] 祛痰化瘀。

[方药] 二陈汤（《太平惠民和剂局方》）合桃红四物汤（《医宗金鉴》）加减。陈皮 15g，半夏 9g，茯苓 15g，桃仁 10g，红花 10g，川芎 15g，当归 15g，赤芍 15g，生地黄 30g。

[加减] 眩晕加天麻、白术；胸闷加瓜蒌；大便黏滞加槟榔；胸中烦热、痞满胀痛，加黄连、半夏、瓜蒌。

（9）气阴两虚证

[治法] 益气养阴。

[方药] 生脉散（《内外伤辨惑论》）合防己黄芪汤（《金匮要略》）加减。太子参 30g，麦冬 15g，五味子 15g，黄精 15g，山茱萸 15g，黄芪 30g，汉防己 15g，白术 10g，茯苓 15g。

[加减] 纳差加陈皮、焦山楂、炒神曲；胃脘胀闷加苍术、厚朴；口干多饮加天花粉、知母。若见五心烦热，腰膝酸软，头晕耳鸣，口干口渴，大便干结等可用知柏地黄汤（《症因脉治》）加减。

2. 病证结合治疗　根据病证结合的原则，在治疗过程中，坚持以中医治疗为主，突出中医降酸增效，缩短疗程的优势。要在上述辨证论治的基础上进行以下治疗。

（1）生活方式指导：生活方式改变包括健康饮食、限制烟酒、坚持运动和控制体重等。改变生活方式同时也有利于对伴发症（如冠心病、肥胖、糖尿病、高脂血症及高血压）的管理。积极开展患者医学教育，提高患者防病治病的意识，提高治疗依从性。数据分析显示饮食治疗可以降低 10% ～ 18% 的血尿酸或使血尿酸降低 70 ～ 90μmol/L。

①健康饮食：已有痛风、有代谢性和心血管危险因素及中老年人群，饮食应以低嘌呤食物为主。

②多饮水，戒烟限酒：每日饮水量保证尿量在每日 1500ml 以上，最好＞每日 2000ml。同时提倡戒烟，禁啤酒和白酒，饮红酒宜适量。

③坚持运动，控制体重：每日中等强度运动 30min 以上。肥胖者应减体重，使体重控制在正常范围。

（2）适当碱化尿液：当尿 pH 6.0 以下时，需碱化尿液。尿 pH 6.2 ～ 6.9 有利于尿酸盐结晶溶解和从尿液排出，但尿 pH > 7.0 易形成草酸钙及其他类结石。因此碱化尿液过程中要检测尿 pH。常用药物有碳酸氢钠或枸橼酸氢钾钠。口服碳酸氢钠（小苏打）每次 1g，每日 3 次。由于本品在胃中产生二氧化碳，可增加胃内压，并可引起嗳气和继发性胃酸分泌增加，长期大量服用可引起碱血症，并因钠负荷增加诱发充血性心力衰竭和水肿。晨尿酸性时，晚上加服乙酰唑胺 250mg，以增加尿酸溶解度，避免结石形成。枸橼酸钾钠合剂 Shohl 溶液（枸橼酸钾 140g，枸橼酸钠 98g，加蒸馏水至 1000ml）每次 10 ～ 30ml，每日 3 次。使用时应监测血钾浓度，避免发生高钾血症。枸橼酸氢钾钠颗粒不能用于急性或慢性肾衰竭患者，或当绝对禁用氯化钠时不能使用。枸橼酸氢钾钠也禁用于严重的酸碱平衡失调（碱代谢）或慢性泌尿道尿素分解菌感染患者。

（3）积极治疗与血尿酸升高相关的代谢性及心血管危险因素，积极控制肥胖、MS、2 型糖尿病、高血压、高脂血症、CHD 或卒中、慢性肾病等。二甲双胍、阿托伐他汀、非诺贝特、氯沙坦、氨氯地平在降糖、调脂、降压的同时，均有不同程度的降尿酸作用，建议可根据患者病情适当选用。

（4）痛风的治疗路径：高尿酸血症的治疗是痛风预防和治疗的关键部分。11% ～ 49% 的痛风患者在急性期时血尿酸在正常值范围内。回顾性分析发现 81% 血尿酸正常的新诊断痛风患者在 1 个月左右尿酸均会升高。痛风急性、发作期但血尿酸正常可能的原因有①在急性炎症及应激情况下，尿酸形成了结晶，导致血液中的尿酸临时降低了；②在急性期肾排泄尿酸增加；③在痛风发作时停止了一些引起高尿酸血症的因素，如停用利尿药、减肥或戒啤酒。因此，血尿酸作为痛风急性发作期的诊断价值有限。确诊痛风后血尿酸的控制目标要低于诊断标准，即均要长期控制到 < 360μmol/L，以维持在尿酸单钠的饱和点之下，而且有证据显示血尿酸 < 300μmol/L 将防止痛风反复发作。因此建议，只要痛风诊断确立，待急性症状缓解（2 周）后开始降尿酸治疗；也可在急性期抗炎治疗的基础上立即开始降尿酸治疗，维持血尿酸在目标范围内。

（5）降尿酸药物的选择：可以根据患者的病情及高尿酸血症分型，药物的适应证、禁忌证及其注意事项等进行药物的选择和应用。目前临床常见药物包含抑制尿酸合成的药物和增加尿酸排泄的药物，其代表药物分别为别嘌醇和苯溴马隆。

1）抑制尿酸合成的药物

①别嘌醇

[适应证] 慢性原发性或继发性痛风的治疗，控制急性痛风发作时，须同时应用秋水仙碱或其他消炎药，尤其是在治疗开始的几个月内；用于治疗伴有或不伴有痛风症状的尿酸性肾病；用于反复发作性尿酸结石患者；用于预防白血病、淋巴瘤或其他肿瘤在化疗或放疗后

继发的组织内尿酸盐沉积、肾结石等。

[用法及用量] 小剂量起始（可以减少早期治疗开始时的烧灼感，也可以规避严重的别嘌醇相关的超敏反应），逐渐加量。初始剂量每次 50mg，每日 2～3 次。2～3 周后增至每日 200～400mg，分 2～3 次服用；严重痛风者每日可用至 600mg。维持量成人每次 100～200mg，每 2～3 次。肾功能下降时，如 Ccr < 60ml/min，别嘌醇应减量，推荐剂量为每日 50～100mg，Ccr < 15ml/min 者禁用。儿童治疗继发性高尿酸血症常用量为 6 岁以内每次 50mg，每日 1～3 次；6—10 岁，每次 100mg，每日 1～3 次。剂量可酌情调整。同样需要多饮水，碱化尿液。

[注意事项] 别嘌醇的严重不良反应与所用剂量相关，当使用最小有效剂量能够使血尿酸达标时，尽量不增加剂量。

[不良反应] 包括胃肠道症状、皮疹、肝功能损害、骨髓抑制等，应予监测。大约 5% 患者不能耐受。偶有发生严重的"别嘌醇超敏反应综合征"者。

[禁忌证] 对别嘌醇过敏、严重肝肾功能不全和明显血细胞低下者、孕妇、有可能怀孕妇女以及哺乳期妇女禁用。密切监测别嘌醇超敏反应。别嘌醇超敏反应主要发生在最初使用的几个月内，最常见的是剥脱性皮炎。同时使用噻嗪类利尿药及肾功能不全是超敏反应的危险因素。

②非布司他：2009 年美国食品药品监督管理局（FDA）批准了一种治疗高尿酸血症的药物——非布司他（febuxostat，商品名优立通）上市，2013 年中国国家食品药品监督管理总局（CFDA）批准非布司他在中国上市。此药为非嘌呤类黄嘌呤氧化酶选择性抑制药，常规治疗浓度下不会抑制其他参与嘌呤和嘧啶合成与代谢的酶，通过抑制尿酸合成降低血清尿酸浓度。

[适应证] 适用于痛风患者高尿酸血症的长期治疗。不推荐用于无临床症状的高尿酸血症。

[用法及用量] 非布司他片的口服推荐剂量为 40mg 或 80mg，每日 1 次。推荐非布司他片的起始剂量为 40mg，每日 1 次。如果 2 周后，血尿酸水平仍不低于 6mg/dl（约 360μmol/L），建议剂量增至 80mg，每日 1 次。给药时无须考虑食物和抗酸药的影响。轻、中度肾功能不全（Clcr 30～89ml/min）患者无须调整剂量。

[不良反应] 常见药物不良反应（> 1/100，< 1/10）主要有肝功能异常、恶心、关节痛、皮疹。

[禁忌证] 本品禁用于正在接受硫唑嘌呤、巯嘌呤治疗的患者。

[注意事项] 在服用非布司他的初期，经常出现痛风发作频率增加。这是因为血尿酸浓度降低，导致组织中沉积的尿酸盐动员。为预防治疗初期的痛风发作，建议同时服用非甾体抗炎药或秋水仙碱。在非布司他治疗期间，如果痛风发作，无须中止非布司他治疗。应根据患者的具体情况，对痛风进行相应治疗。

2）增加尿酸排泄的药物：抑制尿酸盐在肾小管的主动再吸收，增加尿酸盐的排泄，从而降低血中尿酸盐的浓度，可缓解或防止尿酸盐结晶的生成，减少关节的损伤，亦可促进已形成的尿酸盐结晶的溶解。由于 90% 以上的高尿酸血症为肾尿酸排泄减少所致，促尿酸排泄药适用人群更为广泛。代表药物为苯溴马隆和丙磺舒。在使用这类药物时要注意多饮水和使用碱化尿液的药物。此外，在使用此类药物之前要测定尿尿酸的排出量，如果患者的 24h 尿尿酸的排出量已经增加（＞3.54mmol）或有泌尿系结石则禁用此类药物，在溃疡病或肾功能不全者慎用。

①苯溴马隆

［适应证］原发性和继发性高尿酸血症，痛风性关节炎间歇期及痛风结节肿等。长期使用对肾没有显著影响，可用于 Ccr＞20ml/min 的肾功能不全患者。对于 Ccr＞60ml/min 的成人无须减量，每日 50～100mg。通常情况下服用苯溴马隆 6～8d 血尿酸明显下降，降血尿酸强度及达标率强于别嘌醇，坚持服用可维持体内血尿酸水平达到目标值。长期治疗 1 年以上（平均 13.5 个月）可以有效溶解痛风石。本药与降压、降糖和调脂药物联合使用没有药物相互影响。

［用法及用量］成人开始剂量为每次口服 50mg，每日 1 次，早餐后服用。用药 1～3 周检查血尿酸浓度，在后续治疗中，成人及 14 岁以上患者每日 50～100mg。

［不良反应］可能出现胃肠不适、腹泻、皮疹等，但较为少见。罕见肝功能损害，国外报道发生率为 1/17 000。

［禁忌证］对本品中任何成分过敏者、严重肾功能损害者（肾小球滤过率低于 20ml/min）及患有严重肾结石的患者、孕妇、有可能怀孕妇女以及哺乳期妇女禁用。

［注意事项］治疗期间需大量饮水以增加尿量（治疗初期饮水量不得少于 1500～2000ml），以促进尿酸排泄，避免排泄尿酸过多而在泌尿系统形成结石。在开始用药的前 2 周可酌情给予碳酸氢钠或枸橼酸合剂，使患者尿液的 pH 控制在 6.2～6.9。定期测量尿液的酸碱度。

②丙磺舒

［用法及用量］成人口服每次 0.25g，每日 2 次，1 周后可增至每次 0.5g，每日 2 次。根据临床表现及血和尿尿酸水平调整药物用量，原则上以最小有效量维持。

［注意事项］不宜与水杨酸类药、阿司匹林、依他尼酸、氢氯噻嗪、保泰松、吲哚美辛及口服降糖药同服。服用本品时应保持摄入足量水分（每日 2500ml 左右），防止形成肾结石，必要时同时服用碱化尿液的药物。定期检测血和尿 pH、肝肾功能及血尿酸和尿尿酸等。

［禁忌证］对本品及磺胺类药过敏者与肝肾功能不全者、伴有肿瘤的高尿酸血症者，或使用细胞毒的抗癌药、放射治疗患者禁用本药。因可引起急性肾病，均不宜使用本品。有尿酸结石的患者属于相对禁忌证。也不推荐儿童、老年人、消化性溃疡者使用。痛风性关节炎急性发作症状尚未控制时不用本品。如在本品治疗期间有急性发作，可继续应用原来的用量，

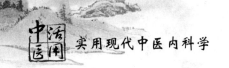
同时给予秋水仙碱或其他非甾体抗炎药治疗。

（6）联合治疗：如果单药治疗不能使血尿酸控制达标，则可以考虑联合治疗。即黄嘌呤氧化酶抑制药与促尿酸排泄的药物联合，同时其他排尿酸药物也可以作为合理补充（在适应证下应用），如氯沙坦、非诺贝特等。氯沙坦、非诺贝特可以辅助降低痛风患者的尿酸水平。高血压患者伴血尿酸增高，选用氯沙坦抗高血压的同时，亦能降低血尿酸；另外，氯沙坦治疗合并血尿酸升高的慢性心功能不全患者可使血尿酸下降。非诺贝特可作为治疗高三酰甘油血症伴高尿酸血症的首选。如果仍不能达标，还可以联合培戈洛酶。

（7）降尿酸药应持续使用：研究证实持续降尿酸治疗比间断服用者更能有效控制痛风发作，共识建议在血尿酸达标后应持续使用，定期监测。

3. 其他治疗　传统运动疗法，如太极拳、气功等传统保健疗法可以有效预防糖尿病合并高尿酸血症或痛风的进展，最新研究表明传统运动疗法可降低胰岛素抵抗和心血管疾病相关危险因素，改善情绪和睡眠，降低交感神经活性，增强心脏功能。

【中医疗效评价】

1. 改善症状　采用中医证候量表和《痛风疼痛分级治疗原则》评定。

2. 减少西药用量　以排酸药物使用剂量变化、减药时间、停药时间计算。

3. 改善肾脏功能　与单纯西药标准治疗对比，对治疗前肾脏功能异常的进行疗前疗后对比分析；对治疗前肾脏功能正常者，进行跟踪分析。

4. 改善肝功能　与单纯西药标准治疗对比，对治疗前肝功能异常的进行疗前疗后对比分析；对治疗前肝功能正常者，进行跟踪分析。

5. 缩短病程　记录减药、停药时间，与单纯西药标准治疗对比。

第九节　代谢综合征

代谢综合征（metabolism syndrome，MS）是指以高血糖、肥胖、血脂异常和高血压等一系列代谢紊乱为标志性表现的临床综合征，涉及 2 型糖尿病、高血压、冠心病、肥胖等多个疾病。由于糖尿病患者合并 MS 比单纯糖尿病或单纯 MS 具有更多的心血管疾病风险，因此成为近期研究的热点之一。最初起病患者无明显临床症状，可见腹型肥胖、体重超重、血压偏高等，之后可出现口干多饮、多食、气短、易疲劳、胸闷胁胀、腹胀满、头晕目眩、头痛、烦躁易怒等症状。可归属于中医学"肥胖""肥满""湿阻""消渴""腹满""眩晕"等范畴。

【诊断】

1. 西医诊断　目前代谢综合征常用的诊断标准有五种，分别是 1999 年 WHO 提出的诊断标准、2001 年美国国家胆固醇教育计划成人治疗方案第三次报告（NCEP-ATP Ⅲ）提出的诊断标准（2005 年美国心脏协会修订了该标准）、2004 年中华医学会糖尿病学分会（CDS）提出的针对中国人群的诊断标准以及 2005 年国际糖尿病联盟（IDF）提出的国际学术界第一个全球统一定义。其中以 CDS 的诊断标准、IDF 的全球统一定义以及 ATP Ⅲ 的修订标准更为常用。

（1）国内诊断标准：2004 年 CDS 诊断标准具备以下 4 项组成成分中的 3 项或全部者。①超重和（或）肥胖，BMI ≥ 25.0kg/m²；②高血糖，FPG ≥ 6.1mmol/L（110mg/dl）和（或）2hPG ≥ 7.8mmol/L（140mg/dl），和（或）已确诊为糖尿病并治疗者；③高血压，SBP/DBP ≥ 140/90mmHg 和（或）已确认为高血压并治疗者；④血脂紊乱，空腹血 TG ≥ 1.7mmol/L（150mg/dl），和（或）空腹血 HDL-C < 0.9mmol/L（35mg/dl）（男）或 < 1.0mmol/L（39mg/dl）（女）。

（2）国际诊断标准：2005 年 IDF 标准以中心性肥胖（不同种族腰围有各自的参考值，推荐中国人腰围切点，男性腰围 ≥ 90cm，女性腰围 ≥ 80cm）为基本条件，合并以下 4 项指标中至少 2 项。① TG 水平升高 ≥ 1.7mmol/L（≥ 150mg/dl），或已接受相应治疗；② HDL-C 水平降低，男性 < 1.03mmol/L（40mg/dl），女性 < 1.30mmol/L（50mg/dl），或已接受相应治疗；③血压升高，SBP/DBP ≥ 130/85mmHg，或此前已接受治疗；④ FPG 升高，FPG ≥ 5.6mmol/L（100mg/ml），或此前已被诊断为 2 型糖尿病或接受相应治疗。如果 FPG ≥ 5.6mmol/L（100mg/dl），强烈推荐进行口服葡萄糖耐量试验（OGTT），但是 OGTT 在诊断代谢综合征时并非必要。

2005 年 ATP Ⅲ 修订标准以下 5 项中包含 3 项及以上者即为 MS：①中心性肥胖，腰围 ≥ 90cm（亚裔男性）或 ≥ 80cm（亚裔女性）；②高三酰甘油，TG ≥ 1.7mmol/L（150mg/dl），或已接受药物治疗；③低高密度脂蛋白，HDL-C < 1.03mmol/L（40mg/dl）（男）或 < 1.3mmol/L（50mg/dl）（女），或已接受药物治疗；④血压异常，SBP/DBP ≥ 130/85mmHg，或已接受药物治疗；⑤空腹血糖异常，FPG ≥ 5.6mmol/L（100mg/dl）或已接受药物治疗。采用 CDS、IDF、ATP Ⅲ 诊断的 MS 患病率存在一定的差异。ATP Ⅲ 和 IDF 标准区别仅在于中心性肥胖的重要性。ATP Ⅲ 把中心性肥胖作为一个组分，而 IDF 则把中心性肥胖作为必要条件，ATP Ⅲ 的诊断标准较 IDF 能发现更多心血管病危险因素聚集的研究对象。CDS 诊断的 MS 患病率最低，且与 ATP Ⅲ、IDF 的一致率较低。以 ATP Ⅲ 和 IDF 为参照标准，可见 CDS 的特异度高，灵敏度低，这不利于早期发现和早期干预 MS 人群。

2. 中医诊断　中医并无代谢综合征病名，疾病诊断主要参照西医诊断标准。

3. 中医证候诊断

（1）肝胃郁热证：脘腹痞满，胸胁胀闷，面色红赤，形体偏胖，腹部胀大，心烦易怒，口干口苦，大便干，小便色黄，舌质红，苔黄，脉弦数。

（2）肝胆湿热证：胁肋满闷，口苦纳呆，呕恶腹胀，大便不调，小便短赤，舌红苔黄腻，脉弦滑数。

（3）气滞湿阻证：胸胁脘腹胀闷，肢体困重，形体肥胖、多食、易疲劳，舌苔厚腻，脉象弦或略滑。

（4）痰瘀互结证：局部肿块刺痛，胸脘腹胀，头身困重，或四肢倦怠，舌质暗、有瘀斑，脉弦或沉涩。

（5）痰浊中阻证：眩晕，心悸，心烦不眠，多梦，呕恶呃逆，胸脘痞闷，苔白腻，脉弦滑等。

（6）脾虚湿困证：腹胀痞满，肢体乏力，食少便溏，呕逆，舌苔腻或脉滑。

（7）气阴两（亏）虚证：神疲乏力，气短，咽干口燥，多饮，自汗，大便干结，舌质淡红，少苔，脉沉细无力或细数。

（8）脾肾气虚证：神疲气短，乏力，腰酸，夜尿频多，或下肢水肿，尿浊如脂，阳痿，头晕耳鸣，大便溏泄，小便清长，舌淡胖，苔薄白或嫩，脉沉细或细弱无力。

（9）肝肾不足证：眩晕耳鸣，目干、羞明畏光，迎风流泪，视物昏花，口燥咽干、腰膝酸痛、肢体麻木、失眠多梦、舌红、少苔。

（10）阴阳两虚证：神疲气短，言语不利，口干不欲饮，足冷面赤，舌淡胖，苔薄嫩，脉沉细弱或细弱无力。

【治疗】

1. 辨证论治

（1）肝胃郁热证

[治法] 开郁清热。

[方药] 大柴胡汤（《伤寒论》）加减。柴胡 15g，黄芩 15g，半夏 9g，枳实 10g，白芍 15g，大黄 6g，生姜 3 片等。

（2）肝胆湿热证

[治法] 清肝利湿。

[方药] 龙胆泻肝汤（《医方集解》）加减。龙胆草 15g，黄芩 15g，栀子 10g，泽泻 15g，通草 10g，车前子 15g，当归 15g，生地黄 30g，柴胡 10g，生甘草 10g 等。

（3）气滞湿阻证

[治法] 行气化湿。

[方药] 四逆散（《伤寒论》）合平胃散（《简要济众方》）加减。柴胡 15g，陈皮 15g，赤芍 15g，半夏 9g，茯苓 15g，厚朴 10g，枳实 10g，苍术 15g，泽泻 15g，荷叶 10g，神曲

10g 等。

（4）痰瘀互结证

［治法］祛痰化瘀。

［方药］二陈汤（《太平惠民和剂局方》）合桃红四物汤（《医宗金鉴》）加减。陈皮 10g，半夏 9g，茯苓 15g，桃仁 10g，红花 10g，川芎 15g，当归 15g，赤芍 15g，生地黄 30g 等。

（5）痰浊中阻证

［治法］健脾祛痰、清气化湿。

［方药］温胆汤（《三因极一病证方论》）合连朴饮（《霍乱论》）加减。半夏 9g，陈皮 15g，竹茹 15g，枳壳 10g，生姜 3 片，厚朴 10g，川黄连 15g，石菖蒲 10g，香豉 10g，焦栀子 10g，芦根 15g 等。

（6）脾虚湿困证

［治法］健脾利湿祛痰。

［方药］六君子汤（《医学正传》）加减。白术 10g，茯苓 15g，陈皮 15g，半夏 9g，炙甘草 10g，苍术 15g，石菖蒲 10g，郁金 15g，泽泻 15g，枳实 10g 等。

（7）气阴两（亏）虚证

［治法］益气养阴。

［方药］生脉散（《医学启源》）合防己黄芪汤（《金匮要略》）加减。太子参 20g，麦冬 15g，五味子 15g，黄精 15g，山茱萸 15g，黄芪 30g，汉防己 10g，白术 10g，茯苓 15g 等。

（8）脾肾气虚证

［治法］补脾益肾。

［方药］四君子汤（《太平惠民和剂局方》）合右归丸（《景岳全书》）加减。党参 20g，白术 10g，茯苓 15g，黄芪 30g，山药 20g，山茱萸 15g，熟地黄 30g，菟丝子 15g，枸杞子 15g，肉桂 10g 等。

（9）肝肾不足证

［治法］培补肝肾。

［方药］杞菊地黄丸（《医级》）加减。枸杞子 10g，菊花 15g，熟地黄 30g，茯苓 15g，山药 20g，山茱萸 15g，泽泻 15g，牡丹皮 15g 等。

（10）阴阳两虚证

［治法］阴阳双补。

［方药］地黄饮子（《圣济总录》）加减。生地黄 30g，巴戟天 15g，山茱萸 15g，肉苁蓉 15g，石斛 15g，炮附子 10g，五味子 15g，肉桂 10g，茯苓 15g，麦冬 15g，石菖蒲 10g，远志 10g，生姜 3 片，大枣 10g 等。

2. 病证结合治疗　目前 MS 防治的主要目标是预防临床心血管疾病以及 2 型糖尿病的发生，对已有心血管疾病者则要预防心血管事件再发，积极且持久的生活方式治疗是达到上述目标的重要措施，原则上应先启动生活方式治疗，然后是针对各种危险因素的药物治疗。依据病证结合治疗原则，治疗代谢综合征，应以中医为主，在上述辨证论治的基础上，治疗疾病。

生活方式干预。保持理想的体重，适当运动，改变饮食结构以减少热量摄入，戒烟和不过量饮酒等。不仅能减轻胰岛素抵抗和高胰岛素血症，也能改善糖耐量和其他心血管疾病危险因素，针对各种危险因素如糖尿病或 IGR、高血压、血脂异常以及肥胖等的药物治疗治疗目标如下。①体重在 1 年内减轻降低 7%～10%，争取达到正常 BMI 和腰围。②血压，糖尿病患者＜ 130/80mmHg，非糖尿病患者＜ 140/90mmHg；③ LDL-C ＜ 2.6mmol/L，TG ＜ 1.7mmol/L，HDL-C ＞ 1.04mmol/L（男）或＞ 1.30mmol/L（女）；④ FPG ＜ 6.1mmol/L，2hPG ＜ 7.8mmol/L 及 HbA1c ＜ 7.0%。

3. 针灸治疗　补元气，鼓舞肾间动气。选穴神阙、气海、关元、中极、命门、肾俞；助运化，通畅三焦气化，选穴膻中、中府、内关；调食欲，减少过多摄入，选穴足三里、上巨虚、下巨虚。

【中医疗效评价】

1. 改善症状　采用中医证候量表评定。

2. 减少西药用量　以降糖、减重、降脂药物使用剂量变化、减药时间、停药时间计算。

3. 改善肾脏功能　与单纯西药标准治疗对比，对治疗前肾脏功能异常的进行疗前疗后对比分析；对治疗前肾脏功能正常者，进行跟踪分析。

4. 改善肝功能　与单纯西药标准治疗对比，对治疗前肝功能异常的进行疗前疗后对比分析；对治疗前肝功能正常者，进行跟踪分析。

5. 缩短病程　记录减药、停药时间，与单纯西药标准治疗对比。

第十节　胰岛素抵抗综合征

胰岛素抵抗综合征（insulin resistance syndrome）是指高血糖、高血脂、高血黏、高尿酸、高血压、高体重等多种代谢紊乱聚集在同一个体内的现象，其临床表现有高血糖症、高胰岛素血症、血脂紊乱（血游离脂肪酸、胆固醇、三酰甘油及低密度脂蛋白胆固醇增高，高密度脂蛋白胆固醇降低）、超重或肥胖（体重指数＞ 25）、高血压等。

中医学并无胰岛素抵抗综合征病名，依据胰岛素抵抗综合征发病和临床表现，参考"肥胖""消渴"等病进行论治。其发病原因常与先天禀赋异常，饮食不当，情志失调，过逸少动，老年体虚等有关，与脾、肝、肾三脏关系密切，以痰、湿瘀滞为其病机核心，脾失健运，肝失疏泄，脾肾不足，水湿内生，痰浊停滞，瘀血内阻，发为膏脂，蓄于肌肤而形成肥胖，病久郁积化热，耗气伤阴，本虚标实，常二、三者并存，交互为患。

【诊断】

1. 西医诊断　虽然胰岛素抵抗综合征已被载入 WHO1999 年的糖尿病诊断及分类新标准中，但目前尚缺乏统一的诊断标准。参考国内外学者意见，我们建议临床上可采用 1999 年 WHO 对其提出的一个工作定义，即 IGT 或糖尿病和（或）胰岛素抵抗（在高胰岛素血症，血糖正常情况下葡萄糖摄取低于背景观察人群最低值的 1/4），并伴有 2 种以上下列成分：高血压（≥ 140/90mmHg）；高三酰甘油血症（TG ≥ 1.7mmol/L）或（和）高密度脂蛋白胆固醇降低（男 HDL-C ＜ 0.9mmol/L，女 HDL-C ＜ 1.0mmol/L）；中心性肥胖（体重指数＞ 30，亚洲＞ 25；腰臀比：男＞ 0.90，女＞ 0.85）；微量白蛋白尿（≥ 20μg/min，或白蛋白 / 肌酐比值＞ 30mg/g）。其他如高尿酸血症、高凝状态、纤维蛋白缺乏、PAI-1 增高以及脂肪肝等，不是确诊胰岛素抵抗综合征所必需的。

2. 中医诊断　中医古代文献中无对此病的论述。近年来，不少学者以中医基本理论为指导，以临床表现为依据，开展了对此病分型论治研究。虽然本综合征是以血压升高、葡萄糖代谢异常、脂质代谢异常及胰岛素水平升高为特征的症候群，但由于后两者在临床多无严重症状而不足以引起重视，糖代谢紊乱症状又多出现在病程后期，因此，病人就诊多是因为高血压病而引起的一系列不适。根据其眩晕耳鸣、少寐多梦、急躁易怒、咽干口燥、面色潮红、大便干燥、腰膝酸软、头晕头痛、胸闷恶心、形体肥胖、四肢倦怠、面浮肢肿、心中刺痛、心悸不宁、小便清长、四肢不温等常见症状，中医学辨证多属于"眩晕""头痛"或"湿阻"范畴，证候特点多为肝肾阴虚、痰湿壅盛、气血瘀阻或脾肾两亏。

3. 中医证候诊断

（1）肝肾阴虚证：头目眩晕，耳鸣健忘，少寐多梦，咽干口燥，腰膝酸软，舌红少苔，脉细数。

（2）痰湿壅盛证：头晕头重，胸闷恶心，少食多寐，少气懒言，形体肥胖，肢体倦怠，舌苔白腻，脉濡弱。

（3）瘀血阻络证：头部胀痛刺痛，胸闷胸痛，心悸不宁，舌质紫暗，脉细涩。

（4）阴阳两虚证：眩晕头痛，心悸耳鸣，腰膝酸软，失眠多梦，小便清长，手足不温，肢体浮肿，舌淡苔薄。

【治疗】

1. 辨证论治

（1）肝肾阴虚证

［治法］滋养肝肾。

［方药］杞菊地黄汤（《医级》）加减。枸杞子、菊花、生地黄、山茱萸、牡丹皮、山药、黄连、葛根、玉竹。

［加减］若阳亢较甚，伴面目潮红、急躁易怒者，加天麻钩藤饮及龙胆草、夏枯草；若胃火炽盛，伴多食易饥、大便秘结者，加玉女煎及玄参、花粉等。

（2）痰湿壅盛证

［治法］健脾化痰利湿。

［方药］半夏白术天麻汤（《脾胃论》）加减。泽泻 15g，虎杖 10g，苍术 15g，莱菔子 10g，半夏 9g，白术 10g，天麻 20g，茯苓 15g，甘草 10g。

［加减］若痰郁化火，伴头目胀痛、心悸而烦、口苦，以温胆汤加大黄、黄连等。

（3）瘀血阻络证

［治法］祛瘀通络。

［方药］通窍活血汤（《医林改错》）加减。水蛭 10g，山楂 15g，赤芍 15g，川芎 15g，桃仁 10g，大枣 10g，红花 9g，老葱 10g，鲜姜 3 片，麝香 10g。

［加减］兼气虚者加黄芪、绞股蓝。

（4）阴阳两虚证

［治法］滋阴壮阳。

［方药］金匮肾气丸（《金匮要略》）加减。杜仲 10g，制附子 10g，肉桂 10g，生地黄 30g，山茱萸 15g，山药 20g，牡丹皮 15g，泽泻 15g。

2.病证结合治疗　依据病证结合治疗原则，在治疗过程中，要以中医治疗为主，突出中医优势，要在辨证论治的基础上，进行以下干预治疗。

（1）饮食疗法：对于具有高三酰甘油血症、超重或肥胖的患者，根据其标准体重及平时的体力活动情况将热卡限制在一定范围。保持饮食中三大营养物质的比例合适，增加膳食纤维的摄入，限制食盐的摄入量。糖类以复合淀粉的形式供给，并增加可溶性纤维摄入，增加蛋白质的比例。

（2）运动疗法：长期有规律的运动或力所能及的体力活动可提高骨骼肌／脂肪的比例，使体重和体形恢复至正常或接近正常，并能提高肌肉组织对胰岛素的敏感性，减轻胰岛素抵抗，增加肌肉和其他组织对葡萄糖和游离脂肪酸（FFA）的摄取，使 FFA 水平降低，脂蛋白脂肪酶（LPL）活性增高，极低密度脂蛋白（VLDL）合成减少或分解增加，高密度脂蛋白胆固醇（HDL-C）水平升高。

（3）改善胰岛素抵抗

①噻唑烷二酮衍生物：即胰岛素增敏药。该类药物包括罗格列酮（文迪亚）、吡格列酮（艾汀）等。由于其多靶向作用特点，现已被列为治疗胰岛素抵抗综合征的一线药物。此类药物通过激活细胞内过氧化酶增生激活体 -γ（PPAR-γ），增加胰岛素的敏感性，减少肝糖异生和肝糖输出，增加骨骼肌对胰岛素介导的葡萄糖摄取和利用，有效地减轻了体重，并改善了胰岛素抵抗。

②二甲双胍：该药能抑制小肠对葡萄糖的吸收，并减少肝糖异生和葡萄糖的输出，使

血糖降低后也能使胰岛素水平降低，具有改善胰岛素敏感性的作用。另外该药尚能降低血浆 FFA 和 TG 水平，降低 PAI-1 和血小板的黏附、聚集作用，因而尚有潜在的抗动脉粥样硬化的作用。

③降糖：单独或联合应用不同类降糖药物，尽可能地使胰岛素的分泌接近正常，并加强血糖监测，控制血糖到正常范围。空腹血糖＜ 6.1mmol/L，餐后血糖＜ 7.8mmol/L，糖化血红蛋白 HbA1c ≤ 6.5%。对肥胖者首选胰岛素增敏药、二甲双胍，并加强饮食及运动疗法，必要时加用减肥药，中枢性减肥药曲美或脂肪酶抑制药赛尼可，尽可能使体重达标。

④降压：原则上选用能 24h 稳定降压、降压谷峰比＞ 50% 且对代谢及电解质影响小的药物。效果不理想时可小剂量联合用药，使血压达标（＜ 130/80mmHg），有蛋白尿者血压降至 125/75mmHg。首选血管紧张素转换酶抑制药（ACEI）类降压药。因该类药物除有降压作用外，尚具有降糖、改善糖耐量和胰岛素敏感性以及减少蛋白尿的作用。

⑤纠正脂代谢紊乱：首先进行饮食控制及运动锻炼，无效者加用降脂药物。根据循证医学的资料，对以 TG 明显升高为主者，首选贝特类降脂药；对高 LDL-C 和总胆固醇（TC）血症者，首选他汀类药物。治疗目标为 TG ＜ 1.5mmol/L；TC ＜ 4.5mmol/L；LDL-C ＜ 25mmol/L；HDL-C ＞ 1.1mmol/L。

3. 针灸疗法　针刺穴位肝俞、脾俞、胰俞、足三里，用平补平泻法，留针 15min，每日 1 次。

【中医疗效评价】

1. 改善症状　采用中医证候量表评定。

2. 减少西药用量、减毒增效　以降脂、减重、降压、降糖药物使用剂量变化、减药时间、停药时间计算。

3. 改善生化指标　与单纯西药标准治疗对比，对治疗前生化指标异常的进行疗前疗后对比分析；对治疗前生化指标正常者，进行跟踪分析。

4. 改善肝功能　与单纯西药标准治疗对比，对治疗前肝功能异常的进行疗前疗后对比分析；对治疗前肝功能正常者，进行跟踪分析。

5. 缩短病程　记录减药、停药时间，与单纯西药标准治疗对比。

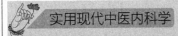
第9章　神经系统疾病

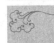 **第一节　脑　梗　死**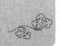

　　脑梗死（cerebral infarction，CI）又称缺血性脑卒中（cerebral ischemic stroke，CIS），是指由于脑部血液供应障碍，缺血、缺氧引起的局限性脑组织的缺血性坏死或脑软化。脑梗死是最常见的卒中类型，占全部脑卒中的 60%～80%。临床常见类型有脑血栓形成、腔隙性梗死和脑栓塞等。

　　本病属中医学"中风"范畴。其基本病机总属阴阳失调，气血逆乱。病理因素归纳起来不外虚（阴虚、血虚）、火（肝火、心火）、风（肝风、外风）、痰（风痰、湿痰）、气（气逆、气滞）、血（血瘀）六端。

【诊断】

　　1. 西医诊断　参照中华医学会神经病学分会脑血管病学组制定的《中国急性期缺血性脑卒中诊治指南 2014》，脑梗死诊断标准：①急性起病；②局灶性神经功能缺损，少数为全部面神经功能缺损；③症状和体征持续 24h 以上；④排除非血管性脑部病变；⑤脑 CT 或 MRI 排除脑出血和其他病变，有责任缺血病灶。

　　2. 中医诊断　参考 2008 年中华中医药学会发布的《中医内科常见病诊疗指南》，诊断依据：①临床表现，神志昏蒙，半身不遂，口舌歪斜，言语謇涩或语不达意，甚或不语，偏身麻木；或出现头痛，眩晕，饮水发呛，目偏不瞬，步履不稳等。②往往安静状态下急性起病，渐进加重，或有反复出现类似症状的病史。少部分患者可起病突然，病情发展迅速，伴有神志昏蒙。③发病前多有诱因，常有先兆症状。可见眩晕，头痛，耳鸣，突然出现一过性言语不利或肢体麻木，视物昏花，一日内发作数次，或几日内多次复发。④发病年龄多在 40 岁以上。

　　具备以上临床表现，结合起病形式、诱因、先兆症状、年龄即可诊断中风病。结合影像学检查（头颅 CT 或 MRI）可明确缺血性中风的诊断。

　　3. 中医证候诊断　中经络：中风病无意识障碍者。中脏腑：中风病有意识障碍者。

4. 证候诊断

（1）中脏腑

①痰蒙清窍证：意识障碍、半身不遂，口舌歪斜，言语謇涩或不语，痰鸣辘辘，面白唇暗，肢体瘫软，手足不温，静卧不烦，二便自遗，舌质紫暗，苔白腻，脉沉滑缓。多见于急性期。

②痰热内闭证：意识障碍、半身不遂，口舌歪斜，言语謇涩或不语，鼻鼾痰鸣，或肢体拘急，或躁扰不宁，或身热，或口臭，或抽搐，或呕血，舌质红、舌苔黄腻，脉弦滑数。多见于急性期。

③元气败脱证：昏愦不知，目合口开，四肢松弛瘫软，肢冷汗多，二便自遗，舌卷缩，舌质紫暗，苔白腻，脉微欲绝。多见于急性期之危重证，病情危笃临终之时，属于中风危候，多难救治。

（2）中经络

①风痰阻络证：头晕目眩，痰多而黏，舌质暗淡，舌苔薄白或白腻，脉弦滑。多见于脑梗死的急性期。

②痰热腑实证：腹胀便干便秘，头痛目眩，咯痰或痰多，舌质暗红，苔黄腻，脉弦滑或偏瘫侧弦滑而大。多见于脑梗死的急性期。

③阴虚风动证：眩晕耳鸣，手足心热，咽干口燥，舌质红而体瘦，少苔或无苔，脉弦细数。多见于恢复期，亦可以见于急性期。

④气虚血瘀证：面色㿠白，气短乏力，口角流涎，自汗出，心悸便溏，手足肿胀，舌质暗淡，舌苔白腻，有齿痕，脉沉细。多见于恢复期，也可见于急性期。

【治疗】

1. 辨证论治

（1）中脏腑

①痰热内闭证

[治法] 清热化痰，醒神开窍。

[方药] 羚羊角汤加减（《圣济总录》）。羚羊角粉（冲服）0.6g，石决明（先煎）30g，夏枯草 12g，牡丹皮 12g，天竺黄 9g，石菖蒲 9g，郁金 12g，远志 9g。

[加减] 如大便数日不行，可合用星蒌承气汤或大小承气汤以通腑泻热；痰多者加胆南星 9g，鲜竹沥 20g，桑白皮 30g，清热化痰。

[中成药] 至宝丹或安宫牛黄丸。

②痰蒙清窍证

[治法] 燥湿化痰，醒神开窍。

[方药] 涤痰汤加减（《奇效良方》）。制半夏 9g，茯苓 9g，陈皮 9g，胆南星 9g，石菖蒲 9g，远志 9g，丹参 9g，竹茹 6g，枳实 9g。

[加减] 如痰声辘辘、舌苔厚腻者加紫苏子 15g，全瓜蒌 30g，桑百皮 30g，以化痰降逆。

[中成药] 苏合香丸。醒脑静注射液 20～40ml 加入 0.9% 的生理盐水或 5% 的葡萄糖注射液 250～500ml 中静脉滴注，每日 1 次。

③元气败脱证

[治法] 益气回阳固脱。

[方药] 急予参附汤（《正体类要》）加减频频服用。生晒参（另煎兑服）15g，附子（先煎 30min）9g。

[加减] 汗出不止者炙黄芪 30g，煅龙骨 30g，煅牡蛎 30g；冷汗肢厥者合用四逆汤回阳救逆。

[中成药] 参附注射液 20～60ml，加入生理盐水 250ml 中静脉滴注，或参脉注射液 60～100ml，加入生理盐水 250ml 中静脉滴注。

（2）中经络

①风痰阻络证

[治法] 息风化痰通络。

[方药] 化痰通络方加减（现代经验方）。茯苓 10g，半夏 9g，生白术 9g，天麻 12g，胆南星 6g，天竺黄 10g，紫丹参 15g，香附 9g，酒大黄 6g，三七粉（冲服）3g。

[加减] 如年老体衰者加炙黄芪 30g，益气扶正；舌苔黄腻或痰多色黄者加全瓜蒌 12g，浙贝母 12g，桑白皮 15g，竹沥 12g，以清化痰热；如舌质紫暗或有瘀斑、瘀点等瘀象明显者，加全蝎 3g，当归 12g，以活血通络。

[中成药] 可选择一种具有活血化瘀功效的中药注射剂：血塞通注射液、银杏达莫注射液、盐酸川芎嗪注射液等。

②痰热腑实证

[治法] 化痰通腑。

[方药] 星蒌承气汤加减（现代经验方）。胆南星 9g，全瓜蒌 30g，生大黄 9g，芒硝（冲服）9g。本方使用硝黄剂量应视病情及体质而定，一般控制在 9～15g，以大便通泻、涤除痰热积滞为度，不可过量，以免伤正。

[加减] 腑气通后应改用清化痰热、活血通络药。胆南星 9g，全瓜蒌 30g，丹参 12g，黄连 19g，鸡血藤 15g，赤芍 12g。如头晕重者，可加法半夏 12g，天麻 12g，陈皮 9g，菊花 9g，以清利头目；如舌质红而烦躁不安、彻夜不眠者，属痰热内蕴而兼阴虚，可选加鲜生地黄 12g，沙参 12g，玄参 12g，茯苓 9g，首乌藤 12g，滋阴安神，但不宜过多，否则有碍于涤除痰热。

[中成药] 醒脑静注射液 20～40ml 加入 0.9% 的生理盐水 250ml 或 5% 葡萄糖注射液中静脉滴注，每日 1 次。

③阴虚风动证

[治法] 滋阴潜阳，息风通络。

［方药］镇肝熄风汤加减（《医学衷中参西录》）。白芍 15g，天冬 9g，玄参 9g，枸杞子 9g，龙骨 15g，牡蛎 15g，牛膝 9g，当归 9g，天麻 9g，钩藤 12g，丹参 12g。

［加减］部分患者在此基础上辨证属于肝阳上亢证，治疗宜以平肝息风为主，天麻钩藤饮加减。如偏瘫较重者可加木瓜 12g，地龙 12g，鸡血藤 12g，桑枝 12g，通经活络；如舌质暗红、脉涩等有血瘀证时减黄芩、栀子，加丹参 12g，桃仁 9g，土元 12g，活血化瘀；语言不利甚者加石菖蒲 9g，郁金 9g，远志 9g，开喑利窍。

［中成药］醒脑静注射液 20 ～ 40ml 加入 0.9% 的生理盐水 250ml 或 5% 葡萄糖注射液中静脉滴注，每日 1 次。

④气虚血瘀证

［治法］益气活血。

［方药］补阳还五汤加减（《医林改错》）。炙黄芪 30g，当归 12g，川芎 12g，赤芍 12g，桃仁 9g，红花 12g，地龙 15g。

［加减］如半身不遂较重者加桑枝 15g，穿山甲 9g，水蛭 3g，加强活血通络、祛瘀生新；言语不利甚者加石菖蒲 9g，远志 12g，化痰开窍；手足肿胀明显者加茯苓 12g，泽泻 12g，薏苡仁 12g，防己 12g，淡渗利湿；如大便溏甚者去桃仁加炒白术 12g，山药 12g，以健脾。如见肢体痉挛，加木瓜 12g，伸筋草 15g，柔肝缓急；如舌有瘀点瘀斑，舌下脉络青紫加全蝎 3g，水蛭 3g，鸡血藤 15g，破血通络。

［中成药］可选择一种具有活血化瘀功效的中药注射剂：血栓通或血塞通注射液、银杏达莫注射液、盐酸川芎嗪注射液、舒血通注射液等。

2. 病证结合治疗　辨病与辨证相结合是中西医结合主要思路，疾病有其发生、发展、恢复的过程及其病情程度的不同类型，必然伴有相应的病理改变。所以临床上宜采用分期分型与辨证论治相结合。运用西医的病因及发病机制治疗、病理治疗和对症治疗以及康复治疗等方法与中医辨证论治相结合，根据不同时期、病情程度的不同类型及不同的证候采取不同的结合方式是中西医结合治疗的主要方法。

（1）超早期（发病后 6h 以内）：脑血管阻塞以后血液供应的相应区域的脑组织迅速出现一个缺血中心的坏死区及其周围的缺血半暗带，此期迅速恢复缺血区血流，可以挽救缺血半暗带，缩小脑梗死的面积。所以，超早期的溶栓治疗、机械取栓是最根本的治疗方法。此期只要符合溶栓的适应证就要分秒必争，开展溶栓治疗。

（2）急性期（发病后 2 周左右）：脑血管的阻塞有一个发生、发展的过程，临床症状往往从轻到重，不要忽视急性期的早期阶段轻型患者，更容易出现病情的加重。所以急性期的早期阶段要阻断血管阻塞的不断加重，从而阻止脑梗死灶的进一步扩大。西医治疗方面要针对不同的发病机制进行不同的治疗，如抗栓治疗（抗血小板治疗、抗凝治疗）、他汀类药物的应用、改善脑侧支循环、脑保护以及影响脑部供血的全身基础治疗（如调整血压、稳定血糖、营养支持）等。此期病情处于不稳定阶段，应该早期结合中药治疗。在以上辨证论治的基础上对于中经络患者可以根据不同的病情应用丹参类、红花类、银杏叶类、三七类、水蛭类等活血化瘀中药注射剂静脉滴注，有利于阻止病情的发展。另外，从中医辨证论治的研究发现活血化瘀药以及以上的辨证论治方药具有抗血小板、抗凝、改善脑循环、脑保护的多重作用，中西药联合应用能够协同增效。

（3）恢复期（发病2周到6个月）：此期脑水肿消退，病情进入恢复期。恢复期病情稳定，可分为恢复早期、恢复中期、恢复后期。在以上辨证论治的基础上结合西医康复治疗以及预防治疗。①恢复早期：主要在康复科或康复中心进行。可根据病情程度的不同分别采用床上与床边活动，坐位活动，站立活动，步行、肌力、肌张力的康复训练，其训练强度要考虑到患者的体力、耐力和心肺功能情况。有言语功能障碍、认知功能障碍、吞咽困难等症状的患者应进行相应的康复治疗。②恢复中、后期的康复治疗，对于肌张力增高明显者主要是抑制痉挛，纠正异常运动模式，结合日常生活活动进行上肢和下肢实用功能的强化训练。可采用抗痉挛肢位、关节活动度训练、痉挛肌肉缓慢牵伸、夹板疗法等方法缓解肢体的痉挛。痉挛影响肢体功能时，可使用替扎尼定、丹曲林和巴氯芬等口服抗痉挛药。如有言语障碍、认知障碍、吞咽困难等仍需继续进行相应的康复治疗。后遗症期的康复治疗，应加强代偿性功能训练，包括矫形器、步行架和轮椅等的应用，以适应日常生活的需要。同时注意防止异常肌张力和挛缩的进一步加重，避免失用综合征，帮助患者下床锻炼，进行适当的户外活动。③早期启动二级预防：控制好脑卒中的危险因素，如高血压、高血脂、糖尿病、动脉粥样硬化等，同时根据病情选择应用抗血小板药、抗凝药等。康复治疗是此期的重点，要系统进行。抗血小板药物常常出现抵抗现象，部分脑梗死患者也存在脑出血的危险因素，此种情况可以选择以上中药辨证论治（一般恢复早期多选用汤剂，恢复后期多选择性地应用中成药）。

（4）后遗症期（6个月以后）：此期以中药及针灸治疗为主。在以上辨证论治的基础上配合针灸治疗（具体参考针灸治疗部分进行），同时进行二级预防及康复治疗。

3. 辨证治疗

（1）呃逆：呃声短促不连续，神昏烦躁，舌质红或红绛，苔黄燥或少苔，脉细数者，可用人参粳米汤加减。西洋参、粳米等。

呃声洪亮有力，口臭烦躁，甚至神昏谵语，便秘尿赤，腹胀，舌红苔黄燥起芒刺，脉滑数或弦滑而大者选用大承气汤加减。生大黄（后下）、芒硝（冲服）、厚朴、枳实、沉香粉（冲服）等。烦热症状减轻，仍呃声频频，可予平逆止呃汤治疗。炒刀豆、青皮、枳壳、旋覆花（包）、制半夏、枇杷叶、莱菔子、鲜姜等。

（2）呕血：呕血，神识迷蒙，面红目赤，烦躁不安，便干尿赤，舌质红，苔薄黄，或少苔、无苔，脉弦数者，可予犀角地黄汤加减。水牛角（先煎）、生地黄、赤芍、牡丹皮等，或用云南白药或三七粉、生大黄粉等鼻饲。

4. 外治

（1）中药熏洗疗法：适应于肩-手综合征、偏瘫痉挛状态等。活血通络的中药为主局部熏洗患肢，每日 1 ～ 2 次或隔日 1 次，每次 15 ～ 30min，水温宜在 37 ～ 40℃，不宜过高，避免烫伤皮肤。

（2）循经治疗：根据肢体功能缺损程度和状态循经按摩，避免对痉挛组肌肉群的强刺激。手法常用揉法、捏法，亦可配合其他手法如弹拨法、叩击法、擦法等。每日 1 次，10 次 1 个疗程。

5. 针灸治疗

（1）醒脑开窍针法

1）中经络

主穴 1：内关、水沟、三阴交。

主穴 2：内关、印堂、上星、百会、三阴交。

辅穴：极泉、尺泽、委中。

操作：①先刺双侧内关，直刺 0.5 ～ 1 寸，施捻转提插的复式手法，施术 1min；水沟在鼻中隔下向上斜刺 0.3 寸，施雀啄手法，以眼球湿润或流泪为度；三阴交沿胫骨内侧后缘进针 1 ～ 1.5 寸，针尖向后斜刺与皮肤呈 45°角，施提插补法，至患侧下肢抽动 3 次为度。②先刺双侧内关，直刺 0.5 ～ 1 寸，施捻转提插的复式手法，施术 1min；再刺印堂穴，向鼻根斜刺，进针 0.3 ～ 0.5 寸，采用轻雀啄手法；继刺上星，选 3 寸毫针沿皮平刺透向百会，施用小幅度高频率捻转补法，捻转频率为 120 ～ 160 转 /min，行手法 1min；三阴交沿胫骨内侧后缘进针 1 ～ 1.5 寸，针尖向后斜刺与皮肤呈 45°角，施提插补法，至患侧下肢抽动 3 次为度。主穴 2 主要作为主穴 1 的替换穴位施用，多用于中风恢复期。

2）中脏腑（痰热内闭证，痰蒙清窍证）：选穴内关、水沟、十二井穴。内关、水沟刺法同前；十二井穴以三棱针点刺出血。

3）中脏腑（元气败脱证）：选穴内关、水沟、气海、关元、神阙、太冲、内庭。针灸结合，气海、关元、神阙可用灸法。

4）主要兼症配穴：①椎 - 基底动脉供血不足者配风池、完骨、天柱。②吞咽障碍者配风池、翳风、完骨，咽后壁点刺。③语言謇涩者配上廉泉、金津、玉液点刺放血。④手指握固者合谷透二间、八邪。⑤足内翻者丘墟透照海。⑥高血压者配人迎、合谷、太冲、曲池、足三里。⑦血管性痴呆症者配百会、四神聪、风池、四白、太冲。

（2）传统针刺法：选穴肩髃、曲池、手三里、外关、合谷、环跳、阳陵泉、足三里、丰隆、解溪、昆仑、太冲、太溪等。毫针刺，平补平泻。

（3）张力平衡针法治疗中风病痉挛瘫痪：上肢屈肌侧取穴极泉、尺泽、大陵；上肢伸肌侧取穴肩髃、天井、阳池；下肢伸肌侧取穴血海、梁丘、照海；下肢屈肌侧取穴髀关、曲泉、解溪、申脉。每日针刺 1 次，14d 为 1 个疗程。

（4）病灶头皮反射区围针治疗中风失语症：CT 片示病灶同侧头皮的垂直投射区的周边为针刺部位，毫针、围针平刺。配穴哑门、廉泉、通里穴用平补平泻手法。

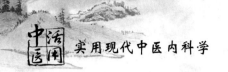

（5）其他针法

1）"靳三针"针法：头针取颞三针，四神针。体针偏瘫者取侧肩峰下凹陷中及其前后方向各旁开约2寸处、曲池、外关、合谷、足三里、三阴交、太冲。

2）"通督调神"针法：督脉穴位取水沟、神庭、百会、风府、至阳、腰阳关、命门等。头皮针取顶颞前斜线（运动区）、顶颞后斜线（感觉区）等。体针参考传统针刺法。

3）"贺氏三通"针法：强通法取十二井穴、水沟、百会等。温通法病势急者多用火针，病势缓者多用艾灸。微通法用于中风病恢复期。

4）"头穴透刺法"针法：①有精神症状者神庭透上星、双曲差透五处、双本神。②失语者风府透哑门。③大小便障碍者四神聪透百会。④感觉障碍者承灵透悬厘。

5）腹针与灸法：腹针取中脘、下脘、气海、关元、滑肉门、外陵及上、下风湿点。灸法取关元、神阙、气海，每次选1～2穴，每穴灸10～15分钟。

6. 中医器械　根据病情需要，可选用以下设备：多功能艾灸仪、数码经络导平治疗仪、针刺手法针疗仪、特定电磁波治疗仪及经络导平治疗仪、智能通络治疗仪等，开展物理因子治疗，如神经肌肉电刺激疗法、功能性电刺激疗法、肌电生物反馈、针刺手法针疗仪、智能通络治疗仪、脑电仿生电刺激等。

【中医疗效评价】

1. 改善症状　采用改良Rankin量表和美国国立卫生研究院卒中量表（NIHSS）评定。

2. 减少西药肝肾功能损害等不良反应　以临床检验指标评定，对治疗前肝肾功能正常者，进行跟踪分析。

3. 提高治愈率，降低致残率，促进神经功能恢复　神经功能缺损程度通过NIHSS评价；日常生活能力通过Barthel指数评价；病残程度通过改良Rankin量表评价。

4. 脑保护作用　根据治疗前后临床检查结果及症状改善，与单纯西药标准治疗对比。

5. 扩大脑梗死溶栓治疗时间窗　单纯西医溶栓时间标准与加用中医辨证论治的溶栓时间窗相比较，对比两者时间窗的差异。

6. 防止溶栓后再梗死　以溶栓药物剂量变化及再梗死发生率评价。

第二节　脑　出　血

脑出血是指原发性脑实质出血，以半身不遂、口眼㖞斜、言语謇涩或不语或偏身麻木或突然昏仆、不省人事等为主要表现的病症，占全部脑卒中的10%～30%。

脑出血属中医学"中风"范畴，是由于气血逆乱、阴阳失调产生风、火、痰、瘀等，导致脑脉痹阻或血溢脑脉之外，以突然昏倒、不省人事、伴口眼㖞斜、言语不利、半身不遂，或者没有昏倒而突然出现半身不遂为主要症状的一类疾病。病位在脑，与心、肾、肝、脾密切相关。病性是本虚标实，上盛下虚。病本为肝肾阴虚，气血亏虚；病标为风火相煽，痰湿壅盛。

【诊断】

1. 西医诊断　参照 2014 年中华医学会神经病学分会制定的《中国脑出血诊治指南》：①急性起病。②局灶神经功能缺损症状（少数为全部面神经功能缺损症状），常伴有头痛、呕吐、血压升高及不同程度意识障碍。③头颅 CT 或 MRI 显示出血灶。④排除非血管性脑部病因。

2. 中医诊断　参考 2008 年中华中医药学会发布的《中医内科常见病诊疗指南》：①临床表现为神志昏蒙，半身不遂，口舌歪斜，言语謇涩或语不达意，甚或不语，偏身麻木；或出现头痛，眩晕，瞳神变化，饮水发呛，目偏不瞬，步履不稳等。②急性起病，渐进加重，或骤然起病。一般出血性中风多动态起病，迅速达到症状的高峰，而缺血性中风往往安静状态起病，渐进加重，或有反复出现类似症状的病史。少部分缺血性中风患者可起病突然，病情发展迅速，伴有神志昏蒙。③发病前多有诱因，常有先兆症状。可见眩晕，头痛，耳鸣，突然出现一过性言语不利或肢体麻木，视物昏花，一日内发作数次，或几日内多次复发。④发病年龄多在 40 岁以上。

具备以上临床表现，结合起病形式、诱因、先兆症状、年龄即可诊断中风病。结合影像学检查（头颅 CT 或 MRI）可明确诊断。

3. 中医证候诊断

（1）痰热内闭证：神昏，半身不遂，鼻鼾痰鸣，项强身热，气粗口臭，躁扰不宁，甚则手足厥冷，频繁抽搐，偶见呕血，舌质红绛，舌苔黄腻或干腻，脉弦滑数。

（2）元气败脱证：神昏，肢体瘫软，目合口张，呼吸微弱，手撒肢冷，汗多，重则周身湿冷，二便失禁，舌痿不伸，舌质紫暗，苔白腻，脉沉缓、沉微。

（3）肝阳暴亢、风火上扰证：半身不遂，口舌㖞斜，言语謇涩或不语，偏身麻木，头晕头痛，面红目赤，口苦咽干，心烦易怒，尿赤便干，舌质红或红绛，舌苔薄黄，脉弦有力。

（4）痰热腑实、风痰上扰证：半身不遂，口舌㖞斜，言语謇涩或不语，偏身麻木，腹胀，便干便秘，头晕目眩，咯痰或痰多，舌质暗红或暗淡，苔黄或黄腻，脉弦滑或偏瘫侧脉弦滑而大。

（5）虚风动证：半身不遂，口舌㖞斜，言语謇涩或不语，偏身麻木，烦躁失眠，头晕耳鸣，手足心热，咽干口燥，舌质红绛或暗红，或舌红瘦，少苔或无苔，脉弦细或弦细数。

（6）气虚血瘀证：半身不遂，口舌㖞斜，言语謇涩或不语，偏身麻木，面色㿠白，气短乏力，口角流涎，自汗出，心悸便溏，手足肿胀，舌质暗淡，舌苔薄白或白腻，或舌边有齿痕，脉沉细、细缓或细弦。

【治疗】

1. 辨证论治

（1）痰热内闭证

[治法] 清热化痰，醒神开窍。

[方药] 羚羊角汤（《圣济总录》）加减。羚羊角（冲）0.6g，生石决明（先煎）30g，夏枯草 9g，牡丹皮 12g，天竺黄 12g，石菖蒲 12g，郁金 12g，远志 9g。

[加减] 面赤、壮热、烦躁不安者加生石膏（先煎）24g，寒水石 15g；热痰上涌加猴枣散 3g，每日 3 次；呕吐、呃逆加代赭石 15g，竹茹 12g。血压过高加牛膝 12g，夏枯草 6g，草决明 12g；消化道出血加生大黄粉 3g，云南白药 3g，三七粉 6g，每日 2 次，鼻饲管注入。

[中成药] 安宫牛黄丸，化水后频次点化舌下；醒脑静注射液 20～40ml，加入生理盐水 250ml 中静脉滴注，每日 1 次。

（2）元气败脱证

[治法] 益气回阳，扶正固脱。

[方药] 参附汤加减（《正体类要》）或合生脉散加减（《医学启源》）。生晒参（另煎兑服）15g，附子（先煎 30min）9g，麦冬 10g，五味子 10g。

[加减] 汗出不止加黄芪、煅龙牡各 15g；冷汗肢厥则改为四逆汤。

[中成药] 参附注射液 20～60ml 加入生理盐水 250ml 中静脉滴注，或生脉注射液 60～80ml 加入生理盐水 250ml 中静脉滴注。每日 1 次。

（3）肝阳暴亢、风火上扰证

[治法] 平肝潜阳，息风清热。

[方药] 天麻钩藤饮加减（《中医内科杂病证治新义》）。天麻 12g，钩藤（后下）15g，石决明 15g，栀子 12g，怀牛膝 12g，杜仲 12g，桑寄生 12g，黄芩 9g，茯神 12g，益母草 15g，菊花 9g。

[加减] 恶心、呕吐者加胆南星 6g，郁金 12g。头痛较重者加羚羊角粉（冲）3g，夏枯草 6g。痰热较重者加胆南星 6g，竹沥 12g，浙贝母 12g，天竺黄 9g。烦躁、夜不能寐者加用珍珠母 30g，酸枣仁 30g，柏子仁 15g。便秘者加决明子 30g，生地黄 15g，玄参 30g。

[中成药] β- 七叶皂苷钠 15～20ml，加入 0.9% 生理盐水或 5% 葡萄糖注射液 250ml 中静脉滴注。每日 1 次。

（4）痰热腑实、风痰上扰证

[治法] 清热化痰，息风通腑。

[方药] 星蒌承气汤加减（《现代经验方》）。全瓜蒌 30g，胆南星 6g，生大黄（后下）9g，芒硝（冲服）9g。

[加减] 大黄、芒硝的用量应根据病人的体质而定，以大便通泻为度。若效不显，可改

用大承气汤。心烦易怒者加黄连 6g，山栀子 9g。

　　［中成药］醒脑静注射液 20 ～ 40ml 加入 0.9% 生理盐水或 5% 葡萄糖注射液 250ml 中静脉滴注，每日 1 次。

　　（5）阴虚风动证

　　［治法］滋养肝肾，潜阳息风。

　　［方药］镇肝熄风汤加减（《医学衷中参西录》）。白芍 15g，天冬 15g，玄参 20g，枸杞子 12g，龙骨（先煎）15g，牡蛎（先煎）15g，龟甲 12g，代赭石（先煎）15g，怀牛膝 12g，钩藤（后下）15g。

　　［加减］痰热重者加胆南星 6g，川贝母 12g；阴虚阳亢、心中烦热者加栀子 9g，黄芩 9g；烦躁失眠者加用知母 12g，五味子 6g，生龙牡 30g；便秘者加生地黄 15g，麦冬 12g，柏子仁 12g，当归 20g。

　　［中成药］天麻钩藤颗粒。

　　（6）气虚血瘀证

　　［治法］补益元气，活血通络。

　　［方药］补阳还五汤加减（《医林改错》）。黄芪（生）30g，当归尾 6g，赤芍 5g，地龙（去土）3g，川芎 3，红花 3g，桃仁 3g。

　　［加减］若半身不遂以上肢为主者，可加桑枝、桂枝以引药上行，温经通络；下肢为主者，加牛膝、杜仲以引药下行，补益肝肾；日久效果不显著者，加水蛭、虻虫以破瘀通络；语言不利者，加石菖蒲、郁金、远志等以化痰开窍；口眼㖞斜者，可合用牵正散以化痰通络；痰多者，加制半夏、天竺黄以化痰；偏寒者，加熟附子以温阳散寒；脾胃虚弱者，加党参、白术以补气健脾。

　　［中成药］补中益气丸配合血府逐瘀颗粒。

　　2. 病证结合治疗　脑出血的治疗应该从个体化的整体出发，融辨病、辨证、审因论治于一体，全方位地通过各种给药途径，促进实施各种治疗手段，使整体与局部结合，充分发挥中医药多环节、多靶点、多系统的治疗优势。现代医学研究证实，脑出血后的病理生理改变主要与颅内血肿和脑水肿有关。血肿压迫邻近脑组织，影响其血供，引起脑水肿，致使颅内压增高，脑组织血液供血障碍，缺血缺氧，出现脑功能障碍等一系列病理生理改变。故能否尽早清除血肿并促进吸收，对预后显得尤为重要。西医临床上除运用开颅手术及传统脱水药外，治疗手段较少，西医辨病与中医辨证治疗相结合能发挥协同作用。

　　具体可在以上辨证论治的基础上参照中华医学会神经病学分会、中华医学会神经病学分会脑血管病学组制定的《中国脑出血诊治指南（2014）》进行治疗。

　　3. 外治

　　（1）推拿治疗：根据肢体功能缺损程度和状态进行中医按摩循经治疗，可使用不同手法以增加全关节活动度、缓解疼痛、抑制痉挛和被动运动等。避免对痉挛组肌肉群的强刺激，是偏瘫按摩中应注意的问题。按摩手法常用揉法、捏法,亦可配合其他手法如弹拨法、叩击法、擦法等。

（2）中药熏洗：主要针对常见并发症如肩-手综合征或偏瘫痉挛状态,予活血通络的中药为主加减,局部熏洗患肢,每日 1～2 次或隔日 1 次。每次 15～30 分钟,水温宜在 37～40℃,浸泡数分钟后,再逐渐加水至踝关节以上,水温不宜过高,以免烫伤皮肤。

4. 针灸治疗

（1）应用时机：脑出血早期（24h 内）不予针刺治疗,以避免引起血压波动,加重病情。病情平稳后可进行。

（2）治疗方法：主穴取肩髃、极泉、曲池、手三里、外关、合谷、环跳、阳陵泉、足三里、丰隆、解溪、昆仑、太冲、太溪；闭证加十二井穴、合谷、太冲；脱证加关元、气海、神阙。毫针刺,平补平泻。每日 1 次,10 次为 1 个疗程。

5. 中医器械　根据病情需要,可选用以下设备。多功能艾灸仪、数码经络导平治疗仪、针刺手法针疗仪、特定电磁波治疗仪及经络导平治疗仪、智能通络治疗仪等。

【中医疗效评价】

1. 提高日常生活能力　通过 Barthel 指数评价。

2. 降低病残程度　通过改良 Rankin 量表评价。

3. 改善临床症状,降低并发症发生率　可通过实验室检查和相关量表进行评价。如通过简短精神状态量表（MMSE）评价认知功能,脑电图评价癫痫,洼田饮水试验评价吞咽障碍等。

第三节　癫　痫

癫痫（epilepsy）是一组由于大脑神经元突发性异常放电,所引起的突然、短暂、反复发作的 CNS 功能失常的慢性疾病和综合征。

本病属中医学“痫病”范畴,亦称“癫痫”。临床以突然意识丧失,甚则仆倒,不省人事,强直抽搐,口吐涎沫,两目上视或口中怪叫,移时苏醒,一如常人为特征。发作前可伴眩晕、胸闷等先兆,发作后常有疲倦乏力等症状。本病机制可概括为脏腑功能失调,阴阳升降失职,以致风、痰、火、气交杂,但以脑髓神机受累为主,与肝脾心肾关联密切。

【诊断】

1. 西医诊断　参照中华医学会 2007 年发布的《临床诊疗指南·癫痫病分册》（中华医学会.临床诊疗指南·癫痫病分册.北京：人民卫生出版社,2007）：具有典型颞叶癫痫发作的临床特点；脑电图显示颞部导联癫痫样放电。

（1）内侧颞叶癫痫：①具有典型颞叶内侧癫痫发作的临床表现，如上腹部感觉异常、恐惧等先兆，口咽及运动自动症等；②脑电图显示前或前中颞癫痫样放电；③ MRI 显示颞叶内侧病灶、海马硬化或正常。

（2）外侧颞叶癫痫：①具有典型颞叶外侧癫痫发作的临床表现，如听觉、前庭或复杂视幻觉等先兆；②脑电图显示后或中后颞癫痫样放电；③ MRI 显示颞叶外侧病灶或正常。

2. 中医诊断　参照国家中医药管理局 1994 年发布的中华人民共和国中医药行业标准《中医病证诊断疗效标准》中痫病的诊断标准。①全面性发作时突然昏倒，项背强直，四肢抽搐。或仅两目瞪视，呼之不应，或头部下垂，肢体无力。②部分性发作时可见多种形式，如口、眼、手等局部抽搐而无突然昏倒，或幻视，或呕吐、多汗，或言语障碍，或无意识的动作等。③起病急骤，醒后如常人，反复发作。④多有家族史，每因惊恐、劳累、情志过极等诱发。⑤发作前常有眩晕、胸闷等先兆。⑥脑电图检查有阳性表现，有条件做 CT、磁共振检查。⑦应注意与中风、厥证、痉病等鉴别。

3. 中医证候诊断

（1）痰气郁滞证：发时神情呆滞，目瞪如愚，或哑嘴、舔唇、咀嚼、吞咽，或寻衣捻物，或错语独行，或莫名伤悲，或妄见妄闻，或鼻闻焦臭，或气上冲胸，恶心、胸闷、心慌等。甚者继而昏仆，目睛上视，口吐白沫，手足搐搦，喉中痰鸣或口吐涎沫，移时苏醒，头晕如蒙。平素情志抑郁，静而少言，或神情呆钝，智能减退，胸部闷塞，胁肋胀满；舌质淡红，苔白腻，脉弦滑。

（2）痰火扰神证：发时或咀嚼、吞咽，或寻衣捻物，或视物颠倒，或狂乱无知，狂言妄走，或卒然仆倒，不省人事，四肢强痉拘挛，口中有声，口吐白沫，烦躁不安，气高息粗，痰鸣辘辘。平素急躁易怒，面红目赤，头痛失眠，口臭口苦，溲赤便干，或咯痰黏稠，舌质红，苔黄腻，脉弦滑。

（3）瘀阻脑络证：可有跌仆损伤史，发时或咀嚼、吞咽，或寻衣捻物，或口角、眼角、肢体抽搐，颜面口唇青紫，或卒然昏仆，肢体抽搐，缓解期兼见头部或胸胁刺痛，肢体麻木，精神恍惚，健忘、心悸、寐多恶梦。舌质紫暗或瘀点、瘀斑，脉弦或涩。

（4）气血两虚证：痫病久发不愈，发则神情恍惚，或咀嚼、吞咽，或寻衣捻物，口眼瞤动，或颈软头垂，或手足蠕动，或卒然仆倒，抽搐无力，或两目瞪视，或口吐白沫，口噤目闭，二便自遗。平素可见神疲乏力，面色无华，眩晕时作，食欲不佳，大便溏薄。舌质淡，苔白或少苔，脉细弱。

（5）肝肾阴虚证：发则神思恍惚，或咀嚼、吞咽，或寻衣捻物，或言语謇涩，或耳鸣如蝉，或妄见妄闻，手指蠕动，甚则卒然昏仆，肢搐，平素面色潮红，健忘失眠，五心烦热，腰膝酸软。舌质红绛，少苔或无苔，脉弦细数。

【治疗】

1. 辨证论治

（1）痰气郁滞证

[治法] 理气化痰，息风开窍。

[方药] 柴胡加龙骨牡蛎汤加减（《伤寒论》）。柴胡、浙贝母、生牡蛎、天麻、半夏、石菖蒲、地龙等。

（2）痰火扰神证

[治法] 清热泻火，化痰开窍。

[方药] 龙胆泻肝汤（《医方集解》）合涤痰汤加减（《奇效良方》）。龙胆草、炒黄芩、栀子、泽泻、姜半夏、胆南星、天麻、陈皮、茯苓、石菖蒲、当归、柴胡、甘草等。

[加减] 痰热内盛，舌红苔黄者，加葶苈子、天竺黄以清肺化痰开窍。

[中成药] 安宫牛黄丸、牛黄清心丸等。清开灵注射液或醒脑静注射液。

（3）瘀阻脑络证

[治法] 活血化瘀，息风通络。

[方药] 通窍活血汤加减（《医林改错》）。麝香、桃仁、红花、赤芍、当归、川芎、川牛膝、生牡蛎、全蝎、僵蚕、地龙、老葱等。

[加减] 兼腑实者，加小承气汤；肝阳上亢者，加羚羊角粉 0.3g。

[中成药] 血府逐瘀胶囊（口服液）、血塞通软胶囊等。可选用丹参注射液、红花注射液、灯盏花素注射液、三七总皂苷注射液（血塞通、血栓通注射液）等具有活血化瘀功效的中药注射液静脉滴注。

（4）气血两虚证

[治法] 补益气血，健脾养心。

[方药] 归脾汤加减（《正体类要》）。人参、黄芪、白术、茯神、陈皮、姜半夏、当归、酸枣仁、远志、五味子、生龙骨、生牡蛎、炙甘草等。

[加减] 大便干者加火麻仁；平素心烦失眠者加五味子、首乌藤。

[中成药] 归脾合剂（丸）。

（5）肝肾阴虚证

[治法] 滋养肝肾，息风安神。

[方药] 大定风珠加减（《温病条辨》）。熟地黄、山茱萸、枸杞子、当归、杜仲、山药、党参、鹿角胶、牡蛎、全蝎等。

[加减] 心慌者加人参、小麦、茯神补气宁神定惊；低热不退加地骨皮、白薇以退虚热。

[中成药] 左归丸、六味地黄丸等。

2. 病证结合治疗　癫痫最主要的治疗是合理应用抗癫痫药物，抗癫痫药物需要长期、规律服用才能提高疗效和减少不良反应。在以上辨证论治的基础上根据以下治疗原则选用西药。按照癫痫类型选药；尽量单一用药；服药剂量适当；定时定量服药；坚持连续服药；观察不良反应、慎用其他药物。

3. 外治　如中药药枕、中药热封包外敷治疗、中药熏洗治疗、穴位贴敷、高压氧、脑电生物反馈、单纯超声治疗、电脑中频电治疗等。

4. 针灸治疗

（1）痰气郁滞证

［取穴］百会、人中、太冲、丰隆、膻中。

［操作］毫针刺，针用泻法，每日 1 次或隔日 1 次，10 次为 1 个疗程。

（2）痰火扰神证：取穴以任、督两脉和足阳明胃经、足厥阴肝经穴为主。

［主穴］长强、鸠尾、阳陵泉、筋缩、丰隆、行间、足三里、通里。发作时加水沟、颊车、素髎、神门、涌泉、内关强刺激不留针。夜间发作加照海，白昼发作加申脉。

［操作］毫针刺，针用泻法，每日 1 次，每次留针 30 分钟，10 次为 1 个疗程。

（3）瘀阻脑络证：取穴以督脉穴为主。

［主穴］水沟、上星、太阳、风池、阳陵泉、筋缩、血海、膈俞、内关。头痛者，在其局部以梅花针叩刺微出血。

［操作］毫针刺，针用泻法，或点刺出血，每日 1 次，每次留针 30 分钟，10 次为 1 个疗程。

（4）气血两虚证：取穴以足太阴脾经、足阳明胃经穴为主。

［主穴］三阴交、中脘、足三里、心俞、脾俞、内关、阳陵泉、通里。发作持续昏迷不醒者，可针补涌泉，灸气海、关元。

［操作］毫针刺，针用补法，并可加灸，每日 1 次，每次留针 30 分钟，10 次为 1 个疗程。

（5）肝肾阴虚证：取穴以足少阴肾经、足厥阴肝经穴为主。

［主穴］肝俞、肾俞、三阴交、太溪、通里、鸠尾、阳陵泉、筋缩。神疲面白、久而不复者，为阴精气血俱虚之象，加气海、足三里、百会。

［操作］毫针刺，针用补法，每日 1 次，每次留针 30 分钟，10 次为 1 个疗程。

【中医疗效评价】

1. 减少发作频率　第 1 次就诊、第 1 个月、第 3 个月、第 6 个月时询问并记录病人自身治疗前后发作次数，并比较其变化。

2. 缩短发作时间　第 1 次就诊、第 1 个月、第 3 个月、第 6 个月时询问并记录病人治疗前后每次发作时间，并比较时间长短的改变。

3. 中医证候学评价　通过《痫病中医证候诊断标准》动态观察中医证候的改变。采用计算公式：［（治疗后积分－治疗前积分）÷治疗前积分］×100%。

4. 提高癫痫患者生活质量及认知功能　通过简易智能状态量表（MMSE）评价认知功

能；通过癫痫患者生活质量量表（QOLIE-31，Cramer1998 年）评价患者生活质量。采用计算公式：[（治疗后积分－治疗前积分）÷ 治疗前积分]×100%。

第四节　震颤麻痹

震颤麻痹一般指帕金森病（Parkinson's disease，PD），是一种常见的中老年神经系统退行性疾病，主要以黑质多巴胺能神经元进行性退变和路易小体形成的病理变化，纹状体区多巴胺递质降低、多巴胺与乙酰胆碱递质失平衡的生化改变，震颤、肌强直、动作迟缓、姿势平衡障碍的运动症状和嗅觉减退、便秘、睡眠行为异常和抑郁等非运动症状的临床表现为显著特征。

震颤麻痹属中医学"颤证"范畴。其病在筋脉，与肝脾肾等脏关系密切，年老体虚、情志过极、饮食不节、劳逸失当等导致气血阴精亏虚，不能濡养筋脉，或气血运行不畅，筋脉失养，或热甚动风，扰动筋脉，而致肢体拘急颤动。

【诊断】

1. 西医诊断　参照中华医学会神经病学分会 2016 年《中国帕金森病的诊断标准（2016版）》，诊断的首要核心标准是明确帕金森综合征：出现运动迟缓，并且至少存在静止性震颤或强直这两项主征的一项，上述症状必须是显而易见的，且与其他干扰因素无关。对所有核心主征的检查必须按照国际运动障碍学会统一帕金森病评估量表（MDS-UPDRS）中所描述的方法进行。一旦明确诊断为帕金森综合征，按照以下标准进行诊断。

（1）临床确诊帕金森病（PD）需要具备：①不符合绝对排除标准；②至少两条支持性标准；③没有警示征象。

（2）诊断为很可能 PD 需要具备：①不符合绝对排除标准；②如果出现警示征象需要通过支持性标准来抵消：如果出现 1 条警示征象，必须需要至少 1 条支持性标准抵消；如果出现 2 条警示征象，必须需要至少 2 条支持性标准抵消；如果出现 2 条以上警示征象，则诊断不能成立。

2. 中医诊断　参照新世纪全国高等中医药院校规划教材《中医内科学》中颤病的诊断（周仲瑛主编.中医内科学.北京:中国中医药出版社,2007）。①头部及肢体颤抖、摇动，不能自制，甚者颤动不止，四肢强急。②常伴动作笨拙、活动减少、多汗流涎、语言缓慢不清、烦躁不寐、神识呆滞等症状。③多发生于中老年人，一般呈隐袭起病，逐渐加重，不能自行缓解。部分病人发病与情志有关，或继发于脑部病变。

3. 中医证候诊断

（1）肝血亏虚、风阳内动证：肢体颤振，项背僵直，活动减少，面色少华，行走不稳，头晕眼花，心烦不安，不寐多梦，四肢乏力，舌质淡，苔薄白或白腻，脉弦细。

（2）痰热交阻、风木内动证：头摇肢颤，神呆懒动，形体稍胖，头胸前倾，活动缓慢，胸脘痞闷，烦热口干，心中懊恼，头晕目眩，小便短赤，大便秘结，舌质红，舌苔黄或黄腻，脉弦滑数。

（3）血脉瘀滞、筋急风动证：头摇或肢体颤振日久，面色晦暗，肢体拘痉，活动受限，项背前倾，言语不利，步态慌张，皮脂外溢，发甲焦枯，舌质紫暗或夹瘀斑，舌苔薄白或白腻，脉弦涩。

（4）肝肾阴虚、虚风内动证：肢摇头颤，表情呆板，筋脉拘紧，动作笨拙，言语謇涩，失眠多梦，头晕耳鸣，腰酸腿软，小便频数，便秘盗汗，舌质红，舌体瘦小，少苔或无苔，脉细弦或细数。

【治疗】

1. 辨证论治

（1）肝血亏虚、风阳内动证

[治法] 养血柔肝，舒筋止颤。

[方药] 补肝汤（《医学六要》）合天麻钩藤饮加减（《中医内科杂病证治新义》）。当归、白芍、川芎、熟地黄、酸枣仁、木瓜、天麻、钩藤、石决明、桑寄生、首乌藤等。

[中成药] 四物合剂、天麻钩藤颗粒。

（2）痰热交阻、风木内动证

[治法] 清热化痰，息风定颤。

[方药] 摧肝丸加减（《赤水玄珠》）。胆南星、僵蚕、竹沥、黄连、天麻、钩藤、薏苡仁、川牛膝、葛根、生甘草等。

[中成药] 牛黄清心丸。

（3）血脉瘀滞、筋急风动证

[治法] 活血化瘀，柔肝通络。

[方药] 血府逐瘀汤加减（《医林改错》）。赤芍、川芎、桃仁、红花、生地黄、当归、白芍、柴胡、枳壳、木瓜、鸡血藤、女贞子、枸杞子、全蝎等。

[中成药] 血府逐瘀颗粒或血府逐瘀胶囊。

（4）肝肾阴虚、虚风内动证

[治法] 滋补肝肾，育阴息风。

[方药] 归芍地黄丸加减（《中国药典》）。当归、白芍、枸杞子、山茱萸、葛根、熟地黄、地龙、天麻、肉苁蓉、黄精、龟甲等。

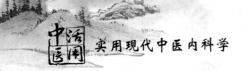

[中成药] 同仁堂归芍地黄丸。

2.病证结合治疗　根据 2014 年《中国帕金森病治疗指南（第 3 版）》规范应用抗胆碱药、金刚烷胺、复方左旋多巴制剂、多巴受体激动药、单胺氧化酶 -B 抑制药、儿茶酚 - 氧位 - 甲基转移酶抑制药。同时积极控制精神异常、感染、运动并发症（症状波动和异动症）等。西医治疗帕金森病存在一定的优势，而单纯的中医药治疗帕金森病无固定临床药物且太过局限，以致影响临床疗效。因此，将中医优势与西医优势相结合以治疗帕金森病，可减少单纯运用西药带来的不良反应，延缓西药疗效减退及推迟"开—关现象"的时间，且可提高治疗总有效率，既安全又经济，有助于提高患者的生活质量。中医药西医结合治疗效果明显高于单纯西药或中医治疗，可降低并发症和不良作用发生率，起到减毒的功效，且可解决长时间服用西药造成的治疗效果减退及加重非运动症状等弊端。因此，中医药西医结合治疗帕金森病疗效显著，为临床治疗帕金森病提供新的思路。

可在以上辨证论治的基础上参考 2014 年《中国帕金森病治疗指南（第 3 版）》规范应用西医抗癫痫药。

3.外治

（1）根据病情可选择有明确疗效的治疗方法，如中药热封包外敷治疗、中药熏洗治疗、穴位贴敷、中药药枕、超声药物透入治疗。

（2）太极拳：每日清晨及晚餐前练习太极拳，每次 40 分钟，15 天为 1 个疗程。可改善患者的平衡性和步态稳定性。

（3）推拿治疗：按揉头面百会、印堂、太阳穴等穴各 2 分钟。捏拿上肢曲池、手三里、外关、合谷等穴，从肩部到腕部，反复 5 ～ 10 遍。用拳背点按腰部脊柱旁脾俞、肝俞、肾俞穴各 1 分钟。动作轻柔和缓，每日 1 次，10 次为 1 个疗程。

4.针灸治疗

（1）头针

[取穴] 舞蹈震颤控制区、运动区、足运感区。

[操作] 取患侧对侧穴位，头针选用 1.5 ～ 2 寸毫针，进针时针身与头皮呈 30°在帽状腱膜下将针身进到 2/3 后快速平稳捻针，使局部产生热、麻、重压感，每隔 5 ～ 10 分钟行针 1 次或配合电针，留针 30 ～ 40 分钟，10 次为 1 个疗程。

（2）体针：①基本穴位，舞蹈震颤控制区、四神聪、百会、风池、本神、曲池、太冲、合谷等。②根据体质辨证选穴。肝肾不足，选用肝俞、肾俞、阳陵泉；气血亏虚，选用气海、足三里；血瘀阻痹，加用曲池、合谷、太冲；痰浊交阻，选用中脘、丰隆；精气亏乏，阴血不足，选用背俞穴或夹脊穴。③针对兼症，临床变通。震颤较甚者加用大椎、少海、后溪；僵直较甚者加用大包与期门；汗多者选用肺俞、脾俞；皮脂溢出选用内庭、曲池；胃脘腹部胀满选用梁门、中脘、气海；便秘用天枢、气海；口干舌麻用承浆、廉泉、复溜。

（3）耳针疗法：常用神门、皮质下、肝、肾、内分泌、三焦、肘、腕、指、膝等穴位。

5. 中医器械　可采用多功能艾灸仪、数码经络导平治疗仪、针刺手法针疗仪、智能通络治疗仪等治疗。

【中医疗效评价】

1. 评价标准　参照《中医老年颤证诊断和疗效评定标准（试行）》拟定。

[临床痊愈] 中医老年颤证功能障碍积分减少 100%。

[明显进步] 中医老年颤证功能障碍积分减少 50%～99%。

[进步] 中医老年颤证功能障碍积分减少 20%～49%。

[稍有进步] 中医老年颤证功能障碍积分减少 1%～19%。

[无效] 中医老年颤证功能障碍积分减少 0。

2. 评价方法

（1）疾病有效率：采用 UPDRS 进行评价疗效，疗效指数＝[（治疗前得分－治疗后得分）/治疗前得分]×100%，根据上述疗效判断标准，以 Ⅰ 至 Ⅵ 部分总评分治疗后相对基线的变化≥ 30% 为有效病例，分别统计有效病例数、无效病例数。并分项评定 UPDRS 各部分分值，与基线比较，进行统计学分析。

（2）证候有效率：采用按中医老年颤证功能障碍积分法进行证候评价，并根据公式计算，疗效指数＝[（治疗后积分－治疗后积分）÷ 治疗前积分]×100%，与基线水平比较，计算出积分及减少百分率（%），从而判断其有效性。证候结局一般以疗程结束时作为计算单元。

第五节　重症肌无力

重症肌无力（myasthenia gravis，MG）是一种由乙酰胆碱受体（AChR）抗体介导、细胞免疫依赖、补体参与，累及神经肌肉接头突触后膜，引起神经肌肉接头传递障碍，出现骨骼肌收缩无力的获得性自身免疫性疾病。其主要临床表现为骨骼肌无力、易疲劳，活动后加重，休息和应用胆碱酯酶抑制药后症状明显缓解。

根据该病的临床表现，属于中医学的"痿证""睑废"或"胞垂"等范畴。气血阴阳俱不足，兼挟湿邪为患，本虚标实，虚多实少，病变脏腑主要在脾、肾，尤以脾为肾。

【诊断】

1. 西医诊断　①临床表现：某些特定的横纹肌群肌无力，晨轻暮重。②药理学表现：新斯的明试验阳性。③RNS 检查低频刺激波幅递减 10% 以上。④在多数全身型 MG 患者血中可检测到 AChR 抗体。

具有典型 MG 临床特征的基础上,具备药理学特征和(或)神经电生理学特征,临床上则可诊断为 MG。有条件的单位可检测患者血中的抗 AChR 抗体等有助于进一步明确诊断。需除外其他疾病。

2. 中医诊断 参照中国中医药出版社第 6 版《中医内科学》:①肢体筋脉迟缓不收,软弱无力,甚则瘫痪,部分病人伴有肌肉萎缩。②由于肌肉软弱无力等症状,甚则影响呼吸、吞咽。③部分病人发病前有感冒、腹泻病史,有的病人有神经毒性药物接触史或家族遗传史。

3. 中医证候诊断

(1)脾胃气虚证:眼睑下垂,朝轻暮重,少气懒言,肢体无力或吞咽困难,咀嚼困难或无力,胸闷气短,饮水反呛,抬颈无力,食欲缺乏,脘腹痞胀,神疲,肢体倦怠,面色萎黄,大便溏薄,舌质淡胖,边有齿痕,苔薄白,脉细弱。

(2)脾肾两虚证:眼睑下垂,复视,呼吸、咀嚼无力,抬颈无力,四肢倦怠无力,畏寒肢冷,吞咽困难,面色㿠白,腹部冷痛,便溏,或完谷不化,小便清长,或浮肿少尿,舌淡胖,苔薄白或白滑,脉沉迟无力。

(3)气阴两虚证:形体消瘦,眼球活动受限或迟滞,凝视,气短,乏力,神疲懒言,自汗,干咳少痰,或潮热盗汗,午后颧红,五心烦热,口燥咽干,舌淡或舌红少苔,脉虚或细数。

(4)元阳欲脱证:喘脱,汗出频频,咳痰无力或不能,呼吸困难,吞咽困难,构音困难,颈软头倾,唇甲发绀,躯干全身无力,胞睑下垂,重者不能平卧,甚至俯仰难合,不能自持,危重期则呼吸微弱表浅,意识障碍,舌质淡或暗,体胖大或有齿痕,苔薄白或少苔,脉沉细或沉细尺弱。

【治疗】

1. 辨证论治

(1)脾胃气虚证

[治法] 益气升阳,调补脾胃。

[方药] 补中益气汤(《脾胃论》)合六君子汤(《医学正传》)加减。黄芪 24g,党参 15g,当归 10g,陈皮 10g,茯苓 15g,白术 15g,升麻 6g,柴胡 9g,法半夏 12g,炙甘草 9g。

[加减] 湿热未尽者酌加苍术、黄柏;目睛固定、复视者加枸杞子、谷精草、菟丝子;血虚者加阿胶、熟地黄。

[中成药] 归脾丸、六君子丸。

(2)脾肾两虚证

[治法] 温补脾肾。

［方药］右归饮（《景岳全书》）化裁。熟地黄 12g，山药 12g，山茱萸 12g，枸杞子 15g，肉桂 6g，杜仲 12g，附子（先煎）6g，白术 12g，太子参 15g，炙甘草 9g。

［加减］阳虚甚者加仙茅、淫羊藿、巴戟天；头晕耳鸣、视物成双者加龟甲、鳖甲、阿胶；下利清谷者加四神丸。

［中成药］肾气丸、右归丸。

（3）气阴两虚证

［治法］健脾益气，滋肾养阴。

［方药］升陷汤（《医学衷中参西录》）合六味地黄汤加减。炙黄芪 30g，党参 20g，白术 10g，升麻 6g，熟地黄 15g，枸杞子 15g，山药 15g，山茱萸 6g，阿胶（烊化）10g，麦冬 10g，玄参 12g，甘草 6g

［加减］复视、斜视者，加首乌 12g，鸡血藤 30g，鹿角胶 12g；腿软腰酸者，加怀牛膝 15g，川续断 30g，杜仲 12g。

［中成药］薯蓣丸。

（4）元阳欲脱证

［治法］回阳固脱。

［方药］参附汤（《正体类要》）合黑锡丹（《太平惠民和剂局方》）。人参（另炖）10g，附片 10g，蛤蚧尾（冲）一对，熟地黄 20g，五味子 15g。

［加减］痰多加鲜竹沥（冲）10ml。

［中成药］苏合香丸。

2. 病证结合治疗　在以上辨证论治的基础上配合以下西药可以提高疗效，降低单纯西药的不良反应。西医治疗重症肌无力具体用药种类及特点如下。

（1）胆碱酯酶抑制药。此类药物是治疗所有类型 MG 一线药物，用于改善症状，特别是新近诊断患者的初治疗，并可作为单药长期治疗轻型 MG 患者。

（2）免疫抑制药物

①糖皮质激素：是治疗 MG 的一线药物，可以使 70% ～ 80% 的 MG 患者症状得到显著改善。使用糖皮质激素期间须严密观察病情变化，因 40% ～ 50% 的 MG 患者肌无力症状在 4 ～ 10 天一过性加重，并有可能促发肌无力危象。

②硫唑嘌呤：是治疗 MG 的一线药物。眼肌型 MG 和全身型 MG 患者皆可使用，可与糖皮质激素联合使用，短期内有效减少糖皮质激素用量，可使 70% ～ 90% 的患者症状得到改善。

③环孢菌素 A：用于治疗全身型和眼肌型 MG 的免疫抑制药物。主要用于因糖皮质激素或硫唑嘌呤不良反应或疗效欠佳，不易坚持用药的 MG 患者。

④他克莫司（FK506）：为一种强效的免疫抑制药。本药适用于不能耐受糖皮质激素和其他免疫抑制药不良反应或对其疗效差的 MG 患者。

⑤环磷酰胺：用于其他免疫抑制药物治疗无效的难治性 MG 患者及胸腺瘤伴 MG 的患者。

⑥吗替麦考酚酯（MMF）：MMF 为治疗 MG 的二线药物，但也可早期与糖皮质激素联合使用。

⑦抗人 CD20 单克隆抗体（利妥昔单抗）：在治疗 MG 时，适用于对糖皮质激素和传统免疫抑制药物治疗无效的 MG 患者，特别是抗 -Muk 抗体阳性的 MG 患者。

3. 针灸治疗

（1）采用徐疾补泻法，辨证取足太阴脾经、足阳明胃经、手阳明大肠经、足少阳胆经各穴，每日 1 次，1 个月为 1 个疗程（主要适用于"睑废"或"胞垂"）

（2）主穴取足太阴脾经血海、阴陵泉、三阴交，足阳明胃经足三里，手阳明大肠经手三里、合谷，足少阳胆经阳陵泉、光明，手法用徐疾补泻法，不留针，每日 1 次。

【中医疗效评价】

1. 改善症状　采用中医症候量表评定。

[临床痊愈] 临床症状和体征全部消失，恢复正常工作，1 个月无复发。

[显效] 临床症状和体征大部分消失，恢复部分工作或轻工作。

[有效] 临床症状和体征有改善，一般生活可自理，但不能恢复工作。

[无效] 临床症状和体征无改善。

2. 减少西药用量　以药物使用剂量变化、减药时间、停药时间计算。

第六节　偏　头　痛

偏头痛是一种常见的慢性神经血管性疾病，其病情特征为反复发作、一侧或双侧搏动性的剧烈头痛且多发生于偏侧头部，可合并自主神经系统功能障碍，如恶心、呕吐、畏光和畏声等症状，约 1/3 的偏头痛患者在发病前可出现神经系统先兆症状。

偏头痛属于中医学"头痛"范畴。头痛是临床常见的自觉症状，可单独出现，亦见于多种疾病的过程中。头为"诸阳之会"，又称"清阳之府"，且为髓海，居为人体之最高位，五脏精华之血，手足三阳经亦上交于头，若六淫上犯，阻遏清阳之气，或是痰浊、瘀血痹阻经络，壅遏经气，或者肝阳不足，肝阳偏亢，抑或气虚清阳不升，血虚头窍失养，或肾精不足，髓海空虚，均可导致头痛。

【诊断】

1. 西医诊断　按照《国际头痛疾病分类》第 2 版（ICHD- Ⅱ）（HIS，2004 年）。

（1）偏头痛不伴先兆

A. 至少 5 次疾病发作符合标准 B ～ D。

B. 每次疼痛持续 4 ～ 72h（未治疗或治疗无效）。

C. 至少具有下列之中两个特征：①单侧性；②搏动性；③程度为中度或重度（日常活动受限或停止）；④因日常的体力活动加重，或导致无法进行日常运动（如走路或爬楼梯）。

D. 发作期间至少具有下列的一项：①恶心和（或）呕吐；②畏光和怕声。

E. 不能归因于另一疾病。

（2）偏头痛伴典型先兆

A. 至少 2 次疾病发作符合标准 B ～ D。

B. 先兆包括以下症状至少一种，但没有运动功能减弱：①完全可逆的视觉症状，包括阳性的表现（如点状色斑或线形闪光幻觉）和（或）阴性的表现（如视野缺损）。②完全可逆的感觉症状，包括阳性的表现（如针刺感）和（或）阴性的表现（如麻木）；完全可逆的言语困难性语言障碍。

C. 以下标准至少二项：①双侧视觉症状和（或）单侧感觉症状；②至少一种先兆症状逐渐发展历时≥ 5 分钟和（或）不同的先兆症状相继出现历时≥ 5 分钟；③每种症状持续≥ 5 分钟且≤ 60 分钟。

D. 头痛符合无先兆偏头痛的标准 B ～ D，开始时伴有先兆症状发生，或在先兆发生后 60 分钟以内出现。

E. 不能归因于另一疾病。

（3）偏头痛其他类型。

2. 中医诊断　按照《实用中医内科学》（王永炎、严世芸主编，上海科技出版社，2009年）。①主要症状：头痛，或全头痛，或局部疼痛，性质可为剧痛、隐痛、胀痛、搏动痛等。急性起病，反复发作，发病前多有诱因，部分病人有先兆症状。②辅助检查：血常规、测血压，必要时进行颅脑 CT、MRI、MRA 检查、脑脊液、脑电图、经颅多普勒彩色超声（TCD），排除器质性疾病。

3. 中医证候诊断

（1）肝阳上亢证：头痛而胀，或抽搐跳痛，上冲巅顶，面红耳赤，耳鸣，心烦易怒，口干口苦，或有胁痛，夜眠不宁，舌红，苔薄黄，脉沉弦有力。

（2）痰浊内阻证：头部跳痛伴有昏重感，胸脘满闷，呕恶痰涎，苔白腻，脉沉弦或沉滑。

（3）瘀血阻络证：头痛跳痛或如锥如刺，痛有定处，经久不愈，面色晦黯，舌紫或有瘀斑、瘀点，苔薄白，脉弦或涩。

（4）气血两虚证：头痛而晕，遇劳则重，自汗，气短，畏风，神疲乏力，面色㿠白，舌淡红，苔薄白，脉沉细而弱。

（5）肝肾亏虚证：头痛，颧红，潮热，盗汗，五心烦热，烦躁失眠，或遗精，舌红而干，少苔或无苔，脉弦细或弦细数。

【治疗】

1. 辨证论治

（1）肝阳上亢证

[治法] 平肝潜阳，息风止痛。

[方药] 天麻钩藤饮加减（《中医内科杂病证治新义》）。天麻 10g，钩藤（后下）15g，石决明（先煎）30g，牛膝 15g，桑寄生 15g，黄芩 10g，栀子 10g，首乌藤 15g，川芎 9g，茺蔚子 15g。

[加减] 头晕目眩，失眠多梦，加蒺藜 15g，代赭石（先煎）15g，龙骨（先煎）15g，牡蛎（先煎）15g，以镇肝潜阳；口干口苦，便秘溲赤，舌质红为肝火内盛，加夏枯草 15g，龙胆草 9g，以清肝泻火。

[中成药] 全天麻胶囊。

（2）痰浊内阻证

[治法] 燥湿化痰，降逆止痛。

[方药] 半夏白术天麻汤加减（《医学心悟》）。法半夏 9g，天麻 10g，白术 15g，橘红 6g，茯苓 10g，蒺藜 15g，川芎 9g，蔓荆子 9g，甘草 6g。

[加减] 头痛剧烈，加全蝎 6g，僵蚕 6g，以加强息风化痰之功；胸脘痞闷，加厚朴 9g，枳实 9g，以宽胸理气；痰湿郁久化热，出现口干、便秘，加黄芩 10g，栀子 10g，滑石 10g，以清热利湿；伴有舌质紫暗，口唇发紫等气血瘀滞之象，加丹参 20g，地龙 15g，以活血化瘀。

[中成药] 半夏天麻丸。

（3）瘀血阻络证

[治法] 活血化瘀，通络止痛。

[方药] 通窍活血汤（《医林改错》）。川芎 9g，赤芍 12g，桃仁 9g，红花 9g，丹参 20g，白芷 10g，醋柴胡 9g，醋延胡索 15g，郁金 15g，石菖蒲 15g。

[加减] 因情志不遂诱发，伴有胸胁胀痛，加香附 15g，枳壳 9g，以疏肝理气；久病气血不足，加黄芪 15g，党参 15g，当归 12g，阿胶（烊化）10g，以益气养血；疼痛甚者，加虫类搜风通络之品，如全蝎 3g，蜈蚣 3g，土鳖虫 6g，以加强活血通络止痛之功；因受寒而诱发或加重，畏寒、舌苔薄白、舌质淡，加细辛 3g，桂枝 9g，以温经散寒通络。

[中成药] 益脑复健丸。

（4）气血两虚证

[治法] 补气养血，缓急止痛。

［方药］八珍汤加减（《瑞竹堂经验方》）。生地黄 12g，当归 6g，白芍 15g，川芎 9g，党参 15g，黄芪 30g，阿胶（烊化）10g，炒酸枣仁 15g，炙甘草 10g。

［加减］心悸不寐，加柏子仁 12g，合欢皮 15g，以养血安神；如因肝血不足，肝肾不足，血虚阴虚并见，出现耳鸣、虚烦、少寐、头晕明显，加制何首乌 30g，枸杞子 15g，黄精 12g，以滋阴养血；手足不温，便溏畏寒者，加肉桂 3g，淫羊藿 15g，以温阳止痛。

［中成药］八珍颗粒。

（5）肝肾亏虚证

［治法］滋养肝肾，育阴潜阳。

［方药］大补元煎加减（《景岳全书》）。熟地黄 15g，山茱萸 12g，枸杞子 12g，杜仲 12g，党参 15g，山药 15g，当归 9g，川芎 9g，制何首乌 30g。

［加减］头痛畏寒面白，四肢不温，舌淡、脉沉细而缓者，加淫羊藿 15g，巴戟天 12g，以温阳；遗精，带下，尿频，加芡实 12g，桑螵蛸 15g，益智仁 9g，以温肾涩精止遗；五心烦热，口干，加知母 10g，天花粉 15g，以滋阴清热；头晕目眩，加天麻 10g 以育阴息风。

［中成药］正天丸。

2. 病证结合治疗　偏头痛的中西医结合临床诊治，仍以中医辨证作为基本原则，结合中医辨证结果，采取中药方剂或中成药联合西药进行治疗的临床研究，其治疗效果让人满意。

如头痛发作 24 小时仍不能缓解，或者头痛程度中度以上，或者患者不能忍受时，可选择配合应用其他能缓解偏头痛发作的治疗方法，以镇静、镇痛、调节血管舒缩功能为治疗原则，可选用止吐药、非甾体类药、曲坦类药等。

根据病因，采取相应的治疗手段，积极除去诱因，如避免食用富含酪氨酸或亚硝酸盐的食物；停用血管扩张药或口服避孕药等可能诱发头痛发作的药物；注意心理疏导，避免紧张、焦虑、疲劳等诱发因素，可配合选用音乐疗法、心理疗法等。

3. 外治

（1）推拿疗法：主要用于头痛发作期。循经取穴，包括邻近取穴和远端取穴两种。邻近取穴即取头面部经穴，可取印堂、太阳、百会、风池、睛明、头维穴等。远端取穴是指取四肢经穴，可取合谷、曲池、足三里、行间等。建议邻近取穴与远端取穴结合应用。

（2）一般头痛可按摩太阳，推印堂，拿风池，点按合谷穴。

（3）塞鼻法：塞鼻法是指选用活血、通络、止痛等中药研细末后，用布袋包少许药末塞鼻的一种中医外治法。左侧头痛塞右鼻孔，右侧头痛塞左鼻孔，发作时用。如用川芎、白芷、制远志各 50g，冰片 7g，共为细末，和匀，用布袋包少许药末塞鼻。也可采用搐鼻法，将中药研末后，每次用少许药末吸入鼻内。

（4）热敏灸疗法：热敏灸是一种提高艾灸疗效的新型灸法。头痛患者的热敏穴位以头面部、背部及小腿外侧为高发区，如头部压痛点、风池、率谷、至阳、肝俞、阳陵泉等区域。每次选取上述 2 ～ 3 组穴位，每次治疗以灸至感传消失为度。

（5）中药泡洗技术：根据患者证候特点和上述辨证选用中药，煎煮后洗按足部，每日 1～2 次，每次 20～30 分钟（注意水温宜小于 42℃，泡足几分钟后再逐渐加水至踝关节以上，水温不宜过高，以免烫伤皮肤）。

4. 针灸治疗

（1）辨经取穴针刺法：十二经脉中，六阳经及足厥阴经循行于头的不同部位，故可将头痛分为阳明、少阳、太阳和厥阴头痛。

①阳明头痛：疼痛部位在前额、眉棱、鼻根部。取穴头维、印堂、阳白、合谷、内庭、阿是穴。

②少阳头痛：疼痛部位在侧头部。取穴太阳、丝竹空、率谷、风池、外关、侠溪、阿是穴。

③太阳头痛：疼痛部位在后枕部，或下连于项。取穴天柱、后顶、风池、后溪、昆仑、阿是穴。

④厥阴头痛：疼痛部位在巅顶部，或连于目系。取穴百会、四神聪、太冲、阿是穴。

（2）阿是穴邻点透刺加缠针震颤法：选择直径 0.3mm、长 40mm 的不锈钢毫针。先标出阿是穴，平刺进针，若痛点在颞部，从丝竹空向阿是穴透刺；若痛点在眉棱部，从攒竹横透至阿是穴；进针得气后，向右轻轻捻转针柄 180°～360°，使软组织轻轻缠绕针尖，然后行 250～500/min 的震颤法 1min，轻轻回转针柄 180°～360°，留针 5 分钟；如此反复操作 5 次后出针。出针时应注意按压针孔 1min 以防出血。

5. 中医器械　光电治疗仪、疼痛治疗仪可辅助止痛。

【中医疗效评价】

1. 发作期治疗疗效评价

[临床缓解] 用药 24h 内疼痛消失，其后 48h 内头痛无再次发作。

[有效] 用药 24h 内头痛症状从中度、重度减轻到轻度，其后 48h 内并维持疼痛减轻。

[无效] 用药 72h 内头痛无明显缓解。

2. 预防性治疗疗效评价　偏头痛预防性治疗的目的是降低发作频率、减轻发作程度、减少失能、增加急性发作期治疗的疗效，偏头痛预防性治疗的有效性指标包括偏头痛发作频率、头痛持续时间、头痛程度、头痛的功能损害程度及急性期对治疗的反应。

（1）主要疗效指标

[有效] 近 3 个月内，每个月头痛发作次数减少 50% 以上。

[无效] 近 3 个月内，每个月头痛发作次数减少不足 50%。

（2）次要疗效指标

①疗效判定：利用头痛日记记录治疗前以及治疗后头痛每月平均发作次数、每月平均头痛天数、头痛程度的分级、伴随症状，并根据积分法判定疗效。

②评价方法：选用症状计分法＋视觉模拟评分法来评价。

第七节　老年痴呆

　　老年痴呆分为阿尔茨海默病、血管性痴呆以及混合型痴呆，其中以阿尔茨海默病为主，是一种进行性发展的神经系统退行性疾病。临床上以记忆障碍、失语、失用、失认、视空间技能损害、执行功能障碍以及人格和行为改变等全面性痴呆表现为特征，病因迄今未明。65 岁以前发病者，称早老性痴呆；65 岁以后发病者称老年性痴呆。

　　老年痴呆病属中医学"痴呆"范畴，是以呆、傻、愚、笨为主要临床表现的神志疾病。轻者表现为善忘，神情淡漠，寡言少语，反应迟钝；重者可见终日不语，或闭门独居，或口中喃喃，或言词颠倒，或举动不经，或不欲饮食等。多认为属本虚标实证，本虚为肾虚、脾虚、脾肾两虚、心肾两虚、肝肾两虚、心脾两虚或五脏同虚，标实则为痰浊、瘀血、气郁、火毒。

【诊断】

　　1. 西医诊断　　痴呆的诊断应该涵盖从最轻微到最严重所有程度的阶段。当有如下认知或行为（神经精神的）症状时即可诊断痴呆。

　　（1）工作能力或日常生活功能受到影响。

　　（2）比以往的功能和执行力水平有所下降。

　　（3）无法用谵妄或主要精神障碍解释。

　　（4）通过联合以下两者来检测和诊断患者的认知损害：①来自患者和知情人的病史采集；②客观的认知评价，简单的精神状态检查或神经心理学测验。当常规的病史和简易精神状态检查结果不足以形成确凿的诊断时．应进行全面的神经心理学测验。

　　（5）包括以下至少两个领域的认知或行为损害：①学习并记住新信息的能力受损。症状包括重复问题或谈话，乱放个人财物，忘记重要事件或约会，在一个熟悉的路线上迷路等。②推理能力和处理复杂任务的能力受损，判断力差。症状包括对安全隐患的理解力差，无法管理财务，决策制定能力差，无法规划复杂或连续的活动。③视空间功能受损。症状包括不能识别面孔或常见物品，尽管视力很好仍不能通过直接观察找到物品，不能操作简单的工具，穿衣定向障碍等。④语言功能受损（说、读、写）。⑤人格、行为或举动改变。症状包括异常的情绪波动如激动不安、动机缺乏、主观努力、淡漠、失去动力、回避社交，对以往活动的兴趣减低、失去同理心、强迫的或强迫观念行为、同社会相悖的行为等。

　　2. 中医诊断

　　（1）记忆：记忆能力，包括记忆近事及远事的能力减弱。

　　（2）判定：判定认知人物、物品、时间、地点能力减退。

　　（3）计算：计算数字、倒述数字能力减退。

（4）识别：识别空间位置和结构能力减退。

（5）语言：口语能力，包括理解别人语言和有条理地回答问题的能力障碍。文化程度较高者阅读、书写能力障碍。

（6）个性：性情孤僻，表情淡漠，语言啰嗦重复，自私狭隘，顽固固执，或无理由的欣快，易于激动或暴怒，或拾破视珍品等。

（7）思维：抽象思维能力下降，例如不能解释谚语、区别词语的相同点和不同点，不能给事物下定义等。

（8）人格：性格特征改变，道德伦理缺乏，不知羞耻。

（9）年龄：60 岁以上，亦可在 50—59 岁（老年前期）。

（10）病程：起病发展缓慢，病程长。

上述前八项心理活动中有记忆、判定计算和另 5 项中的 1 项者，在 6 个月内有明显减退或明显缺损者，参考年龄、病程即可诊断为老年痴呆病（老年期痴呆）。

3. 中医证候诊断

（1）虚证

①肝肾阴亏证：神情呆滞、沉默寡言、头晕目眩、耳鸣、耳聋、腰酸腿软、形体消瘦、面红盗汗、指甲无光泽、舌红且苔少，脉象细沉。

②脾肾不足证：该类患者症状表现为表情呆滞，认知能力、计算能力、记忆力等均明显减退或丧失，沉默少言，表达能力减退，说话不清楚，会流口水，四肢冰冷，舌白且舌苔少，脉象细沉。

③髓海不足证：头晕目眩，记忆力减退，懒惰、喜欢躺着，牙齿枯黄，腰膝酸软，行走有困难，夜眠多梦，舌苔薄，脉象细沉。

（2）实证

①痰浊阻窍型：呆滞，喃喃自语，偶尔哭笑无常，无胃口或口中多唾液，常有咳痰声，伴脘腹痞满不适，智力明显减退，舌淡，舌苔白厚腻，脉象细滑。

②气滞血瘀证：表情呆滞，双眼无神，肌肤甲错，肢体活动不利，记忆力明显下降，容易惊恐，舌暗或有瘀点瘀斑，脉象细弱。

【治疗】

1. 辨证论治

（1）虚证

①肝肾阴亏证

［治法］益肾补肝，养血滋阴。

［方药］知柏地黄汤加减（《医方考》）。阿胶 15g，云茯苓 15g，山茱萸 15g，怀山药 15g，当归 12g，牡丹皮 9g，知母 10g，川黄柏 10g，熟地黄 20g。

［加减］肾虚严重的患者采用左归饮加减治疗；肝血不足的患者，采用六味地黄丸加减治疗。阴虚火旺的患者可以选择加重牡丹皮、知母、川黄柏。

［中成药］知柏地黄丸。

②脾肾不足证

［治法］健脾补肾，生精益气。

［方药］金匮肾气汤（《金匮要略》）。熟地黄 20g，巴戟天 10g，云茯苓 15g，肉苁蓉 12g，麸炒白术 15g，枸杞子 15g，山茱萸 12g，山药 12g，桂枝 9g，车前子 9g，泽泻 9g，牡丹皮 6g。

［加减］脾肾阴虚的患者加石斛、玉竹、天花粉；脾肾阳虚的患者加干姜、肉桂、黄芪；气短乏力严重的患者加紫河车、黄芪、阿胶、党参。

［中成药］金匮肾气丸。

③髓海不足证

［治法］填精补髓，醒神开窍。

［方药］补天大造丸加减（《医学心悟》）。熟地黄 15g，山茱萸 12g，山药 15g，紫河车 20g，龟甲胶 15g，猪脊髓 15g，五味子 8g，川续断 15g，骨碎补 15g，金狗脊 12g，广郁金 12g，石菖蒲 15g，远志 10g。

［加减］若腰膝酸软明显者，加桑寄生以壮腰膝；若心慌心悸、神思不敏、夜寐不安者，加枣仁，柏子仁、玉竹、茯神以补心养脑安神。

［中成药］健脑冲剂。

（2）实证

①痰浊阻窍型

［治法］豁痰开窍，健脾化湿。

［方药］转呆丹（《辨证录》）合指迷汤（《辨证录》）加减。人参 12g，白术 12g，茯苓 12g，泽泻 2g，半夏 10g，胆南星 12g，陈皮 10g，石菖蒲 15g，象贝母 15g，远志 8g。

［加减］若脾虚明显者，重用人参、茯苓，再加黄芪、山药、麦芽、砂仁等健脾益气。

［中成药］丹龙醒脑片。

②气滞血瘀证

［治法］活血化瘀，开窍醒脑。

［方药］通窍活血汤（《医林改错》）加减。桃仁 12g，红花 10g，地龙 12g，当归 10g，川芎 10g，枳壳 10g，熟地黄 12g，木香 10g，香附 10g，赤芍 12g，丹参 12g。

［加减］若患者瘀血时间长，且血虚严重，可加用阿胶、紫河车、制何首乌、大枣等；若患者肝火旺盛，则可加用生地黄、栀子、菊花、牡丹皮、夏枯草；若患者出现痰瘀交阻、口流涎沫、舌体呈现紫色且有瘀斑、舌苔厚腻等症，可加用枳实、清半夏、杏仁、橘红、胆南星；若患者久病入络，可加用僵蚕、蜈蚣、地龙、水蛭、全蝎等虫类药物。

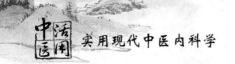

［中成药］脑心通胶囊。

2. 病证结合治疗　由于痴呆患者认知功能衰退不可逆，因而其治疗仍旧是未能解决的问题，但中医辨证治疗能提高患者生活质量，故应以中医辨证论治为主，西药为辅，在以上辨证论治的基础上配合以下西药。

（1）改善认知功能：主要有胆碱能制剂和 NMDA 受体拮抗药。

（2）控制精神症状：很多患者在某一阶段出现精神症状，如幻觉、妄想、抑郁等，可予抗抑郁药和抗精神病药。

3. 针灸治疗

（1）体针：根据具体情况可采用多针透刺进行治疗，如百会透四神聪；风府透哑门；定神透水沟；内关透神门等。

（2）穴位注射：于足三里、双侧肾俞、三阴交行穴位注射复方丹参注射液和生脉注射液，此方法可能只对部分患者具有一定的效果。

【中医疗效评价】

主要从记忆、判定、计算、识别、语言、个性、思维、人格这几个方面治疗前后的改善评定（可采用中医痴呆症候量表），与单纯西医治疗对比。

第八节　进行性肌营养不良

进行性肌营养不良症是一组原发于肌肉组织的遗传性疾病，其共同表现为缓慢进行的肌肉萎缩、肌无力及不同程度的运动障碍。

归属于中医学"痿证"范畴，如果是婴幼儿及儿童患者亦可以属于"五迟""五软"的范畴。中医学认为，肌营养不良其发病为先天不足，后天失养，起源于先天，病程中可涉及五脏，但以脾肾虚为主。

【诊断】

1. 西医诊断　①常有家族史；②慢性进行性加重的对称性肌肉无力和萎缩；③无感觉障碍；④血清酶升高；⑤电生理表现主要为肌源性损害，神经传导速度正常；⑥组织学特征主要为进行性的肌纤维坏死、再生和脂肪及结缔组织的增生，肌肉无异常代谢产物堆积。

2. 中医诊断　主要根据其临床表现进行诊断，肢体近端肌肉萎缩与无力是本病的主要临床表现，病情发展会出现行走步态蹒跚，呈"鸭步态"，某些肌群假性肥大，或肢体关节挛缩，僵硬，甚至变形。

3. 中医证候诊断

（1）脾胃虚损、气血不足证：四肢进行性无力，肌肉萎缩，走路左右摇摆呈鸭步态，翼状肩胛，纳差腹胀，恶心呕吐，呕吐物为清水痰涎，少气懒言，面色萎黄，大便稀溏，舌淡苔白，脉缓弱。

（2）脾肾阳虚、痰瘀阻滞证：四肢进行性无力，肌肉萎缩，鸭步态，翼状肩胛，抬头无力，面色苍白，畏寒肢冷，纳差，腰膝冷痛，下利清谷，舌淡胖苔白腻，脉轻取浮弦、重按弱而无力。

（3）肝肾亏虚、髓枯筋痿证：四肢进行性无力，肌肉萎缩，鸭步态，翼状肩胛，抬头无力，面部消瘦，头晕目眩，咽干耳鸣，心烦易怒，甚至步履全废，舌红苔少，脉细数。

（4）元气亏虚、精微不运证：四肢进行性无力，肌肉萎缩，鸭步态，翼状肩胛，抬头无力，发育迟缓，耳鸣耳聋，恍惚健忘，动作缓慢，舌体瘦小而薄、苔薄，脉细弱。

【治疗】

1. 辨证论治

（1）脾胃虚损、气血不足证

［治法］健脾和胃，补气养血。

［方药］参苓白术散（《太平惠民和剂局方》）合十全大补丸加减（《太平惠民和剂局方》）。党参 30g，茯苓 30g，白术 30g，桔梗 6g，淮山药 30g，白扁豆 30g，莲子肉 10g，陈皮 10g，砂仁（后下）6g，薏苡仁 30g，熟地黄 10g，白芍 10g，当归 10g，川芎 10g，黄芪 30g，肉桂粉（分吞）3g，炙甘草 10g。

［加减］纳呆、腹胀、脘痞者，加苍术、麦芽、厚朴；肾阴虚明显者，加枸杞子、山茱萸；肢体困重、下肢肿胀者，加泽泻、泽兰。

［中成药］参苓白术颗粒。

（2）脾肾阳虚、痰瘀阻滞证

［治法］温肾健脾，化痰祛瘀。

［方药］右归丸加减（《景岳全书》）。熟地黄 10g，淮山药 30g，山茱萸 10g，枸杞子 10g，鹿角胶 10g，菟丝子 20g，杜仲 10g，当归 10g，肉桂粉（分吞）3g，制附子（先煎 30min）10g，鸡血藤 30g，地龙 10g，全蝎 5g，僵蚕 10g，川芎 10g，半夏 10g，旋覆花（布包）30g，炙甘草 10g。

［加减］便溏纳呆者加肉豆蔻、干姜；肢体痿软无力者加菟丝子、补骨脂；肌肉痉挛者加当归、天麻、全蝎。

［中成药］右归丸。

（3）肝肾亏虚、髓枯筋痿证

［治法］补益肝肾，滋阴清热。

[方药]虎潜丸加减（《丹溪心法》）。虎骨30g（可用狗骨60g或人工虎骨代替），牛膝10g，锁阳10g，当归10g，白芍15g，黄柏10g，知母10g，熟地黄10g，龟甲（先煎）30g，鹿角胶10g，枸杞子10g，炙甘草10g。

[加减]肌肉萎缩明显者，加紫河车（研末，冲服）、阿胶（烊化）；眩晕者，加菊花、钩藤；气血虚者，加当归、黄芪、党参、鸡血藤。

[中成药]健步虎潜丸。

（4）元气亏虚、精微不运证

[治法]扶元起痿，养荣生肌。

[方药]资生丸（《医学衷中参西录》方）加减。当归10g，鸡内金10g，山药30g，玄参30g，牛蒡子10g，山茱萸10g，黄芪60g，紫河车30g，赤芍10g，地龙10g，牛膝10g，桑寄生10g，炙甘草20g。

[加减]若伴见虚阳上亢者加炙鳖甲、炙龟甲、川柏、知母滋阴潜阳。

[中成药]资生丸，每次10丸，每日3次。

2.病证结合治疗　进行性肌营养不良到目前为止尚无针对性及有效的治疗方法。在西医治疗的同时结合以上辨证论治，可提高治疗效果。

（1）药物：主要有激素、别嘌醇、钙拮抗药、生物素四类。

（2）基因治疗：修饰病毒转染是目前认为较为有效的治疗办法，常用的方法有逆转录病毒、单纯疱疹病毒和腺病毒。

（3）干细胞移植和外显子跳跃。

（4）康复治疗及功能训练：其目的在于防止肌肉萎缩与功能衰退，延缓与阻止变形的进展，充分利用残存的肌力，最大限度地保持生活能力。

3.外治

（1）推拿按摩：在相应部位进行推拿按摩，使各关节躯体充分的被动运动，以增强病变部位运动功能，防止挛缩。

（2）贴敷疗法：生马钱子粉0.6g，黄芪、人参各10g。共研末制成药膏，贴敷于肌萎缩的部位，但局部皮肤损伤者禁用。每以敷药直径大于10cm，10d为1个疗程。

4.针灸治疗

（1）体针疗法：取穴以取阳明经穴为主。脾俞、中脘、足三里、大椎、大杼、阳陵泉、肾俞、三阴交。眼睑闭合无力加攒竹、印堂、阳白；小儿平补平泻，成人视病之久暂虚实行补泻，每日1次，10d为1个疗程，休息3d后再行下1个疗程。

（2）头针疗法：取运动区1/5，中2/5及运用区，可治疗肢体的无力与失用。

【中医疗效评价】

1.提高患者日常生活活动能力　采用日常生活活动能力（指数）评定患者治疗前后病

情程度。

2. **改善患者症状**　以患者为中心，由医生指导、患者评估治疗前后不适症状的改善，与单纯西医治疗组做对照。

第九节　面神经炎

面神经炎俗称面神经麻痹，是以面部表情肌群运动功能障碍为主要特征的一种疾病，且不受年龄限制。一般症状是口眼㖞斜，闭目、皱眉、鼓腮、示齿和闭唇无力，以及口角向对侧歪斜；可伴有同侧耳后疼痛或乳突压痛，根据面神经受累部位的不同，可伴有同侧舌前2/3味觉消失、听觉过敏、泪液和唾液分泌障碍。

该病属于中医学"面瘫""口癖"等病证范畴。是由于正气不足，络脉空虚，卫外不固；外邪入侵于面部经络，气血阻滞，筋脉失养，以致肌肉迟缓不收。

【诊断】

1. **西医诊断**　参照普通高等教育"十五"国家级规划教材《神经病学》第 5 版（王维治主编，人民卫生出版社，2004 年）。①病史：起病急，常有受凉吹风史，或有病毒感染史。②表现：一侧面部表情肌突然瘫痪、病侧额纹消失，眼裂不能闭合，鼻唇沟变浅，口角下垂，鼓腮，吹口哨时漏气，食物易滞留于病侧齿颊间，可伴病侧舌前2/3味觉丧失，听觉过敏，多泪等。③脑 CT、MRI 检查正常。

2. **中医诊断**　参照普通高等教育"十五"国家级规划教材《针灸学》（石学敏主编，中国中医药出版社，2007 年）：①起病突然，春秋为多，常有受寒史或有一侧面颊、耳内、耳后完骨处的疼痛或发热。②一侧面部板滞，麻木，流泪，额纹消失，鼻唇沟变浅，眼不能闭合，口角向健侧牵拉。③一侧不能做闭眼、鼓腮、露齿等动作。④肌电图可表现为异常。

3. **中医证候诊断**

（1）风寒袭络证：突然口眼㖞斜，眼睑闭合不全，兼见面部有受寒史，舌淡苔薄白，脉浮紧。

（2）风热袭络证：突然口眼㖞斜，眼睑闭合不全，继发于感冒发热，或咽部感染史，舌红苔黄腻，脉浮数。

（3）风痰阻络证：突然口眼㖞斜，眼睑闭合不全，或面部抽搐，颜面麻木作胀，伴头重如蒙、胸闷或呕吐痰涎，舌胖大，苔白腻，脉弦滑。

（4）气虚血瘀证：口眼㖞斜，眼睑闭合不全日久不愈，面肌时有抽搐，舌淡紫，苔薄白，脉细涩或细弱。

【治疗】

1. 辨证论治

（1）风寒袭络证

［治法］祛风散寒温经通络。

［方药］小续命汤（《千金要方》）加减。麻黄6g，防己6g，杏仁6g，桂枝6g，白芍6g，防风6g，川芎6g，党参9g，黄芩6g，白附子9g，全蝎4.5g，僵蚕6g，生姜6g，甘草3g。

［加减］若表虚自汗，去麻黄加生黄芪、白术以益气固表；兼头痛者，加白芷、羌活以祛风止痛；若久治不愈，加天麻、蜈蚣以祛风止痉。

［中成药］中风安口服液。

（2）风热袭络证

［治法］疏风清热，活血通络。

［方药］大秦艽汤（《素问病机气宜保命集》）加减。秦艽9g，川芎g，独活6g，当归9g，白芍8g，石膏9g，羌活3g，防风3g，细辛1.5g，黄芩6g，白术6g，生地黄6g，僵蚕6g，全蝎4.5g，甘草6g。

［加减］若风热表证明显者，可去细辛、独活，加桑叶、蝉衣，以疏散风热；兼头晕目赤者，加钩藤、菊花以清肝泻热；若久病难愈，舌质紫暗者，加桃仁、红花以活血化瘀。

［中成药］清开灵颗粒、清热解毒软胶囊。

（3）风痰阻络证

［治法］祛风化痰，通络止痉。

［方药］牵正散（《杨氏家藏方》）合玉真散（《外科正宗》）加味。白附子9g，白芥子9g，僵蚕6g，全蝎6g，防风6g，白芷6g，天麻6g，胆南星9g，羌活6g，甘草3g。

［加减］若面肌抽搐频作者，加蜈蚣、乌梢蛇以定风止痉；痰浊阻滞较重者，加薏苡仁、半夏以燥湿化痰。

［中成药］大活络丹。

（4）气虚血瘀证

［治法］益气活血，通络止痉。

［方药］补阳还五汤加减（《医林改错》）。生黄芪30g，党参12g，鸡血藤15g，当归6g，川芎6g，赤芍5g，桃仁3g，红花3g，地龙3g，全蝎4.5g，僵蚕6g。

［加减］若兼表寒证者，加白芷、羌活、细辛以解表散寒；兼表热证者，加蝉衣、菊花以疏散风热；病程日久不愈者，酌加水蛭、穿山甲、鬼箭羽以破血逐瘀。

［中成药］复方地龙胶囊。

2. 病证结合治疗　在以上辨证论治的基础上根据病情配合选用西药。

（1）糖皮质激素：对于所有无禁忌证的 16 岁以上患者，急性期尽早口服使用糖皮质激素治疗，可以促进神经损伤的尽快恢复，改善预后。通常选择泼尼松或泼尼松龙口服，每日 30 ～ 60mg，连用 5 天，之后于 5 天内逐步减量至停用。发病 3 天后使用糖皮质激素口服是否能够获益尚不明确。儿童特发性面神经麻痹恢复通常较好，使用糖皮质激素是否能够获益尚不明确；对于面肌瘫痪严重者，可以根据情况选择。

（2）抗病毒治疗：对于急性期的患者，可以根据情况尽早联合使用抗病毒药物和糖皮质激素，可能会有获益，特别是对于面肌无力严重或完全瘫痪者；但不建议单用抗病毒药物治疗。抗病毒药物可以选择阿昔洛韦或伐西洛韦，如阿昔洛韦口服每次 0.2 ～ 0.4g，每日 3 ～ 5 次，或伐昔洛韦口服每次 0.5 ～ 1.0g，每日 2 ～ 3 次；疗程 7 ～ 10 天。

（3）神经营养剂：临床上通常给予 B 族维生素，如甲钴胺和维生素 B_1 等。

3. 外治

（1）拔罐（适用于风寒型和气血不足型）：面瘫中医多考虑是感受风邪、阻滞经络、邪气积聚所致，因此在针刺过后，辅以火罐疗法，能够行气活血、祛风通络、消肿止痛，从而达到扶正祛邪的目的。面部闪罐 10 次左右，配合 3 ～ 5 分钟留罐，每日 1 次，10 次为 1 个疗程。中药外洗采取牵正散加减，或配合口服中药汤剂之药渣，趁热外敷患侧面部及耳后、颈项等部位，可以达到通经活络、祛风活血之功，每日 1 次，10 次为 1 个疗程。

（2）中药外洗方（适用于急性期）：桂枝 30g，防风 20g，赤芍 15g，鸡血藤 20g。水煎约 500ml，待药液温度适宜时，热敷患部，每日 2 次，每次热敷 20 分钟，以局部皮肤潮红为度。连续使用 3 ～ 10 天。

4. 针灸治疗

（1）急性期

［主穴］攒竹、四白、阳白、太阳、颊车、承浆、地仓、翳风、合谷（面部穴位取患侧，循经取穴取双侧）。

［配穴］风寒证者配风池；风热证者配曲池；风痰证者配丰隆。

［操作］在急性期，面部穴位手法不宜过重，针刺不宜过深，取穴不宜过多。面瘫早期治疗以浅刺轻刺为主，不宜使用电针，针刺量不宜过强。肢体远端的穴位行泻法且手法宜重。发病当日即可采用针灸治疗，可控制病情发展，缩短病程，使病情早日恢复。针刺每 15 分钟行针 1 次，留针 30 分钟，每日 1 次，连续治疗 5 次休息 2 天，10 次为 1 个疗程。

（2）恢复期及后遗症期

［主穴］阳白、四白、地仓、颊车、下关、太阳、牵正、合谷；攒竹、瞳子髎、睛明、颧髎、迎香、口禾髎、水沟、承浆、合谷（面部穴位取患侧，循经取穴取双侧）。

［配穴］依据气虚、血瘀、痰瘀情况酌加足三里、三阴交、血海、丰隆，以及灸百会、气海、关元。

［操作］交替使用两组穴位，面部穴位采用平刺或斜刺 0.5 ～ 1.0 寸，采用中等或较强

的刺激量，可配合电针治疗。可于地仓、颊车、阳白、攒竹处加电针，选用疏密波或断续波，中等强度刺激，通电 15 分钟左右；足三里、三阴交穴采用补法，余穴均采用泻法，15 分钟行针 1 次，留针 30 分钟，每日 1 次，连续治疗 5 次休息 2 天，10 次为 1 个疗程。患病 3 个月以后，面部穴位刺激量宜轻，以防面肌痉挛，并可于下关、颧髎等穴施以温针灸。

5. **中医器械**　红外线治疗将针灸与红外线有效结合，能提高疾病的治愈率。尤其针对风寒阻络型面瘫，在留针的同时配合患侧面部照射，局部高温可致使气血运行通畅，从而达到活血通络、驱邪扶正的目的。每日 1 次，每次照射 30 分钟，10 次为 1 个疗程。

【中医疗效评价】

1. **改善患者临床症状**　采用中医量表进行中医症状评分，或第 15 天、第 30 天分别评定面部残障（FDI）评分。

2. **缩短病程**　记录减药、停药时间，与单纯西医标准治疗对比。

3. **减少后遗症的发生**　由医生进行追踪随访，记录有无后遗症的发生，与单纯西医治疗相对比。

第十节　神　经　症

神经症是一组主要表现为焦虑、抑郁、恐惧、强迫、疑病症状，或神经衰弱症状的精神障碍。本障碍有一定人格基础，起病常受心理社会（环境）因素影响。症状没有可证实的器质性病变作基础，与病人的现实处境不相称，但病人对存在的症状感到痛苦和无能为力，自知力完整或基本完整，病程多迁延。各种神经症性症状或其组合可见于感染、中毒、内脏、内分泌或代谢和脑器质性疾病，称神经症样综合征。本症包括恐惧症、焦虑症、强迫症、躯体形式障碍、神经衰弱和其他或待分类的神经症。

在中医学中可因其不同的表现归属于"梅核气""脏躁""百合病""奔豚气""不寐"等范畴中。在禀赋不足、情志失调、劳逸失调、久病体虚的基础上，实者或气机阻滞，或血行不畅，或痰饮积聚，产生了气滞、血瘀、痰饮这些继发性改变，碍于心则也神不安，害于肝则肝气郁滞，至于脑则神机错乱；虚者，血虚不能舍魂，气虚不能舍魄，精少不能填髓，均可致病。其主要病机为虚实夹杂，脑络受阻，神明失司或失养，以致神乱。

【诊断】

1. **西医诊断**　根据《中国精神障碍分类与诊断标准》（第 3 版）（CCMD-3）神经症。至少有下列 1 项：①恐惧；②强迫症状；③惊恐发作；④焦虑；⑤躯体形式症状；⑥躯体化症状；

⑦疑病症状；⑧神经衰弱症状。

［严重标准］社会功能受损或无法摆脱的精神痛苦，促使其主动求医。

［病程标准］符合症状标准至少已3个月，惊恐障碍另有规定。

［排除标准］排除器质性精神障碍、精神活性物质与非成瘾物质所致精神障碍、各种精神病性障碍，如精神分裂症、偏执性精神病，以及心境障碍等。

2. 中医诊断　参照21世纪全国高等中医药院校规划教材《中医内科学》：①以忧郁不畅、情绪不宁、胸胁胀满疼痛为主要临床表现，或有易哭易怒，或咽中如有炙脔，吞之不下，咳之不出的特殊症状。②患者大多数有忧愁、焦虑、悲哀、恐惧、愤懑等情志内伤史，并且病情的反复常与情志因素密切相关。③多发生于中青年女性，无其他病症的症状及体征。

3. 中医证候诊断

（1）心虚胆怯证：心悸，善惊易恐，坐卧不安，多梦易醒，食少纳呆，恶闻声响，舌淡红，苔薄白，脉细数或弦细。

（2）心脾两虚证：患者不易入睡，或睡中多梦，易醒。醒后难再入睡，或兼见心悸、神疲、乏力、口淡无味，或食后腹胀，不思饮食，面色萎黄，舌质淡，苔薄白，脉缓弱。多见于神经衰弱、恐怖症、抑郁性神经症。

（3）阴虚火旺证：心烦失眠，入睡困难，同时兼有手足心热，盗汗，口渴，咽干，或口舌糜烂，舌红少苔，脉细数。

（4）心肾不交证：遇事善忘，腰酸腿软，或有遗精，头晕耳鸣，或手足心热，心烦失眠，舌红，苔薄白，脉细数。

（5）痰瘀痹阻证：遇事善忘，兼见言语迟缓，神思欠敏，表情呆顿，舌苔白腻，脉多滑，或舌上有瘀点，脉细涩。

【治疗】

1. 辨证论治

（1）心虚胆怯证

［治法］益气养心，镇惊安神。

［方药］平补镇心丹（《太平惠民和剂局方》）加减。人参10g，五味子15g，山药15g，茯苓15g，天冬15g，生地黄20g，熟地黄25g，肉桂10g，远志15g，茯神15g，酸枣仁15g，龙齿15g，朱砂（冲服）5g。

［加减］心虚胆怯而挟痰者，当用十味温胆汤（《医学入门》）为治。

［中成药］琥珀养心丸。

（2）心脾两虚证

［治法］补益心脾，养血安神。

［方药］归脾汤（《严氏济生方》）。人参15g，黄芪20g，白术15g，炙甘草15g，当归

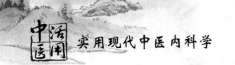

15g，龙眼肉 15g，炒枣仁 15g，茯神 15g，远志 12g，木香 5g。

［加减］偏于气虚者，可选用六君子汤加炒枣仁、黄芪；偏于血虚者，可选用茯神散（《普济本事方》）。

［中成药］归脾丸。

（3）阴虚火旺证

［治法］滋阴降火，清心安神。

［方药］黄连阿胶汤（《伤寒论》）。黄连 15g，黄芩 15g，生地黄 15g，白芍 15g，阿胶（烊化）15g，鸡子黄 1 枚。

［加减］阴虚而火不甚旺者减少芩连用量，加女贞子；夜梦纷纭、易惊醒者，加龙齿、珍珠母。

［中成药］朱砂安神丸、天王补心丹。

（4）心肾不交证

［治法］交通心肾。

［方药］心肾两交汤（《辨证录》）化裁。熟地黄 20g，山茱萸 15g，人参 15g，当归 15g，炒枣仁 15g，白芥子 10g，麦冬 15g，肉桂 10g，黄连 10g。

［中成药］交通心肾胶囊。

（5）痰瘀痹阻证

［治法］涤痰化瘀。

［方药］寿星丸（《杂病源流犀烛》）。远志 15g，人参 15g，黄芪 20g，白术 15g，甘草 10g，当归 12g，生地黄 15g，白芍 15g，茯苓 10g，陈皮 15g，肉桂 8g，天南星 10g，琥珀（冲服）5g，朱砂（冲服）5g，五味子 10g。

2. 病证结合治疗

（1）精神治疗：精神治疗是治疗本病的最主要最基本的方法之一。在以上辨证论治的基础上发挥病人在防治本病的主观能动作用，病人听医生讲解病因、发病基本知识、防治原则和方法等，病人掌握这些知识结合自己的病情来分析，改变情绪，树立起战胜疾病的信心，并自觉主动地克服自己的症状。

（2）药物治疗：主要有抗焦虑药和抗抑郁药及对症治疗的药物。在以上辨证施治的基础上加用西医药物，效果优于单纯西医治疗，西医药物可选用以下方案。

强迫症的最佳治疗方案是帕罗西汀联合认知行为治疗，社交焦虑障碍的最佳治疗方案是帕罗西汀联合综合性心理治疗和帕罗西汀联合认知行为治疗。惊恐障碍的最佳治疗方案是 SSRI 类＋苯二氮䓬类联合认知行为治疗和帕罗西汀联合认知行为治疗，广泛性焦虑障碍的最佳治疗方案是帕罗西汀联合认知行为治疗和 SSRI 类＋苯二氮䓬类联合认知行为治疗。

（3）胰岛素低血糖疗法：衰弱症状及消化功能障碍，如食欲缺乏、消瘦等病人在以上辨证论治的基础上采用此法疗效较好。

3. 外治

（1）耳穴：取神门、心、脑、胃。

（2）整脊疗法：松筋、正骨、推顶、按穴放松等整脊手法治疗心脏神经官能症，对心前区疼痛及胸椎压、叩痛等神经症有独特的优势。

（3）气功：较简单的方法之一是患者取坐位或卧位，首先入静，继则放松，再则调息。

4. 针灸治疗

（1）针刺内关、三阴交、通里。

（2）手厥阴心包经、手少阴心经、足太阳膀胱经穴为主，交替进行。

（3）针列缺、心俞、神门、中脘、足三里；灸少海。

【中医疗效评价】

1. 明显改善患者症状　采用症状自评量表（SCL-90）、焦虑自评量表（SAS）、抑郁自评量表（SDS）进行症状自评；或由 2 位精神科医师在治疗前和治疗后的 2 周、4 周分别进行 HAMD 的评定。

2. 减少西药用量、减毒增效　以抗抑郁、抗焦虑药物使用剂量变化计算。

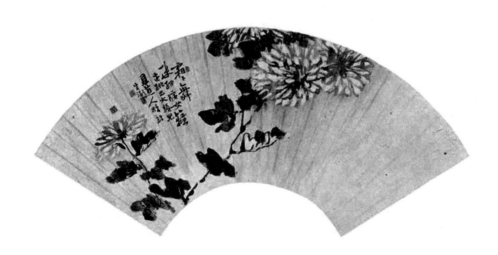

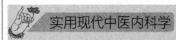
第10章　感染性疾病

第一节　乙型病毒性肝炎

乙型病毒性肝炎是由乙型肝炎病毒引起的，以肝损害为主的一组全身性传染病。临床主要表现为疲乏、食欲减退、厌油、肝功能异常等，部分病例出现黄疸。乙型病毒性肝炎分为急性和慢性乙型病毒性肝炎，前者是由乙型肝炎病毒引起以肝急性损害为主要病变的一种全身性传染病；后者则病程超过 6 个月，肝组织病理学主要表现为慢性炎症的一种疾病，急性乙型病毒性肝炎患者 10% ～ 40% 可转换为慢性或病毒携带者。乙型病毒性肝炎多呈慢性感染，少数病例可发展为肝硬化或肝细胞癌，主要经血液、体液等胃肠外途径传播。

急性乙型病毒性肝炎属于中医学"胁痛""黄疸""肝着""肝瘟"等范畴，外因主要是湿热或疫毒侵袭，内因主要责之于肝胆脾胃功能失调。湿热侵袭，内蕴中焦，湿郁热蒸，不得泄越，致使肝胆、脾胃功能失常。慢性病毒性肝炎属于中医学"黄疸""胁痛""虚劳""癥积"等范畴。病机主要以虚为主，病机在于湿热疫毒隐伏血分，肝阴不足，或脾肾两亏等。

【诊断】

1. 西医诊断

（1）急性乙型病毒性肝炎：参考《中医内科常见病诊疗指南》西医疾病部分。急性病毒性肝炎的诊断要点如下。

1）流行病学史：乙型肝炎有无输血、不洁注射史。

2）临床诊断：起病较急，常有畏寒、发热、乏力、头痛、纳差、恶心、呕吐等急性感染或黄疸前期症状，肝大，质偏软，谷丙转氨酶显著升高；黄疸型肝炎血清胆红素＞17μmol/L，尿胆红素阳性。

3）病原学诊断：有以下任何一项阳性，可诊断为现症 HBV 感染。①血清 HBsAg；②血清 HBV-DNA；③血清抗 HBc-IgM；④肝组织 HBcAg 和（或）HBsAg，或 HBV-DNA。

（2）慢性乙型病毒性肝炎：参考《中医内科常见病诊疗指南》西医疾病部分。慢性病毒性肝炎的诊断要点如下。

1) 病史：急性肝炎病史超过 6 个月，或原有乙型肝炎、HBsAg 携带者，本次又因同一病原再次出现肝炎症状、体征及肝功能异常；或发病日期虽不明确或虽无肝炎病史，但肝组织病理学检查符合慢性肝炎特征；或根据症状、体征、化验及 B 超检查等综合分析，符合慢性肝炎的特点。均可作为相应诊断依据。

2) 实验室检查：血清 HBsAg 和（或）HBV-DNA 阳性，血清 ALT 持续或反复升高，或肝组织学检查有肝炎病变，根据血清 HBeAg 情况分为 HBeAg 阳性（抗 -HBe 阴性）慢性乙型肝炎与 HBeAg 阴性（抗 -HBe 阳性或阴性）慢性乙型肝炎。

3) 根据生化试验及其他临床和辅助检查结果，慢性病毒性肝炎可进一步分为轻度、中度和重度。①轻度：临床症状、体征轻微或缺如，肝功能指标仅 1 或 2 项轻度异常；②中度：症状、体征、实验室检查结果居于轻度和重度之间；③重度：有明显或持续的肝炎症状，如乏力、纳差、腹胀、尿黄、便溏等，伴有肝病面容、肝掌、蜘蛛痣、脾大排除其他原因，且无门静脉高压症者。实验室检查血清 ALT 和（或）AST 反复或持续升高，白蛋白降低或 A/G 比值异常、γ- 球蛋白明显升高。除前述条件外，凡白蛋白≤ 32g/L、胆红素大于正常值上限的 5 倍、凝血酶原活动度＜ 40%、胆碱酯酶＜ 2500U/L，这四项检测中有 1 项符合者，即可诊断为重度慢性病毒性肝炎。

4) 隐匿性慢性乙型肝炎是指血清 HBsAg 阴性，但血清和（或）肝组织中 HBV-DNA 阳性，并有慢性乙型肝炎临床表现者。患者可伴有血清抗 -HBs、抗 -HBe 和（或）抗 -HBc 阳性，部分患者除 HBV-DNA 阳性外，其余 HBV 血清学标志均为阴性。确诊需要排除其他病毒及非病毒因素引起的肝损伤。

2. 中医诊断　参考《中医内科常见病诊疗指南》中医病证部分。凡具备上述诊断要点，即可诊断。

3. 中医证候诊断

（1）急性病毒性肝炎

①湿热蕴蒸证：身目俱黄，色泽鲜明，纳呆呕恶，厌油腻，口干苦，头身困重，脘腹痞满，乏力，大便干，尿黄赤，舌苔黄腻，脉弦滑数。

②寒湿困脾证：身目发黄，色泽晦暗，纳呆腹胀，或神疲乏力，畏寒喜暖，大便溏泄，舌体胖，舌质淡，苔白滑，脉沉缓无力。

③湿浊中阻证：脘闷不饥，肢体困重，怠惰嗜卧，口中黏腻，大便溏泄，舌苔腻，脉濡缓。

④肝郁气滞证：胁胀脘闷，胸闷不适，喜太息，情志抑郁，不欲饮食，或口苦喜呕，头晕目眩，舌苔白，脉弦。女子乳房胀痛，月经不调，痛经。

（2）慢性病毒性肝炎

①湿热蕴结证：右胁胀痛，脘腹满闷，恶心厌油，身目黄或无黄，小便黄赤，大便黏滞臭秽，舌苔黄腻，脉弦滑数。

②肝郁气滞：两胁胀痛，甚则连及胸肩背，且情志激怒则痛甚，胸闷，纳差，喜太息，得嗳气稍舒，大便不调，小便黄，舌质红，舌苔薄白，脉弦。

③肝郁脾虚证：胁肋胀痛，精神抑郁或性情急躁，面色萎黄，大便溏薄，纳食减少，口淡乏味，脘腹痞满，舌质淡红，苔白，脉沉弦。

④肝肾阴虚证：头晕目眩，两目干涩，咽干，失眠多梦，五心烦热，腰膝酸软，女子经少或经闭，舌红体瘦、少津或有裂纹，脉细数。

⑤脾肾阳虚证：畏寒喜暖，少腹、腰膝冷痛，食少便溏，完谷不化，下肢浮肿，舌质淡胖，脉沉细或迟。

⑥瘀血阻络证：胁肋刺痛，痛处固定而拒按，入夜更甚，或面色晦暗，舌质紫暗，脉沉弦或涩。

【治疗】

1. 辨证论治

（1）急性乙型病毒性肝炎

①湿热蕴蒸证

[治法] 清热解毒，利湿退黄。

[方药] 茵陈蒿汤（《伤寒论》）合甘露消毒丹（《医效秘传》）加减。茵陈（后下）30g，栀子 15g，大黄 9g，滑石 30g，黄芩 12g，石菖蒲 12g，川贝母粉（冲服）2g，广藿香 9g，射干 6g，连翘 6g，薄荷 6g，豆蔻（后下）6g。

[加减] 腹部胀满较甚，加柴胡 9g，郁金 12g，川楝子 6g；热象明显，加黄连 3g，黄芩 9g，金银花 9g；如药后大便不溏，可逐渐增加大黄用量，保持药后大便稍溏，排便次数以每日 1～2 次为度；口苦渴饮烦躁，大便干结如栗，加枳实 6g，生地黄 15g，芦根 15g。

[中成药] 黄疸茵陈冲剂，冲服，每次 20g，每日 2 次；乙肝清热解毒胶囊口服，每次 6 粒，每日 3 次。

②寒湿困脾证

[治法] 健脾和胃，温化寒湿。

[方药] 茵陈术附汤（《医学心悟》）加减。茵陈（后下）15g，附子（先煎）6g，白术 12g，干姜 6g，甘草 3g，泽泻 12g，薏苡仁 20g，苍术 9g，茯苓 15g。

[加减] 脘腹作胀，胁肋隐痛，不思饮食，肢体困倦，大便时秘时溏，脉见弦细，为木郁克土，肝脾同病，治宜疏肝扶脾，可用逍遥散。脾胃虚弱，食欲缺乏，肢软乏力，心悸气短，可配服香砂六君子汤、补中益气汤。

③湿浊中阻证

[治法] 清热利湿，健脾和胃。

[方药] 茵陈五苓散（《金匮要略》）加减。茵陈（后下）15g，泽泻 15g，猪苓 9g，白

术 9g，茯苓 9g，桂枝 6g。

［加减］泛酸欲吐，苔白浊腻，湿浊较盛，加石菖蒲 9g，广藿香 9g，豆蔻（后下）6g；湿蕴日久化热而见舌苔黄腻，可用连朴饮。

［中成药］利肝宁胶囊，口服，每次 4 粒，每日 3 次；垂盆草冲剂，冲服，每次 6g，每日 2 次。

④肝郁气滞证

［治法］疏肝理气。

［方药］柴胡疏肝散（《景岳全书》）加减。柴胡 15g，香附 12g，枳壳 12g，陈皮 12g，川芎 9g，白芍 12g，甘草 3g。

［加减］若气郁化火，胁肋掣痛，心烦急躁，口干口苦，溺黄便秘，舌红苔黄，脉象弦数者，可加金铃子散、左金丸，或改用丹栀逍遥散。腹痛肠鸣泄泻者加茯苓 12g，白术 15g，薏苡仁 15g；胁痛剧烈者加青皮 6g，川楝子 6g，郁金 9g，延胡索 9g。

［中成药］肝舒乐冲剂，冲服，每次 20g，每日 3 次；护肝宁片，口服，每次 4 粒，每日 3 次。

（2）急性乙型病毒性肝炎

①湿热中阻证

［治法］清热利湿解毒。

［方药］茵陈蒿汤（《伤寒论》）合甘露消毒丹（《医效秘传》）加减。茵陈 15g，栀子 9g，大黄 9g，滑石 15g，黄芩 9g，石菖蒲 9g，浙贝母 6g，藿香 9g，射干 9g，连翘 15g。

［加减］口苦而黏加车前草、金钱草、泽泻；发热、口干、口臭、舌苔黄厚加黄连、草河车、白花蛇舌草；腹满、便溏加薏苡仁、茯苓、炒白术；齿龈红肿、渗血或鼻衄加牡丹皮、青黛、小蓟。

［中成药］当飞利肝宁胶囊，口服，每次 4 粒，每日 3 次；垂盆草冲剂，冲服，每次 10g，每日 3 次；肝炎灵注射液，肌内注射，每次 4ml，每日 1 次。

②肝郁气滞证

［治法］疏肝解郁，理气和中。

［方药］柴胡舒肝散加减（《医学统旨》）。柴胡 9g，香附 9g，枳壳 9g，陈皮 9g，白芍 15g，川芎 9g，甘草 6g。

［加减］胁胀痛甚者加青皮、川楝子、郁金；口干、口苦、烦躁加栀子、黄芩、龙胆草；肠鸣、腹泻者加白术、茯苓、薏苡仁；恶心、呕吐加藿香、生姜。

［中成药］慢肝解郁胶囊，口服，每次 4 粒，每日 3 次；疏肝片，口服，每次 4 片，每日 2 次。

③肝郁脾虚证

［治法］疏肝解郁，健脾和中。

［方药］逍遥散（《太平惠民和剂局方》）加减。柴胡 9g，当归 12g，白芍 15g，白术 12g，茯苓 15g，薄荷 6g，甘草 6g。

[加减]胁痛明显或妇女月经衍期,加香附、川芎、延胡索;疲乏无力、倦怠嗜卧、食入不化、苔白舌淡、边有齿痕,加党参、山药、黄芪、莲子。

[中成药]逍遥丸,口服,每次9g,每日3次。

④肝肾阴虚证

[治法]养血柔肝,滋阴补肾。

[方药]一贯煎(《续名医类案》)加减。北沙参9g,麦冬12g,生地黄15g,枸杞子15g,川楝子9g。

[加减]眩晕、耳鸣较甚者加天麻、钩藤、磁石;腰膝酸软加桑寄生、牛膝、杜仲、续断;面黄无力、全身乏力、心悸气短者加黄芪、党参、山药、白术。

[中成药]麦味地黄丸,口服,每次6~9g,每日2次。

⑤脾肾阳虚证

[治法]温补脾肾。

[方药]附子理中汤(《伤寒论》)和金匮肾气丸(《金匮要略》)。党参15g,白术12g,茯苓15g,甘草6g,干姜6g,熟附子6g,桂枝6g,山药15g,生地黄15g,山茱萸9g,枸杞子12g,菟丝子12g,肉苁蓉9g。

[加减]畏寒、四肢不温或男子阳痿、女子经少或闭经者加巴戟天、仙茅、淫羊藿;体倦乏力、自汗明显者加黄芪、黄精。

[中成药]金匮肾气丸,口服,每次6g,每日2次;右归丸,口服,每次6g,每日3次。

⑥瘀血阻络证

[治法]活血化瘀,通络散结。

[方药]膈下逐瘀汤(《医林改错》)加减。当归12g,桃仁6g,红花6g,川芎9g,牡丹皮12g,赤芍12g,延胡索9g,枳壳9g,丹参15g,鳖甲24g,炙甘草6g。

[加减]口干、咽燥、舌红少苔者加生地黄、女贞子、北沙参、麦冬;齿衄、鼻衄加青黛、黄芩、墨旱莲、茜草;女子痛经、经水色暗有块加鸡血藤、五灵脂、蒲黄、乌药。

[中成药]人参鳖甲煎丸,口服,每次3g,每日3次;大黄䗪虫丸,口服,每次4.5g,每日2次。

2.病证结合治疗

(1)急性乙型病毒性肝炎:急性乙型病毒性肝炎一般为自限性,60%~90%可完全康复,10%~40%转为慢性或病毒携带者。急性期以一般治疗及对症支持治疗为主。急性期应隔离,症状明显及黄疸者应卧床休息,恢复期可逐渐增加活动量,但要避免过度劳累。饮食宜清淡易消化,适当补充维生素,热量不足者应静脉补充葡萄糖。避免饮酒和应用损害肝功能的药物,辅以药物对症及恢复肝功能,药物不宜太多,以免加重肝负担。一般不采用抗病毒治疗。

(2)慢性乙型病毒性肝炎:根据病人具体情况采用综合性治疗方案,治疗包含合理的休息和营养,心理辅导,改善和恢复肝功能,调节机体免疫,抗病毒,抗纤维化等。

1）一般治疗：①适当休息，症状明显或病情较重者应强调卧床休息，卧床可增加肝血流量，有助恢复。病情轻者以活动后不觉疲乏为度。②合理饮食。适当的高蛋白、高热量、高维生素的易消化食物有利于肝修复，不必过分强调高营养，以防发生脂肪肝，避免饮酒。③心理辅导。使病人有正确的疾病观，对肝炎治疗应有耐心和信心。切勿乱投医，以免延误治疗。

2）药物治疗

①改善和恢复肝功能：非特异性护肝药有维生素类、还原型谷胱甘肽、葡萄糖醛酸内酯（肝泰乐）等；降酶药有五味子类、山豆根类、甘草提取物、垂盆草等有降转氨酶作用；退黄类药物有丹参、茵栀黄、门冬氨酸钾镁、前列腺素 E_1 等。

②免疫调节：如胸腺肽或胸腺素、转移因子、特异性免疫核糖核酸等。胸腺肽主要是从猪或小牛胸腺中提取的多肽，每日 100～160mg，静脉滴注，3 个月为 1 个疗程。胸腺肽 α_1 为合成肽，每次 1.6mg，皮下注射，每周 2 次，疗程 6 个月。

③抗纤维化：主要有丹参、冬虫夏草、核仁提取物、γ- 干扰素等。丹参抗纤维化作用有较一致共识，研究显示其能提高肝胶原酶活性，抑制 Ⅰ、Ⅱ、Ⅳ型胶原合成。γ- 干扰素在体外试验中抗纤维化作用明显，有待更多临床病例证实。

④抗病毒治疗：目的是抑制病毒复制，减少传染性；改善肝功能；减轻肝组织病变；提高生活质量；减少或延缓肝硬化、肝衰竭的发生。我国已批准普通 IFNα 和 Peg-IFNα 用于治疗慢性乙型病毒性肝炎，其他抗病毒药物还有核苷类似物。抗病毒治疗的适应证主要依据血清 HBV-DNA 水平、血清 ALT 和肝病严重程度来决定，同时结合患者年龄、家族史和伴随疾病等因素，综合评估患者疾病进展风险后决定是否启动抗病毒治疗。

动态评估比单次的检测更具有临床意义。推荐接受抗病毒治疗的人群需同时满足以下条件。

A. HBV-DNA 水平：HBeAg 阳性患者，HBV-DNA ≥ 20 000U/ml（相当于 10^5copies/ml）；HBeAg 阴性患者，HBV-DNA ≥ 2000U/ml（相当于 10^4copies/ml）；

B. ALT 水平：一般要求 ALT 持续升高≥2×ULN；若用干扰素治疗，一般情况下 ALT 应≤ 10×ULN，血清总胆红素应＜ 2×ULN。

对持续 HBV-DNA 阳性、达不到上述治疗标准，但有以下情形之一者，疾病进展风险较大，可考虑给予抗病毒治疗。

A. 存在明显的肝炎症（2 级以上）或纤维化，特别是肝纤维化 2 级以上。

B. ALT 持续处于 1～2×ULN,特别是年龄＞30 岁者，建议行肝组织活检或无创性检查，若明显肝脏炎症或纤维化则给予抗病毒治疗。

C. ALT 持续正常（每 3 个月检查一次），年龄＞30 岁，伴有肝硬化或肝细胞癌家族史，建议行肝组织活检或无创性检查，若明显肝脏炎症或纤维化则给予抗病毒治疗。

D. 存在肝硬化的客观依据时，无论 ALT 和 HBeAg 情况，均建议积极抗病毒治疗。值得特别提醒的是，在开始治疗前应排除合并其他病原体感染或药物、酒精和免疫等因素所致的 ALT 升高，尚需注意应用降酶药物后 ALT 暂时性正常。

3. 并发症治疗　慢性乙型肝炎病毒的并发症有肝性脑病、上消化道出血、继发感染及肝肾综合征等，病情均较严重，临床上在中医辨证论治基础上，结合西药对症治疗。

4. 其他疗法　急性乙型病毒性肝炎疗法如下。

（1）单方验方：①蒲公英 90 ～ 120g，水煎服。治黄疸。②鲜甜瓜蒂 5g，加水 100ml，水煎去渣，口服，每次 5ml，每日 2 次。治黄疸。③茵陈（后下）30g，鸡内金 15g，炒研冲服，每日 2 次。治急性黄疸型肝炎。

（2）药茶疗法：①茵黄绿茶，治阳黄，身目俱黄如金橘色，舌苔黄腻，脉滑数。茵陈（后下）30g，大黄 6g，绿茶 3g，上药水煎，代茶饮。②黄瓜皮茶，治湿热发黄，身目全身尽黄，色如橘皮者。黄瓜皮不拘量，煎汤，去渣，取汁，代茶饮。③荸荠茶，治黄疸湿热，小便不利。用荸荠 120g，打碎，煎汤，取汁，代茶饮。

5. 外治法

（1）急性乙型病毒性肝炎

1）体针

①阳黄者：主穴胆俞、阴陵泉、内庭、太冲、阳纲、阳陵泉，针用泻法。

②阴黄者：主穴至阳、脾俞、胆俞、中脘、三阴交、肾俞、足三里，针用平补平泻法。

③发热者：加合谷、十二井、大椎、曲池；两胁疼痛者，加阳陵泉、支沟；腹胀脘痛者，加行间（泻）、解溪（补）、中枢、中脘、足三里、气海；恶心呕吐者，加天突、内关、足三里、中脘，均用泻法；皮肤瘙痒者，加曲池、合谷；失眠者，加神门、三阴交、关元；便秘者，加天枢、支沟、大肠俞、照海；黄疸甚者，加合谷透后溪、中封、太冲、翳明；神疲畏寒者，加命门、气海（灸）；大便溏泻者，加天枢、关元（灸）。

2）耳针：取穴胆、肝、脾、胃、耳中、耳迷根。选穴 2 ～ 3 穴，毫针中等刺激。每日 1 次。

3）推拿：①肝郁气滞证，点按侧胸腹，按上腹部，顺气，摩按季胁，脊背拿捏，揉足三里；②脾虚气弱证，上腹按摩，分摩季胁，推侧腹，背部拳揉，揉足三里。

4）穴位贴敷：①砂矾鲫鱼膏，砂仁（后下）30g，白糖 50g，白矾 10g，青背鲫鱼 1 条（约 150g，连肠杂用）。将砂仁研为细末，过筛，然后与白矾、白糖、鲫鱼一起共捣，纱布包裹，贴神阙、至阳穴，每日换 1 次，主治阳黄。②二黄红花糊：姜黄、蒲黄、红花、滑石各 250g，栀子 420g，猪肝（焙干）500g。上药共研细末，用 15% ～ 20% 酒精调成糊状，敷于肝区，1 ～ 3 个铜钱厚，再用温灸器在药上熨 30min，每日 1 次，20 次为 1 个疗程。

（2）慢性乙型病毒性肝炎

①针刺：取穴合谷、外关、足三里、阳陵泉、阴陵泉、中封等，每次选取 3 ～ 4 穴，用提插补泻法，先泻后补，留针 30 分钟，隔 10 分钟提插捻转 1 次，每日 1 次，可提高机体免疫状态，改善肝功能。

②外敷：补肝膏。鳖甲 10g，党参、生地黄、熟地黄、枸杞子、五味子、当归、山茱萸各 64g，黄芪、白术、白芍、川芎、醋香附、山药、酸枣仁、五灵脂各 32g，柴胡、牡丹皮、栀子、龙胆草、瓜蒌、黄芩、茯苓、川木通、羌活、防风、泽泻、甘草各 22g，连翘、续断、吴茱萸、陈皮、法半夏、红花各 12g，薄荷、肉桂各 6g，乌梅 5 个。用麻油熬，黄丹收，加牛胶搅。膏贴痛处，对慢性肝炎胁肋疼痛有一定作用。

③气功：静功和内养功，以及太极拳等运动有助于慢性肝病的恢复，或肝病痊愈后的保健。

【中医疗效评价】

1. 改善症状　采用中医证候量表评定。

2. 减少西药用量、减毒增效　以抗病毒药物使用剂量变化、减药时间、停药时间计算。

 ## 第二节　丙型病毒性肝炎

丙型病毒性肝炎是由丙型肝炎病毒（HCV）引起的，以肝损害为主要病变的全身性传染病。根据起病的缓急分为急性丙型肝炎和慢性丙型肝炎，主要症状为全身乏力、食欲减退、恶心、呕吐、腹胀、肝区疼痛、尿色深等，急性肝炎有少部分发热症状，部分慢性丙型肝炎患者无明显症状或症状轻微，无特异性。急性丙型肝炎 50% ～ 80% 的患者均可转为慢性或病毒携带者。

本病属于中医学"黄疸""胁痛""肝着""虚劳""癥积"等范畴，病因为外感湿热或疫毒，而肝胆脾胃功能失调。临床表现常见全身乏力、食欲减退、恶心、呕吐、肝区疼痛，或有发热等。

【诊断】

1. 西医诊断　参照中华医学会编著《临床诊疗指南》急、慢性病毒性肝炎部分。①病原体检查示抗 HCV-RNA 阳性，抗 HCV-IgM 及 HCV-IgG；②具有急、慢性肝炎的症状和体征；③不洁注射史、输血史、吸毒史、冶游史及母亲为 HCV 感染者。

2. 中医诊断　参照中华医学会编著《临床诊疗指南》急、慢性病毒性肝炎部分。出现乏力、食欲减退、呕吐、腹胀、肝区疼痛，体征或见肝大，病原体检查示抗体阳性、实验室示肝功能受损即刻确诊。

3. 中医证候诊断

（1）湿热中阻证：脘闷不饥，肢体困重，怠惰嗜卧，口中黏腻，身目黄或无黄，小便黄赤，大便溏泄或臭秽，舌苔腻，脉濡缓。

（2）肝郁气滞证：胁胀脘闷，胸闷不舒，善太息，情志抑郁，不欲饮食，或口苦喜呕，头晕目眩，舌苔白，脉弦。女子乳房胀痛，月经不调，痛经。

（3）肝郁脾虚证：胁肋胀痛，精神抑郁或性情急躁，面色萎黄，大便溏薄，口淡乏味，脘腹痞胀，舌质淡红，苔白脉沉弦。

（4）肝肾阴虚证：头晕耳鸣，两目干涩，咽干，失眠多梦，五心烦热，腰膝酸软，女子经少或经闭，舌红体瘦，少津或有裂纹，脉细数。

（5）脾肾阳虚证：畏寒肢冷，腰膝冷痛，食少便溏，完谷不化，下肢浮肿，舌质淡胖，脉沉细或迟。

（6）瘀血阻络证：胁肋刺痛，痛处固定拒按，夜间加重，面色晦暗，脉沉弦或涩。

【治疗】

1. 辨证论治

（1）湿热中阻证

［治法］清热利湿解毒。

［方药］茵陈蒿汤（《伤寒论》）合甘露消毒丹（《医效秘传》）加减。茵陈15g，栀子9g，大黄9g，滑石15g，黄芩9g，石菖蒲9g，浙贝母6g，藿香9g，射干9g，连翘15g。

［加减］口苦而黏加车前草、金钱草、泽泻；发热口干口臭、舌苔黄厚加黄连、草河车、白花蛇舌草；腹满、便溏加薏苡仁、茯苓、炒白术；齿龈红肿、渗血或鼻衄加牡丹皮、青黛、小蓟。

［中成药］当飞利肝宁胶囊，口服，每次4粒，每日3次；垂盆草冲剂，冲服，每次10g，每日3次；肝炎灵注射液，肌内注射，每次4ml，每日1次。

（2）肝郁气滞证

［治法］疏肝解郁，理气和中。

［方药］柴胡舒肝散加减（《医学统旨》）。柴胡9g，香附9g，枳壳9g，陈皮9g，白芍15g，川芎9g，甘草6g。

［加减］胁胀痛甚者加青皮、川楝子、郁金；口干口苦、烦躁加栀子、黄芩、龙胆草；肠鸣、腹泻加白术、茯苓、薏苡仁；恶心、呕吐加藿香、生姜。

［中成药］慢肝解郁胶囊，口服，每次4粒，每日3次；疏肝片，口服，每次4片，每日2次。

（3）肝郁脾虚证

［治法］疏肝解郁，健脾和中。

［方药］逍遥散（《太平惠民和剂局方》）加减。柴胡9g，当归12g，白芍15g，白术12g，茯苓15g，薄荷6g，甘草6g。

［加减］胁痛明显或妇女月经衍期，加香附、川芎、延胡索；疲乏无力、倦怠嗜卧、食入不化、苔白舌淡、边有齿痕加党参、山药、黄芪、莲子。

［中成药］逍遥丸，口服，每次9g，每日3次。

（4）肝肾阴虚证

[治法] 养血柔肝，滋阴补肾。

[方药] 一贯煎（《续名医类案》）加减。北沙参 9g，麦冬 12g，生地黄 15g，枸杞子 15g，川楝子 9g。

[加减] 眩晕、耳鸣较甚者加天麻、钩藤、磁石；腰膝酸软加桑寄生、牛膝、杜仲、续断；面黄无力、全身乏力、心悸气短加黄芪、党参、山药、白术。

[中成药] 麦味地黄丸，口服，每次 6～9g，每日 2 次。

（5）脾肾阳虚证

[治法] 温补脾肾。

[方药] 附子理中汤（《伤寒论》）和金匮肾气丸（《金匮要略》）。党参 15g，白术 12g，茯苓 15g，甘草 6g，干姜 6g，熟附子 6g，桂枝 6g，山药 15g，生地黄 15g，山茱萸 9g，枸杞子 12g，菟丝子 12g，肉苁蓉 9g。

[加减] 畏寒、四肢不温，或男子阳痿、女子经少或闭经，加巴戟天、仙茅、淫羊藿；体倦乏力、自汗明显加黄芪、黄精。

[中成药] 金匮肾气丸，口服，每次 6g，每日 2 次；右归丸，口服，每次 6g，每日 3 次。

（6）瘀血阻络证

[治法] 活血化瘀，通络散结。

[方药] 膈下逐瘀汤（《医林改错》）加减。当归 12g，桃仁 6g，红花 6g，川芎 9g，牡丹皮 12g，赤芍 12g，延胡索 9g，枳壳 9g，丹参 15g，鳖甲 24g，炙甘草 6g。

[加减] 口干咽燥，舌红少苔加生地黄、女贞子、北沙参、麦冬；齿衄、鼻衄加青黛、黄芩、墨旱莲、茜草；女子痛经、经水色暗有块加鸡血藤、五灵脂、蒲黄、乌药。

[中成药] 人参鳖甲煎丸，口服，每次 3g，每日 3 次；大黄䗪虫丸，口服，每次 4.5g，每日 2 次。

2. 病证结合治疗

（1）抗病毒治疗：急、慢性丙型肝炎均需抗病毒治疗。根据 HCV 基因型选择个体化治疗方案，既可选择含 Peg-IFNα 联合 DAAs 的方案，也可选择不同 DAA 的组合而不含 Peg-IFNα 的治疗方案。慢性丙型肝炎的疗程通常 12～24 周，对于复发患者、部分应答者和无应答者也可延长疗程至 36 周，甚至 48 周。

（2）丙型肝炎肝硬化治疗

①代偿期肝硬化抗病毒治疗方案与慢性丙型肝炎相同。失代偿期肝硬化则应选择不含 Peg-IFNα 的治疗方案：SOF+RBV；SOF+LDV±RBV；SOF+DCV±RBV。无论是否获得 SVR，均需定期检测肝癌的发生。

②对拟行肝移植的失代偿期肝硬化患者，应积极采用抗病毒方案，尽可能于肝移植前完成抗病毒治疗疗程，对肝移植后复发者也需进行抗病毒治疗。

③对并发肝癌的 Child-Pugh A 级肝硬化患者于肝移植前应选择不含 Peg-IFNα 的治疗方案，疗程 12 ～ 24 周。

应用含干扰素的治疗时需警惕骨髓抑制等不良反应，应用含 RBV 的治疗方案时要注意观察有无溶血性贫血的发生。

甘草酸类制剂、多烯磷脂酰胆碱、谷胱甘肽、N- 乙酰半胱氨酸、S- 腺苷蛋氨酸、熊去氧胆酸等药有非特异性抗炎、抗氧化、改善肝功能、促进肝细胞再生、增强肝解毒功能等。

丹参具有较强的抗炎、抗菌、抗氧化、抗肿瘤、改善肝微循环、保护肝细胞等作用，垂盆草能显著抑制细胞免疫和炎症渗出、减少肝损伤；茵陈具有很好的利胆保肝降酶、抗病毒、对抗肝损伤的作用；黄芪具有改善肝微循环、保护和修复肝细胞的作用，可预防和减轻病毒所致的机体免疫损伤；叶下珠可抗肝细胞损伤、预防肝纤维化及原发性肝癌的发生发展；苦参具有退黄降酶、改善肝细胞炎症、调控免疫、抑制乙型肝炎病毒复制等作用；仙鹤草具有抗肿瘤、镇痛抗炎、止血、抗病毒等多方面的药理作用；蒲公英对急性肝损伤有保护作用，并可减少内毒素所致的肝细胞溶酶体和线粒体损伤，解除抗生素作用后细菌所释放的内毒导致的毒性作用。以上单味中药可在辨证用药的基础上加以选用。

3. 外治法

（1）耳针：取穴胆、肝、脾、胃、耳中、耳迷根。选取 2 ～ 3 穴，毫针中等刺激，每日 1 次。

（2）外敷：补肝膏，鳖甲 10g，党参、生地黄、熟地黄、枸杞子、五味子、当归、山茱萸各 64g，黄芪、白术、白芍、川芎、醋香附、山药、酸枣仁、五灵脂各 32g，柴胡、牡丹皮、栀子、龙胆草、瓜蒌、黄芩、茯苓、川木通、羌活、防风、泽泻、甘草各 22g，连翘、续断、吴茱萸、陈皮、法半夏、红花各 12g，薄荷、肉桂各 6g，乌梅 5 枚。麻油熬，黄丹收，加牛胶搅，膏贴痛处，对慢性肝炎胁肋隐痛有一定作用。

4. 针灸疗法

（1）急性丙型肝炎：可选胆俞、阳陵泉、阴陵泉、太冲、至阳、中脘。针用平补平泻法。发热加合谷、十二井、大椎、曲池；两胁疼痛加支沟；腹胀脘痛加行间、解溪、天枢；恶心呕吐加内关；皮肤瘙痒加曲池；便秘加支沟、天枢、大肠俞；腹泻加关元、天枢；神疲畏寒加命门。

（2）慢性丙型肝炎：取穴合谷、外关、足三里、阴陵泉、阳陵泉、太冲、中封等，每次选取 3 ～ 4 穴，提插补泻法先泻后补，留针 30 分钟，隔 10 分钟提插捻转 1 次，每日 1 次，可提高机体免疫状态，改善肝功能。

【中医疗效评价】

1. 减少西药用量，减毒增效，缩短疗程　与单纯使用西药相比较。

2. 改善症状　依据中医症候量表。

3. 减少并发症发生

第三节　艾　滋　病

艾滋病，即获得性免疫缺陷综合征（acquired immune deficiency syndrome，AIDS），是指由 HIV 感染引起的以人体 CD4$^+$T 淋巴细胞减少为特征的进行性免疫功能缺陷，可继发各种机会性感染、恶性肿瘤和中枢神经系统病变。

艾滋病归属于中医学"疫病""虚劳""伏气温病""阴阳易"等范畴。多是由于感受疫毒（HIV 病毒），正气无力驱除疫邪，疫毒伏于体内（病毒携带者），若摄生不慎，恣情纵欲；或劳心劳神，体力不支；或气候骤变，虚邪贼风；或淫毒太甚，损伤脏腑气血；诸种原因，均可诱使伏气发病。"正气存内，邪不可干"，若正气尚足，机体适应性强，可与 HIV 处于共存状态；若正气不足，抵抗力下降，各种病原体（细菌、病毒、原虫、霉菌）应运而生，纷杂而至，造成人体之病理状态，开始发病。

【诊断】

1. 西医诊断　参照中华医学会感染病学分会艾滋病学组编著《艾滋病诊疗指南（第三版）》[中华临床感染病杂志，2015，08（5）:385-401] 的艾滋病诊断标准。

（1）成人及 18 个月龄以上儿童，符合下列一项者即可诊断：① HIV 抗体筛查试验阳性和 HIV 补充试验阳性（抗体补充试验阳性或核酸定性检测阳性或核酸定量大于 5000 拷贝 /ml）；②分离出 HIV。

（2）18 月龄及以下儿童，符合下列一项者即可诊断：① HIV 感染母亲所生和 HIV 分离试验结果阳性。②为 HIV 感染母亲所生和两次 HIV 核酸检测均为阳性（第二次检测需在出生 4 周后进行）。

（3）急性期诊断标准：患者近期内有流行病学史和临床表现，结合实验室 HIV 抗体由阴性转为阳性即可诊断，或仅根据实验室检查 HIV 抗体由阴性转为阳性即可诊断。

（4）无症状期的诊断标准：有流行病学史，结合 HIV 抗体阳性即可诊断，或仅实验室检查 HIV 抗体阳性即可诊断。

（5）艾滋病期的诊断标准：有流行病学史、实验室检查 HIV 抗体阳性，加下述各项中的任何一项，即可诊断为艾滋病。或者 HIV 抗体阳性，而 CD4$^+$T 淋巴细胞数 < 200 个 /μl，也可诊断为艾滋病。

①不明原因的持续不规则发热 38℃以上，> 1 个月。

②腹泻（每日粪便次数多于 3 次），> 1 个月。

③6 个月之内体重下降 10% 以上。

④反复发作的口腔真菌感染。

⑤反复发作的单纯疱疹病毒感染或带状疱疹病毒感染。

⑥肺孢子菌肺炎。

⑦反复发生的细菌性肺炎。

⑧活动性结核或非结合分枝杆菌病。

⑨深部真菌感染。

⑩中枢神经系统占位性病变。

⑪ 中青年人出现痴呆。

⑫ 活动性巨细胞病毒感染。

⑬ 弓形虫脑病。

⑭ 马尔尼菲青霉病。

⑮ 反复发生的败血症。

⑯ 皮肤黏膜或内脏的卡波西肉瘤、淋巴瘤。

2. 中医诊断　参照中华中医药学会防治艾滋病分会编著的《艾滋病中医诊疗指南（2013版）》（中国学报2014年5月第29卷总第192期）可将诊断要点概括如下。

（1）流行病学史：曾有过不安全性生活史、静脉注射毒品史、输入未经抗HIV检测的血液或血液制品史、抗HIV阳性者所生子女或职业暴露史等。从最初感染HIV到终末期，艾滋病的临床症状多种多样，是一个较为复杂漫长的过程。艾滋病的全过程可分为急性期、无症状期、艾滋病期。急性期症见发热神疲，咽喉肿痛，或乳蛾肿大，多发瘰疬，自汗盗汗，恶心呕吐，腹痛泄泻，头身疼痛，皮现斑疹，鹅口疮或口糜，舌红、苔白而燥或呈黑褐垢苔，脉细滑数；大多数症状轻微，持续1～3周后缓解。无症状期常无明显临床症状，但疾病呈缓慢持续进展，随着邪盛正虚，表现为易于感冒、发热、倦怠等非特征性症状且迁延难愈，舌象、脉象多有变化；时间较长，多持续6～15年不等。艾滋病期常症见头晕目眩，头痛隐隐，心悸失眠，遇劳加重，自汗，虚羸少气，咳喘咯痰胸闷，纳呆恶心，呕吐痰涎，肢体麻木肿硬，痰核乳癖，神志恍惚，口唇干焦，四肢不温，淡漠呆滞，不思饮食，便秘或溏泻。舌质红或暗淡，常见瘀斑，舌体瘦无神，苔焦黄或腐腻或少苔或剥落，多有裂纹舌，脉细弱或滑或弦涩或脉微欲绝。

（2）血清学检测、HIV抗体确证试验及病原学检测试验结果阳性，则报告HIV感染。

3. 中医证候诊断

（1）疫毒侵袭证：发热微恶风寒，或有畏寒，咽红肿痛，口微渴，头痛身痛，乏力，或见皮疹，瘰疬结节。舌质红，苔薄白或薄黄，脉浮数。

此证见于艾滋病初次发作期（急性期），患者往往在近期内有传染病史，此期在血液中可检出HIV-RNA和P24抗原，而HIV抗体则在感染后数周才出现。CD4$^+$T淋巴细胞计数一过性减少，CD4$^+$T/CD8$^+$T淋巴细胞比值亦可倒置。部分患者可有轻度白细胞和血小板减少或肝功能异常；大多数患者临床症状轻微，持续1～3周后缓解。

（2）肺脾气虚证：倦怠乏力，神疲懒言，头晕目眩，面色无华，心悸，自汗，舌质稍淡或正常，脉象或虚或正常。此证在艾滋病无症状期常见。

（3）气阴两虚证：神疲乏力，气短懒言，自汗，盗汗，动则加剧，或伴口干咽燥，五心烦热，身体消瘦；或见干咳少痰，或见腰膝酸软。舌体瘦薄，舌质淡，苔少，脉虚细数无力。

（4）湿热壅滞证：头晕沉如裹，身体困重，胸闷脘痞，口黏不渴，纳呆，便溏不爽，妇女可见带下黏稠味臭。舌质红，苔厚腻，或黄腻，或黄白相兼，脉濡数或滑数。

（5）痰瘀互结证：局部肿块刺痛，或肢体麻木，胸闷痰多，或痰中带紫暗血块，舌紫暗或有斑点，苔腻，脉弦涩。

（6）气虚血瘀证：神疲倦怠，气短乏力，疼痛如刺，痛处不移，面色黧黑，肌肤甲错。舌质淡紫，或有紫斑，脉涩。

（3）～（6），此 4 证属于无症状期变证，此期由于 HIV 在感染者体内不断复制，免疫系统受损，CD4⁺T 淋巴细胞计数逐渐下降，同时具有传染性。此期持续时间长短与感染病毒的数量和型别、机体免疫状况等因素有关。此期持续时间一般为 6 ～ 8 年。

（7）气血两虚证：头晕目眩，头痛隐隐，心悸失眠，遇劳加重，自汗，少气懒言，面色淡白或萎黄，唇甲色淡，心悸失眠，神疲乏力，舌质淡，苔薄白，脉沉细而弱。

（8）痰湿瘀滞证：咳喘咯痰胸闷，脘痞不舒，纳呆恶心，呕吐痰涎，头晕目眩，神昏癫狂，喉中痰鸣，肢体麻木肿硬，半身不遂，痰核乳癖，喉中有异物感。舌质淡紫或有斑点，苔白腻或黄腻，脉滑或弦涩等。

（9）阴竭阳脱证：发热或高热持续不退，神志恍惚，无汗或有汗热不解，口唇干焦，虚羸少气，四肢不温，淡漠呆滞，不思饮食，便秘或溏泄。舌质红或暗淡，常见瘀斑，舌体瘦无神，苔焦黄或腐腻或少苔或剥落，多有裂纹舌，脉细弱或脉微欲绝。

（7）、（8）、（9），此 3 证属于艾滋病期常证，患者 CD4⁺T 淋巴细胞计数多＜ 200 个 / μl，HIV 血浆病毒载量明显升高。此期主要临床表现为 HIV 相关症状、各种机会性感染及肿瘤。

【治疗】

1. 辨证论治

（1）疫毒侵袭证

［治法］清热解毒，凉血泻火。

［方药］清瘟败毒饮（《疫疹一得》）加减。石膏 30g，生地黄 30g，水牛角 15g，黄连 9g，栀子 12g，桔梗 12g，黄芩 9g，知母 15g，赤芍 15g，连翘 12g，玄参 12g，甘草 15g，牡丹皮 12g，竹叶 12g。

（2）肺脾气虚证

［治法］益气健脾，补土生金。

［方药］六君子汤（《医学正传》）加减。人参 30g，炒白术 15g，茯苓 12g，炙甘草

12g，山药 15g，生薏苡仁 30g，半夏 15g，五味子 30g。

（3）气阴两虚证

[治法] 益气养阴，扶正固本。

[方药] 生脉散（《内外伤辨惑论》）加减。西洋参 30g，黄芪 30g，麦冬 20g，五味子 15g，山药 15g，女贞子 12g，墨旱莲 12g。

[加减] 阴虚有火而口干、心烦不安者，加生地黄 15g，黄连 9g，合欢皮 20g。

（4）湿热壅滞证

[治法] 清热化湿，通利化浊。

[方药] 藿朴夏苓汤（《医原》）加减。藿香 10g，姜厚朴 10g，姜半夏 9g，茯苓 30g，猪苓 30g，佩兰 10g，泽泻 10g，炒枳壳 10g，炙甘草 10g。

（5）痰瘀互结证

[治法] 化痰祛瘀。

[方药] 二陈汤（《太平惠民和剂局方》）合桃红四物汤（《医垒元戎》）加减。半夏 15g，陈皮 12g，桃仁 15g，红花 9g，川芎 9g，白芍 15g，当归 9g，熟地黄 15g。

（6）气虚血瘀证

[治法] 补气活血。

[方药] 四君子汤（《太平惠民和剂局方》）合补阳还五汤（《医林改错》）加减。黄芪 30g，当归 15g，赤芍 15g，川芎 9g，地龙 12g，桃仁 6g，红花 6g，生地黄 30g。

（7）气血两虚证

[治法] 气血双补。

[方药] 八珍汤（《正体类要》）加减。党参 30g，炒白术 15g，茯苓 12g，当归 15g，白芍 15g，川芎 9g，熟地黄 15g，升麻 9g，菊花 12g，蔓荆子 9g，甘草 15g。

（8）痰湿瘀滞证

[治法] 燥湿化痰，调畅气血。

[方药] 二陈平胃散合血府逐瘀汤（《医林改错》）加减。半夏 9g，陈皮 12g，茯苓 12g，苍术 15g，厚朴 12g，川芎 9g，桃仁 6g，红花 6g，赤芍 12g。

（9）阴竭阳脱证

[治法] 益气固脱，温阳救逆，清热生津。

[方药] 独参汤（《景岳全书》）合竹叶石膏汤（《伤寒论》）合附子汤（《伤寒论》）加减。人参 60g，石膏 20g，天冬 15g，淡竹叶 15g，半夏 15g，知母 12g，附子（炮）15g，茯苓 12g，炒白术 15g，白芍 15g，山茱萸 9g，甘草（炙）9g。

2. 病证结合治疗　根据病证结合治疗原则，在艾滋病治疗过程中，突出中医减毒增效、提高免疫功能、减少并发症的优势。

（1）急性期：以联合西药抗病毒、减少异常的免疫激活为原则。在上述辨证论治的基础上，建议开始抗反转录病毒治疗（ARV），初治患者推荐方案为 2 种核苷类反转录酶抑制药（NRTIs）+1 种非核苷类反转录酶抑制药（NNRTIs），或 2 种 NRTIs+1 种增强型蛋白酶抑制药（PIs）。基于我国可获得的抗病毒药物，对于未接受过抗病毒治疗的患者推荐一线方案见表 10-1。

表 10-1　推荐成人及青少年初治患者抗反转录病毒治疗方案

一线治疗推荐方案
TDF（ABC）+3TC（FTC）+ 基于 NNRTI:EFV 　　　　　　　　　　　　或基于 PI：LPV/r 或 ATV 　　　　　　　　　　　　或其他：RAL
替代方案
AZT+3TC　　　　　　　　　+EFV 或 NVP 或 RPV

注：TDF. 替诺福韦；ABC. 阿巴卡韦；3TC. 拉米夫定；FTC. 恩曲他滨；AZT. 齐多夫定；NNRTI. 非核苷类反转录酶抑制药；EFV. 依非韦伦；PI. 蛋白酶抑制药；LPV/r. 洛匹那韦 / 利托那韦；ATV. 阿扎那韦；RAL. 拉替拉韦；NVP. 奈韦拉平；RPV. 利匹韦林

（2）无症状期：以减少病毒复制、提高 $CD4^+T$ 淋巴细胞数量，提高机体免疫力为原则。在上述辨证论治的基础上，若 $CD4^+T$ 淋巴细胞数 < 500 个 /μl 时建议开始 HARRT 治疗；$CD4^+T$ 淋巴细胞数 > 500 个 /μl 时，考虑启动 HARRT 治疗。

存在以下情况时建议治疗：高病毒载量、$CD4^+T$ 淋巴细胞数下降较快、心血管疾病高风险、合并活动性 HBV/HCV 感染、HIV 相关肾脏疾病、妊娠。

（3）艾滋病期：以减少并发症、提高生活质量为原则。在上述辨证论治的基础上，建议启动 HARRT 治疗。艾滋病久病后期，由于其自身免疫系统功能已趋衰竭，神经 - 内分泌 - 免疫功能紊乱，内环境失调，机体正气严重受损，此期病人表现为极度乏力、低热缠绵、厌食腹泻、异常消瘦等脾肾亏虚症状。其治疗以扶正固本为主，调理脾胃，改善机体的衰竭状态，以达到缓解症状、延长生命的目的。辨证的基础上加用十全大补丸、金匮肾气丸等中成药。

3. 并发症治疗

（1）HIV 病毒转录：中药在抗 HIV 病毒转录方面，疗效确切。主要是在复方中辨证使用以下单味药。

①生甘草，甘草中的甘草甜素（GI）被公认对 HIV 有抑制作用，人们发现，甘草甜素在 HIV 感染的细胞培养中，可抑制病毒的抗原表达、巨细胞形成及 HIV 的复制其作用可能与阻碍 HIV 与细胞的结合有关。

②天花粉，天花粉能引起胎盘的滋养细胞坏死而用于中期引产。天花粉素也称 GIQ-223，它能抑制 HIV 的复制及 RT 活性，选择性地杀死感染 HTV 的巨噬细胞。对艾滋病病人，能使其 T 细胞增加，p24 抗原下降。

③黄芩，黄芩提取物黄芩苷和黄芩苷元有抑制 HIV-RT 作用，静脉滴注黄芩苷元可使 p24 抗原降低，T 细胞数上升。

④姜黄，用基因工程的细胞来寻找 HIV 的 LTR（长末端重复）抑制药，姜黄素即为其中之一，它对急性和慢性 HIV 感染都有效。

⑤雷公藤，雷公藤毒苷（LGTDD）具有显著的抗 HIV 作用。生物活性研究表明，从 LGTDD 中分离出的萨拉子酸对 HIV-RT 活性和感染 HIV 的 H9 细胞有抑制作用。

（2）咳嗽（肺孢子菌肺炎）：首选复方磺胺甲噁唑（SMZ-TMP），轻 - 中度患者口服 TMP 15～20mg/（kg·d），SMZ 75～100mg/（kg·d），分 3～4 次用，疗程 21 天，必要时可延长疗程。激素治疗中重度患者，早期（72 小时内）可应用激素治疗，泼尼松 40mg，每日 2 次，口服 5 天；改 20mg，每日 2 次，口服 5 天；改 10mg，每日 1 次，口服至疗程结束。

（3）泄泻（消化道感染）

①葛根芩连片，每次 3～4 片，每日 3 次，口服。

②黄芩煎剂体外对金黄色葡萄球菌、溶血性链球菌、肺炎双球菌等革兰阳性菌及大肠埃希菌、痢疾杆菌、铜绿假单胞菌等革兰阴性菌均有不同程度的抑制作用；黄连及小檗碱对痢疾杆菌、霍乱弧菌等也有一定的抑制作用，且有显著的抗炎作用。

（4）蛇串疮（带状疱疹）：局部皮肤带状疱疹，泛昔洛韦 500mg，每日 3 次，口服。伐昔洛韦 1g，每日 3 次，口服，疗程 7～10 天。龙胆泻肝丸每次 3～6g，每日 2 次，口服。

（5）口疮（口腔溃疡）：口腔假丝酵母菌感染首选制霉菌素局部涂抹加碳酸氢钠漱口水漱口，疗效欠佳时选用口服氟康唑每日 100mg，共 7～14 天。冰硼散吹敷患处，每次少量，每日数次。硼砂体外对多种革兰阳性与阴性菌、浅部皮肤真菌及白色念珠菌有不同程度抑制作用，对皮肤黏膜有收敛和保护作用。

4. 外治法 随着 HIV 病毒在人体内的大量复制，免疫细胞不断下降，皮肤损害更是免疫缺陷的特征，同时在治疗 HIV 感染本身也会发生皮肤表现，从而导致诸如疱疹、疣以及霉菌样感染的皮肤病。

中药祛湿洗剂：黄连 20g，苦参 20g，玄参 20g，麦冬 15g，沙参 20g，生地黄 20g，黄柏 30g，苍术 30g。将上药加水 1000ml 煎至 400ml 制成中药液，溃烂严重的要加大苦参的剂量（苦参 60g）。待药液冷却后用消毒纱布 5～6 层渗透中药溶液后，稍拧挤干至不滴水为度，即可敷贴于患部并轻压使之与创面密切接触。隔数分钟后用滴管吸取药液反复湿敷，保持纱布湿润，持续湿敷 1h。对于四肢、手足或会阴的皮损也可以用温热的中药溶液泡洗或坐浴等外洗治疗。每日 3～5 次。有脓液的先用生理盐水冲洗后再进行中药湿敷，水疱则用皮肤消毒液消毒周围皮肤后用无菌小号针头的注射器抽取水疱液后再用中药湿敷，7～10d 为 1 个疗程。

【中医疗效评估】

抗病毒治疗的有效性主要通过以下三方面进行评估：病毒学指标、免疫学指标和临床症状，其中病毒学的改变是最重要的指标。

1. 减少病毒数量所需时间 大多数患者抗病毒治疗后血浆病毒载量 4 周内应下降 1 个 log 以上，在治疗后的 3～6 个月病毒载量应达到检测不到的水平。与单纯西药标准治疗对比，对比病毒载量下降所需时间。

2. 免疫学指标 在 HARRT 后 3 个月，CD4$^+$T 淋巴细胞数增长 100 个 /μl，提示治疗有效。与单纯西药对比，对比治疗后 CD4$^+$T 淋巴细胞数增长数量。

3. 临床症状 反映抗病毒治疗效果的最敏感的一个指标是体重增加，对于儿童可观察身高、营养及发育改善情况，机会性感染的发病率和艾滋病的病死率可以大大降低。在开始抗病毒治疗后最初的 3 个月出现的机会性感染应与单纯西医治疗相鉴别。

第四节　流行性感冒

流行性感冒（influenza），简称流感，是由流行性感冒病毒引起的急性呼吸道传染病。其流行病学最显著的特点是突然暴发，迅速蔓延，波及面广。流感流行具有一定的季节性，我国北方常发生于冬季，而南方多发生在冬夏两季。流感的发病率高，据统计，每年的发病率为 10%～30%，人群普遍易感。由于流感病毒抗原性变异较快，人类尚无法获得持久的免疫力。

本病属于中医学的"时行感冒"范畴。该病以肺为病变中心，风热病邪首先引起肺失宣降，进而可影响心、肝、胃、肠等脏腑。

【诊断】

1. 西医诊断 《中医内科常见病诊疗指南》西医疾病部分。

（1）流行病学史：在流行季节一个单位或地区同时出现大量上呼吸道感染患者；或近期内本地区或邻近地区上呼吸道感染患者明显增多；或医院门诊上呼吸道感染患者明显增多。

（2）临床表现：流感的潜伏期一般为 1～3 天。起病多急骤，主要以全身中毒症状为主，呼吸道症状轻微或不明显。发热通常持续 3～4 天，但疲乏虚弱可达 2～3 周。根据临床表现可分为单纯型、肺炎型、中毒型、胃肠型。

①单纯型流感：此型最常见。骤起畏寒发热，体温在数小时至 24 小时内升达 40℃。热程一般为 3～4 天，退热后全身症状好转，上呼吸道症状常持续 1～2 周后逐渐消失，体力

恢复较慢。轻症者类似普通感冒。

②肺炎型流感：少部分病人感染流感病毒后，病变沿上呼吸道向下蔓延累及肺实质，引起肺炎。轻者发病时类似单纯型流感，但发热持续时间较长，咳嗽、胸痛较剧，咯片块状淡灰色黏痰，肺部体征较少；胸部 X 线检查可见两肺炎性阴影；一般在 1 ～ 2 周症状逐渐消失，肺部炎症消散。重者高热持续，剧咳血痰，气急、发绀，并可伴发心功能不全；X 线检查可见两肺散在云絮状和片状炎性阴影，由肺门向四周扩展；病程长达 3 ～ 4 周。

③中毒型和胃肠型流感：中毒型极为少见，主要表现为高热及循环功能障碍、血压下降，可出现休克及弥散性血管内凝血等严重症候，病死率高。胃肠型则以腹痛、腹胀、呕吐和腹泻等消化道症状为特征。此外，婴儿流感的临床症状往往不典型，可见高热惊厥；患儿表现为喉－气管－支气管炎，严重者出现气道梗阻现象；新生儿流感虽少见，但一旦发生常呈败血症表现，如嗜睡、拒奶、呼吸暂停等，常伴有肺炎，病死率高。

④理化检查

A. 血液化验检查可见白细胞总数不高或偏低。

B. 从患者鼻咽分泌物可分离到流感病毒。

C. 恢复期患者血清中抗流感病毒抗体滴度比急性期有 4 倍或 4 倍以上升高。

D. 直接检查呼吸道上皮细胞的流感病毒抗原阳性，标本经敏感细胞增殖一代后查抗原阳性。

⑤诊断要点

疑似病例：具备（1）加理化检查中的 A 加①或②或③之一项。

确诊病例：疑似病例条件加理化检查中的 B 或理化检查中的 C 或理化检查中的 D。

2. 中医诊断　参照《中医内科常见病诊疗指南》病证部分。

（1）具备发热、咳嗽、口渴、微恶寒、无汗或汗出异常、舌边尖红、脉浮等邪在卫分的临床表现。

（2）病情进一步发展，痰热壅肺，或热扰心营，可见胸痛、痰多、痰黏、神昏、烦躁、便秘、苔黄或黄腻，脉数滑弦。

（3）男女老幼均可罹患，大多突然起病，多在冬春季发病。

3. 中医证候诊断

（1）邪袭卫表证：发热，咳嗽，头痛，咽痛，头胀，恶风寒，口渴，痰不多，无汗或汗少而不畅，舌红苔白或微黄，脉浮数或弦滑。此证见于流行性感冒早期，风热病邪袭于肺卫，上扰清窍，致卫气开阖失司，肺失宣肃，清窍不利。

（2）痰热阻肺证：发热，咳嗽，喘促，甚则鼻扇，口渴，胸闷胸痛，痰多黏稠或黄，纳呆，大便干或不爽，舌红苔黄腻，脉弦滑数。此证见于流行性感冒早中期，风热病邪入里，热壅于肺，炼津为痰，痰热阻肺，肺失宣肃。

（3）肺热腑实证：发热汗出，口渴，便秘，咳嗽，喘促，可有谵语，舌红苔黄腻，脉数滑洪有力。此证见于流行性感冒中期，肺有痰热壅阻，大肠腑实热结。

（4）热入厥阴证：神昏，谵语，发热夜甚，咳嗽气促，痰鸣，项强抽搐或肢厥，舌红绛，苔黄燥，脉滑数或细数。此证见于流行性感冒中晚期，邪热内陷心包，闭阻包络，热盛阴伤，痰浊阻窍。

（5）脾胃阴伤证：低热或无热，口燥渴，干咳或有黏痰，食少纳呆，舌红少苔，脉细数。此证见于流行性感冒后期，余热未净，脾胃阴伤未复。

【治疗】

1. 辨证论治

（1）邪袭卫表证

［治法］辛凉疏散，宣肺泻热。

［方药］银翘散（《温病条辨》）加减。金银花 15g，连翘 15g，杏仁 10g，薄荷（后下）6g，芦根 15g，桔梗 10g，甘草 6g，桑叶 15g，牛蒡子 15g，浙贝母 10g。

［加减］无汗者加荆芥 10g 以疏散发汗；心烦者加栀子 10g 以清热解毒；头痛目赤者加菊花 15g 以清热平肝；咽痛甚者加马勃 3g 以清热利咽；痰甚者加天竺黄 10g 以化痰止咳。

［中成药］感冒清热颗粒，口服，每次 1～2 袋，每日 3 次。

（2）痰热阻肺证

［治法］清热化痰，肃肺平喘。

［方药］麻杏石甘汤（《伤寒论》）合贝母瓜蒌散（《医学心悟》）加减。麻黄 6g，杏仁 10g，石膏 30g，甘草 10g，浙贝母 10g，瓜蒌 20g，连翘 15g，竹茹 10g，桔梗 10g，黄芩 15g，法半夏 9g，天竺黄 10g。

［加减］痰黏者加冬瓜仁 10g 以化痰；痰中带血者加白茅根 15g，炒栀子 10g，以清热化痰；胸闷甚者，加郁金 10g 以理气解郁；热甚者，加金银花 15g 以清热解毒。

［中成药］礞石滚痰丸，口服，每次 1 丸，每日 3 次。

（3）肺热腑实证

［治法］宣肺化痰、攻下泻热。

［方药］宣白承气汤（《温病条辨》）加减。瓜蒌 20g，石膏 30g，大黄 6g，杏仁 10g，连翘 15g，甘草 10g，黄芩 15g，栀子 10g，芦根 15g。

［加减］便秘者，加芒硝 6g 或玄明粉 6g，知母 10g，以清热通腑；腹胀，加枳实 12g 以理气除满；热甚者，加金银花 15g 以消热解毒；口渴甚者，加天花粉 10g，麦冬 15g，玄参 15g，以生津养阴；若肺胃邪热下迫大肠，出现下利色黄热臭、肛门灼热者，可用葛根芩连汤化裁。

［中成药］清气化痰丸，口服，每次 6～9g，每日 3 次；合当归龙荟丸，每次 6g，每日 3 次。

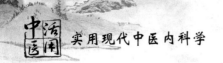

（4）热入厥阴证

[治法] 清泻营热，豁痰开窍。

[方药] 清营汤加减（《温病条辨》）。水牛角15g，生地黄15g，连翘20g，石菖蒲10g，郁金10g，金银花15g，栀子10g，鲜竹沥10ml。

[加减] 可以本方煎汤送服安宫牛黄丸或紫雪丹或至宝丹；如见动风者亦可合羚角钩藤汤化裁。也可选用清开灵注射液20～40ml或醒脑静注射液20ml加入5%的葡萄糖注射液250～500ml中，静脉滴注。

[中成药] 安宫牛黄丸，每次1丸，每日1次；或紫雪丹，每次1丸，每日1次；或至宝丹，每次1丸，每日1次。

（5）脾胃阴伤证

[治法] 滋肺养阴，益胃生津。

[方药] 沙参麦冬汤加减（《温病条辨》）。北沙参15g，麦冬15g，玉竹10g，桑叶15g，甘草6g，白扁豆15g，天花粉10g。

[加减] 若余邪未尽而又气阴两伤、胃失和降者亦可选用竹叶石膏汤；纳呆者，加谷芽15g，麦芽15g，以健脾消食；腹胀者，加佛手10g，香橼皮10g，以理气除满；气虚者，可加西洋参6g或太子参10g以益气；肾阴虚可加玄参15g，龟甲10g，鳖甲15g，以补肾滋阴。

[中成药] 生脉饮，每次2支，每日3次。麦味地黄口服液，每次1支，每日2～3次。益气复脉胶囊，每次2～4粒，每日2次。

2. 病证结合治疗　根据病证结合的原则，在流行性感冒治疗过程中，坚持以中医治疗为主，突出中医减毒增效，延缓病程的优势。

（1）初期：以防止病邪入侵为目的。慎起居，清淡饮食，忌大鱼大肉，及早中医药干预辨证驱邪外出，减少西药用量。

（2）后期：以提高免疫，缩短病程为目的。逐渐减少西药用量，通过中医辨证治疗缩短病程，提高免疫和预后质量。

3. 并发症治疗

（1）肺炎：上述辨证论治方案基础上，辨证使用以下中成药。

①喜炎平注射液：肌内注射。成人每次50～100mg，每日2～3次；小儿酌减或遵医嘱。静脉滴注，每日250～500mg，加入5%葡萄糖注射液或0.9%氯化钠注射液稀释后静脉滴注；或遵医嘱。儿童每日按体重5～10mg/kg（0.2～0.4ml/kg），最高剂量不超过250mg，以5%葡萄糖注射液或0.9%氯化钠注射液100～250ml稀释后静脉滴注，控制滴速每分钟30～40滴，每日1次；或遵医嘱。喜炎平注射液可阻断DNA的复制，抑制或杀灭细菌和病毒，对腺病毒、呼吸道合胞病毒和流感病毒有较强的灭活作用。临床可用于呼吸系统急性病毒性感染等多种感染性疾病的治疗。喜炎平治疗病毒性及细菌性肺炎效果较好。对多种内毒素、肺炎球菌、溶血性链球菌的发热有解热作用。喜炎平注射液治疗儿童急性上

呼吸道感染伴发热者疗效显著，安全性好。喜炎平注射液有抑制和延缓肺炎双球菌或溶血性乙型链球菌所引起的体温升高作用。

②肺宁颗粒：每次 10g，每日 3 次。肺宁颗粒主要含有氢醌、对羟基苯乙酸、熊果酸、黄酮类、倍半萜类、生物碱等主要成分，对金黄色葡萄球菌、白色葡萄球菌、卡他球菌和变形球菌、乙型链球菌等有较强杀灭抑制作用。

③莲芝消炎胶囊：每次 1 ～ 2 粒，每日 3 次。临床研究表明莲芝消炎胶囊可使得肺炎儿童的发热、咳嗽、咽痛等临床症状消失的时间和住院的时间均明显提前，且安全性较好。

④明金莲花颗粒、羚羊清肺颗粒等中成药均可改善肺炎患者的症状、体征，安全性较好。

（2）心脏损害：本病患者心脏损伤不常见，主要有心肌炎、心包炎。可见肌酸激酶升高、心电图异常，而肌钙蛋白异常少见，多可恢复。重症病例可出现心力衰竭。主要是在复方中辨证使用以下中成药或单味药。

①喜炎平：肌内注射，成人每次 50 ～ 100mg，每日 2 ～ 3 次；小儿酌减或遵医嘱。静脉滴注，每日 250 ～ 500mg，加入 5% 葡萄糖注射液或 0.9% 氯化钠注射液稀释后静脉滴注；或遵医嘱。儿童每日按体重 5 ～ 10mg/kg（0.2 ～ 0.4ml/kg），最高剂量不超过 250mg，以 5% 葡萄糖注射液或 0.9% 氯化钠注射液 100 ～ 250ml 稀释后静脉滴注，控制滴速每分钟 30 ～ 40 滴，每日 1 次；或遵医嘱。临床观察表明，在传统西药治疗基础上，加用喜炎平能有效改善症状、心肌酶学，促进心电图恢复正常，且应用方便，无不良反应，值得推广和借鉴。

②生脉饮：每次 1 支，每日 3 次。研究表明生脉饮及其提取物可降低血清中 LDH、AST 及 MDA 的含量，改善心脏病理变化，改善心肌组织的超微结构，抑制病毒在心肌组织内的增殖，对病毒性心肌炎有一定的治疗作用，其作用机制与抗氧化和抑制病毒在心肌组织中复制有关。

4. 其他治法　取板蓝根 30g，大青叶 30g，加水 500ml，煎至 200ml，每次服 40ml，每日 3 次，用于风热型流感的治疗。

5. 针刺疗法

（1）体针：主穴风池、大椎、曲池、合谷。风寒感冒者，加风门、肺俞；风热感冒者，加鱼际、外关；暑湿感冒者，加支沟；气虚感冒者，加气海、足三里；阳虚感冒者，加百会、关元；血虚感冒者，加血海、三阴交；阴虚感冒者，加太溪。实证，针用泻法；虚证，针用平补平泻法。

（2）刺络拔罐：风热感冒者，取耳尖、委中、尺泽、太阳、少商，每次选 1 ～ 2 穴，点刺出血；风寒感冒者，取肺俞、风门、大椎、身柱，每次选 2 ～ 3 穴，留罐 10min。

6. 灸法　用艾条悬灸足三里对预防流行性感冒有较好效果。将艾条燃着一端，靠近足三里熏灼（一般距离皮肤约 3cm），如有温热舒适感觉，就固定不动，灸至皮肤稍有红晕为止。一般灸 15 ～ 20min，每日灸 1 次，3 ～ 7d 为 1 个疗程。

7. 推拿　用拇指禅推法自印堂沿督脉分布推至神庭穴以祛风热，再用拇指抹法自印堂穴沿前额分别向两侧抹至太阳穴，以疏风散热，通络止痛。

【中医疗效评价】

1. 改善临床症状　根据《中药新药临床研究指导原则》制定。

2. 减少西药用量、减毒增效、缩短疗程　以对症治疗西药使用剂量变化、减药时间、停药时间计算。

3. 改善体征　以中医治疗后血象的改善或病毒转阴或抗体滴度降低计算。

4. 改善预后　以患者后期出现肺炎、心脏损伤等并发症的概率计算。

第五节　伤　寒

伤寒（typhoid）是由伤寒杆菌引起的急性消化道传染病，临床以持续高热、相对缓脉、全身中毒症状与消化道症状、脾大、玫瑰疹与白细胞减少等为特征。肠出血、肠穿孔为主要并发症。其病理特点为全身单核-吞噬细胞系统的增生性反应，以回肠下段集合淋巴结和孤立淋巴结的增生、坏死最显著。传染源为病人及带菌者，传播途径为粪-口传播。

本病属于中医学的"湿温"范畴。本病多为外感湿热疫毒之邪，经口鼻而入，蕴结中焦，损伤脾胃，或脾胃素虚，阻滞气机，温热熏蒸而成。其病理以湿热相合，蕴蒸不化，胶着难解而致病程较长，缠绵难愈为特征。邪遏胃气，病变主要在气分，以脾胃为主要病变部位。治疗要遵循三焦辨证规律，并结合卫气营血辨证方法，重视肠络的局部损伤，分辨湿热的偏盛程度及有无兼夹证。以分解湿热为治则。

【诊断】

1. 西医诊断　《中医内科常见病诊疗指南》西医部分。

（1）流行病学史：在伤寒流行季节和地区。

（2）临床表现

①持续性高热（可达 40～41℃）为时 1～2 周以上。

②特殊中毒面容，相对缓脉，皮肤玫瑰疹，肝大、脾大。

（3）理化检查

①周围血象白细胞总数低下，嗜酸性粒细胞消失，骨髓象中有伤寒细胞（戒指细胞）。

②从血、骨髓、尿、粪便、玫瑰疹刮取物中，任意一种标本分离到伤寒杆菌或副伤寒杆菌。

③血清特异性抗体阳性。肥达反应"O"，抗体凝集效价≥1∶80，伤寒或副伤寒鞭毛抗体凝集效价≥1∶160，恢复期效价增高 4 倍以上者。

（4）诊断要点

①临床诊断病例：具备（1）加临床表现①或临床表现②或理化检查①。

②确诊病例：临床诊断病例条件加理化检查③或理化检查②。

2. 中医诊断　参照《中医内科常见病诊疗指南》病证部分。

（1）具有发热，身重倦怠，呕恶，尿黄赤少涩，胸痞闷，汗出，便溏或不爽等临床表现。

（2）发病以夏秋季为多，男女老幼皆可发病；起病较缓，传变较慢，病势缠绵，病程较长。

3. 中医证候诊断

（1）湿遏卫气证：头痛，身重恶寒，身热不扬，午后热甚，口不渴，胸闷不饥，苔白腻，脉濡缓。此证见于伤寒早期，湿热之邪侵于卫表，郁而化热。

（2）胃肠湿热证：壮热口渴，汗出不解，恶心呕逆，大便溏而不爽，头身困重，胸闷脘痞，纳呆腹胀，渴不思饮，小便短赤，苔白腻或黄腻，脉滑数或濡。此证见于伤寒早中期，湿邪阻于中焦，湿热交蒸。

（3）热入营血证：身热夜甚，烦躁不安，或神志昏蒙，循衣摸床，或身发斑疹，或腹痛，甚则大便下血，舌红绛少苔而干，脉细数。此证见于伤寒中期，热入营血，神志异常，皮肤出现玫瑰疹。

（4）气阴两伤，余热未清证：面色苍白，形体消瘦，神疲懒言，口干，低热，舌质嫩红，苔黄而干或光剥无苔，脉细弱。此证见于伤寒中后期，余热未净，脾胃阴伤未复，理化检查可无异常。

（5）气虚血脱证：腹部不适，便血量多，头晕乏力，面色苍白，身热骤降，汗出肢冷，脉象细数。此证见于流行性伤寒后期，伤寒杆菌可转阴，但身体虚弱。

【治疗】

1. 辨证论治

（1）湿遏卫气证

［治法］芳香辛散，宣化表里湿邪。

［方药］藿朴夏苓汤（《温病条辨》）加减。广藿香 10g，法半夏 9g，赤茯苓 12g，杏仁 10g，薏苡仁 30g，豆蔻 10g，猪苓 12g，泽泻 10g，淡豆豉 12g，厚朴 12g。

［加减］恶心呕吐，加姜竹茹 10g，紫苏梗 10g，以降逆止呕；便溏，加苍术 6g，车前草 12g，以止泻；便秘，加大黄 6g，枳实 6g，以泻下通便。

［中成药］午时茶颗粒，每次 6g，每日 1～2 次；柴连口服液，饭后 30min，每次 10ml，每日 3 次。

（2）胃肠湿热证

［治法］清利湿热，理气和中。

［方药］连朴饮（《霍乱论》）加减。川黄连 6g，厚朴 15g，法半夏 9g，石菖蒲 12g，栀

子 12g，淡豆豉 12g，芦根 15g，甘草 6g。

[加减] 湿重于热，可用三仁汤加减（杏仁 12g，豆蔻 12g，薏苡仁 15g，法半夏 9g，厚朴 12g，通草 10g，滑石 20g，竹叶 10g）；热重于湿，可用白虎汤加减（知母 12g，石膏 20g，黄连 10g，黄芩 10g，厚朴 12g，甘草 10g）。

[中成药] 中满分消丸，每次 6g，每日 2 次；腹可安片，每次 4 片，每日 3 次。

（3）热入营血证

[治法] 清泻营热，凉血散血。

[方药] 犀角地黄汤（《备急千金要方》）或清营汤加减（《温病条辨》）。水牛角 30g，生地黄 20g，赤芍 15g，黄连 10g，栀子 10g，地榆 15g，牡丹皮 10g。

[加减] 若湿热酿痰，蒙蔽心窍，神志昏蒙，菖蒲郁金汤为主以化痰开窍；偏热重，烦躁神昏，加服至宝丹、紫雪散、安宫牛黄丸以清热开窍；手足抽搐，肢体强直，加羚羊角粉 0.6g，钩藤 10g，僵蚕 10g，以息风止痉；若湿热化燥，营热动血可用犀角地黄汤以清热凉血。

[中成药] 局方至宝丸，每次 1 丸，每日 2 次，小儿用量遵医嘱；紫雪散，每次 1.5 ～ 3g，每日 2 次（周岁小儿 1 次 0.3g，5 岁以内小儿每增 1 岁，递增 0.3g，每日 1 次）；苏合香丸，每次 1 丸，每日 1 ～ 2 次，孕妇禁用。

（4）气阴两伤，余热未清证

[治法] 益气生津，清解余热。

[方药] 竹叶石膏汤（《伤寒论》）加减。竹叶 10g，石膏 15g，太子参 15g，麦冬 12g，石斛 12g，山药 20g，薏苡仁 15g，白扁豆 20g。

[加减] 腹胀、便溏，加凤尾草 20g，陈皮 8g，以理气消胀；纳呆、嗳气，加鸡内金 10g，谷芽 10g，神曲 10g，以消食导滞；有复发倾向者，加青蒿 1g，佩兰 10g，黄连 6g，苦参 10g，金银花 15g 以清泻余热。

[中成药] 参麦注射液 10 ～ 60ml 加入 5% ～ 10% 葡萄糖注射液 250 ～ 500ml 中，静脉滴注，每日 1 次。

（5）气虚血脱证

[治法] 补气固脱止血。

[方药] 先服独参汤（《十药神书》），后用黄土汤（《金匮要略》）加减。灶心土 30g，生地黄 20g，白术 12g，附子 10g，阿胶 12g，黄芩 10g，甘草 10g。

[中成药] 断血流颗粒，每次 6.5g，每日 3 次；参附注射液 20 ～ 100ml 加入 5% ～ 10% 葡萄糖注射液 250 ～ 500ml 中，静脉滴注，每日 1 次。

2. 病证结合治疗　根据病证结合的原则，在伤寒治疗过程中，坚持以中西医结合治疗为主，突出中医减毒增效，延缓病程的优势。

（1）解除隔离前：以尽快缓解临床症状、促进伤寒杆菌转阴为目的。慎起居，清淡饮食，忌大鱼大肉，及早中医药干预辨证驱邪外出，缓解临床症状，减少西药用量，缩短伤寒杆菌转阴时间。配合清淡饮料，如鲜广藿香、鲜佩兰、鲜荷叶煎水代茶，或大青叶 30g，板蓝根 30g，水煎内服，每日 1 剂。

（2）解除隔离后：以提高免疫力，缩短病程为目的。逐渐减少西药用量，通过中医辨证治疗缩短病程，提高免疫和预后质量。要加强身体锻炼，可选择八段锦、太极拳、太极剑等舒缓的运动，注意摄生调养，不使精气受损，增强机体抗病能力。

3. 并发症治疗

（1）肝炎：在上述辨证论治方案基础上，辨证使用以下中成药。

1）复方甘草酸苷片：成人每次 2 ～ 3 片，小儿每次 1 片，每日 3 次。复方甘草酸苷片具有抗炎、免疫调节、抑制肝细胞损伤、抑制病毒增殖和对病毒灭活的作用，可用于治疗多种肝炎。研究表明配合复方甘草酸苷片可使慢性乙型肝炎患者的血清肝功能明显恢复、HBV-DNA 转阴、乙肝五项有所恢复，且安全性较好。

2）水飞蓟素片：严重患者每日 3 次，每次 2 片。维持剂量与中等程度肝损害患者每日 3 次，每次 1 片。水飞蓟素是天然的黄酮木脂素类化合物，系从菊科植物水飞蓟的干燥果实中提取而得到的天然活性物质，其主要成分为水飞蓟宾、异水飞蓟宾、水飞蓟宁和水飞蓟亭，具有对脂肪氧合酶、过氧化酶的抑制作用。临床上用于肝中毒、肝功能障碍的治疗，具有抗辐射及降血脂作用。大量的研究表明水飞蓟素及水飞蓟宾化合物具有广泛的药理活性，主要活性归纳为以下几点。①清除活性氧：直接清除活性氧，对抗脂质过氧化，维持细胞膜的流动性；②保肝、促进肝细胞再生作用：水飞蓟素对于由四氯化碳、半乳糖胺、醇类和其他肝毒素造成的肝损害具有保护作用；③免疫调节。目前研究发现水飞蓟素具有抗丙型肝炎病毒的作用，其主要作用机制为直接抑制丙型肝炎病毒的作用及间接由 NF-κB 介导的抗炎、调节免疫作用。临床观察发现水飞蓟素静脉制剂其可以降低 HCV-RNA 水平，并可辅助增强干扰素抗病毒作用。

3）茵栀黄颗粒：每次 1 ～ 2 袋，每日 3 次。茵栀黄颗粒的主要成分为茵陈提取物、栀子提取物、黄芩苷、金银花提取物，清热解毒，利湿退黄。茵栀黄颗粒具有退黄疸和降低谷丙转氨酶的作用，用于湿热毒邪内蕴所致急性、慢性肝炎和重症肝炎（Ⅰ型），也可用于其他型重症肝炎的综合治疗。有研究表明茵栀黄颗粒对轻度黄疸的慢性乙型肝炎患者可以降低谷丙转氨酶（ALT）、总胆红素（TBIL）的含量，且安全性较好。

（2）心脏损害：发生率 3.5% ～ 5%，常见于病程第 2 ～ 3 周伴有严重毒血症者。临床特征为心率加快，第一心音减弱，心律不齐，期前收缩，舒张期奔马律，血压偏低，心电图显示 P-R 间期延长，T 波改变，S-T 段偏移等。主要是在复方中辨证使用以下中成药。

①喜炎平：肌内注射：成人每次 50 ～ 100mg，每日 2 ～ 3 次；小儿酌减或遵医嘱。静脉滴注，每日 250 ～ 500mg，加入 5% 葡萄糖注射液或 0.9% 氯化钠注射液稀释后静脉滴注；或遵医嘱。儿童每日按体重 5 ～ 10mg/kg（0.2 ～ 0.4ml/kg），最高剂量不超过 250mg，以 5% 葡萄糖注射液或 0.9% 氯化钠注射液 100 ～ 250ml 稀释后静脉滴注，控制滴速每分钟

30～40滴，每日1次；或遵医嘱。临床观察表明，在传统西药治疗基础上，加用喜炎平能有效改善症状和心肌酶学，促进心电图恢复正常，且应用方便，无不良反应，值得推广和借鉴。

②生脉饮：每次1支，每日3次。研究表明生脉饮及其提取物可降低血清中LDH、AST及MDA的含量，改善心脏病理变化，改善心肌组织的超微结构，抑制病毒在心肌组织内的增殖，对病毒性心肌炎有一定的治疗作用，其作用机制与抗氧化和抑制病毒在心肌组织中复制有关。

4. 其他治法　效验方如下。

（1）凤尾草合剂：凤尾草、鱼腥草各30g，茵陈15g，紫苏梗12g，每日1剂，至体温正常后，剂量减半，再服1周。

（2）二连汤：黄连10g，连翘15g，水煎，分2次温服，每日1剂。

（3）白花蛇舌草60g，水煎服。治疗伤寒邪犯气分，湿热并重，抗病能力低下者。

5. 针刺疗法

（1）伤寒腹胀者，取穴足三里、气海、关元，针用平补平泻法。

（2）高热无汗或少汗者，取穴大椎、曲池，或点刺少商、商阳及十宣，放血少许；意识不清、痴呆不语者，取穴百会、神庭、印堂、人中、合谷；湿热偏重者，于尺泽、委中处放血。

6. 刮痧　可在背部足太阳膀胱经及督脉循行处采用刮痧疗法。待紫红色痧点出则止。

7. 食疗

（1）气阴两虚证：可用枸杞子15g，生地黄15g，太子参20g装入纱布包，文火炖汤食用，每周2～3次。或人参末20g，熟粳米粉500g，将两药粉末拌均匀后，每日早、晚各取15g加白糖适量，开水冲服。

（2）痰湿凝滞证：可用陈皮煎煮取汁，将汁薏苡仁煮粥食用，每日1次。用量为陈皮60g，薏苡仁30g。

【中医疗效评价】

1. 改善临床症状　根据《中药新药临床研究指导原则》制定。

2. 减少西药用量、减毒增效、缩短疗程　以对症治疗西药使用剂量变化、减药时间、停药时间、解除隔离时间计算。

3. 改善体征　以中医治疗后血象的改善或伤寒杆菌转阴或抗体效价降低计算。

4. 改善预后　以患者后期出现肝炎、心脏损伤等并发症的概率计算。

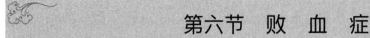

败血症（septicemia）是指致病菌或条件致病菌侵入血循环，并在血中生长繁殖，产生毒素而发生的急性全身性感染。若侵入血流的细菌被人体防御功能所清除，无明显毒血症症状时则称为菌血症（bacteriemia）。败血症伴有多发性脓肿而病程较长者称为脓毒血症（pyemia）。败血症如未迅速控制，可由原发感染部位向身体其他部位发展，引起转移性脓肿。脓肿可发生在大脑的表面，导致脑膜炎；在心脏周围的包膜上，引起心包炎；发生在心脏的内膜上，引起心内膜炎；如果在骨髓中，则导致骨髓炎；在大的关节中，引起关节疼痛或关节炎。最终因脓液的积聚在体内任何地方可形成脓肿，严重者发生感染性休克和迁徙性病灶。

本病属于中医学的"走黄"与"内陷"。是疮疡阳证在病变发展过程中，因火毒炽盛，或正气不足，导致毒邪走散，内传脏腑而引起的一种危险性证候。疔疮毒邪走散为走黄，其他疮疡引起毒邪内传者大多称为内陷。

【诊断】

1. 西医诊断 参照《外科学》。凡遇下列情况应考虑败血症的可能：皮肤黏膜局部炎症加重，伴有寒战、高热、中毒症状明显；或虽无明确的感染部位，但感染中毒症状明显。血培养或骨髓培养阳性。但每次血培养阴性不能否定败血症的诊断。①病灶感染史；②起病急、寒战高热、体温波动大，出汗较多，一般情况进行性衰竭，可有大关节疼痛；中毒症状严重者可有谵妄、昏迷及休克；③肝大、脾大、皮肤黏膜瘀点，可有黄疸、贫血；④迁徙性病灶（多见于化脓球菌，特别是金黄色葡萄球菌感染）；⑤白细胞总数及中性粒细胞增多，酸性粒细胞减少或消失，严重感染或某些革兰阴性菌感染者，白细胞总数可减少；⑥瘀点、瘀斑涂片找细菌；⑦血或骨髓培养阳性，排除污染者可确诊。

2. 中医诊断 参照《中医外科学》。

（1）有原发疔疮病灶。原发病灶处忽然疮顶陷黑无脓，肿势散漫，迅速向四周扩散，皮色暗红。出现寒战高热，头痛，烦躁不安；或伴恶心呕吐、口渴喜饮、便秘腹胀或腹泻；或伴肢体拘急、骨节肌肉疼痛；或伴发附骨疽、流注等；或伴身发瘀斑、风疹块、黄疸等；甚至伴神昏谵语、呓语谵妄、咳嗽气喘、胁痛痰红、发痉发厥等。

（2）辅助检查：血白细胞总数可达 $25 \times 10^9/L$ 以上，中性粒细胞 80% ～ 90%。尿中可出现蛋白。脓液和血液细菌培养多为阳性。还应根据病情做肝肾功能和电解质测定，以及心电图、胸部 X 线摄片、B 型超声波检查等。

3. 中医证候诊断

（1）热毒炽盛证：壮热烦渴多汗，或神昏抽搐，或斑疹出血，舌红苔黄，脉洪数。此证见于败血症早期，邪热入里，热盛伤津，热入营血，心神被扰。

（2）湿热蕴结证：恶寒发热，头痛身重，或有黄疸，神疲体倦，恶心呕吐，胸闷腹胀，腹痛泄泻，纳少口黏，舌红苔黄腻，脉滑数。此证见于败血症早中期，湿热内盛，热重于湿，湿热蕴蒸肝胆，肝失疏泄，胆汁不循常道。

（3）热毒伤阴证：发热不退，口干唇燥，胃纳不振，大便燥结，小便短赤，或神志昏糊，渴喜冷饮，舌绛苔光剥或焦干，脉细数或虚数。此证见于败血症中期，热毒炽盛，灼伤津液，神志异常。

（4）阴竭阳脱：大汗淋漓，口干微渴，四肢厥冷，气短懒言，眩晕少神，脉微欲绝。此证见于败血症晚期，热灼真阴，血脉不充，热病经久耗伤元气，或由阴伤及阳，或汗多亡阳，而致阴竭阳亡。

【治疗】

1. 辨证论治

（1）热毒炽盛证

[治法] 清热败毒、清营凉血。

[方药] 清瘟败毒饮（《疫疹一得》）加减。生石膏大剂（180～240g）、中剂（60～120g）、小剂（24～36g），小生地黄大剂（18～30g）、中剂（9～15g）、小剂（6～12g），乌犀角大剂（180～240g）、中剂（90～150g），小剂（60～120g），真川连大剂（12～18g），中剂（6～12g），小剂（3～4.5g），生栀子、桔梗、黄芩、知母、赤芍、玄参、连翘、竹叶、甘草、牡丹皮、黄连。

[加减] 神昏加安宫牛黄丸或紫雪丹；大便秘结、阳明腑实者用泻热汤或增液承气汤加减。

[中成药] 安宫牛黄丸，每次1丸，每日1次；或紫雪丹，每次1丸，每日1次。

（2）湿热蕴结证

[治法] 清热利湿解毒。

[方药] 茵陈蒿汤（《伤寒论》）合黄芩滑石汤（《温病条辨》）加减。茵陈18g，栀子12g，大黄6g，黄芩9g，滑石9g，茯苓皮9g，大腹皮6g，白蔻仁3g，通草3g，猪苓9g。

[加减] 恶心呕吐明显加半夏9g，生姜9g；热甚者，加金银花15g，蒲公英15g，以清热解毒。神昏加安宫牛黄丸或紫雪丹。

[中成药] 茵栀黄颗粒，每次2袋，每日3次。

（3）热毒伤阴证

[治法] 养阴生津，清热解毒。

[方药] 增液汤（《温病条辨》）合黄连解毒汤（《肘后备急方》）加减。玄参30g，麦冬24g，生地黄24g，黄连9g，黄芩6g，黄柏6g，栀子9g。

[加减] 便秘甚者，加芒硝6g或玄明粉6g，知母10g，以清热通腑；腹胀，加枳实12g

以理气除满；热甚者，加金银花 15g 以清热解毒；五心烦热、盗汗甚者加青蒿 10g，鳖甲 20g，以清虚热。

［中成药］生脉饮，口服，每次 10 ～ 20ml，每日 3 次；合连翘解毒丸，每次 6g，每日 3 次。

（4）阴竭阳脱证

［治法］益气养阴、回阳固脱。

［方药］参附龙牡汤（《金匮要略》）合生脉散加减（《丹溪心法》）。人参 9g，附子 9g，龙骨 30g，牡蛎 30g，麦冬 30g，五味子 6g，生姜 12g，大枣 30g。

［加减］可以本方煎汤送服安宫牛黄丸或紫雪丹或至宝丹；如见动风者亦可合羚角钩藤汤化裁。也可选用参附注射液或生脉注射液静脉滴注。

［中成药］参附注射液，肌内注射，每次 2 ～ 4ml，每日 1 ～ 2 次；静脉滴注，每次 20 ～ 100ml（用 5% ～ 10% 葡萄糖注射液 250 ～ 500ml 稀释后使用）；静脉推注，每次 5 ～ 20ml（用 5% ～ 10% 葡萄糖注射液 20ml 稀释后使用）。生脉注射液，肌内注射，每次 2 ～ 4ml，每日 1 ～ 2 次；静脉滴注每次 20 ～ 60ml，用 5% 葡萄糖注射液 250 ～ 500ml 稀释后使用。

2. 病证结合治疗　根据病证结合的原则，在败血症治疗过程中，坚持以中西医结合治疗为主，突出中医减毒增效、延缓病程的优势。

（1）初期：以快速缓解症状、缩短病程为目的。注意补充各种维生素、能量合剂，甚至小量多次给予人血白蛋白（白蛋白）、血浆或新鲜全血以补充机体消耗、供给能量、加强营养、支持器官功能，及时纠正水与电解质紊乱，保持酸碱平衡，维持内环境稳定。及早中医药干预辨证驱邪外出，减少西药用量，鉴于可能出现的耐药性，应及早使用清热解毒中药以辅助抗菌药的活性，尽快消除致病菌。

若出现抽搐可用止痉散，全蝎、蜈蚣、僵蚕各等份，共研细末，每服 1g；羚羊角或水牛角粉煎水冲服。有休克、中毒性心肌炎等严重毒血症表现时，可予升压药、强心药和（或）短程肾上腺皮质激素。高热剧烈头痛、烦躁不安者可予退热药与镇静止痛药。需加强护理，注意防止继发性口腔炎、肺炎、泌尿系感染及压疮等。

（2）后期：以提高免疫、缩短病程、改善预后为目的。逐渐减少西药用量，通过中医辨证治疗缩短病程，提高免疫和预后质量。

3. 并发症治疗

（1）肾功能不全：在上述辨证论治方案基础上，辨证使用以下中成药。

①百令胶囊：每次 4 片，每日 3 次。百令胶囊的主要成分是 D- 甘露醇、虫草酸、载体生物碱、19 种氨基酸、多种维生素及微量元素，具有补肺肾、益精气及止咳化痰作用。研究表明百令胶囊可显著提高肾病综合征患者的 CD3、CD4、CD4/CD8 水平，提高细胞免疫功能；百令胶囊具有抗炎作用，并通过抑制前炎症因子 IL-β、IL-6、IL-10，增加 sICAM-1 表达，抑制淋巴细胞增殖。百令胶囊可明显改善肾功能，纠正高磷低钙血症，抑制 PTH 和 MMS，可用于治疗尿毒症。

②黄芪注射液：肌内注射，每次 2～4ml，每日 1～2 次。静脉滴注，每次 10～20ml，每日 1 次，或遵医嘱。黄芪注射液的主要成分是黄芪。现代药理研究表明黄芪可明显促进 NK 细胞活性，并可保护靶细胞抵抗 T 细胞活性；另有研究表明黄芪可能是通过调节肾脏内血管活性物质的表达，改善缩血管和舒血管物质间的平衡，进而增加肾组织局部的血流量，减轻组织缺血及缺氧程度，达到对肾的保护作用。临床研究表明黄芪可降低 GRF 患者血浆神经肽 Y（NPY）、尿内皮素，改善肾血管痉挛，改善肾功能明显提高 Ccr，降低 Scr，延缓肾功能的恶化程度。

③尿毒清颗粒：温开水冲服，每日 4 次，6、12、18 时各服 1 袋，22 时服 2 袋，每日最大服用量 8 袋；也可另定服药时间，但两次服药间隔勿超过 8 小时。尿毒清颗粒由黄芪、党参、制何首乌、制大黄、白术、茯苓、车前草、姜半夏、川芎、丹参组成。综观全方，具有健脾利湿、通腑降浊、活血化瘀等功能。方中君药为大黄。现代研究表明大黄不同制剂，不同服用途径均可治疗 GFR，有效率为 80%。应用大黄治疗的最佳时机是氮质血症期和尿毒症早期，治疗对象血肌酐 ≤ 884μmol/L，尿素氮 ≤ 35.7mmol/L，剂量因人而异，治疗时间较长，最长达 64 个月。方中白术能使 Th 细胞明显增加，可使低下的 IL-2 水平显著提高。

④黄葵胶囊：每次 4 粒，每日 3 次。黄葵胶囊主要成分是黄葵，黄葵具有清热利湿、消炎解毒、活血和络等作用。临床研究表明黄葵胶囊每日 3 次，每次 5 粒，用药 8～16 周，可明显改善症状、体征、尿常规、24h 尿蛋白定量、血脂、血浆白蛋白，以及肾功能的作用（有效率为 85.7%）明显优于络汀新和潘生丁合用组，表明黄葵胶囊具有减轻或消除肾小球免疫反应作用。

⑤肾衰宁片：每次 4～6 片，每日 3～4 次。肾衰宁片由太子参、黄连、半夏、陈皮、茯苓、大黄、丹参、牛膝、红花组成。主要以补气活血泻浊配合运用，可以抑制慢性肾衰模型鼠肾组织转化生长因子 β（TGF-β），从而延缓肾衰进展。

（2）心脏损害：产气荚膜杆菌败血症可并发心内膜炎，主要在复方中辨证使用以下中成药或单味药。

①喜炎平：肌内注射，成人每次 50～100mg，每日 2～3 次；小儿酌减或遵医嘱。静脉滴注每日 250～500mg，加入 5% 葡萄糖注射液或 0.9% 氯化钠注射液稀释后静脉滴注；或遵医嘱。儿童每日按体重 5～10mg/kg（0.2～0.4ml/kg），最高剂量不超过 250mg，以 5% 葡萄糖注射液或 0.9% 氯化钠注射液 100～250ml 稀释后静脉滴注，控制滴速每分钟 30～40 滴，每日 1 次；或遵医嘱。临床观察表明，在传统西药治疗基础上，加用喜炎平能有效改善症状，心肌酶学，促进心电图恢复正常，且应用方便，无不良反应，值得推广和借鉴。

②生脉饮：每次 1 支，每日 3 次。研究表明生脉饮及其提取物可降低血清中 LDH、AST 及 MDA 的含量，改善心脏病理变化，改善心肌组织的超微结构，抑制病毒在心肌组织内的增殖，对病毒性心肌炎有一定的治疗作用，其作用机制与抗氧化和抑制病毒在心肌组织中复制有关。

4.其他治法

（1）体针

①取水沟、大椎、风池、曲池、合谷等穴,有清热开窍的作用,适用于高热神昏。每日 2 次,每次留针 15 分钟,用强刺激,泻法。

②取合谷、太冲、素髎、长强、阳陵泉等穴,有泻热止痉的作用。适用于高热惊厥、抽搐、角弓反张。每日 1 次,留针 20 分钟,长强不留针。

③取颊车、下关、人中、地仓等穴,有醒神开窍的作用,适用于口噤不开者。用泻法,不留针。

④取十宣或十二井穴,用三棱针点刺出血,1 ~ 2 滴为度,有清热解毒、开窍镇惊的作用,适用于高热神昏者,每日 1 次。

（2）灸法

①取合谷、然谷、大椎、膏肓等穴,用艾炷灸,有固表止汗的作用,适用于自汗不止者,每次灸 10 ~ 20 分钟。

②取神阙、气海、关元、肾俞等穴,用大艾炷灸,有回阳固脱的作用,适用于虚脱、脱汗等证,每日 2 ~ 4 次,每次灸 15 分钟。

【中医疗效评价】

1.改善临床症状　根据《中药新药临床研究指导原则》制定。

2.减少西药用量、减毒增效、缩短疗程　以对症治疗西药使用剂量变化、减药时间、停药时间计算。

3.改善体征　以中医治疗后血象的改善或细菌转阴计算。

4.改善预后　以患者后期出现脑膜炎、心包炎或关节炎等并发症的概率计算。

 第七节　疟　疾

疟疾（malaria）是由疟原虫感染引起的寄生虫病,临床上以周期性定时性发作的寒战、高热、汗出热退,以及贫血和脾大为特点。因原虫株、感染程度、免疫状况和机体反应性等差异,临床症状和发作规律表现不一。疟疾病人和带疟原虫者是本病的传染源,主要通过雌性按蚊的叮咬而传播。人群对疟疾普遍易感,感染后可产生一定免疫力。疟疾的预后一般良好。中西医学对疟疾的认识基本相同。

中医学认为疟疾是感受疟邪引起的以寒战、壮热、头痛、汗出、休作有时为临床特征的一类疾病。本病常发生于夏秋季节,但其他季节亦可发生。本病总因感受疟邪所致,故病理性质以邪实为主。但疟邪久留，屡发不已，气血耗伤，不时寒热，可成为遇劳即发的劳疟。或久疟不愈、气血瘀滞、痰浊凝结、壅阻于左胁下而形成疟母。且常兼有气血亏虚之象，表现为邪实正虚。

【诊断】

1. 西医诊断 《中医内科常见病诊疗指南》西医部分。

（1）流行病学史：曾于疾病传播季节在疟疾流行区住宿，或有输血史。

（2）临床表现

①间歇性定时发作，每日、隔日或隔2日发作1次。发作时有发冷、发热、出汗等临床症状。发作多次后可出现脾大和贫血。重症病例出现昏迷等症状。

②用抗疟药做假定性治疗，3d内症状得到控制者。

（3）理化检查

①间接荧光抗体试验或酶联免疫吸附试验阳性。

②血涂片查见疟原虫。其种类有间日疟原虫、恶性疟原虫、三日疟原虫和卵形疟原虫。

（4）诊断要点

疑似病例：具备（1）加临床表现①。

临床诊断病例：疑似病例条件加临床表现②或理化检查②。

确诊病例：疑似病例条件加理化检查②。按查见的疟原虫种类，分为间日疟、恶性疟、三日疟和卵形疟。

2. 中医诊断 参照《实用中医内科学》。发作时寒战，高热，汗出热退，每日或隔日或三日发作一次，伴有头痛身楚，恶心呕吐等症。多发于夏秋季节和流行地区，或输入过疟疾病者的血液，反复发作后可出现脾大。

3. 中医证候诊断

（1）正疟：发作症状比较典型，常先有呵欠乏力，继则寒战鼓颔，寒罢则内外皆热，头痛面赤，口渴引饮，终则遍身汗出，热退身凉，每日或间一两日发作一次，寒热休作有时，舌红，苔薄白或黄腻，脉弦。此证见于疟疾早期，疟邪伏于少阳，与营卫相搏，正邪交争。

（2）温疟：发作时热多寒少，汗出不畅，头痛，骨节酸痛，口渴引饮，便秘尿赤，舌红苔黄，脉弦数。此证见于疟疾早中期，阳热素盛，疟邪与营卫相搏，热炽于里。

（3）寒疟：发作时热少寒多，口不渴，胸闷脘痞，神疲体倦，舌苔白腻，脉弦。此证见于疟疾早中期，素体阳虚，疟邪入侵，寒湿内盛。

（4）瘴疟：①热瘴，热甚寒微，或壮热不寒，头痛，肢体烦痛，面红目赤，胸闷呕吐，烦渴饮冷，大便秘结，小便热赤，甚至神昏谵语，舌质红绛，苔黄腻或垢黑，脉洪数或弦数。

②冷瘴，寒甚热微，或但寒不热，或呕吐腹泻，甚则嗜睡不语，神志昏蒙，舌苔厚腻色白，脉弦。此证见于疟疾极期，瘴毒内盛，内陷心包、蒙蔽心窍。

（5）劳疟：疟疾迁延日久，每遇劳累辄易发作，发时寒热较轻，面色萎黄，倦怠乏力，短气懒言，纳少自汗，舌质淡，脉细弱。此证见于疟疾后期，疟邪久留，气血耗伤。

【治疗】

1. 辨证论治

（1）正疟

[治法] 祛邪截疟，和解表里。

[方药] 柴胡截疟饮（《医宗金鉴》）加减。柴胡 10g，黄芩 10g，法半夏 9g，人参 10g，甘草 6g，生姜 5g，大枣 15g，常山 9g，槟榔 10g，乌梅 8g。

[加减] 口渴甚，加葛根 15g，石斛 10g，以生津止渴；胸脘痞闷，苔腻，去人参、大枣，加苍术 10g，厚朴 10g，青皮 10g，以理气化湿；烦渴，苔黄，脉弦数，为热盛于里，去人参、生姜、大枣，加石膏 30g，天花粉 15g，以清热生津。

[中成药] 截疟七宝丸，每次 6～9g，每日 2 次。

（2）温疟

[治法] 清热解表，和解祛邪。

[方药] 白虎加桂枝汤（《伤寒论》）加减。石膏（先煎）30g，知母 10g，甘草 6g，桂枝 10g，青蒿（后下）10g，柴胡 10g。

[加减] 津伤较甚，口渴者，酌加生地黄 10g，麦冬 10g，石斛 10g，以养阴生津。

[中成药] 截疟七宝丸，每次 6～9g，每日 2 次。

（3）寒疟

[治法] 和解表里，温阳达邪。

[方药] 柴胡桂枝干姜汤（《伤寒论》）加减。柴胡 10g，黄芩 10g，桂枝 10g，干姜 6g，甘草 6g，天花粉 15g，牡蛎（先煎）30g。

[加减] 可加蜀漆 3g，或常山 9g，以祛邪截疟；脘腹痞闷，舌苔白腻，加草果 10g，厚朴 10g，陈皮 10g，以行气化湿。

[中成药] 截疟七宝丸，每次 6～9g，每日 2 次。

（4）瘴疟

①热瘴

[治法] 解毒除瘴，清热保津。

[方药] 青蒿素和清瘴汤加减（《中医内科学》）。青蒿（后下）10g，常山 9g，黄连 8g，黄芩 10g，知母 10g，柴胡 10g，法半夏 9g，茯苓 10g，陈皮 8g，竹茹 10g，枳实 10g，滑石（包煎）30g，甘草 6g。

[加减] 壮热不寒，加石膏（先煎）30g 以清热；口渴心烦，舌红少津，加生地黄 10g，玄参 15g，石斛 10g，玉竹 10g，以清热养阴生津；神昏谵语，急加安宫牛黄丸或紫雪丹以清心开窍。

②冷瘴

[治法] 解毒除瘴，芳化湿浊。

[方药] 不换金正气散（《中医内科学》）加减。苍术 10g，厚朴 10g，陈皮 10g，甘草 6g，广藿香 10g，法半夏 9g，佩兰 10g，荷叶 10g，槟榔 10g，草果 10g，石菖蒲 10g，青蒿（后下）10g。

[加减] 神昏谵语，合用苏合香丸以芳香开窍；但寒不热，四肢厥冷，脉弱无力，加人参（单煎）10g，附子（先煎）10g，干姜 8g，以益气温阳固脱。

[中成药] 截疟七宝丸，每次 6～9g，每日 2 次；安宫牛黄丸，每次 1 丸，每日 1 次（小儿 3 岁以内每次 1/4 丸，4—6 岁每次 1/2 丸，或遵医嘱）；紫雪散，每次 1.5～3.0g，每日 2 次（周岁小儿 1 次 0.3g，5 岁以内小儿每增 1 岁，递增 0.3g，每日 1 次）。

（5）劳疟

[治法] 益气养阴，扶正祛邪。

[方药] 何人饮加减（《景岳全书》）。人参（单煎）10g，制何首乌 20g，当归 10g，陈皮 10g，生姜 5g。

[加减] 症发之时，寒热时作，加青蒿（后下）10g，常山 9g，祛邪截疟；食少面黄，消瘦乏力，加黄芪 30g，白术 10g，枸杞子 10g，以增强益气、健脾养血之功。

[中成药] 截疟七宝丸，每次 6～9g，每日 2 次。

2. 病证结合治疗　根据病证结合的原则，在疟疾治疗过程中，坚持以中医治疗为主，突出中医减毒增效、缩短病程的优势。

（1）发作期：以缓解症状、提高生活质量为目的。疟疾发作前 2h 服药，发作时不宜服药或进食，可在辨证的基础上选加截疟药物，常用的如常山、青蒿、槟榔、马鞭草、豨莶草、乌梅等。卧床休息，寒战时注意保暖，多饮热开水，发热时减去衣被。如高热不退，可予冷敷，或针刺合谷、曲池等穴。瘴疟神志昏迷者，应加强护理，注意观察病人体温、脉搏、呼吸、血压和神志变化，如出现神昏谵语，痉厥抽风等严重症状时，宜早投清心开窍药物，必要时进行中西医结合治疗。汗出后用温水擦身，换去湿衣，避免吹风。及早中医药干预，辨证驱邪外出，减少西药用量，缓解患者的临床症状，提高患者的生活质量。

（2）休止期：以提高免疫、缩短病程为目的。饮食以易于消化、富有营养之流食或半流食为宜。久疟要注意休息，加强饮食调补，如多进食瘦肉、猪肝、桂圆、大枣等。有疟母者，可食用甲鱼滋阴软坚，有助于痞块的消散。逐渐减少西药用量，通过中医辨证治疗缩短病程，提高免疫和预后质量。

3. 并发症治疗

（1）贫血：在上述辨证论治方案基础上，辨证使用以下中成药和单味中药。

①阿胶补血口服液：每日 1 支，每日 3 次。现代研究表明，阿胶作为一类明胶蛋白，对促进造血系统功能作用显著，有加速 RBC 和 Hb 生长，促进骨髓造血，故有抗贫血作用。阿胶补血口服液在提高动物体能的同时，其 RBC 和 Hb 异常明显改善，刺激 EPO 的分泌，促进造血。

②益血生胶囊：每日 4 粒，每日 3 次。益血生胶囊的组成部分，主要包括茯苓、黄芪、党参、鹿角胶、鹿血粉以及鹿茸等一系列名贵的中药材，具有补血生血、滋肾填精以及健脾益气的作用。

③生血宝合剂：每次 15ml，每日 3 次。生血宝合剂由制何首乌、女贞子、桑椹、墨旱莲、白芍、黄芪、狗脊组成。滋补肝肾，益气生血。用于肝肾不足、气血两虚所致的神疲乏力、腰膝酸软、头晕耳鸣、心悸、气短、失眠、咽干、纳差食少；放、化疗所致的白细胞减少，缺铁性贫血见上述证候者。临床研究表明生血宝合剂可使缺铁性贫血患者的红细胞计数（RBC）、血红蛋白（Hb）、血清铁（SI）和铁蛋白饱和度（TSAT）水平均显著升高，且安全性较好。

a. 阿胶。每日用量 10～15g。现代研究表明，阿胶作为一类明胶蛋白，对促进造血系统功能作用显著，有加速 RBC 和 Hb 生长，促进骨髓造血，故有抗贫血作用。

b. 熟地黄。每日用量 10～30g。主治一切阴血不足之虚证，被誉为"壮水之主，补血之君"；熟地黄水煎剂及其提取物均有不同程度提高外周血象的趋势。

c. 党参。每日用量 10～30g。补中益气，生津养血，用于气血不足之证。药理研究认为，党参具有抗疲劳和提高耐高温能力，同时使 RBC 及 Hb 增加的作用。

d. 黄芪。每日用量 10～30g。补气生血，用于气血不足诸证。现代研究证实黄芪能够明显提高动物体能，改善动物的疲劳状态，并能够减少血清和骨骼肌中乳酸的堆积，降低血清中乳酸脱氢酶和尿素氮的含量，以及降低血清和骨骼肌丙二醛的含量。

e. 鹿角胶。每日用量 6～10g。中国药典载鹿角胶温补肝肾、益精养血。研究表明鹿角胶具有增加血 RBC、Hb、Hct、WBC 生长的作用，可用于血虚的治疗。

（2）黑尿热：是恶性间日疟引起的一种严重并发病。是一种急性血管溶血，并引起血红蛋白和溶血性黄疸，重者发生急性肾功能不全。其原因可能是自身免疫反应。临床以骤起、寒战高热、腰痛、酱油色尿、排尿刺痛感，以及严重贫血、黄疸，蛋白管型尿为特点。中药可辅助治疗黑尿热。

①蒿甲醚注射液：成人常用量，肌内注射，首剂 160mg，第 2 日起每日 1 次，每次 80mg，连用 5 日。小儿常用量，肌内注射，首剂按体重 3.2mg/kg；第 2～5 日，每次按体重 1.6mg/kg，每日 1 次。

②蒿甲醚片，每日 1 次，连服 5 日或 7 日，成人每次口服 80mg 或按体重 1.6mg/kg，首

次加倍，儿童按年龄递减。有研究表明青蒿素的衍生物蒿甲醚（又名甲基还原青蒿素）联合氢化可的松可用于治疗黑尿热，患者接受蒿甲醚肌内注射 8 日后，体温降至 37.2℃，尿色正常，症状均有明显改善。继续给予蒿甲醚片剂口服 4 日后出院。

4. 其他治法　单验方如下，均在发作前 2～3 小时服用。

（1）马鞭草 30～60g，浓煎服。

（2）青蒿 30g，水煎分 2～3 次服用，连服 3 日。

（3）酒炒常山药、槟榔、草果仁，煎服。

5. 针刺疗法　体针在疟疾发作前 1～2 小时，可取穴大椎、陶道，配穴间使、足三里、后溪、曲池，轮换针刺，轻至中度刺激，留针 10～15 分钟，连续治疗 3～6 天。恶寒甚者可加灸法。

6. 穴位贴敷　独头大蒜捣烂敷内关。

【中医疗效评价】

1. 改善临床症状　根据《中药新药临床研究指导原则》制定。

2. 减少西药用量、减毒增效、缩短疗程　以对症治疗西药使用剂量变化、减药时间、停药时间计算。

3. 改善体征　以中医治疗后血象的改善或尿的改善、疟原虫转阴计算。

4. 改善预后　以患者后期出现肺炎、心脏损伤等并发症的概率计算。

第八节　细菌性痢疾

　　细菌性痢疾（bacillary dysentery），简称菌痢，是由痢疾杆菌引起的急性肠道传染病。临床上以发热、腹痛、腹泻、里急后重感及黏液脓血便为特征。基本病理损害为结肠结膜充血、水肿、出血等渗出性炎症改变。根据起病缓急和病情轻重，可分为急性细菌性痢疾、中毒性细菌性痢疾和慢性细菌性痢疾。其中中毒性菌痢病情凶险，死亡率较高，须积极抢救。

　　本病属于中医学的肠澼、滞下、痢疾范畴。急性菌痢和中毒性菌痢多相当于湿热痢和疫毒痢，慢性菌痢多相当于休息痢和虚寒痢。本病病机主要是邪滞于肠，气血塞滞，肠道传化失司，脂膜血络受伤，腐败化为脓血而成痢。

【诊断】

1. 西医诊断　《中医内科常见病诊疗指南》西医部分。

（1）流行病学史：患者有不洁饮食或与细菌性痢疾患者接触史。

（2）临床表现

①急性轻型菌痢：症状轻，可仅有腹泻、稀便。

②急性普通型菌痢：急性起病，腹泻（除外其他原因的腹泻）、腹痛、里急后重，可伴发热、脓血便或黏液便、左下腹部压痛。

③急性中毒型菌痢：发病急、高热，呈严重毒血症症状，小儿起病时可无明显腹痛、腹泻症状，常需经灌肠或肛拭子做粪检才发现是菌痢。根据主要临床表现有以下类型。

A. 休克型：有感染性休克症，如面色苍白、四肢厥冷、脉细数、血压下降、皮肤发花、发绀等。

B. 脑型：有脑水肿表现，如烦躁不安、惊厥、嗜睡或昏迷、瞳孔改变，甚至出现脑疝、呼吸衰竭。

C. 混合型：同时出现休克型、脑型的症状，是最凶险的一型。

④慢性菌痢：急性菌痢者病程超过 2 个月以上为慢性菌痢。

（3）实验室检查

①粪便常规检查：白细胞或脓细胞数 ≥ 15 个 / 高倍镜视野（400 倍），可见红细胞。

②病原学检查：粪便培养志贺菌属阳性为确诊依据。

（4）诊断要点

①疑似病例：腹泻，有脓血便或黏液便或水样便或稀便，伴有里急后重症状，难以确定其他原因腹泻者。

②临床诊断病例：具备流行病学史或临床表现或实验室检查中的①，并除外其他原因引起的腹泻。

③确诊病例：具备实验室检查中的①或②。

2. 中医诊断　参照《实用中医内科学》。

（1）以腹痛，里急后重，大便次数增多，泻下赤白脓血便为主症。

（2）暴痢起病突然，病程短，可伴恶寒、发热等；久痢起病缓慢，反复发作，迁延不愈；疫毒痢病情严重而病势凶险，以儿童为多见，起病急骤，在腹痛、腹泻尚未出现之时，即有高热神疲，四肢厥冷，面色青灰，呼吸浅表，神昏惊厥，而痢下、呕吐并不一定严重。

（3）多有饮食不洁史。急性起病者多发生在夏秋之交，久痢则四季皆可发生。

3. 中医证候诊断

（1）湿热痢：腹部疼痛，里急后重，痢下赤白脓血，黏稠如胶冻，腥臭，肛门灼热，小便短赤，舌苔黄腻，脉滑数。此证见于细菌性痢疾早期，湿热蕴结，熏灼肠道，气血壅滞。

（2）疫毒痢：起病急骤，痢下鲜紫脓血，腹痛剧烈，后重感特著，壮热口渴，头痛烦躁，恶心呕吐，甚者神昏惊厥，舌质红绛，舌苔黄燥，脉滑数或微欲绝。此证见于细菌性痢疾极期，疫邪热毒，壅盛肠道，燔灼气血。

（3）寒湿痢：腹痛拘急，痢下赤白黏冻，白多赤少，或为纯白冻，里急后重，口淡乏味，脘胀腹满，头身困重，舌质或淡，舌苔白腻，脉濡缓。此证见于细菌性痢疾中期，寒湿客肠，气血凝滞，传导失司。

（4）阴虚痢：痢下赤白，日久不愈，脓血黏稠，或下鲜血，脐下灼痛，虚坐努责，食少，心烦口干，至夜转剧，舌红绛少津，苔少或花剥，脉细数。此证见于细菌性痢疾中晚期，阴虚湿热，肠络受损。

（5）虚寒痢：痢下赤白清稀，无腥臭，或为白冻，甚则滑脱不禁，肛门坠胀，便后更甚，腹部隐痛，缠绵不已，喜按喜温，形寒畏冷，四肢不温，食少神疲，腰膝酸软，舌淡苔薄白，脉沉细而弱。此证见于细菌性痢疾后期，脾肾阳虚，寒湿内生，阻滞肠腑。

（6）休息痢：下痢时发时止，迁延不愈，常因饮食不当、受凉、劳累而发，发时大便次数增多，夹有赤白黏冻，腹胀食少，倦怠嗜卧，舌质淡苔腻，脉濡软或虚数。此证见于细菌性痢疾恢复期，病久正伤，邪恋肠腑，传导不利。

【治疗】

1. 辨证论治

（1）湿热痢

[治法] 清肠化湿，调气和血。

[方药] 芍药汤（《素问病机气宜保命集》）加减。黄连10g，黄芩10g，大黄（后下）10g，当归12g，白芍10g，甘草6g，木香10g，槟榔10g，肉桂6g。

[加减] 兼饮食积滞，嗳腐吞酸，腹部胀满，加莱菔子10g，神曲10g，焦山楂10g，以消食导滞；湿重于热，痢下白多赤少，舌苔白腻，去当归、黄芩，加茯苓15g，苍术10g，厚朴10g，陈皮10g，以燥湿健脾；热重于湿，痢下赤多白少，口渴喜冷饮，加白头翁10g，黄柏10g，秦皮10g，以清热解毒止痢；痢下鲜红，加地榆10g，苦参15g，牡丹皮10g，侧柏叶10g，以凉血止血；痢疾初起，兼见表证恶寒发热、头痛身重，可用荆防败毒散，解表举陷，逆流挽舟。

[中成药] 木香槟榔丸，每次3～6g，每日2～3次；复方黄连素片，每次3～4片，每日2～3次；香连浓缩丸，每次4～6片，每日3～4次。

（2）疫毒痢

[治法] 清热解毒，凉血除积。

[方药] 白头翁汤（《伤寒论》）合芍药汤（《素问病机气宜保命集》）加减。白头翁10g，黄连10g，黄芩10g，黄柏10g，秦皮10g，当归10g，白芍10g，木香10g，槟榔10g。

[加减] 若发生厥脱，面色苍白，四肢厥逆而冷汗出，唇甲紫暗，尿少，脉微细欲绝，加用参麦注射液、参附注射液，静脉推注或静脉滴注；若发生神昏烦躁，惊厥，面色灰白，

瞳仁大小不等，呼吸不均者，加清开灵注射液等，静脉滴注，并加紫雪散灌服；若厥脱、神昏、惊厥同时出现者，必须采用综合性抢救措施，中西医结合治疗，以挽其危。

[中成药] 参麦注射液 10 ～ 60ml 加入 5% ～ 10% 葡萄糖注射液 250 ～ 500ml 中，静脉滴注，每日 1 次；紫雪散，每次 1.5 ～ 3.0g，每日 2 次（周岁小儿 1 次 0.3g，5 岁以内小儿每增 1 岁，递增 0.3g，每日 1 次）。

（3）寒湿痢

[治法] 温中燥湿，调气和血。

[方药] 不换金正气散加减（《奇效良方》）。广藿香 10g，苍术 10g，厚朴 10g，法半夏 9g，陈皮 8g，木香 10g，枳实 10g，桂枝 10g，炮姜 6g，白芍 10g，当归 10g。

[加减] 若湿邪偏重，白痢如胶冻如鼻涕，腹胀满，里急后重甚者，改用胃苓汤加减，以温中化湿健脾。

[中成药] 参苓白术胶囊，每次 3 粒，每日 3 次。

（4）阴虚痢

[治法] 养阴清热，和血止痛。

[方药] 黄连阿胶汤（《伤寒论》）合驻车丸加减（《千金要方》）。黄连 6g，乌梅 6g，黄芩 10g，阿胶（烊化）10g，当归 10g，白芍 15g，地榆炭 15g。

[加减] 下痢无度，虚坐努责，加赤石脂 15g，禹余粮 15g，人参 10g 以收涩固脱。

[中成药] 痢必灵片，每次 8 片，每日 3 次。

（5）虚寒痢

[治法] 温补脾胃，收涩固脱。

[方药] 附子理中汤（《三因极一病证方论》）或桃花汤（《伤寒论》合真人养脏汤（《太平惠民和剂局方》）加减；重者用桃花汤合真人养脏汤。附子（先煎）10g，干姜 10g，人参（单煎）10g，白术 10g，甘草 6g，干姜 10g，肉桂 6g，赤石脂 15g，诃子 10g，罂粟壳 6g，肉豆蔻 10g，人参（单煎）8g，白术 10g，白芍 10g，当归 10g，木香 10g。

[加减] 若积滞未尽，应少佐消导积滞之品，如枳壳 10g，山楂 30g，神曲 30g 等。若痢久脾虚气陷，导致少气脱肛，可加黄芪 30g，柴胡 10g，升麻 10g，党参 30g，以补中益气，升清举陷。

[中成药] 附子理中丸，每次 1 丸，每日 2 次；泻痢消胶囊，每次 3 粒，每日 3 次。

（6）休息痢

[治法] 温中清肠，调气化滞。

[方药] 连理汤加减。人参（单煎）10g，白术 10g，干姜 10g，甘草 6g，黄连 6g，木香 10g，槟榔 10g，枳实 10g，当归 10g。另外，还可用鸦胆子仁治疗，成人每次服 15 粒，每日 3 次，胶囊分装或用龙眼肉包裹，饭后服用，连服 7 ～ 10d，可单独服用或配合上述方药使用。

[加减] 若脾胃阳气不足，积滞未尽，遇寒即发，下痢白冻，倦怠少食，舌淡苔白，脉沉者，治宜温中导下，用温脾汤加减。若久痢伤阴，或素体阴虚者，阴液亏虚，余邪未净，阴虚作痢，痢下赤白，或下鲜血黏稠，虚坐努责，量少难出，午后低热，口干心烦，舌红绛或光红，治宜养阴清肠，用驻车丸加减。

[中成药]复方黄连素片，口服，每次3～4片，每日2～3次；香连浓缩丸，口服，每次4～6片，每日3～4次。

2. 病证结合治疗　根据病证结合的原则，在细菌性痢疾治疗过程中，坚持以中西医治疗为主，突出中医减毒增效，延缓病程的优势。

（1）急性菌痢：以缓解症状、改善体征、缩短病程为目的。卧床休息并隔离，及早中西医结合对症支持治疗并中医辨证，给予流质或半流质饮食，忌食生冷、油腻和刺激性食物。及早抗菌治疗，因志贺菌耐药性逐年增强，在运用抗生素的基础上可辨证运用中药如黄连、金银花、蒲公英、贯众等药物。

（2）慢性菌痢：以提高免疫，缩短病程、改善肠道结构及功能为目的。避免过度劳累，勿使腹部受凉，勿食生冷饮食。辨证使用中药提高患者的免疫功能，增强抗病能力，并积极进行抗菌治疗。若出现肠道功能紊乱者可酌情给予镇静、解痉药物。当出现肠道菌群失衡时，切忌滥用抗菌药物，立即停止耐药抗菌药物使用。运用中药调节肠道菌群失调，如葛根芩连汤、半夏泻心汤等，以利肠道正常菌群恢复。对于肠道黏膜病变经久不愈者，可采用中药保留灌肠疗法。

3. 并发症治疗

结肠溃疡性病变：在上述辨证论治方案基础上，辨证使用以下中成药。

①香连丸：每次3～6g，每日2～3次。香连丸由黄连、木香组成。清热化湿，行气止痛。用于大肠湿热所致的痢疾，症见大便脓血、里急后重、发热腹痛；肠炎、细菌性痢疾见上述证候者。现代研究表明香连丸可使幽门结扎型消化性溃疡的个数明显减少，溃疡总面积明显减少，其作用强度与西咪替丁基本相同。可使束缚水浸应激型胃溃疡的条索长度显著缩短，溃疡指数显著降低，但作用强度稍弱于西咪替丁。可使醋酸涂抹型溃疡面积明显缩小。对吲哚美辛药物型胃溃疡作用不明显。香连丸通过口服给药对自主神经功能紊乱、胃酸分泌过多、化学物质损伤和机械性因素引起的溃疡有明显的作用，而对药物引起的溃疡作用不明显。

②香连止泻片：每次4片，每日3次。香连止泻片由木香、黄连、厚朴、枳实、槟榔、白芍组成。清热祛湿，化滞止痢。用于肠中蕴热引起的红白痢疾，腹痛下坠，饮食无味，四肢倦怠。研究表明香连止泻片治疗溃疡性结肠炎大肠湿热证疗效显著，可明显改善患者临床症状，促进肠黏膜恢复，降低血清IL-8水平，提高IL-13水平。

③补脾益肠丸：每次6g，每日3次。补脾益肠丸外层由黄芪、党参、砂仁、白芍、当归、白术、肉桂组成；内层由延胡索、荔枝核、干姜、甘草、防风、木香、补骨脂、赤石脂组成。补中益气，健脾和胃，涩肠止泻。主治脾虚泄泻证。用于治疗腹泻腹痛，腹胀肠鸣，黏液血便。

研究表明补脾益肠丸对溃疡性结肠炎的治疗取得显著成效，其治疗内在机制可能是通过对机体的 CD4$^+$、CD8$^+$ 进行调节，修复受损溃疡面，加速治愈疾病。

另外，研究表明四神丸、香砂六君丸、香砂枳术丸等中成药均可用于改善治疗溃疡性结肠炎，安全性较好。

4. 其他治法　冬青叶方：新鲜冬青叶 100g，水煎至 500ml，每日 3 次，每次 20～30ml。适用于急性菌痢。

5. 针刺疗法

（1）体针：主穴天枢、气海、关元、足三里或止痢穴（左下腹相当于麦氏压痛点部位），实证针用泻法，偏虚者用平补平泻法。湿热痢加曲池、内庭；寒湿痢加中脘、气海；疫毒痢加尺泽、委中、内庭；阴虚痢加太溪、间使；虚寒痢加脾俞、肾俞；休息痢加脾俞、胃俞、大肠俞。

（2）耳针：取穴大肠、小肠、直肠下段，口噤不能进食者配贲门。用毫针行强刺激，每日 1～2 次，连续 3～7d。

6. 灌肠

（1）白头翁、苦参、金银花、黄柏、滑石各 60g，加水浓煎成 200ml，先给患者做清洁灌肠，后做保留灌肠，每日 1 次，连续 3d。适用于湿热痢、疫毒痢。

（2）淫羊藿 15g，附子（先煎）、刺猬皮、降香各 10g，煨肉豆蔻 15g，五倍子、石榴皮各 10g，乌药 6g。加水浓煎成 200ml，先给患者做清洁灌肠，后做保留灌肠，每日 1 次，连续 3d。适用于虚寒痢、休息痢。

7. 穴位贴敷　吴茱萸 20g，研为细末，过筛，醋调成膏，敷神阙和双涌泉穴，每日 1 次。适用于疫毒痢、湿热痢。

【中医疗效评价】

1. 改善临床症状　根据《中药新药临床研究指导原则》制定。

2. 减少西药用量、减毒增效、缩短疗程　以对症治疗西药使用剂量变化、减药时间、停药时间计算。

3. 改善体征　以中医治疗后血象的改善、大便常规的改善、肠道病变及功能改善、细菌培养转阴计算。

4. 改善预后　以患者后期结肠溃疡性病变的概率计算。

第九节 霍 乱

霍乱是因摄入的食物或水受到霍乱弧菌污染而引起的一种急性腹泻性传染病。病发高峰期在夏季，能在数小时内造成腹泻脱水甚至死亡。霍乱是由霍乱弧菌所引起的。O1 和 O139 这两种霍乱弧菌的血清型能够引起疾病暴发。大多数的疾病暴发由 O1 型霍乱弧菌引起。非 O1 非 O139 型霍乱弧菌可引起轻度腹泻，但不会造成疾病流行。霍乱弧菌存在于水中，最常见的感染原因是食用被患者粪便污染过的水。霍乱弧菌能产生霍乱毒素，造成分泌性腹泻，即使不再进食也会不断腹泻，洗米水状的粪便是霍乱的特征。

本病属于中医学"霍乱"范畴。本病多发于夏秋季节，主要由于感受暑湿、寒湿秽浊之气及饮食不慎所致。病机为脾胃受伤，升降失司，清浊相干，气机逆乱。而感受时邪、饮食不慎是形成本病的关键。本病可分为寒霍乱、热霍乱和干霍乱。相当于西医的霍乱、副霍乱等疾病。

【诊断】

1. 西医诊断　参照《传染病学》。

（1）确诊标准：①凡有腹泻呕吐等症状，大便培养霍乱弧菌阳性者；②霍乱流行期在疫区有典型霍乱症状而大便培养阴性无其他原因可查者，如有条件可做双份血清凝集素试验，滴度 4 倍或 4 倍以上可诊断；③疫源检测中发现粪便培养阳性前 5 天内有腹泻症状者，可诊断为轻型霍乱。

（2）疑似标准：①凡有典型泻吐症状的非疫区暴发病例，在病原学检查未确诊前；②霍乱流行期，曾接触霍乱患者，有腹泻症状而无其他原因可查者。

（3）其他：血清学检查适用于病后追溯诊断，无助于早期确诊。诊断须鉴别。

2. 中医诊断　参照《中医内科常见病诊疗指南》病证部分。

（1）泄泻呕吐，无明显里急后重，排泄量大，初为稀水，后为米泔水样，常迅速出现脱水、电解质紊乱、酸中毒和循环衰竭。但也有较轻的不典型患者。

（2）有明确的季节性，多发生于夏季盛暑或秋收时令。

（3）理化检查：大便镜检无白细胞；呕吐物及排泄物悬滴标本进行动力实验和制动实验可早期快速诊断，动力实验阳性提示弧菌；吐泻物中检出霍乱弧菌或通过血清学检查发现霍乱弧菌的抗体明显升高。

3. 中医证候诊断

（1）寒霍乱

①轻证：暴起呕吐下利，初起所下带有稀粪，继则下利清稀，或如米泔水，不甚臭秽，

腹痛或不痛，胸膈脘痞闷，四肢清冷，舌苔白腻，脉象濡弱。

②重证：吐泻不止，呕吐物如米泔，面色苍白，眼眶凹陷，指纹皱瘪，手足厥冷，头面出汗，筋脉挛急，舌质淡，苔白，脉沉微细。此证见于霍乱早期，寒湿秽浊之气，壅滞中焦，邪正相争，气机逆乱，脾肾阳虚，阴寒所胜。

（2）热霍乱：吐泻骤作，呕吐如喷，泻下如米泔汁，臭秽难闻，头痛，发热，口渴，脘闷心烦，小便短赤，腹中绞痛，甚则转筋拘急，舌苔黄腻，脉象濡数。此证见于霍乱后期，暑湿秽浊之气郁遏中焦，清浊相混，病势暴急。

（3）干霍乱：卒然腹中绞痛，欲吐不得吐，欲泻不得泻，烦躁闷乱，甚则面色青苍，四肢厥冷，头汗出，脉象沉伏。此证见于霍乱极期，暑令秽浊疫疠之气壅遏中焦，气机窒塞，升降格拒，阳气不能宣通。

【治疗】

1. 辨证论治

（1）寒霍乱

①轻证

[治法] 散寒燥湿，芳香化浊。

[方药] 藿香正气散（《太平惠民和剂局方》）合纯阳正气丸（《饲鹤亭集方》）加减。广藿香 10g，紫苏叶 6g，白芷 10g，白术 10g，厚朴 10g，半夏曲 9g，大腹皮 12g，茯苓 15g，甘草 6g，肉桂 3g。

[中成药] 在汤药未备时，可吞服辟瘟丹芳香开窍，辟秽化浊；或来复丹助阳化浊，理气和中，以图急救。

②重证

[治法] 温补脾肾，回阳救逆。

[方药] 附子理中丸（《伤寒论》）加减。附子（先煎）6g，人参（单煎）9g，白术 10g，炮姜 9g，炙甘草 6g。

[加减] 大汗淋漓、四肢厥冷、声音嘶哑、拘急转筋、脉细欲绝者，乃属阴津枯竭，阴阳离决，危在顷刻，若骤予大剂辛温回阳，则虑其津液愈涸，此时应使用反佐从治之法，以通脉四逆加猪胆汁汤为主方，亦可在前方中加姜汁炒川黄连 6g，使辛苦相济，调和阴阳。

[中成药] 玉枢丹，每次 1 丸，每日 3 次。

（2）热霍乱

[治法] 清热化湿，辟秽泻浊。

[方药] 燃照汤或蚕矢汤加减（《霍乱论》）。滑石 20g，焦栀子 12g，黄芩 10g，淡豆豉 9g，厚朴 10g，法半夏 9g，豆蔻（后下）6g。

[加减] 如脘闷吐甚，一时难服汤药，或汤药仓促未备，可先服玉枢丹以辟秽止吐，呕

吐稍止，再进汤药；如症见于足厥冷、腹痛、自汗、口渴、唇面指甲皆青、呕吐酸秽、泻下臭恶、小便短赤、六脉俱伏者，此为热遏于内，热深厥深，真热假寒之象，应急予竹叶石膏汤。

[中成药] 玉枢丹，每次 1 丸，每日 3 次。

（3）干霍乱

[治法] 辟秽解浊，利气宣壅。

[方药] 玉枢丹（《太平惠民和剂局方》）加减。山慈姑 3g，续随子 1g，大戟 1g，麝香 0.03g，五倍子 5g。

[加减] 因邪气过盛，可先用烧盐方探吐，一经吐出，不仅烦躁闷乱之症可减，还使下窍宣畅，二便自然通利；并可口服行军散或红灵丹，每次 0.3～0.9g；亦可以搐鼻取嚏，以辟秽解毒，通闭开窍。如汤药可进，而仍欲泻不出者，可用厚朴汤为主方。如吐泻畅通，病势已减者，可用藿香正气散以善其后。

[中成药] 玉枢丹，每次 1 丸，每日 3 次。

（4）热入厥阴证

[治法] 清泻营热，豁痰开窍。

[方药] 清营汤加减（《温病条辨》）。水牛角 15g，生地黄 15g，连翘 20g，石菖蒲 10g，郁金 10g，金银花 15g，栀子 10g，鲜竹沥 10ml。

[加减] 可以本方煎汤送服安宫牛黄丸或紫雪丹或至宝丹；如见动风者亦可合羚角钩藤汤化裁。也可选用清开灵注射液 20～40ml 或醒脑静注射液 20ml 加入 5% 的葡萄糖注射液 250～500ml 中，静脉滴注。

[中成药] 安宫牛黄丸，每次 1 丸，每日 1 次；或紫雪丹，每次 1 丸，每日 1 次；或至宝丹，每次 1 丸，每日 1 次。

2. 病证结合治疗　根据病证结合的原则，在霍乱治疗过程中，坚持以中西医结合治疗为主，突出中医减毒增效，延缓病程的优势。

（1）解除隔离前：以尽快缓解临床症状、促进霍乱弧菌转阴为目的。慎起居，清淡饮食，忌大鱼大肉，及早中医药干预辨证驱邪外出，缓解临床症状，减少西药用量，缩短霍乱弧菌转阴时间。

（2）解除隔离后：以提高免疫，缩短病程为目的。逐渐减少西药用量，通过中医辨证治疗缩短病程，提高免疫和预后质量。要加强身体锻炼，注意摄生调养，不使精气受损，增强机体抗病能力；外避时邪，内慎饮食。

3. 并发症治疗

（1）肾功能不全：在上述辨证论治方案基础上，辨证使用以下中成药。

①百令胶囊：每次 4 片，每日 3 次。百令胶囊的主要成分是 D- 甘露醇、虫草酸、载体生物碱、19 种氨基酸、多种维生素及微量元素，具有补肺肾、益精气及止咳化痰作用。研究表明百令胶囊可显著提高肾病综合征患者的 CD3、CD4、CD4/CD8 水平，提高细胞免疫

功能;百令胶囊具有抗炎作用,并通过抑制前炎症因子 ILβ、IL-6、IL-10,增加 sICAM-1 表达,抑制淋巴细胞增殖。百令胶囊可明显改善肾功能,纠正高磷低钙血症,抑制 PTH 和 MMS,可用于治疗尿毒症。

②黄芪注射液:肌内注射,每次 2 ～ 4ml,每日 1 ～ 2 次。静脉滴注,每次 10 ～ 20ml,每日 1 次,或遵医嘱。黄芪注射液的主要成分是黄芪。现代药理研究表明黄芪可明显促进 NK 细胞活性,并可保护靶细胞抵抗 T 细胞活性;另有研究表明黄芪可能是通过调节肾内血管活性物质的表达,改善缩血管和舒血管物质间的平衡,进而增加肾组织局部的血流量,减轻组织缺血及缺氧程度,达到对肾的保护作用。临床研究表明黄芪可降低 GRF 患者血浆神经肽 Y(NPY)、尿内皮素,改善肾脏血管痉挛,改善肾功能明显提高 Ccr,降低 Scr,延缓肾功能的恶化程度。

③尿毒清颗粒:温开水冲服,每日 4 次,6、12、18 时各服 1 袋,22 时服 2 袋,每日最大服用量 8 袋;也可另定服药时间,但两次服药间隔勿超过 8 小时。尿毒清颗粒由黄芪、党参、制何首乌、制大黄、白术、茯苓、车前草、姜半夏、川芎、丹参组成。综观全方,具有健脾利湿、通腑降浊、活血化瘀等功能。方中君药为大黄。现代研究表明大黄不同制剂,不同服用途径均可治疗 GFR,有效率为 80%。应用大黄治疗的最佳时机是氮质血症期和尿毒症早期,治疗对象血肌酐≤ 884μmol/L,尿素氮≤ 35.7mmol/L,剂量因人而异,治疗时间较长,最长达 64 个月。方中白术能使 Th 细胞明显增加,可使低下的 IL-2 水平显著提高。

④黄葵胶囊:每次 4 粒,每日 3 次。黄葵胶囊主要成分是黄葵,黄葵具有清热利湿、消炎解毒、活血和络等作用。临床研究表明黄葵胶囊每日 3 次,每次 5 粒,用药 8 ～ 16 周,其改善症状、体征、尿常规、24h 尿蛋白定量、血脂、血浆白蛋白以及肾功能的作用(有效率为 85.7%)明显优于络汀新和潘生丁合用组,表明黄葵胶囊具有减轻或消除肾小球免疫炎症反应。

⑤肾衰宁片:每次 4 ～ 6 片,每日 3 ～ 4 次。肾衰宁片由太子参、黄连、半夏、陈皮、茯苓、大黄、丹参、牛膝、红花组成。主要以补气活血泻浊配合运用,可以抑制慢性肾衰模型鼠肾组织转化生长因子 β(TGF-β),从而延缓肾衰进展。

(2)慢性心力衰竭:主要是在复方中辨证使用以下中成药。

①复方丹参滴丸:每次 10 丸,每日 3 次。现代研究证明,复方丹参滴丸中的成分丹参素能降低血小板聚集,降低血脂和血黏稠度,防止血栓形成;具有钙通道阻滞作用而使血管扩张,还具有使心肌细胞膜稳定,清除氧自由基和能量调节、抑制成纤维细胞增殖和分泌基质等作用;降低肺动脉压。运用复方丹参滴丸与常规治疗对比,差异呈显著性($P < 0.05$),且在用药过程中无不良反应发生。

②生脉饮:每次 1 支,每日 3 次。研究表明生脉饮及其提取物可降低血清中 LDH、AST 及 MDA 的含量,改善心脏病理变化,改善心肌组织的超微结构,抑制病毒在心肌组织内的增殖,对病毒性心肌炎有一定的治疗作用,其作用机制与抗氧化和抑制病毒在心肌组织中复制有关。

③稳心颗粒：每次 5g，每日 3 次。稳心颗粒主要由党参、黄精、三七、琥珀、甘松组成。党参抑制血小板聚集，防止血栓形成，改善冠状动脉血流，增加心排血量；黄精具有抗动脉粥样硬化、降压、增加冠状动脉血流的作用；三七具有活血化瘀、降低心率，降低心肌耗氧量的作用；琥珀具有镇惊、安神、利尿的作用；甘松抗心肌缺血、提高心肌耐缺氧能力，其中缬草酮具有膜稳定作用，延长动作电位时程，阻断折返激动，有效治疗室性早搏；步长稳心颗粒也可通过抑制 L 型钙通道而抑制后除极引起的触发活动。临床研究表明稳心颗粒治疗慢性充血性心力衰竭合并室性期前收缩患者，患者的心力衰竭症状缓解明显，心功能明显恢复。

4. 其他治法

（1）针刺疗法：点刺十宣、委中放血，以通脉开窍，引邪外出。

（2）敷脐：用吴茱萸、青盐各少许，略研，炒热，用布裹之，敷脐，以温通阳气。

（3）刮痧疗法：于患者肩颈、脊背、胸前、胁肋等处，蘸取菜油自上而下刮，以皮肤出现红紫色为度。有助于宣通经络，驱邪外出，减轻霍乱症状。

（4）救治转筋法：白酒 200ml，加樟脑 15g，摇匀，涂抹于转筋痉挛之处，然后用力摩擦，具有缓急止痛的作用。

【中医疗效评价】

1. 改善临床症状　根据《中药新药临床研究指导原则》制定。

2. 减少西药用量、减毒增效、缩短疗程　以对症治疗西药使用剂量变化、减药时间、停药时间计算。

3. 改善体征　以中医治疗后血象的改善或霍乱弧菌转阴计算。

4. 改善预后　以患者后期出现肾功能不全、慢性心力衰竭等并发症的概率计算。

第十节　食物中毒

食物中毒是指患者所进食物被细菌或细菌毒素污染，或食物含有毒素而引起的急性中毒性疾病。是由患者所进食物被细菌或细菌毒素污染，或食物含有毒素而引起本病。

本病属于中医学的"中毒"的范畴。中毒指毒物经人体食管、气道、皮肤、血脉侵入机体，致使气血失调，津液、水精疏布功能失常，甚则损伤脏器的急性病症。

【诊断】

1. 西医诊断　食物中毒诊断标准主要以流行病学调查资料及病人的潜伏期和中毒的特有表现为依据，实验室诊断是为了确定中毒的病因而进行的。

（1）中毒病人在相近的时间内均食用过某种共同的中毒食品，未食用者不中毒。停止食用中毒食品后，发病很快停止。

（2）潜伏期较短，发病急剧，病程亦较短。

（3）所有中毒病人的临床表现基本相似。

（4）一般无人与人之间的直接传染。

（5）食物中毒的确定应尽可能有实验室诊断资料，由于采样不及时或已用药或其他技术、学术上的原因而未能取得实验室诊断资料时，可判定为原因不明食物中毒，必要时可由 3 名副主任医师以上的食品卫生专家进行评定。

2. 中医诊断　参照《实用中医内科学》。

（1）发病特点

①短时间发病，起病急。

②有毒物接触史和相应的中毒症状，早期多见肠胃症状，极易累及心脑、肝肾、血脉。多见脏器受损，脏腑气血功能紊乱所致暴喘、心悸、抽搐、昏迷、脱证、尿少、尿闭等危急证候，甚至阴阳离决。

（2）临床表现

1）面色、肌肤色泽的异常

①潮红多见于曼陀罗中毒及煤气中毒。

②出汗多见于毒扁豆及毛果芸香碱中毒。

③皮肤灼痛，如斑蝥毒性反应。

④皮肤溃破多见于剧毒之金石类药物中毒或毒虫咬伤。

⑤青紫多见于误食有毒之菜菌类，或吸入秽浊毒气。

⑥黄疸多见于误食蚕豆或其他有伤肝胆之毒物。

2）瞳仁之异变

①缩小常见于毒扁豆、毛果芸香叶、半边莲、阿片、有机磷及虫兽咬伤的中毒。

②放大常见于麻黄、钩吻、毒芹、曼陀罗等的中毒。

3）神志的异常

①惊厥常见于马钱子、马桑果、颠茄类、樟脑及番木鳖等的中毒。

②谵妄常见于毒草、肉食毒物、马桑果等的中毒。

③麻痹常见于箭毒、河豚、毒芹、腐败肉食、醉鱼草等的中毒。

④昏倒多见于服用过量的果仁类食物或药物，如杏仁、桃仁、枇杷仁等的中毒。

4）呼吸的异常

①呼吸过深常见于阿片、钩吻、萝芙木等的中毒。

②呼吸麻痹多见于蛇毒、马蜂毒、细辛、秋水仙碱、闹羊花、荜澄茄、曼陀罗、百部、钩吻等的中毒。

5）消化的异常

①口干多见于曼陀罗、地瓜子之中毒。

②流涎呕吐多见于半边莲、毒芹、马桑子、烟叶、斑蝥、石蒜等之中毒。

③呕血多见于腐蚀性大的毒物（如砒霜）中毒。

④泻下或便血多见于狼毒、大戟、芫花、苍耳子、商陆、吐根等的中毒。

6）心脉之异常

①心动加速多见于曼陀罗、麻黄之中毒。

②心动变慢多见于夹竹桃、八角枫、蟾酥、乌头等的中毒。

③真心痛多见于烟草、麻黄中毒。

④阳穴脉弦多见于麻黄、烟草、蟾酥、万年青、麦角等的中毒，常有血压升高。

7）尿的异常

①血尿见于雷公藤、斑蝥、马兜铃、蓖麻子等的中毒。

②尿色异常多见于雄黄以及其他金石类的中毒。

3. 中医证候诊断

（1）毒蕴脾胃证：恶心呕吐，脘腹胀痛，肠鸣音亢进，气闭，便秘或腹泻，午后潮热，呕血，便血，舌质深红，苔黄腻脉弦数。

（2）毒聚肝胆证：两胁胀痛，恶心，呕吐黄绿苦水，咽干口燥，头晕目眩，黄疸，抽搐，舌质红，苔黄黑，脉弦数。

（3）毒犯肺肾证：咳嗽，气急，不能平卧，小便短赤，或有浮肿，甚则尿闭，尿血，舌质红，苔薄白，脉沉缓。

（4）毒陷心脑证：心悸气短，心烦，夜不能寐，时寐时醒，表情淡漠，嗜睡，甚则昏迷，谵语或郑声，项背强直，角弓反张，瞳孔时大时小，或大小不等，舌红绛，无苔，脉数急，如雀啄或屋漏。

【治疗】

1. 辨证论治

（1）毒蕴脾胃证

[治法] 和中解毒，健脾和胃。

[方药] 玉枢丹（《是斋百一选方》）合甘草泻心汤（《伤寒论》）加减。山慈姑 10g，红大戟 3g，千金子霜 3g，五倍子 9g，麝香 0.3g，雄黄 0.3g，朱砂 3g，甘草 12g，黄芩 9g，半夏 12g，大枣 30g，黄连 3g，干姜 9g，人参 9g。

[加减] 毒甚者，加用解毒通用方：荠菜、黑豆、甘草。或加用绿豆、蛋清。腹胀、腹痛甚者，加厚朴、枳实、陈皮。腹泻者，加山药、白术、白扁豆、砂仁。便秘者，加熟大黄、郁李仁、火麻仁。脾阳亏虚者，加炮姜、附子。肾阴亏耗者，加玉竹、石斛。

［中成药］玉枢丹，口服，每次 1 丸，每日 2 次。

（2）毒聚肝胆证

［治法］清解邪毒，利胆和胃。

［方药］茵陈蒿汤（《伤寒论》）合四逆散（《伤寒论》）加减。茵陈 30g，栀子 15g，大黄 6g，柴胡 10g，白芍 30g，枳实 15g，甘草 15g。

［加减］四肢抽搐，舌红少苔，脉细弦，加生龙骨、生牡蛎、鳖甲、龟甲、生地黄、天冬、川楝子，平肝息风。头晕目眩、面红目赤为肝阳上亢，加菊花、钩藤、天麻、麦冬、生地黄平肝潜阳。毒聚不散，加土茯苓、黑豆、绿豆。黄疸严重，加姜黄、郁金。

［中成药］茵栀黄颗粒，口服，每次 1～2 袋，每日 3 次。玉枢丹，口服，每次 1 丸，每日 2 次。

（3）毒犯肺肾证

［治法］清宣降浊。

［方药］陈氏四虎饮（《疫痧草》）加减。水牛角 30g，大黄 6g，生石膏 30g，黄连 6g，鲜生地黄 30g，知母 15g，青黛 10g，玄参 10g，马勃 6g，藏红花 6g，生萝卜汁适量。

［加减］肾阳不足，加附子、肉桂、干姜、淫羊藿。小便不通，加威灵仙、地肤子、木通或滋肾通关丸。

［中成药］玉枢丹，口服，每次 1 丸，每日 2 次。安宫牛黄丸，每次 1 丸，每日 1 次。

（4）毒陷心脑证

［治法］清毒醒脑。

［方药］玳瑁郁金汤（《通俗伤寒论》）送服玉枢丹（《是斋百一选方》）。生玳瑁（研碎）3g，生山栀子 9g，细木通 3g，淡竹沥 20ml，广郁金 6g，青连翘 6g，牡丹皮 6g，生姜汁 2 滴，鲜石菖蒲汁 10ml，紫金片（开水烊冲）1g。

［加减］可以本方煎汤送服安宫牛黄丸或紫雪丹或至宝丹；如见动风者亦可合羚角钩藤汤化裁。也可选用清开灵注射液 20～40ml 或醒脑静注射液 20ml 加入 5% 的葡萄糖注射液 250～500ml 中，静脉滴注。

［中成药］安宫牛黄丸，每次 1 丸，每日 1 次；或紫雪丹，每次 1 丸，每日 1 次；或至宝丹，每次 1 丸，每日 1 次；玉枢丹，口服，每次 1 丸，每日 2 次。

2. 病证结合治疗 根据病证结合的原则，在食物中毒治疗过程中，坚持以中西医结合治疗为主，突出中医减毒增效，延缓病程的优势。①立即终止服用、药用、吸入或接触毒物。迅速清除已进入体内的、已被吸收和尚未被吸收的毒物。尽可能及早应用对抗毒物、解除毒害反应的有效解毒剂。积极迅速地对出现的危机证候，如抽搐、厥脱、喘促、昏迷等，进行紧急救治。②一般治疗：卧床休息，早期饮食应为易消化的流质或半流质饮食，病情好转后可恢复正常饮食。沙门菌食物中毒应床边隔离。③对症治疗：呕吐、腹痛明显者，可口服丙胺太林（普鲁本辛）或皮下注射阿托品，亦可注射山莨菪碱。能进食者应给予口服补液。

剧烈呕吐不能进食或腹泻频繁者，给予糖盐水静脉滴注。出现酸中毒酌情补充 5% 碳酸氢钠注射液或 11.2% 乳酸钠溶液。脱水严重甚至休克者，应积极补液，保持电解质平衡及给予抗休克处理。④抗菌治疗：一般可不用抗菌药物。伴有高热的严重患者，可按不同的病原菌选用抗菌药物。如沙门菌、副溶血弧菌可选用喹诺酮类抗生素。

3. 并发症治疗

中风：在上述辨证论治方案基础上，辨证使用以下中成药。

①醒脑再造胶囊：口服。每次 4 粒，每日 2 次，口服。醒脑再造胶囊由黄芪、淫羊藿、石菖蒲、红参、三七、地龙、当归、红花等组成。化痰醒脑，祛风活络。用于风痰闭阻清窍所致的神志不清，言语謇涩，口角流涎，筋骨酸痛，手足拘挛，半身不遂；脑血栓恢复期。研究表明醒脑再造胶囊可减轻局灶性脑缺血所致的脑组织损伤，明显缩小脑梗死体积，降低脑梗死区体积占全脑体积的百分比。

②清开灵注射液：肌内注射，每日 2～4ml。重症患者静脉滴注，每日 20～40ml，以10% 葡萄糖注射液 200ml 或氯化钠注射液 100ml 稀释后使用。清开灵注射液由胆酸、珍珠母、猪去氧胆酸、栀子、水牛角、板蓝根、黄芩苷、金银花组成。现代研究表明清开灵注射液具有保护脑组织作用，能延长易感型自发性高血压大鼠的生存期和卒中后的存活时间，促进脑出血灶的吸收。能改善自体血凝块致脑血肿家兔的血气异常，降低血 - 脑脊液屏障通透性，促进脑组织内血肿的吸收。可抑制神经细胞凋亡的发生，减少凋亡及坏死细胞。临床研究表明清开灵注射液可有效地缓解中风患者的症状，改善脑组织。

③中风回春丸：每次 1.2～1.8g，每日 3 次，口服。中风回春丸由当归、川芎、红花、桃仁、丹参、鸡血藤、忍冬藤、络石藤、地龙、土鳖虫等组成。活血化瘀，舒筋通络，可用于治疗痰瘀阻络所致的中风，症见半身不遂、肢体麻木、言语謇涩、口舌歪斜。研究表明中风回春丸能改善中风痉挛性偏瘫患者的肌张力，能提高上、下肢运动能力，能改善患者步态，提高日常生活自理能力。

4. 其他治法

（1）排毒法

1）涌吐排毒法，适用于毒量不大，口服毒物 2～3h，机体正气充实者。

①三圣散：藜芦 6g，防风 10g，瓜蒂 6g 或明矾 6g，水煎顿服。

②催吐解毒汤：甘草 60g，瓜蒂 7 枚，玄参 60g，地榆 15g 或苦参 30g，水煎顿服。

③生鸡蛋：10～20 枚，取蛋清，加明矾 6～30g，搅拌均匀，口服或灌胃，吐后再灌胃；白矾 6g，胆矾 1g，温水冲服，或以手指、压舌板探吐。

2）洗胃排毒法：适用于毒量较大，口服时间较短。神志清醒的，令患者大量饮水，然后探吐；神志不清者，插入胃管，应用洗胃机，甘草 20g 煎水，或淡盐水、高锰酸钾或绿豆汤等洗胃液，反复冲洗，直至洗出的液体与进入的大体相同。若抽搐、食管静脉曲张、主动脉瘤、溃疡病出血以及因腐蚀性毒物引起的食管以及胃肠道损伤等的患者禁用本法。

孕妇慎用。

3）泻下排毒法：适用于毒物已经进入肠道，但尚未被完全吸收，可以用泻下法使毒物从大便排出。

①保赤散 1 袋，顿服；番泻叶 15g，水煎服。

②大黄、防风、甘草各 30g，水煎服。

③若口服药物导泻仍不能使毒物完全排出者，可用洗肠的方法，如大黄 30g，水煎 200 ～ 300ml，灌肠；大承气汤（大黄 12g，厚朴 24g，枳实 12g，芒硝 6g），水煎 300 ～ 500ml，灌肠。因腐蚀性毒物引起食管及胃肠道损伤的患者，禁用本法。

4）利尿排毒法：适用于毒物进入血液患者。车前子、白茅根各 30g，水煎服；酸性药物中毒可用碳酸氢钠和利尿药碱化尿液，此法注意防止肺水肿、脑水肿、电解质紊乱、酸碱平衡失调。肾功能不全禁用。

5）解毒中药

①生姜 5g，水煎服；或白矾 6 ～ 10g，开水冲服。用于半夏、天南星中毒。

②防风 10 ～ 15g，水煎服，用于砒霜中毒。

③绿豆 250g，水煎服，用于巴豆中毒。

④葛根 50g，紫苏 50g，桂枝 10g，水煎服，每日 2 ～ 3 次，用于酒精中毒。

⑤腐败肉类中毒，用大蒜 1 枚，雄黄 2g，混合捣烂，温水冲服。

⑥发芽马铃薯中毒，食醋适量饮用。

⑦毒蕈中毒，白矾 6g，香油适量，开水冲服。

⑧酒精中毒，大豆 250g，煎水冲服。

⑨有机磷中毒，甘草 240g，煎水，倒入滑石粉 60g，加入黄豆面适量澄清后顿服。

⑩生黄豆 120g，生绿豆 60g，煎水，用于各种食物及药物中毒。

⑪绿豆解毒汤：绿豆 120g，生甘草 30g，丹参、连翘、石斛各 30g，大黄 15 ～ 30g，水煎服，每日 2 剂。

⑫兴国解毒药：鸡血藤、三七、青木香、茜草各 15g，香附 10g，冰片 3g，小叶凤尾草 150 ～ 250g，水煎服，用于乌头、苍耳子、马钱子、毒蕈、氰化物、亚硝酸盐剂有机农药中毒。

6）解食物中毒法

①腐败肉类中毒：赤小豆 30g，炒为末，水送服；藿香正气水 1 支口服；马齿苋 60g，大蒜 30g，煎汤顿服；大蒜 1 头，雄黄 1g，混合捣烂，温开水冲服。

②鱼蟹中毒：紫苏叶 60g，煎浓汁加生姜水 10 滴，温服；陈皮 10g，大黄 6g，芒硝 10g，以水 100ml 煎至 60ml 顿服；橄榄汁、芦根汁各适量口服；或韭菜汁 100ml 顿服。

③河豚鱼中毒：乌贼墨囊 1 枚，白水送服；五倍子、白矾各 10g，水冲服；清油适量，白矾末 6g，先用清油灌，使毒物吐出，再灌白矾；紫金锭 1 锭，磨水化服。

④霉变食物中毒：马齿苋 90g，绿豆 90g，煎水顿服；大蒜 1 头，食盐少许，捣烂，

温开水冲服；绿豆 120g，甘草 30g，丹参 30g，石斛 20g，白茅根 30g，金银花 30g，大黄 16g，藿香 15g，水煎服；生莱菔子汁作为饮料服。

⑤毒草中毒：白矾 6g，香油 1 盅，开水冲服；甘草 120g，煎汤频服；金银花 60g，水煎温服；生石膏 60g，研磨冲服；六一散 15g，水调服。

（2）止泻止吐法

①马齿苋绿豆汤：新鲜马齿苋 120g（干品 60g），绿豆 60g，煎汤服食。每日 1～2 次，连服 3 天，适用于湿热或暑湿泄泻者。

②车前子饮：车前子（纱布包）30g，加水 500ml，煎取 300ml，去渣，加粳米煮粥，分两次温服 300ml，治泄泻。

③姜连散：生姜 120g 榨汁，黄连 30g，研末，文火烘炒加姜汁拌匀，以干为度，每服 6g，绿茶送服，每日 3 次。适用于湿热泄泻呕吐者。

5. 针刺疗法

（1）主穴取中脘、天枢、内关、足三里、阴陵泉、气海、内庭、公孙、中脘、神阙、关元等。配穴取合谷、上脘、下脘。耳穴取胃、交感、神门、大肠、小肠、脾、皮质下等。每日 1 次，留针 20～30 分钟，对偏寒者可用温针灸。适用于胃肠型食物中毒者。

（2）用消毒针点刺舌面中部 3～4 针，约 1 分深，使针刺处出血少许。适用呕吐恶心不止者。

6. 推拿

（1）推拿止泻：①揉神阙、气海，以腹内有温热感为度；②按揉足三里、内关，每穴约 1 分钟；③摩腹，按顺时针方向进行。适用于湿邪内侵和伤食的泄泻者。

（2）推拿止痛：取穴中脘、气海、天枢、足三里、大肠俞等。采用摩、按、揉、一指禅推法等手法，能理气止痛。适用于胃肠型食物中毒腹痛者。

7. 外敷

（1）热泻散：黄连 12g，滑石 30g，广木香 15g，吴茱萸 10g。诸药混合粉碎为末，过筛，取药末 10～15g，撒于 2～8cm 布中间，分别贴于神阙、大肠俞，每日 1 次。适用于胃肠型食物中毒中湿热或暑湿泄泻者。

（2）姜萸散：吴茱萸 15g，生姜 30g，大枣 10 枚。共为末，加热布包后烫天枢穴。适用于寒邪内侵的腹痛者。

【中医疗效评价】

1. 改善临床症状　根据《中药新药临床研究指导原则》制定。

2. 减少西药用量、减毒增效、缩短疗程　以对症治疗西药使用剂量变化、减药时间、停药时间计算。

3. 改善预后　以患者后期死亡率、生活质量评价及并发症的概率计算。